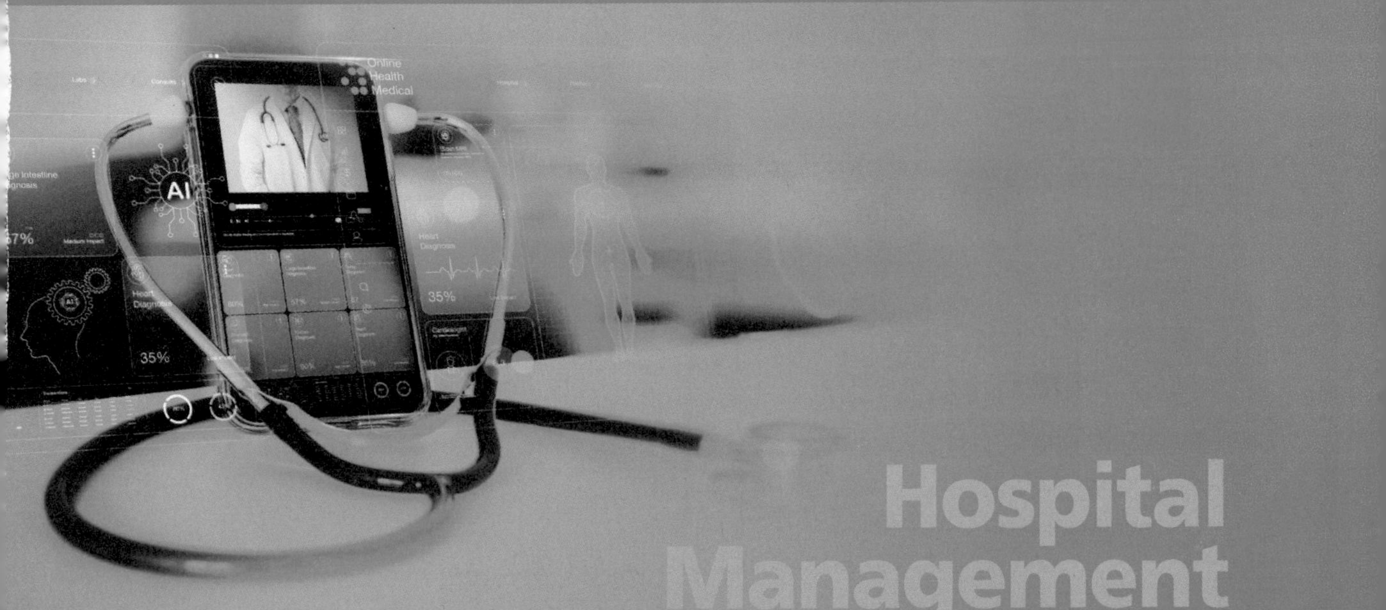

Hospital Management

제2판

통합 병원경영학

김기철 | 문 용 | 서정안 | 신 숙 | 정 진 | 정희태 공저

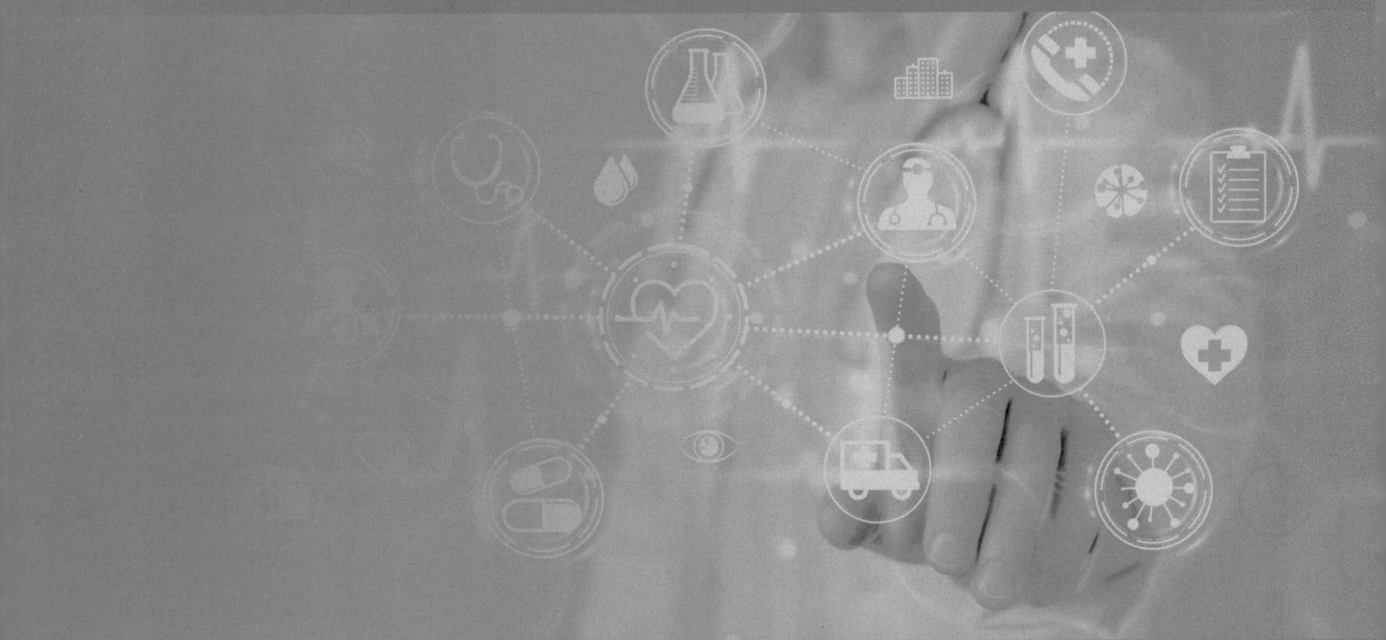

계축문화사

머리말 Preface

한 해를 보내고 새로운 해를 맞이하는 교수들의 연말연시는 몹시 바쁘게 돌아갑니다.

12월에 들어서면, 교수들은 보건의료정보관리사 면허시험에 한 명이라도 더 합격시키기 위해 동분서주합니다. 학기말 시험과 함께 대부분의 학사일정이 종료되면 학생들의 취업을 위해 또 12월말까지 누가 취업이 안 되었는지 찾아내면서 이리 뛰고 저리 뛰기도 하지요. 조기취업한 학생들 중에서 퇴직해서 나온 학생이 왜 그만두게 되었는지 만나서 얘기하고 다시 취업을 시키는 과정을 책으로 쓰면 몇 권은 나올 것 입니다. 그러다 새해가 되면 또 새 학기의 학사일정과 강의계획서를 작성하게 됩니다.

이 책이 나오기까지의 과정을 돌아보면, 한 해 동안 강의한 강의 노트를 정리하고 변경된 관련법과 여러가지 보건의료관련 내용들을 조사해서 원고를 마무리하게 됩니다. 그 과정이 쉽지 않아 시간이 많이 걸립니다. 그럼에도 교정에 교정을 보는 이유는 학생들이 이 책으로 공부해서 좋은 결과가 나오길 바라는 간절한 마음에서입니다.

이번에 개정하면서 주안점을 둔 내용은 교재 앞에 이론부분이 어렵다는 의견이 있어 조금 완화해 경영학도라면 최소한 이정도는 이해가 있어야 된다고 하는 선까지 마무리 했으며, 각 장 앞머리 부분과 마지막에 있는 토론을 좀더 시사성이 있는 내용으로 하고 중간고사 이후에는 자료제출없이 학생들이 보건의료분야의 현실감각을 높이는데 주력하였습니다. 아마 병원경영학 교재 중에서 가장 실무에 강한 교재가 아닌가 합니다.

「통합병원경영학」은 경영활동을 효율적이고 효과적으로 수행하기 위한 실천방법을 소개 · 설명하고 있습니다. 그래서 이 책을 잘 공부한 학생이라면 시험에 대한 성과도 좋을 것이고 취업도 잘되고 직장생활도 잘 적응할 것으로 사료됩니다. 사회경제가 불황일수록 직장생활이 어려울수록 이 책을 가까이하면서 탐독해 주길 간곡히 바랍니다. 몇 번이고 탐독하다 보면 길이 보이고 그 길을 따라서 가면 됩니다. 어렵게 생각하지 마세요. 학생 여러분들이 가는 길에 이 교재가 함께 합니다.

이 책이 이제 두 번째 출간을 앞두고 있습니다. 그동안 먼 발치에서도 응원해 주신 임동권 제일안과 원장님과 여러가지 정보를 전해주신 많은 교수님들, 아우님들에게 감사를 드리며, 좋은 책이 나오게 도움을 주시는 계축문화사의 주영일 사장님과 이종언 편집부장님, 최승규 부장님에게도 감사의 말씀을 드립니다. 감사합니다.

2025년 2월

저자 씀

이 책의 특징

1. 이 책은 세 개의 Part로 구성되어 있는데, Part I에서는 경영학의 기초인 고전적 경영학 이론에서 현대 경영학 이론에 이르기까지의 내용이며, Part II에서는 경영의 순환과정인 계획, 전략, 조직, 지휘, 통제를 설명하였으며, Part III에서는 경영의 부문별 기능으로 마케팅, 인적자원관리, 회계와 재무관리 및 생산관리가 체계적으로 수록되어 있다.
2. 이 책의 핵심은 일반 경영학 이론과 병원경영이론을 접목시킨것이다. 즉, 경영학의 기초와 경영의 순환과정은 일반경영학을 중심으로 편성하였으며, 각론 부분인 경영의 부문별 기능은 병원경영을 중심으로 기술하였다. 생산관리에서는 의료의 질에 관한 내용과 병원의 재고관리분야를 접목시켜 일반 경영학이론과 병원경영의 차이점을 보였다.
3. 본문 내용에 관련이 있는 사진을 가능하면 많이 올리고자 하였다. 이 책으로 공부하는 학생들에게 시각적인 효과를 높이고자 하였으며 자료는 병원에서 현재 활용되고 있는 내용을 가능한 많이 올리고자 하였다.

이 책을 활용하는 방법

1. 학습진도

이 책은 전체 14장으로 구성되어 있는 바, 한 학기 15주 강의를 기준으로 중간고사와 기말고사를 참고하여 구성하였으며, 한 장마다 강의시간을 3시간으로 기준하여 작성하였다. 다만, 10장의 병원에 관한 전반적 이해는 학부학생들이 병원에 대한 이해도가 낮아 이를 돕고자 간략하게 병원을 이해하는데 도움을 주고자 하였다.

2. 토론사례

이 책은 각 장별로 앞에 도입부분, 본문 그리고 토론부분으로 구성되어 있다. 보건의료분야에 시사성 있는 내용을 제시하였으므로 앞의 도입부분은 이해하는 내용으로, 토론부분은 학생들의 기획능력과 토론하고 발표하는 역량을 강화하기 위한 것이므로 잘 활용되기를 바란다. 예를 들면 각 장별 3시간 강의를 2시간은 도입부분과 본문으로 1시간은 토론 부분으로 구성하여 강의를 진행하는 것이 바람직하다고 생각한다.

차례 Contents

PART I 경영학의 기초

PART II 경영의 순환과정

PART III 경영의 부문별 기능

PART I

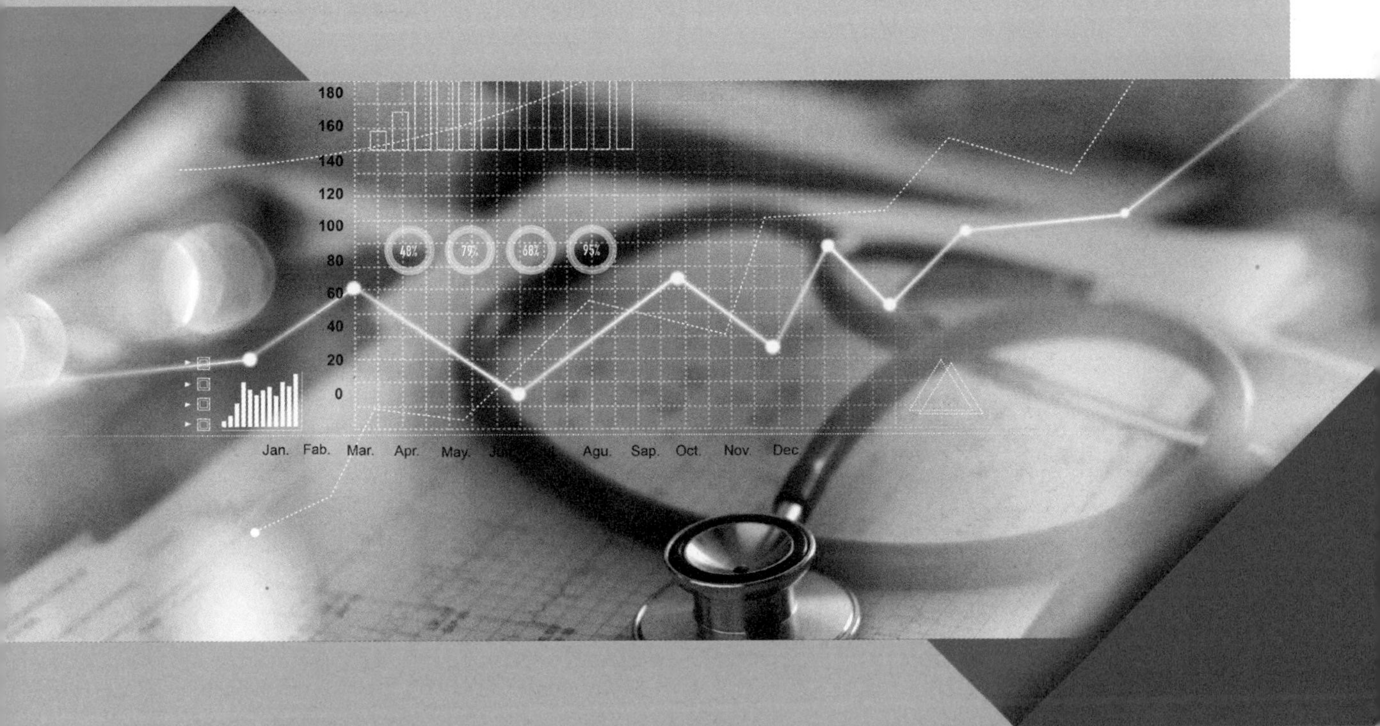

I 경영학의 기초

PART I에서는 경영학에 입문하기 위한 기초적인 지식에 관하여 배운다. 경영학이 태동하게 된 배경에서 역사적으로 어떻게 전개되어 왔는지, 고전적 경영학, 행동학적 경영학, 현대경영학의 순으로 경영학의 역사를 이론전개를 통해서 알아본다.
또한 경영의 주된 대상인 기업에 대하여 배우고 기업을 둘러싼 기업의 사회적 책임에 관해서도 알아본다.

제1장

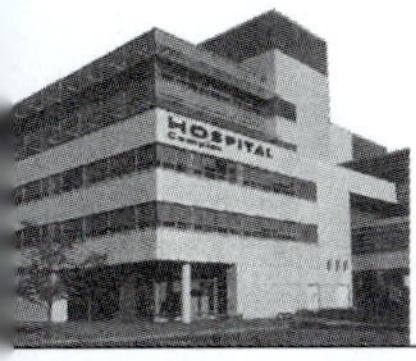

병원경영학과 경영학

2023 뉴스위크 국내병원 세계 톱250 분포

순위	병원	소재지	작년순위
29	서울아산병원	서울	30
40	삼성서울병원	서울	43
49	서울대병원	서울	55
67	신촌세브란스병원	서울	70
91	가톨릭대서울성모병원	서울	87
93	분당서울대병원	성남시	89
120	아주대병원	수원시	121
133	강남세브란스병원	서울	97
140	강북삼성병원	서울	151-250
142	가톨릭대여의도성모병원	서울	151-250
144	고려대안암병원	서울	130
190	중앙대병원	서울	151-250
192	인하대병원	인천	151-250
202	이화여대병원	서울	151-250
229	경희대병원	서울	-
233	건국대병원	서울	151-250
243	대구가톨릭대병원	대구	-
247	충남대병원	대전	151-250

*출처=뉴스위크 2023 세계병원 순위
*2023순위: 250위까지 개별순위 공개
*2022순위: 150위까지 개별순위 공개, 이후 151-250 묶어서 공개
*병원명=홈페이지 명칭

2023 뉴스위크 세계병원순위 톱10

순위	병원	국가	도시	작년순위
1	메이오클리닉	미국	로체스터	1
2	클리블랜드클리닉	미국	클리블랜드	2
3	메사추세츠병원	미국	보스턴	3
4	존스홉킨스병원	미국	볼티모어	6
5	토론토종합병원	캐나다	토론토	4
6	카롤린스카대학병원	스웨덴	솔나	8
7	베를린대부속샤리테병원	독일	베를린	5
8	피티에살페트리에르병원	프랑스	파리	7
9	싱가포르종합병원	싱가포르	싱가포르	12
10	로널드레이건메디컬센터	미국	로스앤젤레스	9

*출처=뉴스위크 2023 세계병원 순위

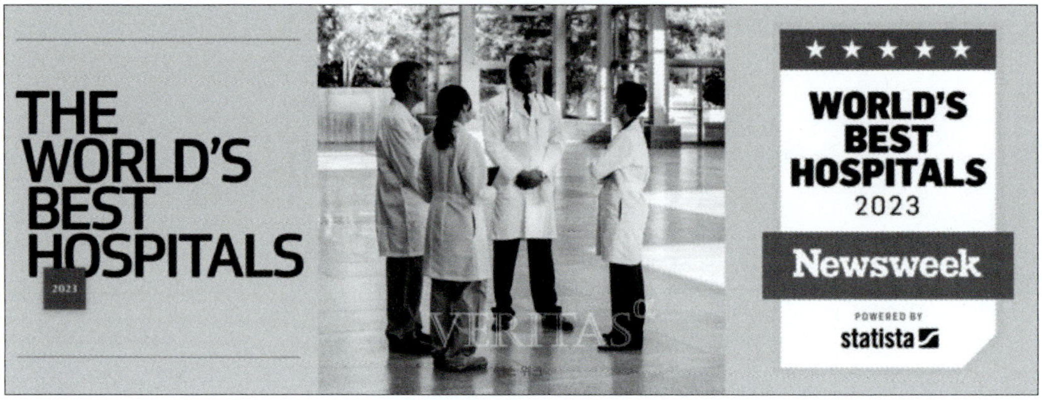

뉴스위크 조사 결과를 보면, 국내 최고 병원은 서울아산병원(평점 96.8%)으로 나타났다. 이는 뉴스위크가 세계 병원 순위 공개를 시작한 2019년부터 올해까지 5년째 국내 1위이며, 세계 순위는 29위로 4년째 상승세다. 2위는 삼성서울병원(평점 94.52%)으로 세계 40위로 나타났다. 3위는 서울대학교병원(평점 92.99%)이다. 세계 순위는 지난해 55위에서 올해 49위로 상승했으며, 4위는 연대대학교부속병원인 신촌세브란스(평점 92.77%)다. 세계 순위는 지난해 70위에서 올해 67위로 상승했다.

국내 순위의 경우 7위까지는 지난해와 동일하다. 5위는 가톨릭대 대학병원인 가톨릭대 서울성모(89.93%)로 세계 순위는 네 계단 하락한 91위다. 이상이 소위 말하는 국내 BIG 5병원이다.

6위는 경기 성남에 위치한 분당서울대(89.45%)다. 세계 순위는 지난해 89위에서 네 계단 하락한 93위다. 분당서울대까지 6개 병원이 지난해와 동일하게 세계 100위 안에 들었다.

국내 7위는 아주대(세계 120위)다. 평점은 87.36%다. 8위는 강남세브란스(133위)로 국내 순위는 한 계단 올랐다. 평점은 83.22%다. 강북삼성(140위)은 지난해 국내 12위에서 올해 9위까지 올라서며 톱10에 들었다. 평점은 82.13%다. 국내 10위는 한 계단 오른 가톨릭대여의도성모(142위)로 평점은 81.04%다. 〈출처 : 베리타스알파〉

제1절 병원경영의 발자취

1 병원경영의 태동

우리나라는 병원경영의 역사가 짧다. 1970년대 후반부터 사회전반에 걸쳐 경제개발 5개년계획의 효과가 나타나고, 경제성장과 더불어 1977년도부터 시작된 당시의 의료보험과 의료보호 등의 제도가 시행되면서 그간 잠재해 있던 의료수요가 폭증하고 이는 자연스럽게 의료공급의 증가를 가져오게 되었다.

그러나 전문의가 부족하던 당시의 병원환경이 의료수준이 낮은 실정이어서 자칫 국민들로부터 병원에 대한 인식이 될 우려가 있기 때문에 병원계 자체의 자정노력의 일환으로 "병원윤리강령"을 제정하고 의료의 질을 향상시키고자 하는 의지로 "병원표준화사업"을 시행하기에 이르렀다.

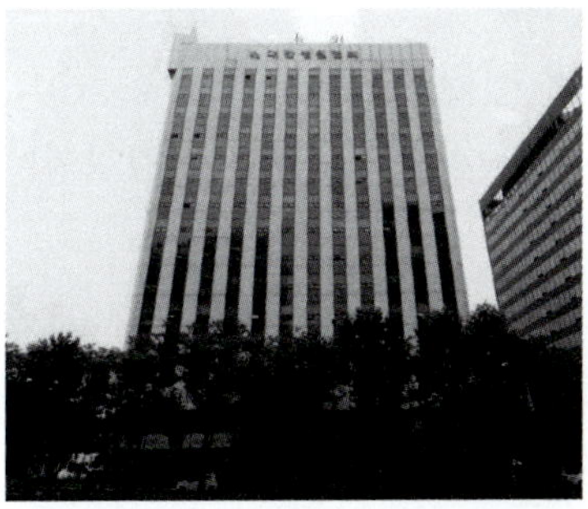
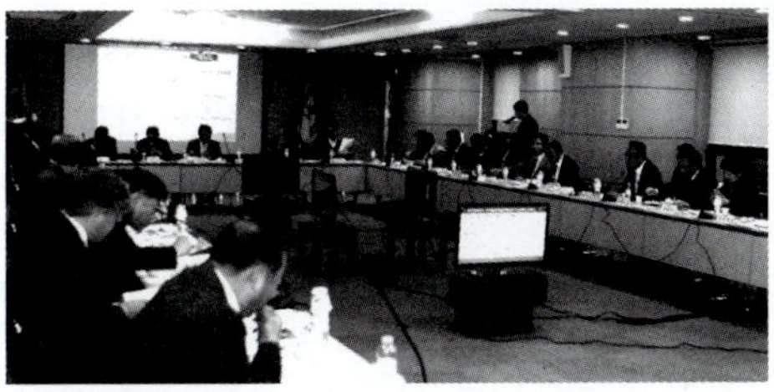

대한병원협회 전경과 이사회

1959년 4월 사단법인체로 설립된 대한병원협회는 이러한 병원환경을 감안하여 병원도 경영해야 된다는 의견을 수용하되 "참된 병원상"을 정립하고자 1980년 4월 제주도에서 『전국병원장 경영세미나』를 개최하고 최초로 『병원경영』이라는 용어를 사용하였으며, 『병원표준화사업』을 시행하게 된 것이 병원경영의 태동이라고 할 수 있다.

이 "병원표준화사업"은 당시의 보건사회부가 대한병원협회에 위탁한 "수련병원실태조사"와 함께 실시된 바, 병원표준화사업은 대한병원협회가 회원병원들과 함께 자율적인 의료의 질 향상을 위한 기능을 수행하는 것이며, 수련병원실태조사는 당시의 보건사회부에 수련병원들의 전공의 수련실태를 조사하고 수련병원별 전공의(인턴, 레지던트) 정원을 책정하는 업무위탁기능을 수행하는 것이었다.

병원표준화사업은 대한병원협회의 당시 하호욱 박사(사진)가 미국 시카고에 있는 미국병원신임위원회의 객원연구원으로 연수를 가서 미국병원신임평가를 위한 과정을 수료하고 한국에 귀국한 후 미국의 병원신임위원회(JCAHO, Joint Commission on Accreditation of Healthcare Organizations)에서 시행하고 있던 병원표준화심사를 그대로 원용해서 시행하게 되었는데 이것이 오늘날의 한국의 병원경영의 뿌리가 되었다. 이 병원표준화심사는 우리나라의 수련병원급 의료기관(대부분 대형병원)에 실시하게 되었으며 "의료의 질 향상"부분이 평가대상이었으나 병원행정부분에서 의료기관회계준칙에 의한 당해 병원의 재무제표를 평가하고 환자 수와 진료건수 등 병원경영에 직결되는 내용을 평가하고 이를 전공의 정원책정에 기초자료로 활용함으로써 사실상 협회가 병원경영에 개입하게 되었다.

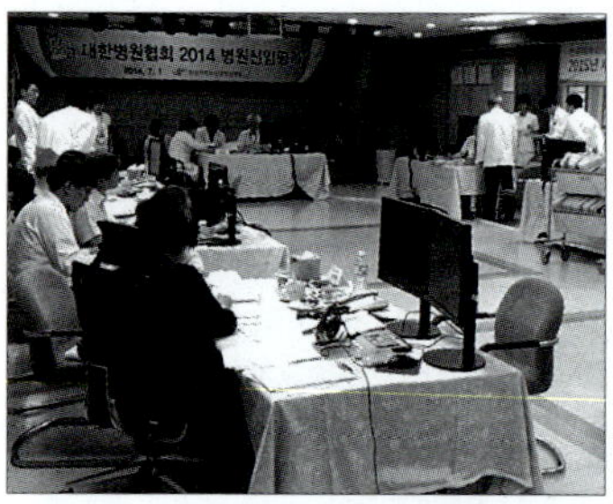
병원신임평가를 받고 있는 병원모습

특히 병원표준화 심사시 전년도 병상가동률이 70%가 미달시에는 수련병원이 취소되어 전공의 정원 책정이 안 되게 하였으며 각 진료과목에서도 진료건수나 환자수가 부족할 경우 전공의 정원책정과 수련병원 취소를 할 수 있도록 규정함으로써 수련병원들의 병원경영에 소홀하지 않도록 하였다.

병원의 특성상 의료의 질이 내원하는 환자 수와 진료건수를 결정하고 이는 병원경영에 직결되는 만큼 의료의 질 향상 사업은 병원경영에 중요한 평가지표가 된다고 할 수 있다. 병원표준화사업은 병원신임업무로 변경되었으며 대한병원협회의 병원신임업무부서도 센터로 승격되었으며, 병원경영의 요람이라고 할 수 있는 대한병원협회는 2009년 의료법 제52조 의료기관단체 설립에 근거하여 대한의사협회에 이어서 법정단체로 규정되었다.

2 병원경영학의 체계화와 의료의 산업화

1) 병원경영학의 체계화 과정

1884년, 독일은 세계 최초로 산업재해보험법을 제정하고 공업국가로 성장과 발전을 이룩하게 된다. 우리나라는 이를 도입하여 1964년 산업재해보상보험법을 제정한 이후 1977년 의료보험법을 제정하고, 1988년에는 국민연금제도, 1995년에는 고용보험제도를 시행함으로써 4대 사회보험의 기반을 갖추게 되었다. 우리나라가 오늘날 고도의 성장을 이룩하게 된 것은 이러한 제도적 장치가 뒷받침되었기 때문에 가능하였으며, 2020년 1월 5일부터 2024년 5월 19일 현재까지 총 확진자 수 775,522,404명, 사망자는 7,049,617명으로 보고된 코로나(COVID)-19를 무난하게 극복한 것도 세계최고 수준의 건강보험제도와 병원과 의료진을 포함한 병원인들의 희생이 있었기 때문에 가능한 것으로 보고있다.

우리나라는 해방 이후 미국식 의료제도가 도입되면서 민간중심의 의료가 활성화되고 공공의료가 쇠퇴하게 되는데 그 선두에는 삼성가의 지원을 받은 제일병원과 고려병원(현 강북삼성병원)이 있었다. 제일병원은 우리나라 최초의 여성전문병원으로 1963년 개원하였으며, 고려병원은 1968년 100병상 규모의 종합병원으로 개원하였다. 당시 고려병원은 우리나라 최초의 건강검진센터를 개설하여 병원경영의 기틀을 마련하였으며 일본식 경영을 도입한 이 병원들은 고도의 성장을 이룩하게 되었다. 이후 고려병원은 삼성그룹의 산하로 되면서 강북삼성병원으로 변경되었으며, 우리나라 최초이면서 최고였던 여성전문병원 제일병원은 저출산의 그늘을 극복하지 못하고 2021년 2월에 폐업하게 되었다.

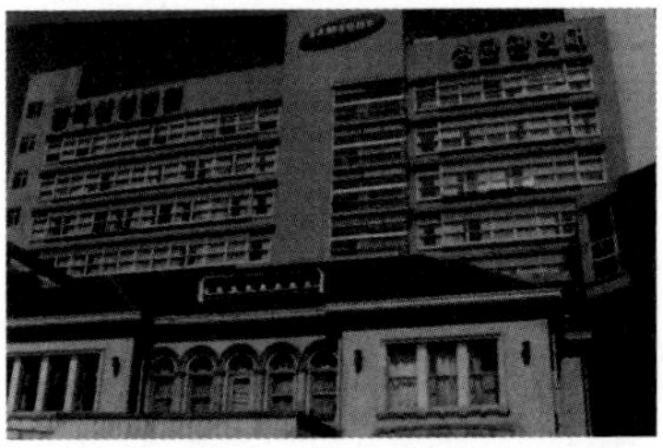
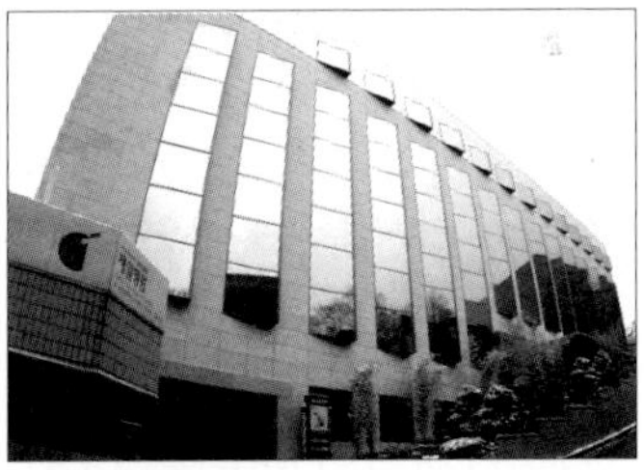

강북삼성병원 (구 고려병원)과 제일병원 전경

1988년 당시 재벌 그룹이던 현대의 아산재단이 서울아산병원을 설립한 계기로 대우그룹의 아주대병원이 1991년, 삼성그룹의 삼성서울병원이 1994년 개원을 함으로써 의료에서도 경영과 경쟁이 본격적으로 시작되었다.

그럼에도 불구하고 병원경영은 미흡한 수준에 지나지 않았다.

「엘리오 컴퍼니」 CEO인 박개성은 "병원장은 있어도 경영자는 없다"에서 당시의 병원경영을 다음과 같이 지적하였다.

"병원은 다른 산업에 비해 난이도가 매우 높다. 진료행위가 인간의 생명에 직결될 뿐만 아니라 전문서비스업(professional service) 수준의 서비스도 제공해야 한다. 병실을 갖추고 있기 때문에 객실관리, 시설관리, 룸서비스 등 호텔경영과 유사한 수준의 관리가 필요하다. 구성원도 다양하여 이들의 이해관계가 매우 복잡하다. 한마디로 다층적이고 다면적인 전문 경영이 요구된다. 하지만 국내 병원장의 배출방식은 이와는 거리가 멀다. 과거 환자가 줄지어 기다리던 상황에서는 경영지식이나 경험이 크게 부각되지 않았다. 대부분 원만한 인간관계와 보직경험이 병원장으로 올라가는 근거가 되었다. 결국 병원장이란, 자리를 명예직으로 여기고 임기중에 큰 탈만 없으면 된다는 소극적인 마음을 갖게 될 수 밖에 없는 구조다. 이런식의 병원장 배출은 아마추어 경영으로 이어지고 아마추어 경영은 큰 희생을 불러일으키게 되었다"

한편, 병원행정부분에서도 큰 움직임이 있었는데 1980년대 초에 연세대 세브란스병원이 「행정부원장」 시대를 열었으며, 그 뒤로 서울대병원 등 대학병원에서도 「관리부원장(현 행정처장」이나 「행정부원장」 제도가 도입되어 병원에서의 전문경영인 시대의 기반을 닦아 놓게 되었다. 학문적으로도 1979년 의료보험제도가 시행되면서 연세대가 원주캠퍼스에 최초로 「보건행정학과」를 설치하면서 다른 대학교에서도 보건의료관련 행정학과가 설치되었다. 현재에는 「보건의료행정학과」, 「의무행정학과」 및 「의료경영학과」 등 다양한 학과명으로 설치되었으며 일부 대학교의 경우 「경영학과」와 통합하여 운영함으로써 병원경영이 학문적으로도 체계를 갖추게 되었다. 이러한 보건의료관련 행정학과는 취업률이 타 학과 평균보다 높아 인기있는 학과 중 하나였으나 코로나 여파와 학생 수의 감소로 인하여 폐과하는 학교가 지방대학을 중심으로 늘어나고 있다.

2) 의료의 산업화 과정

20세기의 병원과 21세기의 병원을 비교해보면,

20세기의 병원은 "병원의 역할이 아픈 환자를 치료하는 곳"에 지나지 않았다. 그러나 21세기에 들어서면서 병원은 "아픈 환자만 진료하는 곳"이 아니라 "아름다워지고 싶어하는 고객", "건강해지고 싶어하는 고객"들이 "삶의 질(quality of life)을 높이고자 찾는 헬스케어를 포괄하는 병원"이 되었다. 이러한 사회환경과 의료소비자의 의식변화는 진료과목의 명칭도 변화를 시키게 되었는데, 저출산의 아픔을 겪고 있는 '소아과는 소아청소년과'로 스트레스 환자가 증가함에 따라 '정신과가 정신건강의학과'로 환자수가 대폭 감소한 '일반외과는 외과'로 각자 도생하기에 이르렀다.

병원의 기능면에서도 진료기능 외에 노화를 예방하기 위하여 면역증진을 하고, 고혈압과 당뇨환자들과 같은 성인병 환자들을 위한 식단개발을 하고, 자가진단하는 교육을 실시하고 일상의 스트레스관리를 위한 전문가 상담을 해 주며, 비만예방을 위하여 운동처방을 해 주는 것이다.

최윤섭의 「헬스케어 이노베이션」에서는 "개인의 유전정보를 검사하고 분석할 수 있는 시대가 되면서 많은 것이 달라졌다. 부부가 자녀계획을 세울 때, 즉 아기를 갖기 전에 미리 아기가 희귀질환에 걸릴 가능성을 알 수 있다. 그것도 무려 100여개가 넘는 희귀 유전질환을 저렴한 가격에 알아볼 수 있게 된 것이다. (중략) 맞춤아기는 인공수정으로 배아를 만들고 착상 전 유전적 진단법으로 특정 유전형질을 지닌 배아를 골라서 탄생시킨 아기다. 이러한 '주문형 아기'는 질병을 치료하기 위한 목적도 있다. 하지만 SF영화에 나오듯 부모가 원하는 특징을 가진 아기를 의도적으로 만들어 내도록 오남용될 가능성도 있다. 생명운동 단체나 종교계에서 반대를 하는 것도 그 때문이다"라고 한 바 있으며,

잘 알다시피 유명 헐리우드 스타인 안제리나 졸리의 경우도 지난 2013년 5월 14일자 뉴욕타임지에 「나의 의학적 선택」이라는 제목의 기고문에서 유방암과 난소암으로 10년의 투병 끝에 56세를 일기로 사망한 어머니의 전철을 밟지 않기 위해 양쪽 유방을 절제하고 복원하는 수술을 받았다고 고백했다.

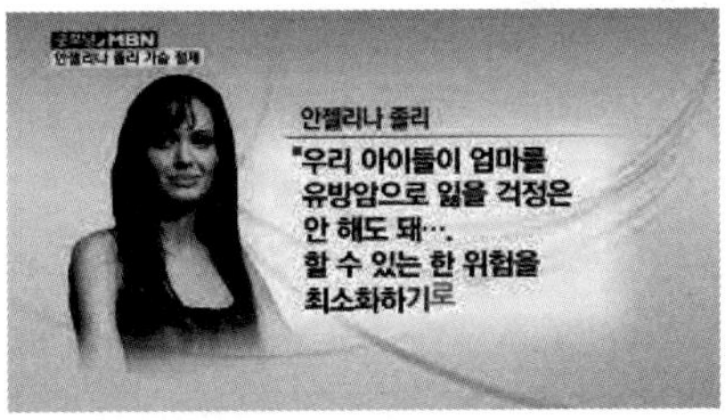
MBN
안젤리나 졸리
"우리 아이들이 엄마를
유방암으로 잃을 걱정은
안 해도 돼….
할 수 있는 한 위험을
최소화하기로
MBN 뉴스의 안젤리나 졸리

"게놈(genome) 혹은 유전체"는 한 인간이 가지고 있는 모든 유전정보의 총체를 말한다. 이러한 게놈분석에 의하여 한 인간의 생애에 언제 무슨 질병이 발생할 것을 예측하여 미리 제거하고 관리할 수 있는 시대가 온다면 인간의 수명은 현재보다 훨씬 더 길어질 것이다. 헬스케어 이노베이션의 변화는 이미 시작이 되었으며 어떻게 변하게 될지 아무도 모르는 것이다.

전국민 의료보험 실시와 함께 발생한 의료수요와 공급의 폭발적 증가와 4차산업혁명시대의 토대가 되는 CT, MRI, PET-CT 등 고가 의료장비들이 1990년대에 우후죽순으로 도입되었다. 아울러 OCS와 EMR 등 의료소프트에 속하는 의료IT의 발전이 급속하게 진전됨에 따라 한국의료는 눈부시게 급성장하게 되었다. 동아시아에 불어닥친 국제의료관광에 우리나라가 뛰어들면서 의료산업은 "굴뚝없는 산업"으로서 각광받기 시작하였다. 본격적인 의료의 산업화가 시작된 것이다.

이러한 의료IT의 발전으로 서울대학교병원은 중동으로 진출하는 쾌거를 이루어 내기도 했다. 쉐이크 칼리파 전문병원은 UAE 대통령이 국가 통합을 위하여 지역사회 기부목적으

로 설립한 248병상 규모의 비영리 공공병원으로, 암, 심장질환, 어린이질환, 응급의학, 재활의학, 신경계질환 등에 중점을 둔 3차 전문병원으로, 지상 5층 지하 1층에 대지면적 200,000m^2, 연면적 72,248m^2 규모이다. 건물은 이미 완공되어 있고, PET-CT(암 진단 장비) 등 의료장비도 설치돼 있으며, 2014년 말 암 및 심장질환 진료 등 1차 개원에 이어 2015년 4월 모든 진료과에서 진료를 시작하게 되었다.

병원조직도 비전문가가 주먹구구식으로 관리하던 시기는 지났으며, 높은 수준의 윤리의식을 기반으로 참다운 생명존중 경영과 미래의 사회환경을 예측하면서 국가의 전략산업 중심역할을 수행할 수 있는 고도의 전략경영이 필요한 조직이 되었다. 병원경영이 중요한 이유이다.

제2절 경영학의 개념과 특징

1 경영이란 무엇인가?

경영학은 지금까지 사회발전에 공헌해온 학문일뿐만 아니라 향후에도 인간, 사회환경을 변화시킬 수 있는 중요한 학문으로서 그 중요성이 더욱 커지고 있다. 이 세상에 존재하는 조직체는 추구하는 목표를 달성하기 위하여 계획을 세우고, 실행함으로써 성장, 발전시키고 있으며 이를 위해 경영마인드가 필요하기 때문이다.

오늘날 세계적인 브랜드를 가진 기업들이 어떻게 해서 세계일류기업으로 성장하였을까? 하는 이유를 살펴보면 '경영'을 잘 수행해 왔기 때문이라고 할 수 있다. 첫째, 기업을 둘러싼 복잡한 환경을 잘 해결함으로써 극복해 왔으며, 둘째, 다른 기업들이 쉽게 흉내낼 수 없는 독특한 경영방식을 전개해 온 결과 오늘날과 같은 세계일류의 기업으로 발돋움할 수 있었을 것이다.

1) 경영에 대한 여러 정의들

현대사회에 있어서 경영이란 일상적인 용어로 이해되고 있으며, 매우 다양하게 정의되고 있다. 여러 학자들이 제시한 경영의 정의를 살펴보면 다음과 같다.

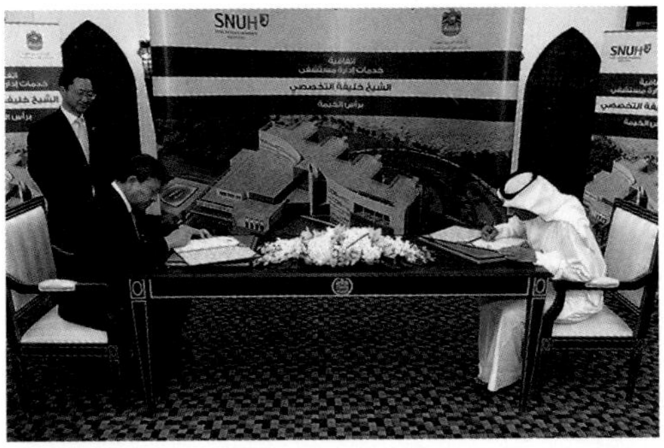

2014년 8월 14일, 서울대학교병원과 아랍에미리트 대통령실과 왕립 쉐이크 칼리파 전문병원이 5년간 위탁운영을 위한 본계약을 체결하는 모습

「쿤츠」(Harold D. Koontz), '경영자는 개인에 의해서는 달성할 수 없을지도 모르는 목표를 성취할 수 있도록 다른 사람들의 일을 조정하는 사람'이라고 정의한 다음, '경영은 의미있는 조직목표를 성취하기 위하여 가능한 가장 효율적인 방법으로 조직의 일을 계획하고 조직하고 충원하며, 지휘하고 통제하는 활동'이라고 정의한 바 있다.

「드러커」(Peter Drucker), '경영은 과업이다. 경영은 규율이다. 하지만 경영은 사람이다. 경영의 모든 성과는 경영자의 성과이며, 모든 실패는 경영자의 실패이다. 사람들은 '힘'을 경영하기 보다는 '사실'을 경영한다'고 정의하였다.

「바이아스」와 「루」(Lloyd L. Byars & Leslie W. Rue), '경영이란 조직의 목표를 달성할 수 있도록 사람들에게 방향을 제시해 주는 활동의 형태나 과정이다'라고 정의하였다.

「루빈스」(Stephen P. Robbins), 경영이란 사람들로 하여금 효율적이고 효과적으로 수행하도록 하는 활동이다.

「장영광」은 "생활속의 경영학"에서 "경영 또는 관리(management)는 조직의 목표달성에 필요한 제반활동, 과정 또는 수단이다"며, 경영을 보다 구체적으로 정의하였으며, 다음과 같이 몇 개의 핵심내용으로 나뉘어 설명하고 있다.

첫째, 경영은 하나의 과정(process)이다. 이러한 과정 속에서는 계획수립, 결정과 실행, 평가와 같은 일련의 활동은 계속된다.

둘째, 경영은 인적자원, 물적자원, 정보 등 여러자원을 '모으고, 이를 활용하는' 활동이다.

셋째, 경영은 어떤 과업을 달성하기 위한 '목표지향적' 활동이다. 즉 경영이 이루어지면 어떤 활동이 무작위적으로 이루어지는 경우는 없다. 모든 활동은 목적적합한 것이며, 방향이 있다.

넷째, 경영은 하나의 '조직 내에서' 수행되는 활동이다.

일반적으로 "조직은 목표를 설정하고 그 목표를 달성함으로써 그 존재이유를 갖는다". 따라서 조직은 조직의 목표를 달성하기 위하여 계획을 세우고(planning), 실행을 하며(doing), 그 결과를 평가(seeing)한다. 이러한 일련의 과정을 경영이라고 할 수 있다. 이는 영리를 추구하는 조직이든, 공공기관이나 병원 그리고 학교와 같은 비영리성 조직이든 모든 조직은 목표가 있고 그 목표를 달성하기 위하여 구성원들이 노력한다. 따라서 이 책을 통하여 배우는 경영학도는 조직체의 목표를 달성하기 위하여 구체적으로 어떠한 일을 어떻게 해야 하는 것 인지를 탐구하는 것이 올바른 자세라고 할 수 있다.

2) 경영은 목표달성 활동이다

경영의 정의에서 「루빈스」(Stephen P. Robbins)가 주장한 "경영이란 사람들로 하여금 효율적이고 효과적으로 수행하도록 하는 활동이다"는 경영의 의미를 적절하게 제시한 것이라고 할 수 있다. 효율성은 일을 올바르게 수행하는 과정(수단)으로 투입과 산출간의 관계를 말하며, 효과성 (또는 유효성)은 일을 수행하고 있는 활동을 완성시키는 결과(성과)를 의미한다. 전자는 투입된 자원에 비해 많은 산출을 얻었다면, 효율성이 증대된 것으로 자원의 사용을 최소화하는 능력, 즉 '일을 올바르게 함(do things right)'이라고 할 수 있으며, 후자는 기대했던 성과를 얼마나 올바르게 달성할 수 있는가 하는 능력, 즉 '옳은 일을 함(do right things)'을 의미한다.

따라서 경영적인 측면에서 보면, 효율성의 증대는 자본, 사람, 장비, 시간 등의 투입에 비해 많은 성과를 내는 것이며, 효과성은 조직이 설정한 목표를 달성한 것을 의미한다. 이러한 효율성과 효과성은 서로 다른 의미를 가지고 있으면서도 또한 서로 밀접한 관계를 가지고 있다고 할 수 있다. 성공적인 조직이라면 효율성이 높고, 효과성(유효성)도 높다고 할 것이다.

효율성과 효과성을 비교하는 사례로 「카프란」(Stanley Henry Kaplan) 교수의 유명한 비유를 보면 알 수 있다.

> 벽에 붙어 있는 파리를 잡을 때, 공사장에서 벽을 부술 때 사용하는 해머로 때려서 잡았다면, 파리를 잡았다는 목표를 100% 달성하였으므로 효과적이라고 말할 수 있으나, 파리채 정도를 휘두르는 힘만 투입해도 잡을 수 있었던 파리를 자신이 쓸 수 있는 최대한 힘을 쏟아 부어 힘껏 해머를 휘둘러 잡았으므로 효율적이라는 말은 쓰기는 어려울 것이다.

효율성과 효과성을 표로 비교해보면 [표 1-1]과 같다.

효율성은 자원을 올바르게 사용하여 최소의 투입으로 최대의 성과를 창출할 수 있어 목표달성이 쉽다는 의미이다. 효과성은 목표의 달성정도를 말하는 것으로 옳은 일을 함으로써 최대한의 목표를 달성하는 것을 의미한다. 즉 효과성이 높아야 목표달성이 된다는 것이다. 따라서 효율성이 높고 유효성이 높은 것이 성공적인 조직이라고 할 수 있다.

표 1-1 효율성과 효과성 비교표

구분	효율성	효과성
평가대상	자원의 사용정도	목표의 달성정도
의미	일을 올바르게 함(do things right)	옳은 일을 함(do right things)'
지향성	최소한의 자원투입으로 최대한의 성과창출	목표의 최대한 달성
목표달성과의 관계	목표달성을 위한 수단 • 효율성이 높으면 목표달성이 쉽다	목표를 달성하는 것 • 효과성이 높아야 목표달성이 된다

출처 : 담덕의 경영노트

3) 경영은 관리의 순환과정이다

(1) Management Cycle I - 3단계 순환과정

일반적으로 기업경영은 조직의 목적을 달성하기 위하여 수행하는 활동이나 과정을 말한다. 여기에서 과정은 관리의 순환과정을 말하는데,

계획(Planning)을 세우고,

(계획한 내용을) 실행(Doing)하고,

(실행한 성과를) 평가(Seeing)해서 피드백(feedback)하는 일련의 과정이다.

평가를 통제(control)로 바꾸어서 말하기도 하는데 일반적으로 평가라고도 하며, 이러한 순환과정을 '매니지먼트 사이클(management cycle)', 또는 머리글자를 따서 'PDS Cycle'이라고 한다. 기업의 활동을 대상으로 하는 관리과정적 개념을 최초로 제시한 사람은 패욜(Fayol H.)이며, 이후 쿤츠(H. Koontz)는 경영학원론에서 계획, 조직화, 충원, 지휘, 통제 등 5단계 관리과정적 접근에 의해서 경영현상을 기술하고 있다. 이러한 5단계 사이클을 4단계로 구분하기도 하는데 즉, 계획, 조직화, 지휘, 통제의 4단계로 구분하여 설명하기도 한다.

① 계획

기업에 있어서 계획(planning)이란 미래 경영활동에 관한 의사결정 과정을 말하며 이 단계에서 경영목표, 방침, 절차, 스케줄, 프로그램 등이 수립된다. 모든 조직들에서 가장 먼저 결정되어야 하는 것이 바로 계획이다. 왜냐하면, 계획이 수립되어야만 그 조직이 무엇을 어떻게 해야 하는지가 결정되기 때문이다.

경영자는 계획단계를 제대로 수행하기 위하여 경영관리의 목표수립, 경영목표의 구체적 설정, 경영전략 및 정책결정, 예산배분 등을 현실적이고 미래지향적으로 결정해야 한다.

계획수립은 여러 단계로 나뉘어 수립된다.

1년 이내의 조직활동에 대한 사업계획을 단기계획이라 하며, 1~3년 정도의 사업계획을 중기계획, 3년 이상의 사업계획을 장기계획으로 보고 있으나, 이는 조직체별로 다소 상이할 수 있다. 즉, 단기를 1년으로 하되, 중기를 5년 이내, 장기를 5년 이상으로 한다든지 기업별로 다양한 사업계획들이 수립되고 있다.

② 실행

계획이 수립되면 실행하게 되는데 계획이 아무리 잘 수립되었다 하더라도 실행이 안되거나 잘못될 경우 경영이 실패하게 된다. 실행력이 중요한 이유이다. 그래서 조직 전체의 계획이 수립되면, 조직 각 부서별, 부문별 세부실행계획이 수립되며, 부서별 실행계획은 부서내 각 파트별 실행계획으로 이어진다.

③ 평가

평가는 계획과 실행에 이어 마지막 단계 사이클인데 계획은 조직목표에 맞게 수립되었는지, 실행은 원래의 계획에 맞게 실행되었는지를 평가하여 문제점을 도출하여 피드백시켜서 개선시키고자 하는데 중점을 둔다. 계획과 결과를 비교하는 평가결과는 두가지로 나누어 볼 수 있다.

첫째는 계획보다 실행결과 즉, 성과를 달성한 경우이며,

둘째는 계획보다 성과를 달성하지 못한 경우이다.

전자의 경우는 목표달성한 결과에 대해 보상과 승진 등 인사조치가 있어야 하며, 후자의 경우는 문제점을 분석하여 개선방안을 도출해 내야 될 것이다.

여기에서 중요한 요소가 피드백이다. 피드백은 결과에 대한 피드백도 있지만 과정별 즉, 계획단계에서 피드백이 있으며 실행과정 중에도 피드백이 있어야 된다. 그렇게 함으로써 조직목표와 계획이 달라지고 계획과 실행이 잘못되는 사항을 적기에 발견하여 개선할 수 있기 때문이다.

(2) Management Cycle II - 4 단계 순환과정

종합관리론을 제창한 패욜(H. Fayol)이 14가지 관리원칙을 제시하였으며, 이는 오늘날

의 관리과정학파가 이어오게 되었다. 쿤츠는 관리과정을 계획, 조직화, 충원, 지휘, 통제로 구분하여 분석하고 이에 대한 개념적 틀을 설정하여 그 원칙들을 구체화하여 경영이론을 수립하였다. 이것이 5단계 관리순환과정이며 오늘날에도 유용하게 적용받고 있다. 이를 다시 계획, 조직화, 지휘, 통제 등 4단계로 단순화하였는데 실행단계에서 이루어지는 활동이 무엇인지 나타내주지 못하는 단점을 갖고 있는 Management Cycle I인 3단계 순환과정을 좀 더 세분화한 것이다.

4단계 관리순환과정은

첫째, 조직의 목표달성을 위한 계획(planning)을 수립하고

둘째, 계획을 실천하기 위한 조직(organizing)을 갖추고

셋째, 리더의 지휘(directing)에 따라 실행을 하고

넷째, 계획에 맞게 실행되었는지 통제(controlling)하고 피드백(feedback)시킨다.

여기에서의 피드백은 반드시 마지막 단계에서의 과정이 아니라 단계별 피드백을 말한다. 즉, 계획에서 피드백이 될 수 있으며, 조직화나 실행과정 및 지휘과정에서의 피드백이 될 수 있다.

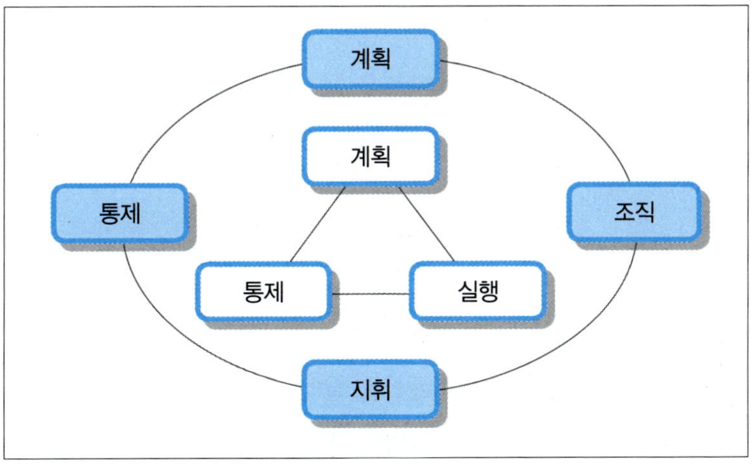

그림 1-1 3단계와 4단계 관리의 순환과정

3단계인 PDS Cycle은 관리의 일반적인 형태인 반면, 4단계 순환과정은 실행과정을 구분하여 설명하고 있기 때문에 관리의 순환과정을 말할 때는 4단계 순환과정이나 5단계 순환과정을 인용하는 것이 일반적이다. 본 교재에서는 4단계 관리의 순환과정을 인용하도록 하겠다.

이와 같은 3단계 관리의 순환과정과 4단계 관리의 순환과정을 그림으로 보면 [그림 1-1]과 같다.

2 경영의 구성요소

기업(조직)을 경영을 하기 위한 구성요소는 경영목적 [Management Purpose, 단순하게 목적이라고도 한다], 인적 자원 [Human Resources], 자본 [Capital], 전략과 정보 [Strategy & Information] 등이 있다. 원래, 전통적으로 재화를 생산하기 위한 투입요소로는 노동(인적 자원), 자본(물적 자원)을 들었다. 여기에 더해서 이러한 자원을 어떤 목적으로 사용할 것인지에 대한 '목적'이 명시되어야 하고, 또한 어떻게 활용할 것인지에 관한 '전략'이 요구되며 전략을 위한 '정보'가 필요하게 된 것이다.

1) 경영목적 [Management Purpose] : 비전(vision)

기업(조직)을 경영하기 위해서는 먼저 그 목적을 명확하게 설정되고 제시되어야 한다. 경영을 왜 하는가? 당연히 그 기업(조직)의 목적을 달성하기 위한 것이 아닌가? 따라서 경영의 목적은 그 조직의 목적이 될 것이다. 예를 들면, 망망대해에서 칠흑같이 어두운 밤 폭풍우를 만난 배가 풍전등화와 같이 위태로울 때 멀리서 반짝이는 등대의 불빛을 보았다면 그 배는 등대의 희미한 불빛을 희망으로 삼아 나아갈 것이다. 등대의 불빛이 구성원들의 목적이 되고 비전이 되는 것이다.

그래서 기업의 목적에는 최고경영자의 경영철학과 구성원들의 희망이 담겨져 있는 것이다. 조직의 모든 정책은 목표에서 시작이 된다. 목표를 달성하기 위한 사업계획과 의사결정이 이루어지고 각 부서별, 부문별 실행계획이 수립되고 구성원들은 목적을 달성하기 위하여 노력한다. 조직구성원들이 조직의 목적을 달성하기 위하여 자신의 목적과 조직의 목적을 일치시키며 나아갈 때 그 조직은 성과를 거두게 된다. 경영의 목적은 중장기적으로 독특한 조직문화를 형성하기도 한다. 예를 들면, 삼성그룹의 경우 '세계최고' '초 일류기업'의 목적을 설정하고 세계일류를 추구하면서 구성원들의 엘리트 의식이 자긍심으로 되어 현재에는 일본을 넘어서는 세계 일류기업으로 다가가고 있다.

이와 같은 경영목적은 작은 기업에서도 자신만의 색채를 낼 수 있고, 구성원들에게 공동의 이익이 무엇인지 정확하게 전달하는 역할을 하며, 단순한 이윤 창출을 위한 영업 활동이 아닌, 사회공헌과 국가성장에도 기여하게 된다.

2) 인적 자원 [Human Resources] : 사람, 노동

기업(조직)이 경영목적을 수립하면, 이를 달성할 자원이 필요하다. 첫 번째가 노동력을 제공하는 사람, 인적 자원인 것이다. 인체의 작은 단위의 세포가 하나씩 모여 생명체를 이루듯 특정 기업에 소속된 구성원들이 조직을 만들어 간다. 현대 경영에 있어서는 인적 자원의 중요성이 갈수록 커지고 있다. 최근 언론매체에서 기사화된 바와 같이 전문성을 갖춘 사람이 없다고 하는 「서울경제」에서 기사된 내용을 보면, "한국을 대표하는 ICT 인재들이 모이는 '판교밸리'에서조차 기업들이 오프라인으로까지 구인광고를 내고 다른 기업의 인재를 웃돈을 주고 데려오는 일도 서슴지 않는 치열한 '인재 구하기 전쟁'이 벌어지고 있다"는 것이다.

인적 자원의 노동력에 의해 의존하는 유형의 기업은 물론이고 자동화된 제조업체라 하더라도 그 시설을 운영, 관리하는 것은 사람이기 때문에 기업에서는 보다 신중한 방법으로 지원자를 검증하고 있다.

최근 기업간 경쟁이 심화되면서 인적 자원으로서의 중요성이 부각되고 있다. GE의 잭 웰치(Jack Welch) 회장이 인재개발을 위하여 사내 교육연수원을 재건하면서 투자로 인한 효과 예상금액란에 '무한(infinite)'이라고 쓴 일화는 유명한 사례이다. 그만큼 인적 자원의 중요성을 알고 있기 때문에 인재개발을 위해 투자한 것이다. 이와 같이 최고 경영자는 전 구성원들의 잠재력을 극대화하고 적재적소에 배치해서 기업의 성과를 끌어내는 것이 당면과제이다.

3) 자본 [Capital] : 물적 자본

기업(조직)을 경영하기 위해서는 인적 자본과 함께 자본, 즉 물적 자본이 필요하다. '자본은 기업의 혈액(피)'이라는 말이 있듯이 조직을 돌아가게 만드는 중요한 물적 자본이다. 조그만 슈퍼마켓 하나를 개업하려고 해도 '돈'이 있어야 하는 데 하물며 기업(조직)을 운영하려면 막대한 자금력이 있어야 한다. 적절한 인적 자원과 경영목적을 수립하였더라도 자본이 빈약하면 앞으로 나아갈 수 없는 것이 현실이다. 최대치가 정해진 회사의 자본이기 때문에 새로운 사업을 시작할 때의 규모가 정해지는데, 유망 스타트업이나 사업에 투자를 하는 것도 가진 자본에 따라 그 성패가 좌우된다.

협의의 자본은 '돈'을 의미하지만 자본중에는 실물자본도 있다. 새로운 사업을 시작할 때 자기자본과 타인자본 등의 자본외에 현물, 즉 물건을 제공하는 투자자도 있다. 현물로 투자할 경우 그에 상응하는 화폐가치로 환산하여 지분을 책정한다.

4) 전략과 정보 [Strategy & Information]

경영목적이 '특정한 지점에서 머무르는 개념'이라면 경영전략은 '이에 도달하기 위해 때로는 수직으로, 때로는 곡선으로 모양을 달리하며 앞으로 나아가는 개념'으로 생각하면 된다.

기업(조직)이 목적을 설정하고 인적 자본과 물적 자본을 확보하게 되면 경영목적을 달성할 계획을 수립하기 위한 정보와 전략이 필요하다. 가공되지 않은 첩보들을 정보화하여 기업(조직)에 적합한 전략을 수립하게 되는데 최고경영자의 고도의 의사결정이 필요하게 되는 시점이다.

따라서 전략은 기업내의 모든 자원을 경영목적 달성을 위해 조직화하고 실행에 옮기는 것을 말한다. 이러한 전략적 의사결정을 하기 위하여 필요한 것이 정보이다. 수많은 정보 중에서 필요한 정보를 선택하여 기업의 목적에 맞는 전략을 수립하는 것은 기업들의 생존이 달린 문제로 중요하다.

3 경영학의 인접과학

경영학은 학부에서 경영학을 전공하는 학생들에게 전공과목에 대한 공부뿐만이 아니라 인문과학, 자연과학, 사회과학 등의 분야에서 다양한 지식을 공유할 것을 요구한다. 경영학을 연구하기 위해서는 다양한 학문분야에 대한 소양과 적용능력이 필요하다. 이처럼 경영학은 관련학문분야의 연구성과를 토대로 독자적인 학문분야를 구축하려는 종합과학적 또는 둘 이상의 학문분야에 걸치는 학제 간(Interdisciplinary)의 성격을 지니고 있다. 경영학에서 중요하게 제시되는 학제 간 학문들은 다음과 같다.

1) 경영학과 경제학(Economics)

경제학은 독일경영경제학에서 보듯 경영학과 가장 밀접한 관련이 있는 학문이다. 원래 경제학은 제한된 자원의 분배에 관한 학문이다. 경제학은 변화하는 경제상황뿐만 아니라 경쟁의 역할, 그리고 세계화가 진행되고 있는 현대사회에서 자유무역이 갖는 의의에 대한 이해를 돕는다. 즉 경제학에서 배울 수 있는 시장경제안에서 자유무역주의와 보호무역주의 등에 대한 이해는 경영학을 연구하는데 있어 필수적인 과제라 할 수 있다.

2) 경영학과 사회학(Sociology)

최근 경영사회학(Betriebssoziologie)으로 진화되고 있는 사회학은 조직과 경영 그리고 인간과 경영을 과학적으로 연구하는 학문분야이기 때문에 기업의 사회적 측면에서 경영학과의 관련성이 깊다고 할 수 있다. 경영학의 연구대상이 되는 기업은 사회의 기초단위인 가정과 밀접한 관련이 있으며 사회의 축소판이라고 할 수 있다. 사회학은 사회, 조직, 집단에서의 인간행동이나 사회행동을 체계적으로 연구하는 학문으로서 조직내의 역할과 규범, 상호작용 등 사회행동에 대한 지식을 경영학에 제공하여 학문적으로 많은 영향을 미치고 있다.

3) 경영학과 철학(Philosophy)

경영학에 있어서의 철학은 기업에서 추구하는 윤리경영의 학문적 뿌리에 관한 것이다. 윤리는 원래 철학에서 연구하는 분야로서 현대경영에 있어서 필수적인 요소이다. 인간의 천성, 가치와 윤리에 대해 다루는 학문이 철학이다. 기업에 있어서 철학은 조직에서 어떤 행동이 합리적인가에 대해 방향을 제시해 주고, 구성원들의 행동에 영향을 미친다. 초기 경영학 이론에서는 상행위에 있어서의 윤리경영, 상업학의 목표를 전체국민의 복지증진에 두는 등 초보단계로 머물다가 하인리히 니클리슈(Nichlisch, Heinrich)가 윤리경영에 대해 많은 학문적 발전을 이루어 놓았다.

4) 경영학과 인류학(Anthropology)

인류학은 인간의 모든 것에 대해 연구하는 학문이다. 인류학은 경영자들이 구성원과 고객들의 행동에 대해 의사결정을 내리는데 영향을 미친다. 문화와 환경에 대한 인류학자들의 연구는 경영자들이 다른 경영체 안에서 사람들의 행동양식의 차이, 태도, 가치의 본질적인 차이에 대해 더 쉽게 이해할 수 있도록 해준다.

5) 경영학과 심리학(Psychology)

심리학은 인간과 동물의 심리적 과정과 행동, 그리고 이 둘 사이의 상호작용을 과학적으로 연구하는 경험과학의 학문이다. 심리학은 정신적(심리적) 기능들이 인간의 행동들에 미치는 영향, 그리고 그 정신적 기능을 구현하는 생리학적/생물학적인 과정에 대해 탐구하는 것이다. 기업이라는 조직체는 인간사회집단이라고 할 수 있으며 노동자들의 심리, 소비자의 구매심리, 조직내의 인간관계, 모티베이션, 커뮤니케이션, 리더쉽 등 여러분야에서 경영학의 기초지식을 제공한다.

6) 경영학과 통계학(Statistics)

통계학은 산술적 방법을 기초로 하여, 주로 다량의 데이터를 관찰하고 정리 및 분석하는 방법을 연구하는 수학의 한 분야이다. 통계학은 과학, 산업, 또는 사회의 문제에 적용되며, 빅 데이터 분석 방법 등 엄청난 자료가 연구되는 현대 사회에서 경제지표연구, 마케팅, 여론조사, 농업, 생명과학, 의료의 임상연구 등 다양한 분야에서 응용되고 있는 통계는 단연 우리 사회에서 가장 필요하고 실용적인 학문이라고 할 수 있다. 통계학은 불확실한 환경하에서 확률개념을 이용해서 경영현상의 예측 및 의사결정에 도움을 주는 경영전략의 수립에 필요한 기초지식을 제공해 주고 있다.

경영학은 이외에도 정치학, 법학, 행정학, 공학 등 여러 과련 학문분야의 연구성과를 기반으로 하는 다양한 시각과 접근법으로 경영이론을 체계화하여 독자적인 학문의 정체성을 구축하고 있다.

제3절 주요국가의 경영학 특징

1 경영학의 확산

경영은 오래전부터 존재해 온 인간의 삶(생활)과 함께해 온 보편적 현상이지만 이 현상을 연구의 대상으로 하는 경영학의 역사는 그렇게 오래되지 않았다. 경영학은 크게 독일 경영학과 미국 경영학으로 대별되고 있다. 독일 경영학은 14~16세기 이탈리아에서 생성된 상학이 유럽으로 건너가 17세기 독일에서 경제학으로부터 독립하여 상업학으로 연구되기 시작한 이후 20세기에 경영경제학으로 발전해 왔다. 미국 경영학은 20세기 초반 유럽 경영학의 영향을 받지 않고 자생적으로 태동하여 실제 기업에서 발생하는 문제 해결을 위한 관리적 방안을 연구하는 과정을 통하여 미국식 경영학을 구축하였다. 제2차 세계대전을 계기로 독일 경영학은 쇠퇴하여 경영학의 비주류로 이탈하고 오늘날의 경영학은 주로 미국 경영학을 중심으로 세계적으로 확산되고 있다.

2 독일과 미국 경영학의 비교

현대 경영학의 주류를 이루고 있는 미국 경영학은 1890년대에 이미 영국을 초월하는 공업국이 되었으며 이는 기업의 거대화를 가져오게 되면서 기업 내부의 관리문제를 해결할 역량의 부족으로 혼란을 겪었으며 결국 기업활동 관리의 합리화가 미국 경제 전체의 문제로 심각하게 대두되고 있었다. 이러한 활동들은 산업화 과정을 겪으면서 경영학의 최대 관심은 생산관리 분야에 집중되어 20세기 초반 미국 경영학의 창시자로 불리는 테일러의 과학적관리법이 탄생하게 되었고 제1차 세계대전 이후 생산을 위한 인력과 조직으로 이동하면서 인사, 조직 분야가 태동하고 1950년대에 접어들면서 생산효율화를 기하여 잉여생산물이 발생하자 경영학의 중심이 생산에서 마케팅으로 옮겨가게 되었다. 이는 생산과 마케팅의 활성화로 이어져 기업의 자금이 풍부해지고 규모도 확대되면서 재무관리와 회계관리가 경영학의 관심분야로 대두되기 시작하였으며 또한, 정보처리기술의 발달로 정보시스템 분야가 기업의 중요한 기간시설로 위치를 차지하게 되면서 정보시스템의 확산과 정보통신기술의 급속한 발전으로 전자상거래(electronic commerce), e-비지니스 등이 활성화되면서 디지털기반의 혁명이 일어나고 정보통신기술(ICT)의 융합으로 현재의 4차 산업혁명시대에 이르게 되었다.

독일경영학과 미국경영학의 주요내용을 간략하게 비교하면 다음과 같다.

독일 경영학	미국 경영학
• 1675년 프랑스의 경제학자 사바리(J.Savary)의 완전한 상인에서 출발 • 상업학을 근간으로 하여 이를 과학화하는 형태로 성립 • 1902년 이후 경영경제학으로 명칭 통일 • 기업의 실체를 경영으로 인식하고 경영의 현상을 이론적으로 밝히는 일을 목표로 함	• 1911년 테일러의 과학적관리법으로 출발 • 실천적인 색채의 실용주의적 사고 • 기업 경영자를 위한 경영관리학으로 발달

3 일본 경영학의 특징

일본의 경영학은 세계2차대전을 전후로 달라진다. 즉, 2차 세계대전 전에는 독일의 경영경제학을 도입하였으며, 그 이후에는 미국 경영학의 영향을 받았다. 1960년대 이후부터는 점차적으로 독일 및 미국의 경영학에 대한 비판과 함께 일본 특유의 독자적인 '일본식 경영'을 구축하였다. 일본식 경영은 전통적인 가족주의적 경영, 집단주의적 경영, 온정주의적 경영과 종신고용제로 특징지워진다. 일본의 경영은 경제성장과 함께 번영해 오다가 국제화 추세에 따라 기존의 일본식 경영에 대한 반론이 제기되고 있다.

4 한국 경영학의 특징

우리나라에 '경영학'이라는 학명이 정식으로 대학 교과과정에 제시된 것은 얼마되지 않은 일이다. 1960년대에 비로소 진정한 의미에서 학문으로서의 영역을 구축했다고 볼 수 있다. 해방 전에는 일본이 독일과 친숙관계를 유지하고 우리나라에 영향을 주면서 독일권의 영향을 받아 경영경제학(betriebswirtschaftslehre)이라는 학명이 자리를 잡았다. 그러나 해방 후 영어권의 영향이 강해지면서 우리나라도 미국의 경영관리학(business administration, management)이 그 자리를 대신하게 되었다. 이러한 학명의 자리바꿈은 경영학이 우리나라에 어떻게 정착했는가를 사실적으로 보여 주고 있다.

우리나라의 경우 산업화가 매우 늦었기 때문에 경영학 발전의 역사가 다른 선진국에 비해 매우 짧다. 1960년대 이후, 경제성장이 급속히 이루어지면서 경영학의 필요성은 더욱 커지게 되었으며, 1980년대 이후, 한국적 경영학을 정립하려고 하는 움직임들이 활발하게 이루어졌으며, 병원경영도 이 시기에 처음으로 대두되기 시작하였다. 1997년말 외환위기를 극복한 한국은 세계 경제규모에 있어서 2018년과 2020년 각각 10위로 '톱10'까지 올라갔지만 2021년도부터 뒷걸음질 치기 시작하더니 2023년도 한국의 국내총생산(GDP)이 [그림 1-2]와 같이 세계 14위권으로 추락하였다. 이는 중남미의 멕시코보다도 뒤진 순위로, 2012년 이후 11년 만에 가장 낮다. 한국은행 경제통계시스템에 따르면 지난해 한국의 명목GDP는 1조7,128억달러(경제협력개발기구 기준)로 2022년 1조6,739억달러에서 2.3% 증가했으나 같은 기간 세계 순위는 13위에

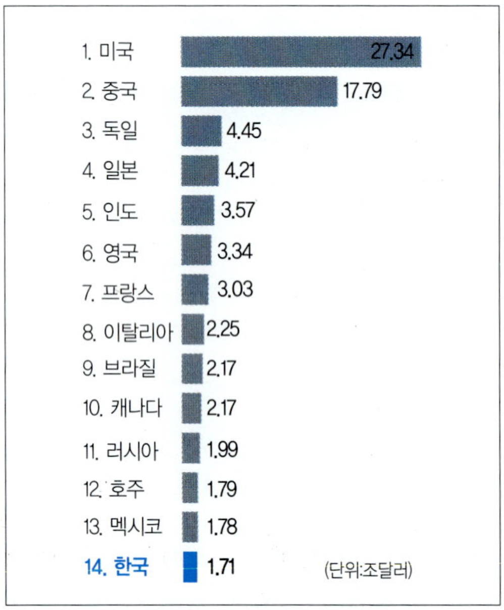

그림 1-2 14위까지 하락한 한국 GDP
출처 : 한국은행(OECD 재인용), IMF

서 14위로 내려앉았다고 발표하였다. 달러화로 표시된 명목GDP는 국가 간 경제 규모를 비교하는 대표지표다.

이와 같이 경영학의 학문적 성격을 이해하기 위해서는 시대적, 환경적 측면을 살펴봐야 하며, 이러한 과정은 경영학의 과거와 현재를 이해하고 미래 경영학을 전망하는데 도움이 될 것이다.

제4절 경영학을 공부해야 하는 이유

1 경영학의 좋은 점

경영학을 배우면 좋은 점들은 무엇일까? 서두에서 기술했다시피 현대사회에서 경영은 일반적인 그러면서 필수적인 항목이다. 가정에서 살림을 꾸려가며 이루어지는 가계, 구멍가게에서 일어나는 수입지출관리, 편의점에서 발생하는 사람관리, 물자관리 등 사소한 것에서부터 세계적 대기업에 이르기까지 그것이 공적 조직이든 사적 조직이든 조직의 목표를 달성하기 위해서는 필수불가결한 것이 경영이다.

따라서 전문경영인으로서의 역량을 함양하기 위해서, 조직을 성장발전시키기 위한 전문지식 습득을 위해서, 최근 사회현상의 하나인 사회공동체로서의 조직발전과 사회발전 공헌을 위해서 경영학을 공부해야 하는 이유이다.

1) 전문경영인으로서의 역량 함양을 위하여

경영학은 기업경영을 수행해온 경영자들의 경험을 이론화하고 체계화한 것이라고 할 수 있다. 소위 초 일류기업이라고 하는 애플, 마이크로 소프트, 아마존 등의 기업들은 어떻게 해서 세계일류 기업으로서의 성공신화를 만들 수 있었을까? 우리는 천재적인 몇몇 엘리트 전문경영인에 의해 성공적인 기업을 만들어진 사례를 보아왔다. 성공적인 사례에서 보듯이 성공적인 유능한 전문경영인이 되기 위해서는 전문지식을 갖추어야 할 뿐만 아니라 창의적이며, 도발적인 자질, 탁월한 능력과 함께 전문적인 경영지식을 갖추어야 한다.

경영학을 공부하게 되면 전문경영인으로서의 역할에 대한 올바른 이해와 사고의 확장을 통하여 전문경영인의 자세와 마인드, 경영자적 사고의 프레임과 패러다임을 체계화할 수 있다. 경영학을 공부한 전문경영인들은 현장에서 발생하는 경영이론과 사례들을 분석함으로써 처해있는 환경인식과 원인과 결과를 분석하여 이를 바탕으로 미래를 예측하는 역량을 함양할 수 있다.

2) 조직을 성장, 발전시키기 위한 전문지식의 습득을 위하여

경영학은 기업이 당면한 복잡한 경영환경을 극복해 나갈 수 있는 이론적 지식과 대안 그리고 현재의 기업을 미래의 성공적인 위대한 기업으로 만들기 위해 '무엇을 어떻게 해 왔고, 해야 할 것인가' 고객은 어떻게 관리할 것이며, 자금조달은 어떻게 할 것이며, 급변하는 사회환경에 어떻게 대처할 것인가' 이와 같은 산업현장에서 발생하는 경영현상들을 해결할 수 있는 실천적인 방안들에 대해 일반원리와 원칙을 제시한다.

경영학을 공부하고 경영자가 되면, 각기 다른 경영지식과 기법, 목표 그리고 경험을 가지고 있는 여러 가지 유형의 사람들과 제한된 자원들을 효율적으로 활용하여 조직을 성공적으로 경영하게 될 가능성이 높아진다. 그러나 경영학은 경영자의 역량을 증대시키는데 그치는 것이 아니라 성공적으로 조직체를 경영함으로써 그곳에 속한 구성원들의 발전을 함께 도모한다. 조직체가 성장하고 발전한다는 것은 경영자의 개인적인 능력발휘나 야망 실현을 넘어서 그곳에 속한 구성원들의 발전, 즉 그들의 인간적인 삶의 질을 한 단계 향상시킬 수 있는 기회를 제공하는 것이다. 기업의 목표는 이윤추구나 사회공헌활동과 같은 목표지향적인 행동에 의해 특징지어진다. 경영자는 이러한 목표를 성공적으로 달성하기 위하여 경영학 연구를 통해 구성원들로 하여금 자신의 목표달성도 조직을 통해 가능하다는 것을 확신하게 하는 전문적 지식을 함양할 수 있게 되는 것이다.

3) 시장에서의 고객과 사회문제 해결에 기여하기 위하여

우리가 경영학을 배우게 되면 성공적인 기업경영을 통해 사회에서 필요로 하는 충분한 물적, 인적 기반을 확보함으로써 일반국민들이 더 윤택하고 풍요로운 인간적인 삶을 영위할 수 있도록 생활의 질을 향상시킬 수 있는 아이디어를 얻게 된다. 그리고 우리는 경영학을 배움으로써 현대사회가 안고 있는 사회적 문제점들을 치유할 수 있으며, 사회구성원들이 그들의 지속적인 성장과 자기발전을 위한 기회를 얻고, 직장생활을 통해 구성원들의 사회적 욕구를 실현할 수 있도록 도움을 준다.

경영학은 궁극적으로 조직체의 발전을 통해 자신이 속한 사회와 국가의 발전을 도모하며, 경제적 성과향상을 통한 양적 성장과 사회적 정당성 확보를 통한 질적 성장을 동시에 추구하는 기업발전을 지향하고 있다. 즉, 경영학을 배움으로써 경영자나 조직체의 발전에 그치지 않고 경제적 측면에서 국가경쟁력을 제고하고 국가경제를 균형적으로 발전시키며, 일자리 창출과 고용을 높이고 사회적 측면에서는 사회복지를 증진하며 자원을 절감하고 생태계 및 환경을 보존하는 등 큰 기여를 할 수 있게 된다. 최근 기업들이 시민단체와 협력하여 환경보존을 하고 어려운 이웃을 돕기도 하고 국가에서 실행하기 어려운 여러 가지 사회문제해결을 하는데 많은 기여를 하는 등 기업이 사회와 함께 지속가능한 발전을 추구하는 것을 사회적 목표로 하고 있다.

2 이 책의 구성과 이 책에서 배우는 것들

이 책은 크게 3부로 구성되어 있다. 먼저 제I부에서는 '경영학의 기초'를 다지는 내용으로 1장 '병원경영학과 경영학', 2장 '경영학의 이론전개', 3장 '기업과 경영', 4장 '기업환경과 사회적 책임'으로 구성하여, 우리나라에서 병원경영이 태동한 배경, 의료의 산업화되어 가는 과정을 통해서 우리나라의 병원경영에 관한 기본적 지식을 배우고, 독일과 미국 경영학을 배교해 봄으로써 경영학에 관한 뿌리를 이해하도록 하였다. 또한 경영학의 이론적 전개과정을 통하여 경영학도들이 반드시 알아야 할 경영학이론을 학습하도록 하였으며, 기업과 경영, 기업의 사회적 환경과 사회적 책임 등을 배워 경영학도들이 산업체에 진출해서도 건실한 전문경영인이 될 수 있도록 기본소양을 다루었다.

제II부는 '경영의 순환과정'에 대하여 배운다. 경영의 순환과정은 계획수립, 조직화, 지휘, 통제의 순으로 이루어지는데 관리순환과정을 4단계로 구분하여 배우게 된다. 이는 전문경영인이 되기 위한 경영(관리)지식의 기본적인 틀이다.

5장에서는 계획수립에 대해, 제6장에서는 장기적인 관점에서의 계획수립인 전략적 계획수립에 대하여 배운다. 이어서 제7장에서는 조직화, 제8장에서는 지휘, 제9장에서는 통제 및 경영정보시스템에 대하여 배운다. 훌륭한 계획수립과 목표관리를 통하여 기획역량을 함양하고 전략적 경영을 학습함으로써 기업의 조직화와 지휘를 할 수 있으며, 구성원들을 동기부여시키고 통제하는 역량을 갖추도록 하였다. 경영학도로서 향후 4차산업혁명시대, 코로나 시대 등 사회환경의 변화에 적절하게 대응할 수 있는 기본적 역량을 배우기를 기대해 본다.

제III부에서는 각론 성격으로 병원조직에서 발생하는 병원경영의 주요 기능분야에 대해 다룬다. 이를 위해 먼저 병원의 전반적인 이해를 통하여 의료서비스에 관한 기본적 지식을 갖추고 각 부문별 기능을 이해하도록 한 후 경영의 4대기능이라고 할 수 있는 마케팅

관리, 인적자원관리, 재무관리(기본적 회계 포함), 생산품질관리로 구성하였다. 어느 하나 중요하지 않은 부문이 없다. 병원의 관리자라면 반드시 알아야 하는 각론으로 구성했다고 본다. 총론적이긴 하지만 병원에서 전개되고 있는 내용을 접목하여 학생들이 어느 정도 병원에 관한 경영기법을 이해할 수 있도록 하였다. 향후 상급학년에 진학하여 각론을 배울 때 충분히 소화할 수 있도록 기본적이면서도 병원에서 실제로 활용되고 있는 내용들을 접목시켰기 때문에 이 교재를 가지고 공부한다면 훌륭한 병원관리의 전문가가 될 것으로 확신한다.

토론 제1장

"고(故) 정주영 회장의 기업가정신"은 무엇인가?

나는 정주영 회장이 지닌 배짱(gut)을 지니지 못해서 직접 사업을 하지 못했다.

– 경영학자 피터 드러커(Peter F. Drucker) –

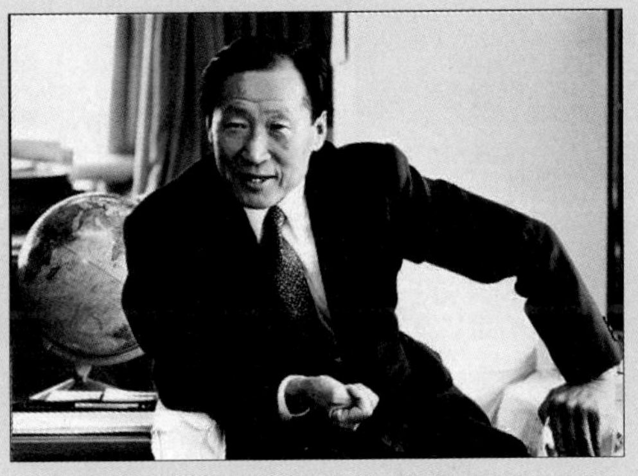

고(故) 정주영 현대그룹 명예회장

"이봐, 해보기나 했어?" 정 회장이 입버릇처럼 하던 말이다.

이것은 무조건 불확실성을 감당하면서 도전하라는 메시지가 아니다. '안 될 거야'라는 고정관념과 비관에 빠져서 시도조차 하지 않는 어리석음을 범하지 말라는 뜻이다.

기업가가 지나친 낙관의 오류를 범하면 이윤을 낼 수 없는 사업에 뛰어든다. 이는 사후에 재무제표 상의 '손실'로 돌아온다.

반면, 기업가가 지나친 비관의 오류를 범하면 성공할 수 있는 사업에도 뛰어들지 않는다. 이 경우 장부 상으로는 손실이 나타나지는 않는다. 그러나 이것은 이윤을 얻을 수 있는 사업적 기회를 잃은 것이다. 경제학적 관점에 따르면 이것은 굉장한 손실에 해당한다.

정 회장은 그저 고정된 선입견에 따라 사업의 시도조차 하지 않는 것을 가장 경계했다.

정 회장은 이윤의 기회를 기민하게 발견했다. 그는 특유의 배짱으로 전례없는 일들을 시도했다. 그리고 불확실성을 감당하며 시도한 행동을 통해 배웠다.

1968년에 현대건설은 당시 아무도 하지 않던 고속도로 공사를 시작했다. 이때 건설된 경부고속도로는 서울과 부산의 거리를 4시간 30분으로 단축하여 우리나라의 도시화 · 현대화에 큰 영향을 주었다.

1976년에 정 회장은 오일 쇼크 후 오일달러가 넘치는 중동건설 현장에 가서 주베일 항만 공사 계약을 성사시켰다.

주베일 항만은 파도가 넘실거리는 수심 30m 바다였다. 그곳에 400톤의 재킷을 정확하게 설치하는 것은 당시 기술로서는 불가능에 가까운 일이었지만 현대건설은 정확한 위치에 재킷을 박고 미리 제작된 빔을 설치했다.

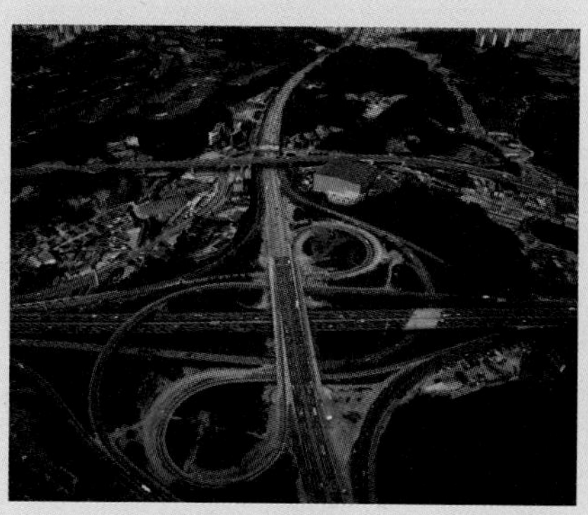

현대건설이 건설한 경부고속도로

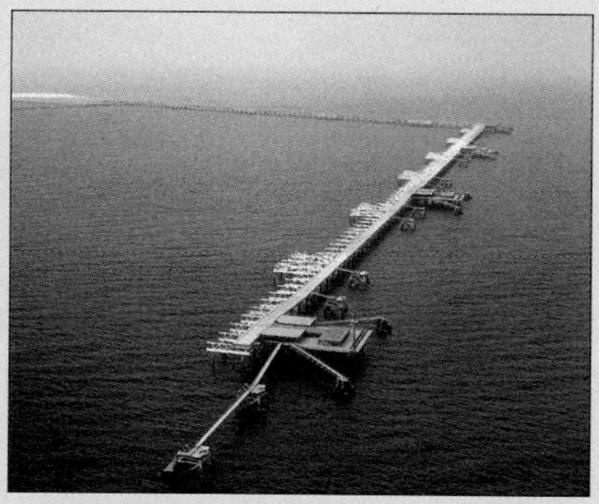

주베일 산업항의 모습 (사진=현대건설 홈페이지)

이러한 성공은 다른 국내 기업들까지 비관의 오류로부터 벗어나 적극적으로 해당 산업에 나서도록 만들었다. 이는 곧 한국의 경제 발전으로 이어졌다.

정 회장은 "꼭 하고 싶은 일, 꼭 해야만 하는 동기가 충만한 일을 생각한다면, 누구든 좋은 아이디어를 떠올릴 수 있다"며 "생각의 씨앗을 키우고, 많이 보고 듣는 자세를 견지하면 고정관념에 매이지 않고 좋은 아이디어를 떠올릴 수 있다"고 말했다.

출처 : 사례뉴스(http://www.casenews.co.kr)

토론방법 "고(故) 정주영 회장의 기업가정신"은 무엇이라고 생각하는지에 대하여 조를 편성하여 발표하고 토론을 진행하며, 토론 후 발표된 자료는 각 조별로 교수님에게 제출한다.

제2장

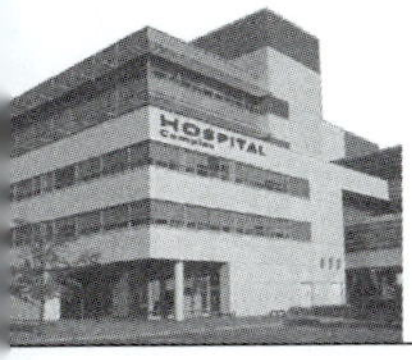

경영학의 이론전개

How do you put an elephant into a refrigerator ?

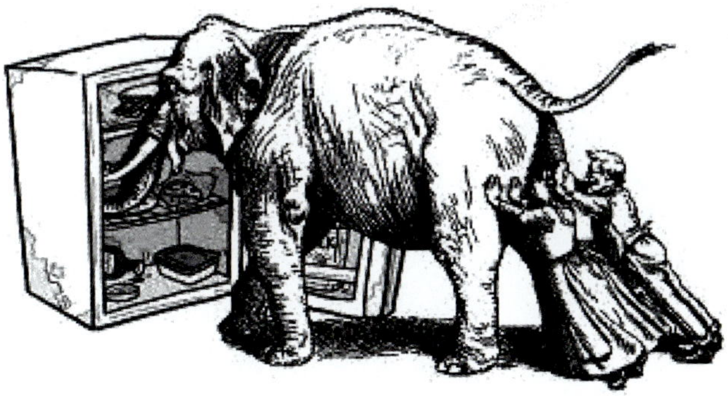

코끼리를 냉장고에 넣는 문제에 대한 답을 제시하는 시각(접근논리)으로부터 경영학이 어떤 학문인지 이해할 수 있을 것이다. 코끼리를 냉장고에 넣는 문제에 대해 수학(예, 코끼리를 미분하여 집어넣고 냉장고 속에서 적분한다), 법학, 심리학 등의 타 학문에서는 어떻게 접근하는지 생각해 보고 "경영학이라면 어떤 논리를 제시할 것인지" 의견을 제시해 보자.

(출처 : 네이버)

제1절 경영학의 역사적 배경

경영학을 공부하려는 사람에게 두 가지의 질문이 던져진다. 경영학은 '언제부터 시작이 되었으며', '경영학은 어떤 학문인가?' 이다. 사실, '경영이 언제부터 시작되었다'라는 명확한 근거는 없다. 다만, 초보적인 경영(관리)은 인류사회의 발전과 더불어 시작되었다고 유추해 볼 수 있을 것이다. 원시적인 수렵사회에서 수렵대상인 동물들에 대한 정보를 가지고 안전하게 사냥하는 법, 불을 안전하게 지속적으로 관리할 수 있는 법 등이 필요했을 것이며, 농경사회에서 식량자원을 안전하고 효율적으로 확보하는 방법에 대한 지식을 터득했을 것이다. 농경사회에서 영농기술을 터득하고 관개기술을 축적해가며, 불과 물 그리고 바람을 이용한 모습에서 좀 더 진전된 경영관리의 흔적을 볼 수 있다.

또한 많은 학자들이 기술했다시피, 이집트의 피라미드나 중국의 만리장성 축조를 위해서 수많은 인력과 물적 자원이 투입되었다는 것은 관리자가 계획하고 조직화하고 충원하며, 이를 지휘하고 통제하는 일련의 (관리)과정이 없었다면 불가능했을 것이라고 본다. 또한, 16세기 윌리엄 세익스피어가 쓴 희곡인 베니스의 상인에서 보듯이 이미 1400여 년경에 경제와 무역이 시작된 것도 경영의 초기모습이라고 할 수 있다.

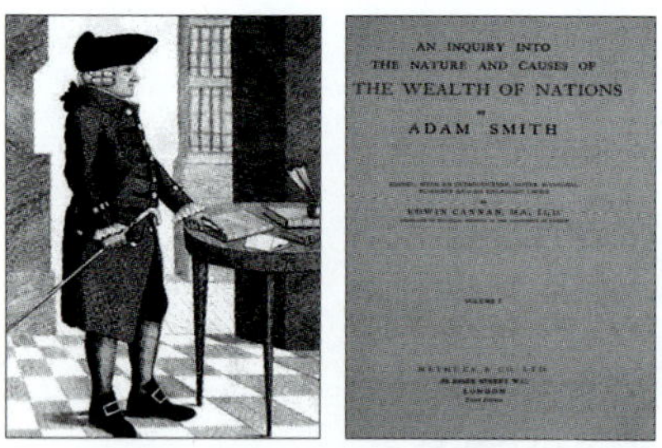

아담스미스의 강의사진과 국부론 표지

그러나 오늘날의 경영학적 개념에 가장 근접한, 경영학의 발전사에 큰 획을 긋는 두 개의 사건이 발생하게 되는데 '아담스미스(Adam Smith)의 분업'과 '산업혁명'이다.

「아담스미스」(Adam Smith)는 그의 저서 『국부론(The Wealth of Nations)』에서 공업 생산량을 늘리는 게 국부의 원천이라면, 어떻게 하면 생산량을 늘릴 수 있을까?를 고민하고, 같은 노동력을 투입하고서도 더 많이 생산하는 것, 즉 생산성에 주목했다. 아담스미스는 분업에 대해 옷핀 만드는 예를 들었다. 한 사람의 노동자가 제조 공정 전체를 맡으면 하루에 핀 스무 개 정도를 겨우 만들 수 있지만, 10명의 노동자들이 제조 공정을 18단계로 나누어 작업하면 하루 4만8천 개를 만들 수 있다는 것이다.

이와 같이 분업은 노동자들의 기능과 숙련을 향상시키고 이는 생산성을 향상시킬 수 있다고 보았다.

또 하나의 근대적 경영형태(또는 기업형태)는 산업혁명 이후 생겨났다. 18세기 중엽의 영국은 생산력 증대, 경제활동에 있어서의 자유 확보, 국내의 상업의 확장, 운송수단의 발달 등으로 국민의 생활수준은 대폭 향상되어 종래의 경영활동과는 다른 새로운 경향이 나타나게 된 것이다. 당시 영국은 해상권(海上權)을 장악, 미주(美洲) · 아프리카 그리고 동양에 걸친 광대한 시장(市場)을 지배했고, 국내에는 구매력 있는 중산계급이 다수 존재했으므로, 농민과 도시 근로자의 생활수준은 대륙에 비해 상당히 높았다. 세계시장과 수요동향을 정확 · 신속히 파악 · 예측하고 적용하였으며, 조직력을 최대한으로 발휘함으로써 대규모 생산을 실시한 탁월한 기업가들이 출현하기도 하였다. 또한 영국의 상품은 실용성을 지니고 있어 대량생산에 적합했고, 이 밖에도 지리적인 이점, 외국의 우수한 숙련공을 유치할 수 있었던 정책으로 공업발전의 기초가 구축되었던 것이다.

이와 같은 산업혁명은 그동안 인적자원에 의존하던 재화 및 생산을 기계로 대체하게 되었으며, 가내수공업 형태의 생산방식을 공장에서의 대량 생산방식으로 바꾸는 계기가 되었다.

제2절 경영학 이론의 전개과정

1 고전적 경영학 이론

1) 과학적 관리론

고전적 경영학은 과학적 관리론(scientific management)에서 출발한다. 과학적 관리론은 일반적으로 광의의 과학적 관리론과 협의의 과학적 관리론으로 구분할 수 있다. 광의의 과학적 관리법이란, 작업과정에 있어서 노동자의 태만을 방지하고 최고 능률을 올리기 위하여 시간연구(time study)와 동작 연구(motion study)를 하여 동작의 표준량을 지시함과 동시에 임금은 노동량의 다소에 따라 결정하여 노동자의 노동의욕을 높이고 능률을 향상하는 합리적인 작업관리의 방법을 말한다.

협의의 과학적 관리론은 「테일러」(F.W.Taylor)가 창안한 '경영과학방법'을 말하는데 이는 '과업관리'로써 근대적 경영관리의 중요한 기초가 되고 있다.

이러한 과학적 관리법은 시대상황이 산업의 급격한 변화, 경영규모의 확대, 자유경쟁의

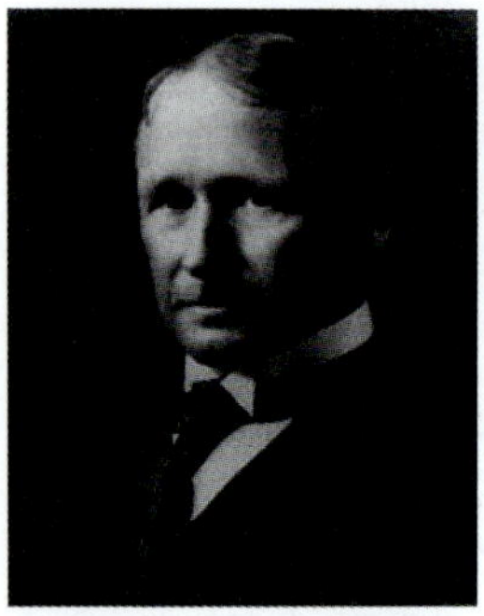

The Father of Scientific Management, F.W.Taylor, 1856~1915

심화에 따른 산업합리화의 필요성에 더하여 보다 구체적으로는 현실적으로 공장내에서 문제가 되고 있었던 조직내 태업의 해결에 대한 요청으로 임금제도의 기초적 전제가 되는 임금률의 합리적 내지 과학적 결정방법을 모색한 방안으로 나타났다. 이 당시 「테일러」는 그 해결책으로 1일의 공정한 작업량으로서의 과업(task)을 설정할 필요를 주장하고 주먹구구식이 아닌 명확한 법칙과 원리를 기반으로 하는 진정한 과학적인 관리를 관리자는 수행해야 한다고 주장하였다. 이것이 「테일러」의 과학적 관리법의 출발점이며, 경영학의 기초가 마련된 최초의 이론이라고 할 수 있다. 테일러의 최대 관심사는 경영에 있어서 '능률과 이윤의 극대화'였다. 그래서 그는 작업과정에서 '시간과 동작 과정'을 세밀히 분석 · 연구하여 작업과정과 그 실적을 표준화함과 함께 차별능률급제를 확립한 것이다. 차별능률급제란 표준화된 하루의 작업량, 즉 과업을 설정해 두고 그것을 기준으로 하여 그 과업을 달성한 사람에게는 달성하지 못한 사람보다 많은 보수를 지급하는 등 기준과업의 달성 정도에 따라 임금을 차별하여 지급하는 제도이다. 과학적 관리론의 기본 원칙은 다음과 같다.

첫째, 참된 과학을 발전시키고 과학적 사고로 관리의 지표를 삼을 것
둘째, 근로자를 과학적으로 선발하고 과학적인 교육을 통해 능력개발을 도모할 것
셋째, 낭비적인 노력이 없도록 할 것
넷째, 노사간에는 긴밀하고 친숙한 개인적 협동을 확보하도록 할 것
다섯째, 특수한 업무에는 그것에 적임자로 보이는 근로자를 배치하는데 보다 힘쓸 것
여섯째, 업무 활동을 보다 전문화할 것
일곱째, 업무 수행을 위한 표준을 설정할 것

「테일러」가 주창한 작업 수행상의 합리화와 차별능률급제는 생산의 능률 향상을 실현하는 데 획기적인 기여를 하게 되었으며, 이를 테일러시스템(Taylor system) 또는 테일러리즘(Taylorism)으로 부르기도 한다.

이와 같이 「테일러」가 주도한 과학적 관리론은 주로 노동관리 혹은 생산관리의 영역에서 과학적으로 과업결정을 함으로써 작업을 계획적으로 실시하여 현대적인 경영합리화의 기초를 마련했다는 평가를 받고 있다. 그러나 과학적 관리론은 노동자에게 노동을 강요하고, 인간노동을 기계화하며, 노조의 존재를 부정하며, 능률의 저하를 노동자의 태만에서 요인을 찾으려 하였으며, 나아가 생산관리에 치중한 나머지 재무, 금융, 마케팅 측면을 소

홀히 다루었으며, 특히 노동자들의 인간관계를 간과했다는 등의 비판을 받게 되었다.

또한, Taylor system이 개별생산의 공장에서의 관리 기술의 합리화만을 목적으로 했다는 비판에 대해 문제점을 보완하기 위하여 고안, 실시된 것이 「Ford System」이다. 그 이념을 「Fordism」이라 하는데 즉, Ford 자동차의 설립자인 Henry Ford가 주창한 '경영지도원리'인 "미래에 대한 공포와 과거에 대한 존경을 버릴 것, 경쟁을 위주로 일하지 말 것, 봉사가 이윤에 선행할 것, 값싸게 제조하여 값싸게 팔 것"을 말한다. 포드는 공장의 경영합리화를 위해 제품의 표준화(Standardization), 부분품의 단순화(Simplification), 작업의 전문화(Specialization)라는 「3S」운동을 전개하면서 이 원칙을 달성하기 위하여 「누드젠콘」이 창안한 Conveyer System을 도입하여 흐름작업조직으로 노동생산성을 향상시켰다. 이 Ford System은 시간적으로 이동하며, 간단없는 작업의 연속이라는 작업관리제도인데 테일러시스템의 문제점을 보완한 것으로 평가된다.

Conveyer에 의한 조립선은 조립공장을 관통하는 본선과 그 측면에서 연결되는 무수한 지선으로 이루어져 있다. 이러한 라인들이 동시적 작동으로 전작업이 종합적으로 완전히 동시화되어 왔다. 이 역시 테일러리즘과 같이 작업능률을 위한 과학적 관리법이기는 하나 인간성을 무시했다는 점에서 똑같은 비판을 받았으며, 그후 테일러의 과학적 관리론은 길브레스 부부(Gilbreths)에게 큰 영향을 미치게 되었다.

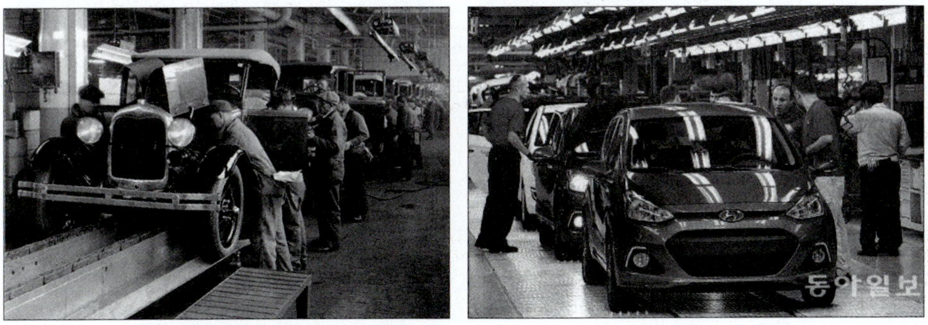

Conveyer System에 의하여 조립되는 자동차 공정과정의 과거와 현재의 비교

2) 길브레스부부의 과학적 관리법

산업엔지니어인 「길브레스」 부부(Frank & Lillian Gilbreths)는 테일러의 과학적 관리법을 계승발전시킨 사람들이다. 1900년대 초에는 테일러의 과학적 관리법이 새로운 경영관리 방법으로 등장하면서 경영학이 학문으로 서서히 자리 잡기 시작했다. 당시 주먹구구식으로 관리하던 공장 작업을 과학적인 방법으로 연구하여 생산성을 높이는 관리 법칙을

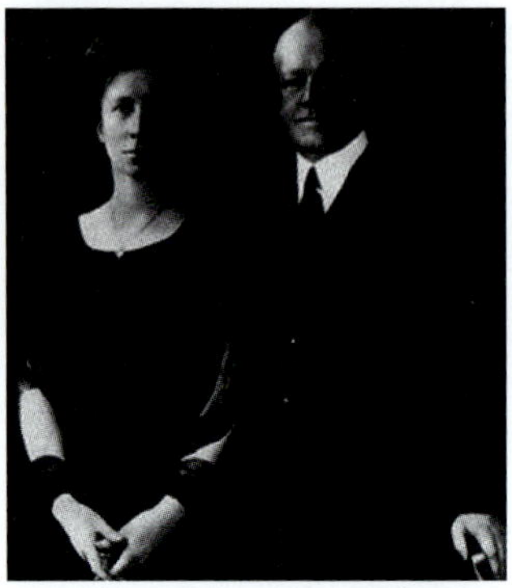

길브레스 부부, 1868–1924, 길브레스부부는 과학적 관리법의 성립을 가져왔다

만든다는 아이디어는 매우 혁신적이었다. 「길브레스」는 여기에서 한 걸음 더 나아가 노동자의 동작도 과학적 연구의 대상이 될 수 있음을 주장했다. 그는 결국 〈동작 연구〉를 통해 자신의 주장이 옳다는 것을 증명해 내게 되었다. 「길브레스」의 〈동작 연구〉는 테일러가 미처 소개하지 못한 구체적인 실행 방법인 작업 동작을 개선하기 위해 다루어야 할 요소와 적용 방법을 구체적으로 제시하게 되었다.

「길브레스」의 동작 연구는 테일러의 시간 연구와 함께 과학적 관리법의 한 축으로 여겨지고 있다. 동작 연구의 핵심 요지는 비능률적이고 잘못된 동작으로 인한 낭비를 줄이는 과학적 관리의 한 방법을 말한다. 이러한 동작 연구는 테일러가 간과한 작업자의 인간적 측면도 충분히 고려했다는 점에서 시간 연구와는 차이가 있으며, 그래서 동작 연구는 과학적 관리법을 한 단계 더 발전시킨 것으로 평가받고 있다.

표 2-1 서블릭의 17가지 기본동작

Therbligs and Basic 17 motion name of therblig							
기호		명칭	기호설명	기호		명칭	기호설명
1	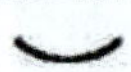	빈손이동	빈 접시 모양	10	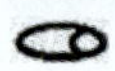	찾는다	눈으로 물건을 찾는 모양
2		잡다	물건을 잡는 모양	11	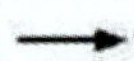	선택	선택한 물건을 찾아낸 모양
3	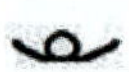	운반	접시에 물건을 담은 모양	12	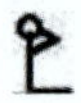	생각한다	머리에 손을 대고 생각하는 모양
4		위치설정	물건이 손가락 끝에 있는 모양	13		전치	볼링핀 모양
5		조립	조립시킨 모양	14	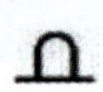	유지	자석에 쇳조각이 붙어 있는 모양
6		사용	영어의 유스(use)의 머리글자 모양	15	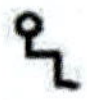	휴식	사람이 의자에 앉아 있는 모양
7		분해	조립된 것으로부터 하나를 뗀 모양	16	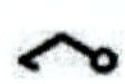	피할 수 없는 지연	사람이 걸려 넘어진 모양
8	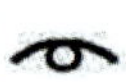	놓다	물건을 담은 접시를 거꾸로 한 모양	17	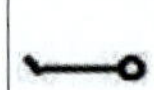	피할 수 있는 지연	사람이 누워 있는 모양
9		검사	렌즈모양				

예를 들면, 동작 연구 중에서 가장 대표적인 벽돌쌓기에 관한 것으로, 벽돌공의 작업과정을 면밀히 분석함으로써 외부벽 작업 벽돌공의 동작을 18개에서 5개로, 내부벽 작업 벽돌공의 동작을 18개에서 2개로 감소시켜 생산성을 약 3배 정도로 높였다고 할 수 있다. 「길브레스」는 이러한 동작 연구를 위하여 마이크로미터라고 불리는 모션픽처 기계를 개발하여 활용하게 되었는데 이 기계로 벽돌공들의 동작을 기록한 다음, 면밀하게 분석하여 육안으로 발견할 수 없었던 불필요한 작업동작을 찾아내서 제거하였다.

또한, 『길브레스』 부부는 서블릭(therbligs : 길브레스 부부의 성을 거꾸로 쓰되, "th"부분은 한 글자로 한 것이다)을 발표했는데 내용은 "특정 작업 수행에 사용되는 기본적인 인간의 움직임과 인지"로 인간의 모든 동작은 앞쪽의 [표 2-1]과 같은 17개의 기본적인 동작으로 이루어져 있다는 것이다.

3) 「패욜」의 관리원칙론

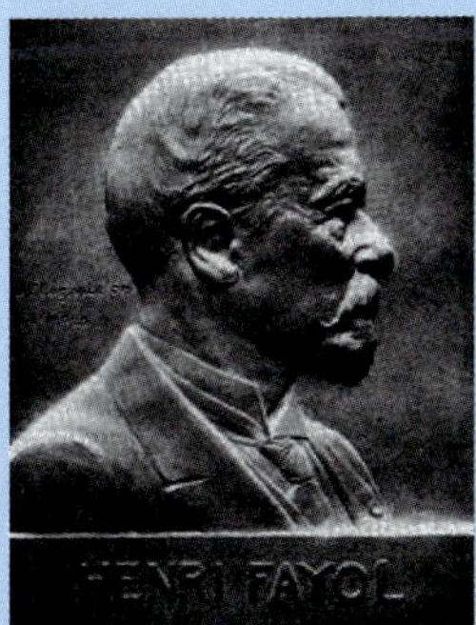

14 Principles of Management

1. Division of Work
2. Authority and Responsibility
3. Discipline
4. Unity of Command
5. Unity of Direction
6. Subordination of Individual Interest to General Interest
7. Remuneration of Personnel
8. Centralization and Decentralization
9. Scalar Chain
10. Order
11. Equity
12. Stability of Tenure
13. Initiative
14. Esprit De Corps

패욜(H.Fayol, 1841–1925, 현대 경영학의 아버지로 불리는 패욜, 경영관리14원칙)

「패욜」은 테일러가 비슷한 시기의 사람으로 테일러가 '과학적 관리론'의 시조로 불리워지는데 대해 패욜은 '경영관리원칙론 내지 경영관리과정론'의 시조로 불리워지고 있다. 「테일러」가 '최일선의 관리자와 과학적 관리법'에 주로 관심을 가졌다면 「패욜」은 '일반 관리자, 즉 모든 관리자'의 활동에 관심을 가졌으며, 그의 관리원칙론이 오늘날에도 활용되고 있기 때문에 '경영관리론의 참된 시조'로 보는 견해도 있으며 '현대 경영학의 아버지'로 부르기도 한다. 「패욜」은 프랑스의 성공적인 경영자로서 그의 경험을 통해 그의 이론이 체계화되었는데 이는 그의 저서 '산업 및 일반관리, 1916'에 제시되고 있다. 「패욜」의 이론 중 대표적인 두가지를 꼽는다면, 오늘날 관리의 순환과정이라고 부르는 '관리의 과정'과 '관리의 14원칙'이다.

「패욜」은 기업의 주요 활동에는 ① 기술활동, ② 상업활동, ③ 재무활동, ④ 보전활동, ⑤ 회계활동, ⑥ 관리활동이 있다 하고 특히 이중 관리활동의 중요성을 지적하였는데, 관리활동은 ① 예측 ② 조직 ③ 명령 ④ 조정 ⑤ 통제로 구성되고 있는 것으로 보았다.

① **예측**(foresight) : 미래의 행동을 예측하고 이에 대한 계획을 완벽하게 세운다.
② **조직**(organization) : 계획을 수행하기 위하여 자원을 조달하거나 공급하기 위한 조직화를 한다.
③ **명령**(command) : 종업원을 선발, 평가, 리드한다.
④ **조정**(coordination) : 다양한 노력들을 결집하고 정보를 공유하며 문제가 해결되도록 조정한다.
⑤ **통제**(control) : 조직목표 달성을 위한 계획이 수행되도록 필요한 조치를 취한다.

이러한 기업활동의 인식을 전제로 그는 경영관리원칙의 필요성을 주장하였다. 경영관리원칙이란, 경영관리활동을 수행할 때 준거하여야만 하는 과거의 경험을 집약, 체계화한 것으로서 이를 통해 능률적인 활동이 가능하다고 보았다. 그러나 관리원칙이 관리활동의 준거지침이 되는 것이기는 하나 그것은 명확한 어떤 고정성이 있는 것이 아니라 유연성과 수용성을 가지는 것으로 본다. 따라서 원칙의 적응성도 정도의 문제이며 원칙의 수도 고정적으로 제한이 있는 것은 아니며 상황이 변하면 원칙도 당연히 변화되지 않으면 안된다고 하여 이를 탄력적인 것으로 인식하고 있다. 그는 자신이 경영자로서의 과거의 경험을 통해 사용빈도가 높았던 원칙으로서 다음과 같은 「경영관리14원칙」을 제시하였다.

(1) **분업의 원칙** : 이는 경제학자들이 노동의 효율적 이용을 위해 필요하다고 보는 전문화(specialization)를 말한다. 패욜은 기술적인 작업은 물론 관리적 업무 등 모든 업무에 이 원칙을 적용하였다.
(2) **권한, 책임의 원칙** : 「패욜」은 권한과 책임이 서로 관련되어야 함을 알았다. 즉, 책임은 권한의 필연적인 결과이며 또한 권한으로부터 생겨난다고 본 것이다. 그는 책임을 관리자의 직위로부터 생겨나는 공식적인 것과 '지성, 경험, 도덕률 및 과거의 업

적 등이 복합되어 있는 개인적인 요소의 결합체'라고 보고 있다.

(3) **규율의 원칙** : 규칙을 준수하고 그에 따라 일을 처리하고 노력해야 한다는 것으로 잘못된 업무수행에 대한 처벌은 유능하고 공정한 감독과 결부되어야 한다.

(4) **명령의 통일의 원칙** : 모든 직원은 한 명의 상사에게 명령을 받아야 한다는 것을 의미한다.

(5) **지휘통일의 원칙** : 동일한 목표를 가진 각 조직 활동 그룹은 하나의 공통 목표 달성을 위해 하나의 계획을 사용하여 한 관리자가 지시해야 한다.

(6) **개인 이익의 일반이익에의 종속의 원칙** : 한 직원 또는 직원 그룹의 이익이 조직 전체의 이익보다 우선해서는 안 된다.

(7) **종업원 보수의 원칙** : 모든 근로자는 서비스에 대해 공정한 임금을 받아야 한다. 지급되는 급여는 회사의 지급 능력 범위 내에서 근로자에게 일정한 생활 수준에 부합해야 한다.

(8) **집중의 원칙** : 이는 부하직원이 의사결정에 참여하는 정도, 업무를 수행하는 몰입도를 나타낸다.

(9) **계층의 원칙** : 이는 최상위로부터 최하위에 이르기까지의 '상급자의 사슬'로 보고 있다. 불필요하게 이 사슬로부터 이탈해서도 안되겠지만, 이를 엄격하게 따르는 것이 오히려 해로울 때는 단축시킬 필요가 있다.

(10) **질서의 원칙** : 질서를 물질적(material)인 질서와 사회적(social)인 질서로 나누어, '어느 것(누구)에게나 하나의 장소를, 어느 것이나(누구나) 자기 위치에'라는 격언을 따랐다. 이것은 인적, 물적 요소의 배치에 핵심이 되는 '적재적소의 원칙'이다.

(11) **공평의 원칙** : 상사에 대한 부하의 충성 및 헌신은 부하를 공평하게 다루는 상사의 친절과 정의감이 결합함으로써 이루어지는 것이다.

(12) **종업원 안정의 원칙** : 불요한 이직(turnover)은 나쁜 관리의 원인이며 결과라는 것을 알았기 때문에, 패욜은 이의 위험성과 비용을 지적하였다.

(13) **창의의 원칙** : 계획을 수립하고 실행하도록 허용된 직원은 높은 수준의 노력을 기울여야 한다는 것이다.

(14) **종업원 단결의 원칙** : 이것은 '뭉치면 힘이 나온다'라는 원리를 말한다. 또한 이는 명령의 단일화를 확대시킨 것이며, 팀워크의 중요성과 그것을 조성하기 위한 의사소통의 중요성을 강조한다.

이와 같은「패욜」의 경영관리원칙론의 특징으로는 다음과 같은 점을 들 수 있다.

첫째, 경영관리원칙론은 일반관리원칙론으로서의 성격을 강하게 지니고 있다는 점이다. 그는 기업경영자에겐 기업경영자로서 따라야 할 특별한 원칙이 있다고 하였음에도 불구하고 그가 제시한 관리원칙은 이들 경영자가 직접적용할 수 있는 이상의 보편성을 지닌 원칙이 되고 있다. 예를 들면, 규율의 원칙, 개인이익의 일반이익에의 종속의 원칙, 질서의 원칙 및 공평의 원칙 등은 특히 그러한 성격이 강하다. 그러므로 그의 관리원칙은 일반조직체의 행동지침이라고 할 수 있다.

둘째, 그의 관리원칙론은 경영자 즉, 상층관리자의 관점에서 설정된 것이라는 점이다. 14원칙이 광범위한 일반적인 성격을 가지게 된 것은 바로 이 때문이다. 따라서 그의 원칙에는 경영자에게 요구되는 안정성, 지식, 책임 및 규범성 등과 같은 것이 포괄되고 있다. 이와 같이 패욜의 관리원칙은 전반적인 관점에서의 그것을 나타내고 있다는 점에서 우수하다고 평가되나 그만큼 현장단계에서 구체적으로 적용할 수 있는 관리원칙론은 아니라고 할 수 있다.

셋째, 관리원칙의 파악방법에는 특징이 있다. 그는 빈번히 지적하였듯이 관리원칙이 경영관리의 준거지침이 되는 것이기는 하나 그것은 결코 엄밀하고 고정적인것도 아니고 확정적인 수가 있는 것도 아니다. 이처럼 관리원칙을 탄력적으로 폭넓게 파악하고 있다.

넷째, 이는 상층관리자의 관점에서 관리원칙을 파악하려는 것이었으므로 이러한 파악방법은 필연적으로 그로 하여금 경영자 및 경영자교육을 중시하게끔 하였다. 왜냐하면, 이와 같은 관리원칙은 일정한 관리지식을 가진 사람만이 효과를 올릴 수 있다고 보고 이러한 능력을 계발하기 위한 경영자교육 및 경영관리교육을 강조하게 되는 것이다.

테일러와의 차이점이 테일러는 주로 현장관리자에게 초점을 맞추었다면「패욜」이나「베버」는 조직 전체적인 측면에서 일반관리론으로 접근했다는 것이다.

4)「베버」의 관료적 조직론

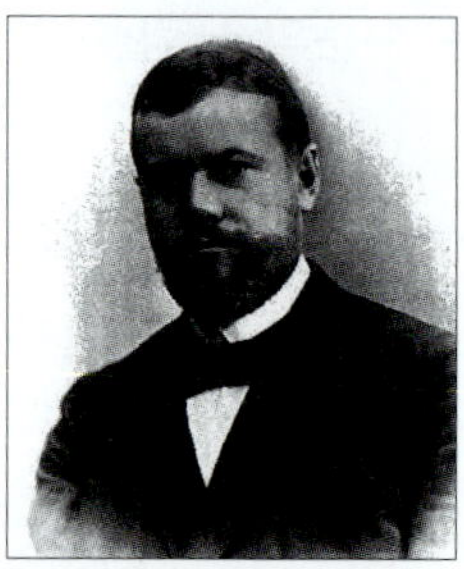

Max Weber, 1864–1920

「막스 베버」(Max Weber)는 독일의 법률가, 정치가, 정치학자, 경제학자, 사회학자로, 사회학 성립에 막대한 영향을 끼친 인물이며 사회학과 공공정책학 분야에서 근대적인 연구토대를 마련한 학자로 평가되고 있다.

「막스 베버」는 "관료제의 본질과 발달"이라는 논문에서 공공 행정과 정부, 기업의 다양한 형태를 설명하였으며, 처음으로 관료제를 연구하고 관료제라는 용어를 첫 사용한 사람이다. 베버는 가장 효율적이고 합리적인 조직으로서 관료제의 열쇠는 합리적이고 합법적인 권한에 있으며 이는 서구 사회의 합리성이 자리 잡을 수 있었던 핵심 과정으로 보았다. 「베버」는 관료제의 숭배자는 아니지만 관료제는 인간이 만든 조직 중에서 가장 효율적이고 합리적인 것이며 현대 사회에 필수적인 것이라고 주장하였다.

「베버」는 관료제 출현의 전제 조건으로 통치되는 공간의 확장과 인구의 성장, 점점 복잡해져 가는 행정 업무, 효율성이 필요한 화폐 통화 시스템의 구축을 제시하였다. 교통 통신 기술의 발전은 행정을 최대한 효율적으로 만들지만 한편으로 대중은 보다 민주적이고 합리적인 결과를 요구한다는 것이다. 관료제의 특성은 다음과 같다.

첫째, 작업의 분화와 전문화이다. 관료제는 복잡한 작업을 효율적으로 처리하기 위해서 성원들 간에 업무를 체계적으로 구분하고, 각 분야의 구성원들로 하여금 분담된 일만을 전문적으로 처리하게 한다(분업과 전문화).

둘째, 조직 내의 모든 지위가 권한과 책임의 정도에 따라 서열화되어 있다(권한위계, 상명하복).

셋째, 조직의 구성원들은 문서로 정해진 규칙과 절차에 따라 업무를 파악하고 과업을 수행하게 된다(공식적인 규칙).

넷째, 관료제에서의 지위는 일정한 기준에 따라 객관적이고 전문적인 능력을 기준으로 공개 경쟁을 통하여 획득된다(공식적인 선발).

다섯째, 구성원의 업무 수행 경험과 훈련을 중시하고 신분을 보장해 준다(경력중심, 신분보장).

여섯째, 개인이 아닌 조직에 의해 검증된 경력 관리를 한다(개인의 특성배제).

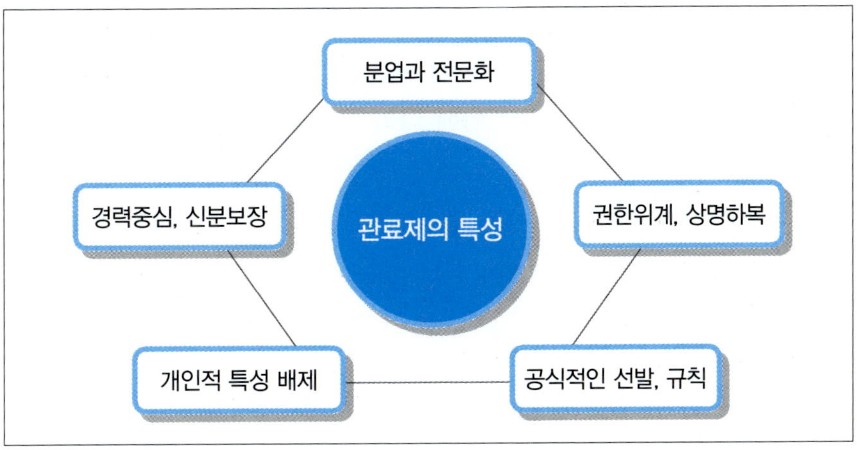

그림 2-1 관료제의 특성

「베버」는 관료제를 가장 효율적인 조직으로 보았다. 그러면서도 동시에 관료제는 합리성을 기반으로 개인을 통제하여 서서히 영혼이 없는 삭막한 철창에 가두어 버리는 시스템이 될 수도 있다고 보았으며, 문제점으로는 몇 가지 사항들이 지적되고 있다.

(1) 개인의 창의성과 자율성을 발휘할 기회를 주지 않고, 인간을 수단화하는 인간 소외 현상을 유발한다.

(2) 규약과 절차에 따른 일처리 방식으로 인해 목적 전치 현상을 초래한다. 목적 달성을 위해 만들어 놓은 절차가 오히려 목적 달성을 방해하는 현상을 유발해 업무의 효율성을 떨어뜨리는 것이다.

(3) 시간과 비용의 낭비를 가져오며, 개인의 창의성과 자율성을 악화시켜 결과적으로 업무의 효율성을 떨어뜨릴 수 있다.

(4) 그리고 빠른 사회 변동에 적응하지 못하는 경직성 문제를 초래하기도 한다.

5) 고전적 경영학의 시사점

고전적 경영학은 능률과 생산 그리고 이윤추구를 기본이념으로 추구하는 기업조직에 있어서 인간을 가능한 한 최선의 방법으로 생산과정에 활용하는 기술과 지식체계를 확립하는 데 공헌하였으나 인간유기체의 여러 특징을 비교적 단순한 일을 하는 기계처럼 다루고 있으며 작업의 습관 · 성질 · 전통 등을 전혀 고려하지 않고 인간을 생명 없는 기계처럼 생각하고 있다. 이러한 이론은 생산과정에 배치되어 있는 인간의 개성이나 잠재력의 평가는 거의 고려하지 않고 있으며 기계의 체계에 적용하는 능력만이 인간상으로부터 유출되어 합리적 경제인관(rational-economic man)에 입각하여 생산적, 합리적인의 측면만이 평가되고 있을 뿐이다.

이는「조직의 구성원을 교환이 가능한 부속품으로 간주되는 인간기계론으로써 작업자의 개성이나 사회관계가 생산과정에도 중요한 영향을 미친다」는 인간관계론의 성립을 촉진시켰다(김규정, 1983). 그러나 과학적 관리론이 전적으로 부정되는 것은 결코 아니며 오히려 인간관계론과의 종합화가 시도되었다. 이에 따라 대두된 접근방법이 인간행동에 중심을 둔 행동학적 연구들이다.

이와 같이 비판이 일부 있으나 고전적 경영학은 경영학 발전에 있어서 중요한 틀을 마련하였으며 오늘날에 있어서도 많이 활용되고 있는 점에서 경영학 역사에 큰 획을 그었다고 할 수 있다.

2 행동과학적 경영학 이론

고전적 경영이론은 조직과 직무를 기계적 관점(mechanistic view)에서 보았으며, 이에 대한 비판으로 탄생한 행동과학적 경영이론(behavioral management theory)은 개인의 태도와 행위, 그리고 집단과정을 강조하였다. 1920년대에 들어서면서 행동과학이론은 조직에서의 인간의 행위 또는 행동에 대해 많은 학자들이 연구를 본격적으로 하게 된 바, 이 연구분야를 '조직행동론(Organizational Behavior, OB)'이라 하며, 이러한 접근방법을 '행동학적 경영학'이라고 한다.

행동과학적 이론에서는「엘튼 메이요」의 '호손실험에 의한 인간관계론',「아브라함 매슬로」의 '욕구 5단계론',「더글라스 맥그리거」의 'XY이론' 등이 중요한 이론적 가치로 등장했다.

1) 호손연구(Hawthorn research)

「메이요」(George Elton Mayo) 교수는 1924년에서 1929년까지 호손시에 있는 웨스턴 일렉트릭 회사에서 일하는 근로자들을 대상으로 작업능률 향상에 대한 연구를 했다. 실험 초기에는 공장 내 조명의 강도와 작업능률이 관계가 있을 것으로 예측해서 실험을 하였으며, 이후에는 인관관계와 작업성과를 중심으로 '인간관계와 비공식 조직의 중요성'에 대해 처음으로 인식하게 된다. 이것을 '호손실험' 또는 '호손연구(Hawthorn research)'라고 부르게 되는 계기가 되었다.

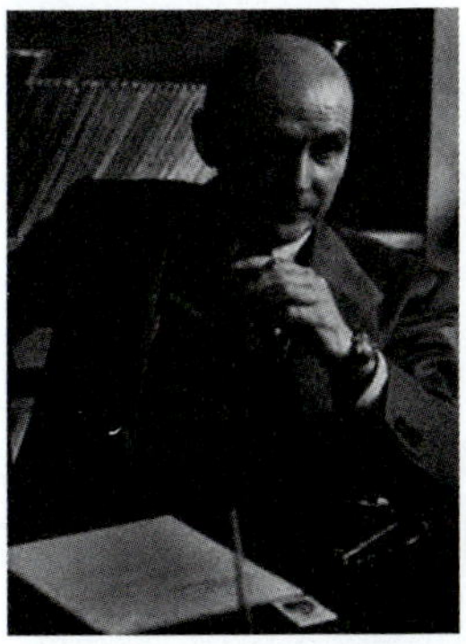
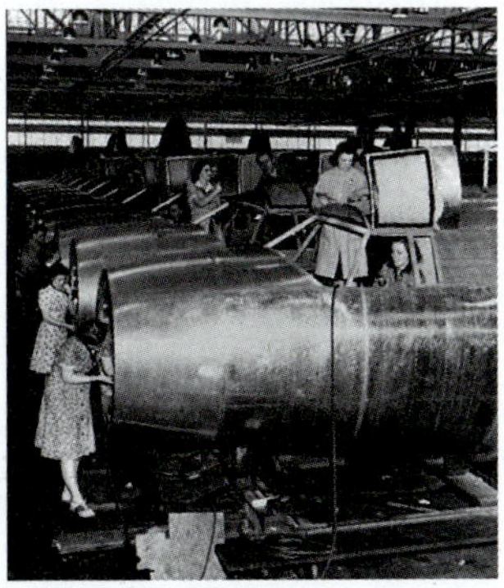

George Elton Mayo와 호손공장의 조명실험

이 호손공장 실험을 계기로 하여 활발하게 전개된 인간관계론은 이후 인간행동을 과학적 종합적으로 연구하는 행동과학으로 발전하게 되었다.

이 호손공장 실험의 첫 번째 연구는 미국 국립아카데미 연구팀과 웨스턴 전기회사내의 자체 엔지니어 합동팀에 의해 수행되었으며 '조명의 밝기가 작업자에게 작업자의 생산성에 미치는 영향을 알아보는 것'이 주 목적으로 1924년에서 1927년 3월까지 실시되었다. 작업자들을 실험집단과 통제집단으로 나눈 후 통제집단에는 조명을 항상 일정하게 한 반면, 실험집단에는 조명 밝기를 다양하게 해보면서 두 집단간의 생산성을 비교해 보았다.

이와 같이 진행한 실험은 조명의 강도가 점점 강해질수록 작업능률도 올라갈 것이며, 반대로 조명의 강도가 낮아질수록 작업능률도 떨어질 것이라고 생각했던 당시의 가설과 다른 결과가 나오게 되었다. 즉, 조명의 강도가 올라갔을 때 작업의 능률이 올라간 것은 맞지만, 반대로 조명의 강도가 떨어졌을 때, 생산능률이 점차 상승하는 결과가 나오게 된 것이다.

또한 조명의 강도에 변화를 준다고 하고, 실제로는 변화를 주지 않았는데, 종업원들이 느끼기에 조명조건에 대한 불만이 나왔지만 작업능률이 올라가는 변화가 있었다. 이로써 조명도가 생산능률을 바꾸는 요인 중 하나가 될 수 있어도 절대적 요인은 아니라는 것을 입증하게 되었다. 이에 따라 연구진은 이러한 결과에 대해 조명의 밝기가 집단의 생산성에 직접영향을 미치지는 않는다는 결론에 도달하였으나 결국 원인을 밝혀내지 못하고 당시 하버드 대학 교수였던 「메이요」에게 이 연구를 의뢰하게 되었다.

1927년 4월, 「메이요」 연구팀은 계전기 조립 실험실 실험을 하게 되었는데, 작업 조건이 종업원들의 생산능률에 변화가 있을 것이라고 생각하고 실험한 것으로, 2명의 여공을 선정 후 그 2명의 여공이 자기가 좋아하는 다른 4명의 여공을 선택하게 한 후에 계전기를 조립하는 작업을 하도록 하였다. 여기에 1명의 감시원을 붙여 여공들과 실험결과에 대해 대화를 나누어 불만을 알아내는 방법으로 작업시간, 휴식시간, 간식제공, 임금조정, 여러 가지 작업조건에 변화를 주어 실험을 진행하였다. 이 실험을 통하여 종업원들은 물질적 작업조건보다 인간적 요인 즉, 감정적,심리적 요인이 더욱더 영향을 미친다는 사실을 알게 되었으며, 그동안 무시되어왔던 종업원의 감정, 태도 등에 대한 문제를 연구하기 위해 면접실험이 새로이 진행되었다.

면접실시의 결과에 있어서는 근로자들이 회사에 출근하기 전에 가지고 있는 태도가 회사에 출근하여 갖게 된 태도에 못지 않게 중요하다는 것을 알게 되었고, 또 공장이라는 공식조직 안에는 하루하루의 생산고를 통제하는 비공식집단이 존재하고 있고 그 집단에는 불문율인 집단규범이 있어서 근로자들은 그것에 따라 행동하고 있음을 파악할 수 있었다.

이상을 미루어 볼 때 호손연구는 행동과학적 경영학 이론의 발전에 있어서 다음 세 가지의 점에 있어서 그 의의가 크다고 본다.

첫째는, 호손 연구가 조직 내의 인간적 요소에 초점을 두고 체계적으로 민간 행태를 분

석한 최초의 연구라는 점이고,

둘째는 이 연구의 결과를 근거로 하여 인간관계론이 성립되었다는 점이며,

셋째는 조직 내의 사람들에 대한 동기부여(motivation)는 경제적 요인에만 좌우되는 것이 아니라 개인이 가지고 있는 가치관 · 신념 · 감정 등도 중요한 요인이 되고 있다는 사실을 알게 되었다는 점이다.

이와 같은 「메이요」의 주장은 보다 넓은 시야에서 산업에 있어서의 인간문제를 중시하고 사람들의 관심을 인간문제에 유도하였다는 점에서 의의가 있으나 그 이론은 추상적이어서 구체적인 사고가 전개되지 못하였다. 뿐만아니라 노사관계 및 노동조합문제가 전혀 고려되지 않고 있다는 결점이 있다. 그럼에도 경영학 발전에 있어서 획기적인 계기가 되었으며 이 연구로 인해 기계적이고 구조적인 부문에 관심을 두었던 전통적인 과학적 관리법의 경영학 연구는 쇠퇴하고 사회적 인간적 측면이 경영학 연구의 핵심으로 부상하게 되었다. 관리에 있어서 인간의 감정, 태도 작업자간의 인간적 관계 등이 중요한 요소로 되었으며 작업집단의 중요성을 인식하게 되었다.

그 결과 '호손효과(Hawthorne Effect)'라는 용어가 탄생하게 되었는데 그 원인은 메이요 연구진이 실시한 인터뷰 결과 '저명한 대학 연구자들이 자신들의 작업을 지켜보고 있다는 사실을 의식한 노동자들이 평소보다 더 열심히 일을 했다'는 사실을 알게 됐다는 데에서 착안하여 독일 사회학자 「헨리 랜즈베르거」(Henry Landsberger)가 처음 명명했다.

오늘날 이 '호손 효과'는 유권자 정치성향이나 사회적 이슈에 대한 설문 조사에서 체면 등 다양한 이유로 본심을 드러내지 않는 등, 제3자의 시선 때문에 빚어지는 왜곡 현상을 아우르는 용어로 널리 쓰인다.

2) Maslow의 욕구 5단계론

호손실험 이후 인간관계론 학자들은 기계론적인 인간관을 배격하고 근로조건과 생산능률간에는 노동자의 근로의욕이나 감정 등과 같은 주관적인 태도가 개재하고 있으며, 이러한 태도로 작업집단내에서 형성되는 비공식조직상의 인간관계에 의하여 영향을 받는다는 주장을 하였다. 그러나 인간관계론 학자들은 지나치게 동료관계와 비공식조직을 강조하였고, 그 결과 개개의 근로자의 태도나 행동 및 능률은 그들 동료관계에서 결정된다고 생각하였으나 이러한 현상은 비판을 받게 되었으며 종업원의 모티베이션의 체계와 이념적 체계의 양편에 큰 문제점을 드러내게 되었는데 이와 같은 인간관계론의 결점을 보완하고 성장발전시킨 것이 행동과학이다.

그 후 「맥그리거」가 그의 저서 '기업의 인간적 측면(The Human Side of Enterprise, 1960)'에서 인간의 본성과 인간의 행동에 대한 관계에 대해서 행동과학적으로 추구한 가설을 X이론, Y이론 그리고 통합이론으로 구분하여 전통적 이론을 X이론, 행동과학적인 사고를 Y이론이라 하였으며 개인의 이익과 기업의 목적을 통합시키는 이론을 통합이론이라 하였다. 이러한 이론을 실증적으로 정립한 이론이 A.H Maslow의 욕구의 5단계론이다.

「맥그리거」의 '기업의 인간적 측면'에서 X이론, Y이론, Herzberg의 일과 인간성, 동기유발, 위생이론의 신전개(1966)의 동기유발, 만족요인론, Likert의 경영의 행동과학(1961)의 리더십론, Maslow의 자기실현의 경영(1965)에서 욕구 5단계론, Blake & Mouton의 기대되는 관리자상(1964)에서 관리 그리드원리(managerial grid)에서 행동과학을 발전시켰다.

Maslow의 욕구단계론(hierarchy of human needs)은 '자기실현의 경영'이라는 저서에서 인간의 욕구는 계층성을 이루고 있으며 충족된 욕구는 동기유발을 할 수 없다고 강조하였다.

사람들이 가지고 있는 욕구는 일련의 단계가 있어서 하위단계의 욕구가 충족되어야 상위단계의 욕구를 충족시키는 방향으로 동기부여가 된다. 이 이론에서는 인간이 가지고 있는 욕구를 생리적 욕구, 안전욕구, 소속욕구, 존경욕구, 자아실현 욕구의 5단계로 진행된다.

이에 관한 구체적 내용은 제8장 동기부여 부분에서 기술하도록 하겠다.

3) McGregor의 X이론과 Y이론

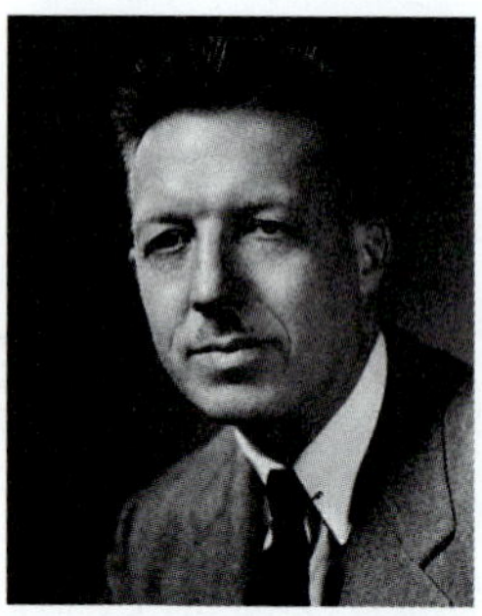

D. McGregor 1906-1964

미국 MIT 슬로안 경영대학원이 현재 미국내 5대 경영대학원 중 하나로 손꼽히게 된 데는 행동과학자 「맥그리거」 교수의 역할이 컸다. 호손연구와 매슬로로부터 영향을 많이 받은 그는 1960년대 기업구성원들이 어떻게 하면 회사의 목표를 위해 힘을 쏟게 되는가 하는 문제를 집중적으로 연구했다. 연구는 결국 인간 본성에 관한 이해로 수렴되었으며, XY이론으로 세상에 내놓게 되었다.

(1) X이론과 Y이론의 내용

「맥그리거」는 동기부여이론을 전개하기 위해서는 먼저 인간의 본질을 이해할 필요가 있다고 전제하고 이를 위하여 X이론과 Y이론을 제창하였다. X이론(Theory X)은 전통적인 관리체제 및 관리전략을 정당화시켜주는 인간본질에 대한 가정을 말하며, Y이론(Theory Y)은 인간의 성장적 측면에 착안한 새로운 관리체제 및 관리전략을 정당화시켜 주는 가정을 말한다.

① X이론(Theory X)의 가정

인간의 본질에 관한 X이론의 가정은 다음과 같다.

㉠ 보통의 인간은 원래부터 일을 싫어하고 가능하면 그것을 회피하려고 한다.

㉡ 일을 싫어하는 인간의 이와 같은 특성 때문에 대부분의 사람들은 조직목표의 달성을 위하여 적절히 노력하도록 처벌로써 강제되고, 통제되고 지휘되고 또 위협되지 않으면 안된다.

㉢ 보통의 인간은 지휘받기를 좋아하고 책임을 회피하기를 원하고 야망도 비교적 가지고 있지 못하며 무엇보다도 안전을 원한다.

② Y이론(Theory Y)의 가정

인간의 본질에 관한 Y이론의 가정은 다음과 같다.

㉠ 일에 육체적 정신적 노력을 바치는 것은 놀이나 휴식과 같이 자연스러운 것이다.

㉡ 외적 통제와 처벌의 위협은 조직목표를 위한 노력을 끌어내는 유일한 수단은 아니다. 인간은 자신에게 부과된 목표를 위하여 봉사하는 과정에 있어서 자기 지시적이고 또 자기 통제적이다.

㉢ 보통의 인간은 적절한 조건하에서 책임을 수락할 뿐만 아니라 책임을 추구해 나간다.

X이론의 가정과 Y이론의 가정을 비교하여 표를 만들어 보면 다음과 같다.

표 2-2 X이론의 가정과 Y이론의 가정을 비교

X이론	Y이론
• 인간은 일하기를 싫어한다.	• 인간은 기꺼이 일하려고 한다.
• 인간은 통제받기를 좋아한다.	• 인간은 자기통제 능력이 있다.
• 인간은 책임을 지는 것을 싫어한다.	• 인간은 기꺼이 책임을 진다.
• 인간은 변화를 싫어한다.	• 인간은 창조적이고 상상력이 있다.
• 인간은 앞장서기보다는 안주하려고 한다.	• 인간은 스스로 방향설정을 한다.

(2) X이론과 Y이론의 관리적 영향

X이론은 상위자는 목표의 설정과정에서 지시적이고 권위적인 역할을 수행하는 경향이 있다. 그러한 관리자는 목표를 설정할 때 부하들에게 참여의 기회를 주지않고 계획은 조직의 상위계층에서 수립되어 하위계층으로 전달되어 진다.

반면에 Y이론에 의하며, 사람들은 자기지시를 할 수 있고 책임지는 것을 좋아해서 자신의 목표를 설정하고 그것에 관하여 그들의 상위자와 상의하는 등 계획을 수립하는 과정에서 부하들의 참여도가 상당히 크다.

또한, X이론은 상위자는 명령을 내리지만 종업원을 지도하지 않는다. 의사소통의 흐름은 위에서 아래로 일방적으로 이루어지며, 환류는 거의 이루어지지 않는다. 종업원은 자신의 직무에 관련된 요소에 대하여 제한된 정보밖에 가지고 있지 않다. 반면에 Y이론은 리더십은 참여적이고 유동적이며 팀워크가 강조된다. 종업원들은 스스로 책임을 지고자 하며 종업원들은 효과적인 의사결정을 위하여 필요한 정보를 가질 수 있게 된다.

결국 어떤 경영자가 X이론이 옳다고 가정하고 조직경영에 적용하면 그의 관리방식은 권위적이고 강제적이며 지시위주로 이루어질 것이다. 반면에 Y이론이 옳다고 하고 조직경영에 적용하면 구성원들은 업무에 적극적, 창의적으로 참여할 것이다.

4)「F. Herzberg」의 동기부여요인 - 위생요인이론(2요인이론) (Herzberg's motivation-hygiene theory)

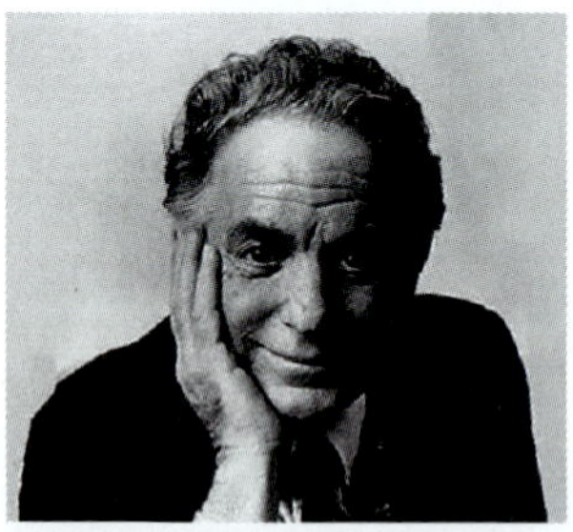

F. Herzberg, 1923–2000

「F. Herzberg」는 동기부여에 관한 이론을 전개하기 위하여 Pittsburgh의 심리학 연구소에서 연구분석을 실시하였으며, Pittsburgh city에 있는 11개 산업체에서 200명의 기술자와 회계담당자를 선정하여 면접을 실시하였다. 그는 이들에 대한 면접과정에서 피면접자들에게 다음과 같은 질문을 했다.

① 직무를 수행하는 과정에서 어떠한 불만을 느끼게 되었는가?

② 어떤 직무로서 만족을 느끼게 되었는가?

이 면접자료를 분석한 결과 그는 다음과 같은 결론에 도달하였다. 즉, 인간은 상호독립적인 2가지 종류의 이질적 욕구를 가지고 있으며, 이들은 행동에 대하여 각각 다른 영향을 미치고 있다는 것이었다. 인간은 직무에 불만을 느끼면 자기가 일하고 있는 환경에 관심을 가지게 되며 반대로 직무에 만족을 느끼면 직무 그 자체에 관심을 가지고 있다는 것을 그는 발견하였다.

「F. Herzberg」는 환경에 관계된 첫 번째의 욕구범주는 불만을 예방할 수 있는 작용을 한다고 생각했기 때문에 이를 위생요인이라고 칭하였다. 또는 그는 직무 그 자체에 관계된 두 번째의 욕구범주는 보다 높은 업적을 위하여 인간을 동기부여하는 데 유효한 작용을 한다고 생각했기 때문에 이를 동기부여요인(motivators)이라 칭하였다. 따라서 F. Herzberg의 이론을 '동기부여요인 – 위생요인이론(motivators hygiene to motivation)' 혹은 2요인이론(Two factor theory)이라고 부른다.

(1) 동기부여요인 - 위생요인이론 내용

이와 같이 조직생활에서 사람들에게 불만을 느끼게 하거나 또는 그것을 제거하는데 작용하는 위생요인과 사람들에게 만족을 주고 또 직무수행에 동기를 부여하는 데 작용하는 동기부여요인은 서로 다르다. 또 이들 두 요인이 서로 중첩되는 경우는 드물다.

① 위생요인

F. Herzberg는 위생요인, 즉 불만요인으로서 지위, 개인상호간의 관계, 회사방침과 관리, 감독의 질, 작업조건, 직무안전, 봉급, 개인적 생활의 8가지를 들고 있다. 이들은 불만요인이지 동기부여요인은 아니다. 즉 만일 이들 요인들이 작업환경내에 많은 양과 높은 질로서 존재한다면, 사람들은 불만을 느끼지 않는다. 그러나 이들 위생요인이 충분히 존재하지 않으면 그 결과 사람들은 불만을 느끼게 되는 것이다. 위생요인은 유지요인(maintenance factors)이라고도 한다.

② 동기부여요인

동기부여요인, 즉 만족요인(satisfier)은 모두 직무내용과 관련되어 있다. F. Herzberg는 이와 같은 요인으로서 작업에 대한 도전, 성취, 직무에 있어서의 성장, 책임, 발전, 인정의 6가지를 들고 있다. 이들 동기부여요인의 존재는 사람들로 하여금 만족감 혹은 무만족감(불만족이 아님)을 느끼게 한다.

(2) 동기부여요인 - 위생요인이론 관리적 영향

F. Herzberg의 이론이 조직경영에 주는 의미는 위생요인 추구자의 문제, 동기요인 구축문제, 그리고 조직구조 측면의 의미 등 세 가지로 요약될 수 있다.

① F. Herzberg에 따르면, 급여, 승진 등과 같은 위생요인들을 병적으로 추구하는 종업원들은 조직경영에 있어서는 암적인 존재라고 한다. 즉, 그들은 높은 급여, 좋은 작업조건, 직장의 안정성 등을 확보함으로써 짧은 기간동안 동기가 유발된 듯이 보이나 머지않아 성과나 실적에 관계없이 계속 더 많은 보상을 요구하게 됨으로써 위기타파를 위한 파트너의 역할을 기대할 수 없다. 이러한 위생요인 추구는 동기요인의 결핍때문이라고 보았다. 즉, 직무수행에 동기요인이 결핍된 듯이 보이면 위생요인에 대한 요구를 증폭시킴으로써 동기요인 결핍에 대처하려 한다. 그러나 위생요인과 동기요인은 그 성격이 근본적으로 다르기 때문에 어느 한쪽이 아무리 높아져도 다른 한쪽의 부족분을 대체시킬 수 없다는 것이다.

따라서 F. Herzberg는 위생요인 추구현상을 극복하기 위해서 직무확대나 충실화 등을 통하여 직무속에 동기요인을 구축할 것과 조직원들이 위생요인들 보다는 동기요인을 추구할 수 있도록 교육과정을 재구성할 것을 제안하고 있다.

② 동기요인들을 직무속에 구축하는 것은 이론의 핵심적 요소이다. 즉, 종업원들이 성취감, 안정감, 자극, 책임감, 발전성 등을 체험할 수 있도록 직무를 재구성한다는 것이다.

③ 조직구조 측면에서 F. Herzberg는 노사나 인사담당부서를 위생요인 담당부문과 동기요인 담당부문으로 나누어 줄 것을 제안하고 있다. 대부분의 조직에 있어 현재의 상태가 위생요인 관리위주로 구성되어 있으므로 여기에 동기요인 담당부문을 신설함으로써 소기의 목적을 달성할 수 있다고 보았다. 이러한 동기요인 담당부서의 주 임무는 직무확대, 충실화 계획 및 실행, 직무보완, 동기요인 육성을 위한 교육과정 개발 등이다.

이 이론이 타당하다면, 관리자는 종업원을 동기부여시키기 위해 위생요인뿐만 아니라 동기요인도 충족되도록 해야 한다. 이 이론에 대한 비판론자들은 사람의 본성은 만족은 자기 자신의 요인으로 돌리고 불만족은 외부요인으로 돌리는 경향이 있기 때문에 당연히 두 가지의 요인이 별개의 차원으로 나타날 수밖에 없어 동기요인과 위생요인의 분류가 설득력이 없다는 주장에도 불구하고 지속적으로 인정받고 있는 이유는 진정한 동기부여는 물질적 또는 물리적 요인(위생요인)이 아닌 사람 자체로부터 비롯(동기부여요인)된다고 보고 있기 때문이다.

5) 「Argyris」의 미성숙 - 성숙 이론

(1) 미성숙 - 성숙 이론의 내용

매슬로와 맥그리거에게서 영향을 받은 Chris Argyris는 리커트(Likert)의 관리시스템과 유사한 이론인 미성숙과 성숙의 연속선모형을 그의 저서 '인성과 조직(personality &

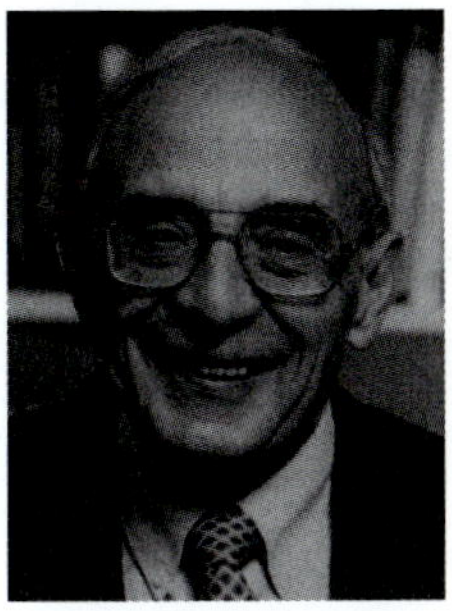
Chris Argyris, 1923–2013

organization)에서 발표하였다. 그의 연구는 주로 개인적 욕구(individual needs)와 조직적 욕구(organizational needs)의 공존 문제에 집중되어 있다. 그는 다른 행동과학자와 마찬가지로 '사람들은 강렬한 자기실현욕구를 가지고 있다'는데 대해 동의하고 있다. 또 그는 조직적 통제는 종업원으로 하여금 복종심과 의존심을 느끼게 한다고 주장하였다. 또 Argyris는 대규모기업에서 채택되고 있는 관리기법은 종업원의 사회적 및 이기주의적 욕구를 무시하는 경우가 많다고 주장하였다. 따라서 이와 같은 개인의 욕구와 기업의 욕구간의 간극이 클수록 종업원은 더 많은 불만, 무관심, 갈등, 긴장 및 파괴의 감정을 느끼게 된다고 한다. 이와 같은 관점에서 Argyris는 효과적인 관리자 혹은 지도자는 사람들이 미성숙 혹은 종속상태로부터 성숙상태로 발전하는 것을 도와주어야 한다고 주장하였다.

그의 주장은 만일 조직이 사람들에게 성숙할 수 있는 기회와 성숙한 개인으로서 취급받을 수 있는 기회를 제공해 주지 못한다면 그들은 좌절감과 분노를 느낄 것이며, 따라서 조직목표에 역행하는 행동을 할 것이라는 것이다. 이와 같이 개인이 미성숙상태에서 성숙상태로 발전해 가는 과정은 다음 표와 같이 이루어진다고 한다.

표 2-3 미성숙에서 성숙상태로 발전해 가는 과정

미성숙 성격	→	성숙 성격
수동성		능동성
의존성		독립성
행동방법의 한정		다양한 행동방법
업무에 관한 저조한 관심		높은 관심
단기적인 안목		장기적인 안목
자아의식의 결여		자아의식과 자기통제
예속적인 지위		대등 또는 우월한 지위

(2) 미성숙 - 성숙 이론의 관리적 영향

미성숙–성숙 이론은 Argyris가 공식조직이 구성원의 행태에 미치는 영향을 분석하여 제시한 조직이론이다.

공식조직은 조직 목표를 달성하기 위해, 과업을 전문적으로 세분화하고 명령체계에 따르도록 강제함으로써 조직은 경직성을 가지게 되며 구성원의 불만이 발생하고 생산력 저하로 이어진다는 것이다. Argyris는, 이것이 곧 공식조직이 구성원의 미성숙 상태를 조장하고 있는 것이며, 경직성을 버리고 사기를 높이는 데 중점을 둠으로써, 구성원들을 성숙상태로 변화시키는 새로운 관리전략을 추구하여야 한다고 주장하였다. 따라서 종업원을 성숙상태로 전환하기 위해서는 직무확대나 참여적 리더십과 같은 새로운 관리전략이 필요하다는 것이다.

6) 계량경영학

계량경영학(Operations Research, OR)은 경영과학(Management Science, MS), 의사결정 과학(Decision Science)이라는 용어와 혼용되어 사용된다. Operations Research를 직역하면 작전연구인데, 실제로도 군사작전(Operation)의 효율적인 설계를 위해 과학자들을 동원하면서 만들어진 군사학의 세부 분야가 경영환경으로 진출하면서 변화한 것이 시초이다.

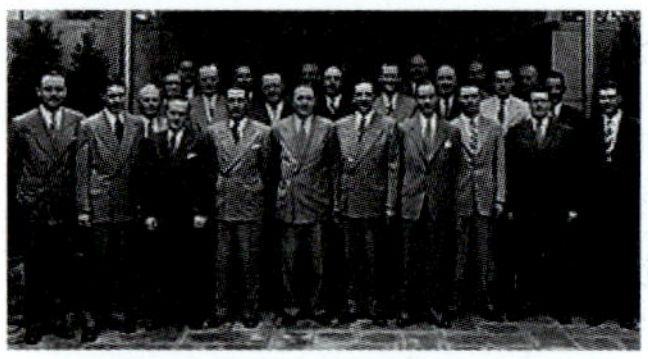

포드 원형 홀 앞의 Whiz Kids

제2차 세계대전 당시 전쟁 수행을 관리하는 데 필요한 모든 작전 및 병참 정보를 조정하기 위해 조직된 통계 통제로 알려진 육군 공군 내 관리 과학 작전 장교로 불리던 'Whiz Kids'가 전쟁이 종료된 후 포드자동차에 입사하여 그들의 정보와 지식을 경영의사결정에 통계학적 기법과 계량적인 방법을 적용했다. 이와 같은 방식으로 2차세계대전 당시의 군 전략으로 사용되던 각종 계량적인 기법이 민간 기업에 적용된 것이다.

이러한 계량적 기법은 산업공학, 경영학에서 주로 다루게 되는데, 생산관리/제조관리/물류관리/금융/고객서비스관리 등의 현실 경영 체계(system)의 운영방책에 관한 문제들을, 과학적 방법(주로 수학이나 행동과학) 및 용구(주로 컴퓨터)를 통해서, 이를 관리하는 사람들에게 최적의 해법을 제공하는 것이다. OR의 접근방식은 실증적 자료에 입각해야 하며, 수학적 결정 모델을 구축해야 하며, 문제를 구조화시켜 시스템 분석하여야 한다. 경제학에 경제통계학, 계량경제학, 수리경제학이 있듯이 경영학에선 계량경영학이 있는 것이다.

계량경영학은 다양한 분야에 직간접적으로 영향을 끼친다. 기본적으론 경영전략에 있어 구체화된 실행방안과 통계적 근거를 구하는데 쓰이며, 생산관리에 있어서는 생산 공정과 물류망을 최적화시키는데 쓰이며, IT 분야에는 정보시스템을 최적화시켜 낭비되는 비용을 줄여 주기 때문에 이런 관점에서 경영정보시스템(MIS)도 계량경영학의 연장이라고 보는 시각도 있다. 기업이나 제품에 대한 정보가 하루가 다르게 변화하고 그 변화의 폭이

상상할 수 없을 정도로 깊어지는 현대사회에서는 과거와 같은 관리 마인드로는 경영환경을 극복해 나갈 수 없기 때문에 계량적 모형에 의해 도출된 결과에 근거하여 의사결정을 내리는 것이 일반적이다.

계량적 기법에 의한 문제해결방법은 전형적으로 다음의 단계를 실행하게 된다.

문제의 발생 ➡ 체계적인 분석 ➡ 적절한 수학적 방법론 탐색 ➡ 계산실행 ➡ 최적해 도출

계량경영학의 주요기법 중 몇 가지를 개략적으로 살펴보면 다음과 같다.

(1) 선형계획법(linear programming method: LP)

제2차 세계대전 중 미국을 중심으로 군사계획기술로서 발전하였으며, 그후 기업의 경영계획이나 경제분석에서 새로운 방법으로 각광을 받게 되었다. 특히 활동분석으로서 컴퓨터의 발달, 산업연관분석 등의 발전과 더불어 그 응용분야를 확대해 왔다.

리니어(linear)란 수학에서 나온 말로서, 계획을 세울 경우 기초가 되는 상호관계가 1차식의 형식임을 나타낸다. 바꾸어 말하면 1차부등식을 조건으로 하는 1차함수의 극대 또는 극소를 구하는 형식인데, 이 형식을 써서 분석이 이루어지는 경우 이를 선형계획법이라고 한다.

한정된 자원을 어떻게 해야 가장 유효적절하게 각종 용도에 배분할 수 있는가 하는 최적배치와 생산계획의 문제, 한정된 총소득액의 최적배분, 몇몇 발송지역에서부터 몇몇 목적지로 상품을 운송할 때 그 운임을 최소화하는 수송문제 등, 1차부등식이라는 제약하에서 어떤 목적을 최대화 또는 최소화하려는 문제에 모두 적용된다.

(2) 시뮬레이션(simulation)

어떤 문제나 사회적 현상 등을 해결하고자 할 때 실제와 비슷한 계량적 모형을 만들어 놓고 변수값을 바꿔가면서 반복적으로 계산하여 그 특성을 파악하는 기법

(3) 의사결정나무(decision tree)

어느 대안이 선택될 것인가라는 것과 일어날 수 있는 불확실한 상황 중에서 어떤 것이 실현되는가라는 것에 의해 여러 결과가 생긴다는 상황을 나뭇가지와 같은 모양으로 도식화한 것이다. 의사결정나무를 구성하는 요소에는 결정나무의 골격이 되는 대안과 불확실한 상황, 결과로서의 이익 또는 손실, 불확실한 상황과 결과가 생기는 확률이 있다. 이들

요소가 결정점과 불확실점으로 결합되어 의사결정나무를 만들게 된다.

(4) 대기행렬이론(queueing theory)

작업공정의 대기행렬, 서비스를 기다리는 작업자나 재료의 대기행렬 등의 대기시간을 최소한으로 모색하고자 하는 기법

(5) 재고모형이론(inventory modeling theory)

전체 비용을 최소로 줄일 수 있는 적정 재고 수준을 유지하고 관리하는 문제를 다루는 모델로 안전재고라고 하는 재고수준에 도달했을 때 얼마나 주문할 것인지를 수학적으로 계산하는 기법

3 현대 경영학 이론 – 통합적 경영

경영학은 고전학파 이론, 행동과학파의 이론과 계량경영학파 이론으로 이어지는 접근 과정에서 어느 학파의 이론이 더 우수하다는 식의 평가는 몰이해적 방식으로 각각의 학파들의 이론이 상호보완적이며 각각의 장점을 가지고 있다. 이러한 이론들의 토대하에서 경영학은 성장하고 발전해 왔다. 사회환경과 인간의 욕구가 시대에 따라서 변화하는 것과 같이 조직의 환경도 변하게 마련이고 그 배경에 있는 이론들도 변하기 마련이다.

오늘날의 경영학은 조직이나 기업은 외부환경으로부터 큰 영향을 받게 되므로 통합적 접근법에서 다루어지고 있다. 즉, 통합적 경영이론이라고 할 수 있다. 통합경영이론은 상황적합이론의 범주에 속하지만 경영활동 전반을 고려하므로 결국 보편주의 관점을 지향하는 이론이라고 할 수 있으며, 개별이론을 종합 혹은 통합의 관점에서 접근하는 이론이라고 할 수 있다.

현대경영학은 제2차 세계대전 이후 대두된 이론으로 대표적인 이론이 시스템이론과 상황적합이론이 있다.

1) 시스템이론

(1) 개념

시스템이론은 제2차세계대전 이후 분과학(分科學)의 한계를 극복하고자 독일 생물학자인 베르탈렌피(L.Von.Bertalanffy)가 공통적 사고의 틀로 제시한 이래 경영학에서도 존

슨(R.A.Jonson), 로젠스웨이그(J.Rosensweig) 등이 이를 받아들여 일반시스템 이론으로 발전한 것을 말한다. 시스템(system)이라는 단어는 사전적 의미로 보면, 조직, 조립, 제도, 체계, 시스템, 장치,(하나의 기관으로 본) 몸, (동물 체내의) 계(系) 등 여러 가지로 표기되고 있으나 최근에는 이를 원어 그대로 사용하여 '시스템'으로 그대로 표기하고 있다. 그러나 이 용어가 뜻하는 바는 사람마다 사용하는 부분마다 달라서 아직도 보편적으로 널리 수용될 수 있는 정의는 마련되어 있지 않다고 보아도 무방하다. 정의 역시 다양하게 되어 있음을 알 수 있다.

"집합과 집합의 요소 사이에서 정립된 몇 가지의 관계로서 구성된 조(組)" "대상과 그 속성과의 사이에 소여의 관련성을 가진 1군(群)의 대상" 등의 정의가 있으며, 그중에서 R.A Jonson의 "조직된 또는 복합된 전체로서 복합체 또는 단일의 전체를 형성하는 사물 또는 부분의 집합 또는 결합"과 「Davice & Olson」의 "조직화된 이동과정에 투입(input)을 받아들여 산출(output)을 하는 물리적 또는 비물리적인 구성요소의 집합"이 많이 원용되고 있다.

이러한 여러 가지 정의에서 찾을 수 있는 공통점을 통해 종합해 보면, 시스템이란, '기능적 단위로 이루어진 다수의 독립된 구성인자 또는 개체가 전체의 목표를 달성할 수 있도록 유기적으로 연결되어 상호작용하는 통합체'라고 할 수 있다. 따라서 시스템이론이란 "어떤 대상이 주어진 경우 그것에 포함되는 요소와 각 요소의 사이에 성립되는 관계를 명확히 하고, 그것들이 전체로서 구성하는 통일체를 명확히 함으로써 대상을 해명하고자 하는 이론"이라고 할 수 있다.

(2) 시스템의 속성

시스템의 일반적인 속성에 대해서는 다양한 의견들이 논의되고 있다. 논의되고 있는 의견(이론)들을 분석해 보면 다음과 같은 속성들로 요약될 수 있다.

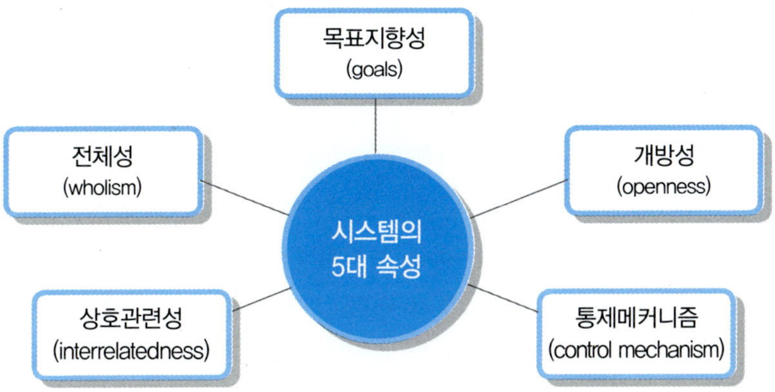

① 목표지향성(goals)

어느 시스템이든 시스템으로서 기능을 갖기 위해서는 목표지향성을 가져야 한다. 조직과 그 하위시스템은 상호연관적인 목표를 갖는다. 경영학의 대상이 되는 기업에서는 기업경영시스템이 작동되는데 이윤창출의 목표가 있으며, 병원과 학교 같은 비영리조직에서도 고유한 비전과 목표를 갖고 있는 것이다.

② 전체성(wholism)

전체는 부분의 합 이상이므로 조직의 각 부문 간 요소를 전체로서 통합, 조정하면 조직유효성이 향상된다. 즉, 시스템은 구성인자가 하나로 결합되어 있는 실체여야 한다는 것이다.

③ 개방성(openness)

시스템은 개방성으로 인하여 자신을 둘러싼 외부환경과 지속적인 상호작용을 하게 되는데, 조직의 존속과 성장을 위해서는 조직의 다양한 외적 여건과 부단한 상호작용하면서 동태적 균형을 유지한다. 단순한 외부환경과의 교류가 아닌 변화를 받아들이고 환경에 적응해 가면서 기업이윤창출과 같은 고유의 목적을 달성하도록 해야 한다는 것이다.

④ 상호관련성(interrelatedness)

시스템은 외부환경 간 시스템 내 부문 간 상호작용과 상호의존성을 갖는다. 이는 조직의 분화와 동시에 통합을 수행하는 상호작용을 말한다. 시스템은 전체로서의 하나의 시스템과 하위시스템으로서의 조직의 각 부문들이 상호작용을 하면서 또한 상호의존성을 갖는다. 이것이 분화와 통합이다. 즉, 전체로서의 시스템은 하위시스템이 없이는 존재할 수 없으며 하위시스템 역시 조직 각 부문을 포함하고 있는 전체시스템이 없을 경우 존재할 수 없다. 조직의 통합적인 기능이 없이는 목표를 달성할 수 없기 때문이다.

⑤ 통제메커니즘(control mechanism)

시스템이 외부환경과 내부요구에 민감하게 반응하여 안정적 균형을 이루기 위해서는 피드백을 통한 자기통제과정이 지속되어야 한다. 시스템은 개방성과 상호관련성으로 인하여 외부환경과 부단한 상호작용을 하고 이러한 과정속에서 생산요소의 투입과 변환과정을 거쳐 기업의 산출물(성과)을 이루어 낸다. 그러나 이러한 투입, 변환, 산출의 공식만으로는 변화하는 외부환경에 적응할 수 가 없다. 반드시 피드백(feedback)이라는 자기

통제메커니즘이 있어야 한다. 자기통제메커니즘은 시스템의 생명이며, 영양분이다. 왜냐하면 피드백에 의한 변환과정을 거치면서 조직은 더 큰 성과를 이루어내기 때문이다.

(3) 투입, 변환 및 산출의 매커니즘

원래 물리학과 생물학에서 오랫동안 사용되어 온 시스템 이론과 분석이 경영관리의 이론 및 과학에 적용됨으로써 많은 기여를 하고 있다. 특히 오늘날은 시스템을 종래와 달리 외부환경과 상호작용을 하지 않는 폐쇄시스템(closed system)으로 보지 않고 외부환경과 끊임없이 상호작용을 하는 개방시스템(open system)으로 보게 됨에 따라 시스템과 그 환경간의 관계가 중요시되고 있는 것이다. 즉, 시스템과 그 환경간에는 많은 상호작용관계가 있다. 예를 들면, 경영자가 계획을 수립할 때에는 그들은 시장, 기술, 사회적 압력 및 법규 등을 고려해야만 하는 것이다. 또 시스템은 경영관리영역 그 자체에 대해서도 중요한 역할을 수행하고 있다.

경영조직을 하나의 메커니즘(mechanism)으로 볼 때 외부환경으로부터 생산요소가 투입(input)되면 생산관리, 마케팅관리, 인사관리, 재무관리의 기능적 시스템에 의하여 변환된 후 경영성과라는 산출물(output)이 있는데 이와 같이 "투입–변환–산출"의 과정 그리고 피드백 과정을 통해 이루어지며, 이러한 과정(process)들은 외부환경의 영향을 받게 되며 동시에 상호작용을 하게 된다. 특히 현대사회와 같이 소비자의 의식수준이 높고 변화의 속도가 급격하게 이루어질 때는 외부환경의 중요성은 더욱 커지기 때문에 외부환경과의 상호작용은 필수불가결한 요소가 되고 있다. 변환과정은 [그림 2–2]와 같다.

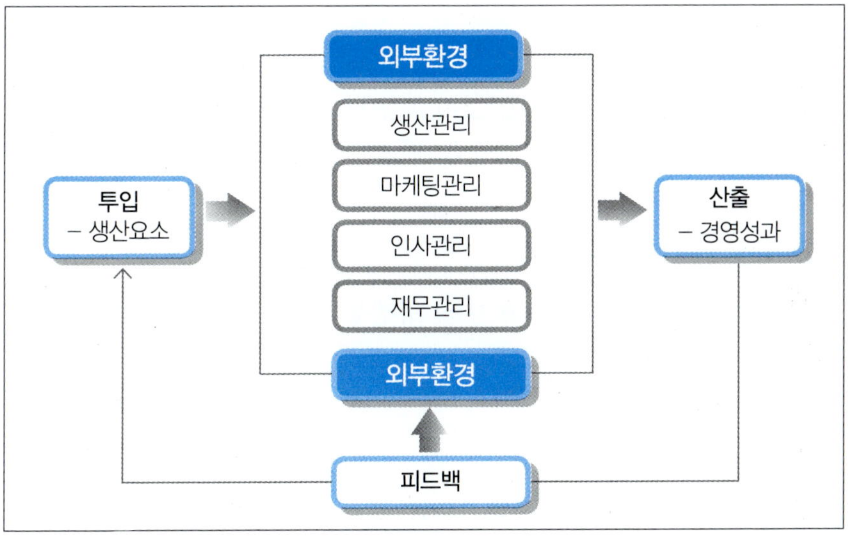

그림 2–2 변환과정의 매커니즘

2) 상황적합이론

(1) 개념

상황적합이론(contingency theory, situational theory)은 경영학 이론이 고전적 이론에서 출발하여 행동과학적 이론과 계량경영학 이론 등 많은 이론들 중에서 1960년대의 시스템 이론을 배경으로 하는 이론으로 1970년대에 유행한 이론이며, 상황이론, 상황부합이론, 상황대응이론, 상황적응이론 등 다양하게 불린다.

이는 '조직운영에 있어서 시간과 공간을 초월하여 보편적으로 적용되는 유일최선의 방식은 존재하지 않으며 상황에 따라 적합한 관리 방식이 존재한다는 가정에 입각하여 상황에 부합한 조직관리 방법을 모색하는 이론이다.' 즉, 지금까지의 경영이론들도 최적의 전략방향과 관리제도는 아니며, 경영관리에 있어서 보편적인 최고의 기법은 없다는 것이다. 단지 조직구조와 관리과정이 상황에 맞게 적합하게 설계되었을 때 보다 높은 성과를 산출할 수 있다는 것이다. 이를 위해서는 조직 및 하위시스템의 설계는 외부환경과 연결되어 있어야 하며, 효과적인 조직은 하위시스템의 목표와 일치되어 있어야 한다는 것이다.

상황적합이론은 과정보다는 결과와 시장성과를 중시하며, 부분이 아닌 조직특성 전체의 유기적 관계를 중시하는 종합적인 접근방법이론으로 고유한 변수는 다음 세 가지를 들 수 있다.

① 상황변수

환경, 기술, 규모 등과 같은 조직을 둘러싼 상황의 특성을 나타낸다.

② 조직특성변수

전략, 조직구조, 관리체계 및 과정 그리고 조직문화, 경영전략 등의 조직 내부특성을 나타낸다.

③ 성과변수 또는 조직유효성 변수

질적성과로 몰입, 직무만족과 유효성 및 경쟁우위, 양적성과로 매출액, 능률, 성과 등을 나타내는 특성을 말한다.

(2) 특성과 한계점

상황접합이론은 행태적(행동론) 상황이론과 구조적 상황이론으로 구분되어진다. 행태적 상황이론은 리더십이론을 중심으로 전개되는데 리더십상황이론을 말한다. 이는 결정론에 근거한 리더십행동이론의 한계성을 극복하고 환경변화에 따른 리더행동 변화에 주목한다. 행태적 상황이론이 조직내 인간행동에 초점을 둔 것이라면 구조적 상황이론은 조직의 구조에 초점을 맞추고 전개된 이론이다. 이는 보편론에 입각한 과학적 관리론, 관료제 이론 등의 고전적 학파가 갖는 한계성에 대한 인식에서 출발한 이론이다. 상황적합론의 특성을 살펴보면 다음과 같다.

① 조직 내 상황적응 중시

조직을 설계하거나 그 문제를 해결하는데 있어서는 유일한 '최선의 방법'이란 있을 수 없다는 입장이다. 바꾸어 말하면, 조직은 그것이 처해 있는 시대나 외부환경에 따라 제각기 다르기 때문에 조직에 대한 이해나 문제의 해결은 상황적 요인을 고려하여 이루어져야 한다는 뜻이다.

② 객관적 결과의 중시

조직이 내세운 의도와는 다른 결과일지라도 객관적인 결과이면 그것을 더 중요시한다. 그것은 어떤 환경에 조직이 직면하였을 때 어떤 특성을 가져야만 효과성을 높일 수 있나를 파악할 수 있기 때문이다.

③ 조직자체를 분석단위로 모색

조직의 효과성을 높이기 위해서는 조직이 어떠한 특성을 갖추어야 환경에 적응할 수 있는가에 초점을 두고 있으므로 조직설계(organization design)에 지침이 될 수 있는 방안을 모색할 수 있다.

④ 수평적 동태적 조직 적합

조직의 설계는 환경적 상황에 따라 결정하여야 한다는 입장이다. 이를 쉽게 말하면 동질적이고 안정된 사회환경 아래에서는 형식화되고 계층적인 조직이 적합하겠으나 다원화(다원주의)되고 변동하는 사회환경 아래에서는 형식화가 덜 되고 가능한 한 수평적이고 동태적인 조직이 적합하다는 것이다.

이러한 상황적합시스템의 한계점으로는 다음과 같이 지적된다.

다양한 조직의 상황은 너무 다양하고 수시로 변하기 때문에 다양한 조직 내적 변수와 환경변수들을 다 고려하기 위해 이론구조가 복잡하다. 또한 환경의 특성을 결정하는 요소들의 개념이 명확하지 못해서 연구결과의 신뢰성과 타당성이 의심된다. 상황요인과 조직특성 간의 적합성이 있는지가 명확하게 설명되지 못한다는 것이다.

이러한 일련의 경영학 이론의 전개과정을 살펴보면,

초기의 경영학 시대적 과정을 거쳐, 고전적 경영학 시대에서는 과학적 관리론과 관리원칙론 및 관료적 조직론이 태동했으며,

행동과학적 경영학 시대에서는 호손실험에 이어 욕구단계설, 동기 위생이론, X-Y이론, 성숙미성숙 이론 등의 학설이 전개되었고,

현대경영학 시대로 접어들면서 계량경영학과 시스템이론, 상황적합이론 등이 대두되었다. 본 교재에서는 현대경영학 분야까지만 다루도록 하겠다.

경영학 이론의 전개과정을 표로 보면 다음과 같다.

표 2-4 경영학 이론의 전개과정

초기의 경영학 시대 ➡	고전적 경영학 ➡	행동과학적 경영학 (인간관계론) ➡	현대경영학 ➡	최신경영학
	과학적 관리론	호손연구	계량경영학	지식사회이론
	관리원칙론	욕구단계론	시스템 이론	경쟁우위론
	관료적 조직론	동기-위생이론	상황적합이론	
		X-Y이론		
		성숙미성숙 이론		

토론 제2장

삼성서울병원의 「케어기버(Caregiver) 문화」 사례

케어기버(Caregiver)란 삼성서울병원에서 일하는 모든 구성원을 뜻한다. 삼성서울병원에 근무하는 모든 케어기버는(Caregiver) 서로를 존중하고 배려하는 문화로 최상의 치료 성과를 만드는 전문가들이다.

삼성서울병원은 서로를 존중하고 배려하는 문화를 바탕으로 최상의 팀워크를 발휘하고 있으며, 환자에게 최상의 치료 성과를 제공하기 위해서는 혼자가 아닌 다양한 분야의 전문가들의 협력이 중요하다.

따라서 삼성서울병원은 각 분야의 전문성을 발휘할 수 있도록 지원하고, 존중과 협력을 통해 환자에게 최상의 치료 성과를 제공하고 있다.

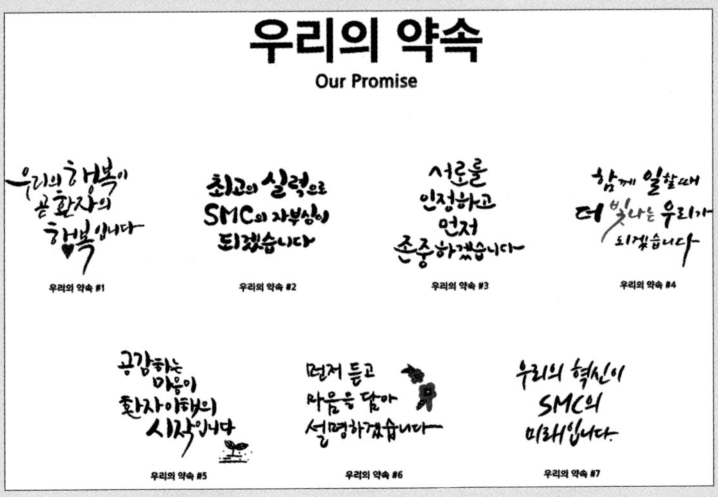

삼성서울병원은 의사, 간호사, 약사, 의료기사, 연구원, 행정 등 병원의 모든 구성원(Caregiver)들이 직접 참여하고 선택하여 7가지 '우리의 약속'을 만들었다.

토론방법 병원 조직 내 MZ세대 비중이 높아지면서, 기존 상사 중심의 조직문화는 점차 수평적으로 바뀌고 있다. 근무 방식조차 유연성이 뒷받침돼야 하는 시대다. 삼성서울병원을 비롯한 많은 병원들이 권위주의적 조직문화에서 수평적 조직문화로 탈바꿈하고 있다. 이른바 '꼰대 문화'를 버리고 '열린 문화'를 추구하고 있는데 이와 같은 병원별(또는 기업) 사례들을 조사하여 조별로 발표와 토론을 진행한 후 자료를 교수님에게 제출하도록 한다.

제3장

기업과 경영

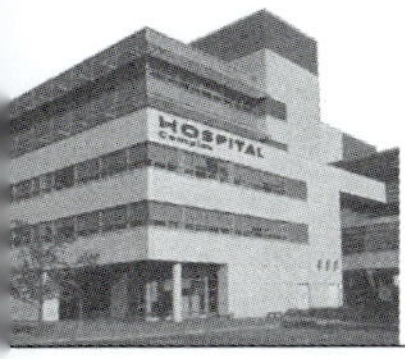

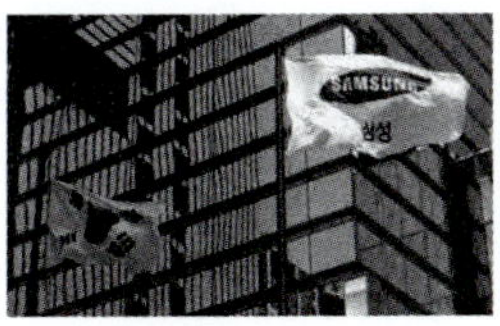

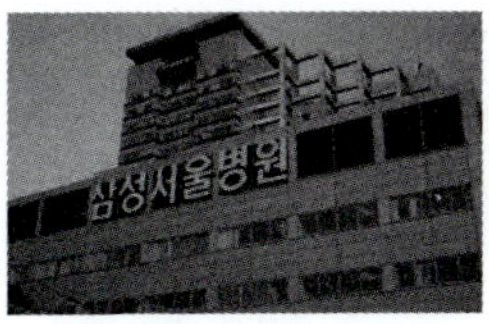

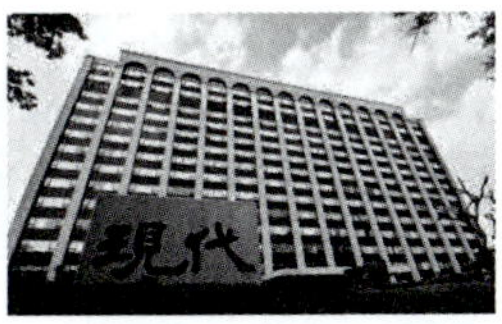

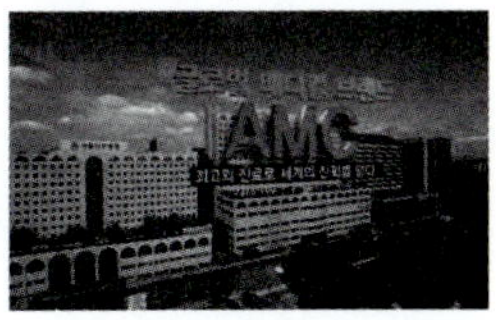

삼성의료원은 삼성서울병원을 위시하여 강북삼성병원, 삼성창원병원을 산하에 두고 있으며 대학으로는 성균관대 의대가 있다. 아산의료원은 서울아산병원을 위시하여 강릉, 정읍, 보령, 홍천, 보성, 금강, 영덕 아산병원이 있으며 대학으로는 울산대의대와 울산대 부속병원이 있다. 삼성의료원 산하병원은 서울과 대도시에 위치해 있는 반면, 아산의료원 산하병원은 서울(서울아산, 금강아산병원) 외에도 취약지라고 할 수 있는 지역에서 의료활동을 하고 있다. 최근에는 중견그룹인 부영건설이 시흥지역에 대형병원을 건립하고 있다. 대기업들이 왜 병원산업에 진출한다고 생각하는가?

제1절 기업의 본질적 속성

오늘날 우리나라의 경제는 이른바 자본주의 제도하에서 영위되고 있으며, 기업도 자본주의경제 제도하에서 운영되고 있다. 자본주의란 한마디로 포괄적이고 적절한 정의를 내리기는 어려우나 『M.Weber』가 말한 바와 같이 '자본주의란, 기업이라는 존재를 통해서 인간의 욕구를 영리적이고 경제적인 방식으로 행하는 것'을 말한다. 또한, 기업은 계수적이고 합리적인 이윤추구를 목적으로 자유롭게 재화와 용역을 생산, 제공하여 그 성과가 분배되는 경제제도를 전제로 하는 조직을 말한다. 경제활동에서 중요한 역할을 하는 것은 개인이 아니라 기업이며, 기업은 생산을 담당하고 경쟁하는 데 뛰어난 경제주체이기 때문이다. 개인은 최종 소비의 주체이지만, 생산과 판매단계에서는 기업을 통해 활동하는 것이 일반적이다. 개인은 자발적 협력을 통해 기업과 관계를 맺는다. 일정기간 일하거나 무언가를 빌려주면서 그 대가를 받기도 하고 자본을 투자해 수익을 창출하며, 거래를 통해 서로 이익을 얻기도 한다. 이와 같이 일상생활에 유용한 상품을 생산하고 분배, 소비하는 일련의 순환적 과정을 경제활동이라 하며, 국민경제를 구축하고 있는 주체는 소비주체인 '가계'와 생산주체인 '기업'의 경제활동을 돕는 '정부'를 말한다. 이와 같은 국민경제의 순환과정을 그림으로 보면 다음과 같다.

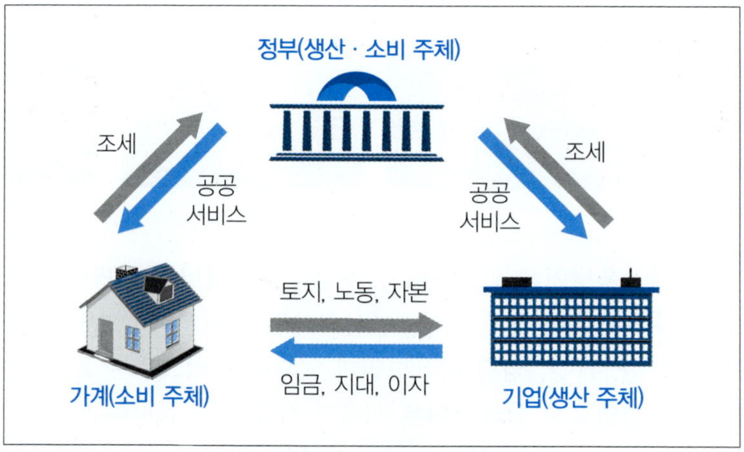

그림 3-1 국민경제의 순환과정

1 소비활동의 주체 - 가계

가계란 자율적으로 경제활동을 하는 개인이나 가구(家)를 말한다. 가계는 자신의 노동력을 기업에 제공한 대가로 소득을 얻기도 하며, 다른 사람에게 돈을 빌려주고 이자를 받고, 토지나 주택을 빌려주어 그 대가로 임대료 등을 받는 활동을 하면서 벌어들인 소득 중 일부가 다시 소비의 형태로 사용하는 과정을 반복하게 된다.

가계들의 소비는 기업의 생산활동에 커다란 영향을 미치며, 소비 후 남은 돈을 금융기관에 저축을 하기 때문에 기업 투자 자금을 제공하는 원천이 되므로 경제활동에서 중요한 역할을 차지한다. 경제활동의 가장 기초단위인 가계는 개인이나 함께 생활하는 사람들로서 소득과 소비를 함께 하는 경제 단위이다. 가계는 생산에 참여한 대가로 소득을 얻어 소비생활을 하는 '소비활동'의 주체로 소비자라고도 불린다.

가계는 경제활동에서 소비의 대부분을 차지하는 경제 주체이기 때문에 재화와 서비스를 생산하는 기업이 얼마만큼 생산할 것인지를 판단하는 기준이 되기도 하며, 또한 경제 사정이 나빠지거나 불황이 닥치면 가계 소비가 위축돼 국가 경제 자체가 위험에 빠질 수 있다.

2 가계와 정부의 필요한 재화와 서비스를 생산하는 주체 - 기업

기업은 가계로부터 노동력을 제공받아 재화나 서비스를 생산하는 '생산활동'의 주체를 말한다. 즉 사람들이 각자의 일터에서 노동을 통해 물건이나 서비스를 만드는 회사를 기업이라 한다. 생산이라는 경제활동은 매우 광범위하다. 공장에서 물건을 만드는 것부터, 슈퍼마켓, 정육점, 옷가게 등에서 물건을 파는 것, 프로그램을 만드는 것, 미용사의 미용, 사무실에서 근무 등등 거의 모든 인간의 활동이 모두가 생산의 범주에 포함된다.

기업은 가계나 정부와는 달리 이윤 추구가 목적이기 때문에 최소한의 비용으로 최대 이윤을 얻고자 노력한다. 기업은 사람들이 필요로 하는 재화나 서비스를 만드는 생산활동을 통해 재화와 서비스를 공급하며 가계는 이것을 소비하는 구조를 이루게 되는 것이다.

기업이 만든 물건을 사면서 지불한 대가의 일부는 다시 재화와 서비스를 생산하는데 사용되며, 기업에서 일한 가계 구성원에게 임금으로 분배하는데 사용되기도 하고, 은행에서 자금을 빌린데 드는 이자, 땅을 얻는데 들어간 임대료 등을 지불하는 등 다양하게 사용된다. 이러한 기업의 경제활동을 통해 국가 전체의 경제가 발전하고 가계의 소비에도 영향을 미치게 되는 것이다.

3 가계와 기업의 경제활동을 돕는 주체 – 정부

정부는 소비와 생산 이 두 가지를 복합적으로 함과 동시에 가계와 기업이 낸 세금으로 가계나 기업이 생산하지 않는 공공재나 사회간접자본 등을 생산하는 역할을 한다.

예를 들면 전국 어디로나 갈 수 있는 고속도로나 대교, 수출 · 수입하는 물건이 이동하는 항만은 기업과 가계의 경제활동에 없어서는 안 되는 중요한 사회간접자본이다. 그런데 이 고속도로를 이용하는 가계나 기업은 이를 생산하지 않는데 그 이유는 자신들의 이윤추구라는 성격과 맞지 않기 때문이다. 즉 고속도로를 건설하면 경제활동에는 도움이 될지 모르나 이윤이 남지 않기 때문에 도로와 항만과 같은 사회간접자본은 생산하지 않는 것인데, 그러나 누군가는 반드시 생산을 해야 하는 요소이기 때문에 정부는 가계와 기업이 낸 세금을 가지고 만드는 것이다. 또한 정부는 공무원으로 이루어진 거대한 조직이기 때문에 이들이 1년에 소비하는 양을 합치면 경제적인 측면에서도 엄청난 예산이 소요된다. 그래서 이들이 구입하는 물품의 양도 많아 소비활동의 주체라 할 수 있으며, 도로와 같은 공공재를 만드는 생산자로서 생산활동도 하는 것이다. 이외에도 경제활동에 대한 여러 가지 법과 제도를 마련하여 가계와 기업이 공정하고 자유롭게 경제활동을 하도록 지원해주는 보안관과 같은 역할을 한다고 할 수 있다.

오늘날 경제 주체인 가계, 기업, 정부는 서로 상호작용을 하면서 생산, 분배, 소비의 과정을 반복하고 있다. 소비는 생산을 지속하게 하는 동력이 되고 생산이 있어야 소비도 이루어진다. 가계의 소비가 기업의 투자로 연결되고, 정부의 경제활동에 대한 조정과 적절한 공공재와 사회간접자본의 생산을 통해 안정적인 국민 경제가 이루어진다.

이렇게 경제주체가 서로 유기적인 관계를 맺으면서 국가 전체의 경제활동이 원활하게 순환되고 있는 것이다.

4 국가경제에의 중추적 기여 – 기업

원래, 기업이란, 문자 그대로 '업(業)을 기획한다'의 줄임말이다. 일반적 용어로는 '경제사업체'를 의미한다. 경제사업체는 자본주의경제하에서는 개별자본의 형태를 취하고 구체적인 경제활동을 수행하고 있다. 이 경제사업체 시각에서 본다면 기업이라는 개념으로 사용한다. 즉, 기업이란 영리를 목적으로 상품이나 서비스를 생산, 판매하는 생산경제의 단위체이며 이익을 극대화하려는 개별경제의 단위체를 의미한다.

오늘날의 기업은 자본주의경제에 있어서의 역사적 존재이며 다음과 같은 본질을 가지고 있다.

1) 목적구성체의 조직화

기업의 본질은 우선 의식적인 구성체이며 목적구성체라는 것이다. 기업은 경제구성체이지만 그 구성은 의식적, 주체적인 존재이다. 즉, 조직체라는 의미이다. 이 조직체는 전형적인 실체를 말하는데 여기에는 조직적 사고와 계산적 사고가 내재해있는데 물질과 인간 측면에서는 조직의 원리가 가치면에서는 계산의 원리가 적용되고 있다. 또한, 기업이라고 하는 구성체는 특정한 경제 목적을 실현하기 위하여 인위적으로 형성된 목적구성체이다.

2) 생산력으로서의 주체

두 번째는 기업은 생산력 실현의 직접적 주체이다. 생산의 제요소는 요소로서 존재하고 있으므로 생산력으로서 실현할 수 있게 하기 위해서는 이들 요소를 결합시켜야 한다. 결합은 생산의 제요소를 생산력으로 실현시키게 되며, 이 역할을 수행하는 것이 기업인 것이다.

3) 재생산의 단위체 및 경제계산의 단위체

세 번째는 기업은 재생산의 단위체라고 할 수 있다. 경제는 부단히 순환하고 재생산되어야 한다. 생산의 제요소는 기업에 있어서 결합되고 생산력이 실현되어 가지만 이는 기업조직에 있어서 생산력이 재생산되어 가는 것을 의미한다.

기업이 재생산의 단위체라고 하는 것은 또한 경제적 측면의 단위체라는 것을 의미한다. 재생산이 확보되기 위해서는 수익과 비용이 계산되어 상호 결부되어 있어야 하며 그렇기 때문에 기업은 경영활동에서 오는 위험을 부담하는 주체이기도 하다.

4) 공급자로서의 수요의 창출

네 번째 기업의 본질은 공급자로서의 수요를 창출한다는 것이다. 세이의 법칙(Say's law)에 따르면 경제 전체적으로 봤을 때 일단 공급이 이루어지면 그만큼의 수요가 자연적으로 생겨나며, 수요를 뒷받침하는 것은 생산능력이라는 것이다. 기업은 수요를 창조, 개발하고 수요의 충족을 도모하여 나간다는 것이다. 또한, 드러커(P.F. Drucker)는 '고객의 창조'에서 기업이 생산 제요소의 새로운 결합에 의하여 이것이 사회가 필요로 하는 물적 욕구를 충족시켜 주는 것일 때 비로소 그 의의가 있다. 즉, 사회가 요구하는 것을 창조하고 개발하여 생산하는 것은 기업의 중요한 본질 중에서 하나라고 할 수 있다.

5) 소득의 원천으로서 기여

다섯 번째의 기업의 본질은 인간들의 삶을 영위하기 위한 소득의 원천에 기여한다는 것이다. 기업이 사회가 요구하는 것을 창조, 개발하고 재생산하여 가는 것은 기업조직의 구성원들에게 소득을 형성하는 것으로 이해된다. 기업은 소득분배의 기초가 되는 소득 그 자체의 원천이며, 구성원들이나 이해관계자 집단에게 분배한다고 하는 기능을 본질적으로 수행하고 있다.

6) 국가경제의 중추적 기능 담당

마지막 기업의 본질은 기업이 독립된 개별경제이지만 궁극적으로 국가 전체경제의 한 부분이라는 점이다. 한 국가의 경제는 가계, 기업, 정부 등 경제주체들이 재화나 서비스를 생산하고 그 대가로 소득을 얻으며, 다시 그 소득으로 재화나 서비스를 구입하기 위하여 지출하는 과정이 끊임없이 반복되고 있다. 이러한 과정을 국민경제의 순환 또는 국민소득의 순환이라고 한다. 생산주체인 기업은 노동, 자본, 토지 및 경영 등의 생산요소를 투입해 생산활동을 하여 부가가치를 만들어낸다. 한 해 동안 한 국가 안에서 생산활동을 통해 발생하는 부가가치의 총합을 생산국민소득이라고 한다. 기업은 국가경제의 부분으로서 한 나라의 국민경제를 결정짓는, 국가경제에 중추적 기능을 수행하는 경영경제조직체로서 기여하는 본질적 기능이 있다.

제2절 기업형태의 분류

1 기업의 성격

1) 개인(사유)재산제도

자본주의제도하에서는 개인이나 기업이 재산을 소유할 수 있다. 그 소유형태는 화폐, 예금, 유가증권, 부동산 등 여러 가지이며 이들은 소유주가 임의로 사용, 수익, 처분할 수 있다.

2) 기업의 자유

자본주의제도하에서는 누구든지 기업을 창업할 수 있고, 그들의 원하는 어떠한 재화나 용역을 생산, 매매할 수 있다.

3) 자유경쟁

자본주의에서의 각 기업은 타 기업과 상호경쟁할 수 있다. 각 기업은 자유롭게 경영되고 있으므로 그들의 이윤을 증대시키기 위하여 제품의 질, 서비스, 가격 등을 중심으로 경쟁할 수 있다. 기업과 마찬가지로 구매자 또는 소비자도 각각 경쟁할 수 있다. 따라서 생산자나 판매자는 과대이윤을 얻기 어려운 반면에 소비자나 구매자는 과소가격으로 재화나 용역을 구매하기가 어렵다.

4) 위험성

자본주의에서는 자유경쟁이 불가피하므로 항상 위험성이 있다. 위험성이 클 경우에는 자기의 투자액을 전부 손해볼 뿐만 아니라 기업에서도 그 자산에 영향을 받는다.

5) 이윤성

자본주의에서의 기업활동은 이윤추구가 가장 중요한 목적의 하나이다. 이윤이라 함은 기업의 경영비용을 초과하는 수입소득의 부분을 말한다. 이윤의 실현은 기업에 투자하여 경영활동을 하게 하는 원동력이 된다.

6) 정부에 의한 제한된 기업활동

자본주의에서는 정부가 기업활동을 못하는 것이 아니고 그의 활동범위가 제한되어 있다는 것이다. 우리나라에서는 한국은행, 한국산업은행, 한국수자원공사 등과 같이 정부가 전액출자하여 관리하는 공기업이 있다. 그리고 국민은행, 한국증권거래소 등과 같이 정부와 민간이 공동으로 출자한 공사공동기업이 있다. 정부는 기업활동에 직접, 또는 간접적으로 참가할 수 있으므로 그의 활동분야는 부분적으로 제한되어 있는 것이다.

2 기업형태

기업에는 여러 가지 형태가 있고 그 각각의 특징이 있다. 그러므로 기업행태는 기업의 업종,

규모, 입지, 시장 등의 상황을 고려하여 구별해야 한다. 기업의 유형은 '출자자'에 따라, '소유 및 지배구조'에 따라', '법률상의 규정'에 따라, '크기'에 따라 다음과 같이 분류할 수 있다.

1) 출자자에 따른 분류

기업은 자본을 제공하는 출자자가 누구인지 여부에 따라 공기업, 사기업. 공사공동기업으로 구분된다.

2) 소유방식 및 지배구조에 따른 분류

기업은 소유방식에 따라 출자자 수가 1인이면 개인기업이고, 2인 이상이면 공동기업이다. 공동기업이 소수의 출자자로 구성되면 소수공동기업이라 하고, 출자자가 다수이면 다수공동기업이라 한다. 소수공동기업은 인적 요소 중심의 경우가 일반적이기 때문에 인적 공동기업이라 하며, 다수공동기업은 물적 요소 중심이기 때문에 물적 또는 자본적 공동기업이라고 한다.

3) 법률상 규정에 따른 분류

기업이 구성원의 책임형태에 따라 상법에서 정한 바에 의하면 합명회사, 합자회사, 유한책임회사, 유한회사, 주식회사의 다섯가지 형태로 나눈다. 최근 제정된 협동조합기본법에 의해 협동조합이라는 새로운 형태의 기업이 있다.

4) 기업규모에 따른 분류

기업은 규모에 따라 즉, 매출액, 종업원수, 자본금 등의 규모에 따라 소기업, 중기업, 중견기업 및 대기업으로 분류할 수 있다. 매출액 기준으로 보면, 업종마다 차이가 나는데 일반 제조업의 경우 매출액이 120억원 이하이면 소기업으로 숙박업이나 서비스업은 10억원 이하이면 소기업으로 분류된다. 중기업은 제조업의 경우 매출액이 120억원에서 1,500억원이면 중기업으로 분류된다. 매출액이 가장 낮은 숙박업이나 서비스업은 10억원에서 400억원이면 중기업이다. 중견기업은 중소기업이 아닌 기업으로 몇 가지 요건을 충족하면 해당된다. 대기업은 명확한 기준이 없으나 중소기업 및 중견기업이 아니면서 이들보다 규모가 더 큰 기업으로 공정거래위원회가 지정하는 공시대상기업집단을 예로 들 수 있다. 또한 다국적기업이란, 일반적으로 여러 나라에 걸쳐 영업이나 제조 거점을 두고서 국가나 정치적 경계에 구애받지 않는 세계적인 기업을 가리킨다. 대한민국에서는 삼성그룹, LG,

현대자동차그룹이 대표적이다.

이하에서는 출자자, 소유방식 또는 지배방식, 법률에 따른 분류방식으로 각 기업을 살펴보기로 한다.

3 사(私)기업

1) 개인기업

개인기업은 한 사람의 자연인을 주체로 하는 기업을 말한다. 즉, 개인단독의 자산과 위험으로 경영되며, 소유와 경영이 분리되지 않은 기업을 말한다. 사기업형태 중에서도 가장 오래된 것으로 소유자 경영의 전형적인 기업형태이다. 개인기업이기 때문에 설립과 폐업이 자유롭고 신속한 의사결정을 내릴 수 있으며, 유리한 대인접촉성, 비밀 유지성,신용상태의 우월성 등이 있는 반면 무한책임성, 관리능력의 한계성, 영속성의 결여성, 자본조달력의 한계성, 납세상의 불리한 점 등이 단점으로 지적된다.

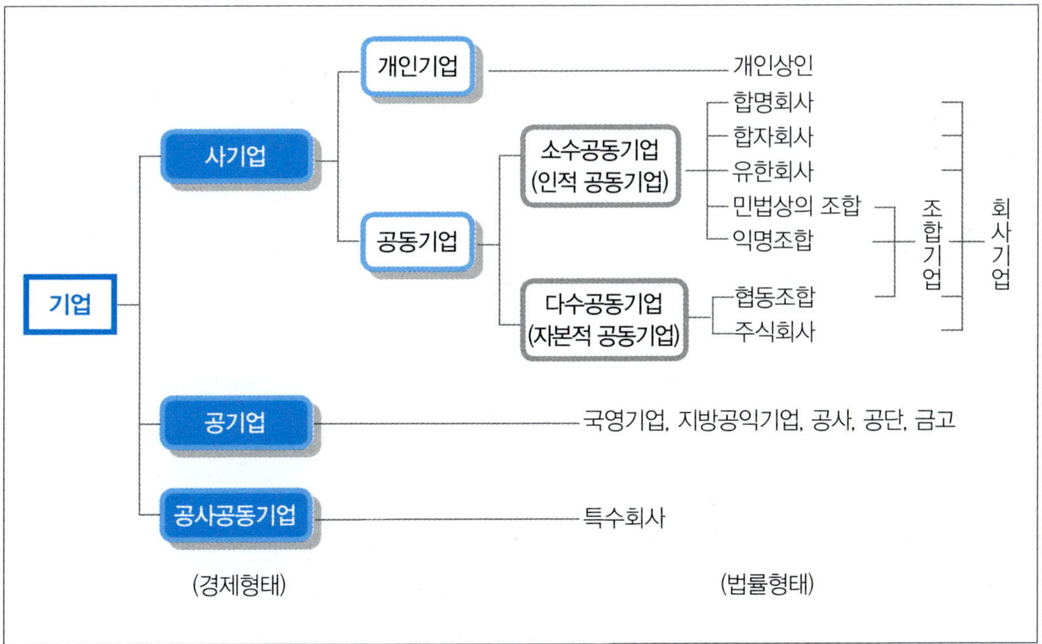

그림 3-2 출자자에 의한 소유방식에 의한 법률에 의한 분류

2) 공동기업으로서의 소수공동기업

공동기업은 소수공동기업과 다수공동기업으로 구분되며 소수공동기업은 인적 공동기업이라고도 하며, 합명회사, 합자회사, 유한책임회사, 유한회사, 민법성 조합과 익명조합 등이 있다.

4 합명회사와 합자회사, 유한책임회사

합명회사는 2인 이상의 사원이 공동으로 출자하고 각 사원이 회사의 책무에 대하여 연대무한책임을 지는 회사인데, 각 사원이 정관을 작성하여 법원에 등기함으로써 설립되는 것이다. 합명회사의 각 사원은 정관에 특별한 계약이 없는 한 전원이 회사의 경영에 참여하여야 한다.

합명회사는 소유와 경영이 분리되지 못하여 공동경영과 무한책임을 지게 되므로 주로 친족과 가족간에 이용하고 있다.

반면에 합자회사는 무한책임사원과 유한책임사원으로 조직되는 기업형태이다. 즉, 합자회사의 특징은 기업의 출자액을 유한으로 하여 책무를 수행하는 유한책임사원과 출자액을 초과한 기업의 책무에 대해서도 변제해야 할 무한책임사원으로 구성되어 있다는 것이다. 그러므로 합자회사는 적어도 1인 이상의 유한책임사원과 1인 이상의 무한책임사원이 있어야 한다. 합자회사의 정관에는 각 사원의 유한책임 또는 무한책임관계가 기입되어야 한다. 또한, 유한책임사원은 출자를 하되 경영에 참여하지 않는 자이며, 무한책임사원은 출자를 하는 동시에 경영에 참여하여 업무를 수행할 권리와 의무가 있는 자이다. 그리고 무한책임은 재산이외의 업무 또는 신용만을 제공하여 사원이 될 수 있다. 무한책임사원은 전원이 연대무한책임을 지는 것이며, 그들의 이익배분율은 유한책임사원과 동일한 것이 관례이다. 유한책임사원이 그의 소유지분을 처분하려고 하면 무한책임사원 전원의 동의가 있어야만 한다. 이 형태의 기업은 개인기업, 합명회사 및 주식회사의 장점을 결합한 조직체로 생각할 수 있다.

유한책임회사는 출자자인 사원이 직접 경영에 참여할 수 있는 반면, 각 사원은 자신이 출자한 투자액을 한도로 법적인 책임을 부담하는 형태의 회사를 말한다. 유한책임회사는 내부적으로는 정관자치가 보장되는 조합의 실질을 갖추고 외부적으로는 투자액의 범위내에서 유한책임을 부담하는 주식회사의 장점을 결합하여 만들어진 회사제도이다.

유한책임회사는 고도의 기술을 보유하고 있지만, 초기 상용화에 어려움을 겪는 청년 벤처

창업이나 사모(私募)투자펀드, 법무법인, 세무회계법인 등에 적합한 기업유형으로서, 기존의 주식회사나 유한회사 보다 좀 더 간편하고 편리하게 회사를 설립하고 운영하는데 유용한 회사제도를 말한다. 유한책임회사는 2011년에 개정된 상법에서 처음으로 도입된 회사형태로 회사의 정관이나 상법에 다른 규정이 없으면 합명회사에 관한 규정을 준용한다.

5 유한회사

유한회사는 인적 공동기업의 하나로 합명회사의 장점과 주식회사의 특색을 유기적으로 결합한 회사제도이다. 중소기업에 적합하지만 실질적으로는 주식회사에 가까운 회사이다. 유한회사는 원칙적으로 주식회사와 같이 회사에 대하여 그 출자금액을 한도로 하는 간접의 유한책임을 지는 사원만으로 조직하는 회사이다. 유한회사는 물적 회사에 인적 회사의 요소를 가미한 중간형태의 회사이다. 다시 말하면 사원 전원의 책임이 간접 · 유한인 점, 분화된 기관을 가지고 있는 점 등 많은 점에서 주식회사와 비슷하나 그 복잡 · 엄격한 규정이 완화되고 지분의 양도가 자유롭지 못한 점 등 합명회사와 비슷한 폐쇄적 · 비공개적 성격을 가지고 있는 점에서는 이와 상이하다. 그래서 유한회사를 '폐쇄적 간이 주식회사'라고도 할 수 있다. 유한회사는 회계의 투명성 강화를 위해 외부감사와 공시의무를 부여하도록 2018년 6월 외감법(주식회사 등의 외부감사에 관한 법률)을 개정하고 2019년 11월 1일 이후 사업년도부터 적용되는 일정규모 이상의 유한회사(예: 직전 사업연도 말 자산총액이 500억원 이상 유한회사)는 외부감사를 받도록 규정하였다.

6 주식회사

경영학의 연구대상이라고 할 수 있는 주식회사는 대규모 기업조직을 운영하는 데 소요되는 자본의 조달과 합리화를 기하기 위하여 만들어 졌다. 개인기업이나 인적 공동기업인 합명회사, 합자회사 및 유한책임회사 등의 기업으로는 소기의 목적을 달성할 수 없기 때문에 자본적 공동기업인 주식회사를 조직하게 된 것이다. 주식회사의 특성을 살펴보고 장단점을 알아보기로 한다.

1) 주식회사의 특성

주식회사의 특성은 법인체이다. 법인체는 법에 의하여 인위적으로 개인과 동등한 권리.

의무 및 권력이 부여된 실체이다. 주식회사 이외의 다른 형태의 회사도 법인으로 되어 있지만 법인성이 가장 큰 것이 주식회사라고 할 수 있다. 또한, 대규모 소요자본은 주식을 발행함으로써 일반대중으로부터 조달할 수 있을 것이다. 그리고 주식회사에 주식의 형태로 투자하는 많은 사람들은 경영에 참여하지 않는 것이므로 그들의 위험부담을 감소시키기 위하여 주주전원에게 유한책임을 지게 하는 것이다.

오늘날과 같이 대규모 조직의 기업경영에는 전문적인 경영능력이 있어야 하므로 소유와 경영의 분리가 요망된다. 즉, 주식회사의 특성은 자금조달방법으로서의 증권발행, 주주의 출자액을 한도로 기업부채를 변제하는 유한책임과 유능한 경영자는 반드시 주주가 아니라도 된다는 소유와 경영의 분리 등이 중요한 요소이다.

2) 주식회사의 장·단점

(1) 주식회사의 장점

① 증권의 발행과 양도성

주식회사의 가장 큰 장점은 대규모의 자금을 조달하기 위한 방안으로 주식의 발행을 들 수 있다. 대규모 경영에 필요한 대규모 자금을 조달하기 위하여 균일하게 분할된 주식을 발행하여 자본을 조달하는 것이므로 비교적 소액의 투자가 가능하게 되어 출자자로부터 자금을 조달받을 수 있다. 또한 주주는 자기의 주식을 언제든지 누구에게나 매매할 수 있다는 점에서 투자의 유동성이 있으며 이를 주식의 양도라고 한다.

② 주식의 유한책임

주주는 주식의 인수가액을 한도로 하여 유한책임을 진다. 즉, 모든 주주는 자기가 출자한 금액 한도 내에서 기업채무를 책임지기 때문에 주식회사의 유한책임제도는 거액의 대규모 자금을 투자자로부터 조달할 수 있게 해주는 동시에 소유와 경영을 분리시키는 중요한 요인이 되고 있다.

③ 소유와 경영의 분리

기업이 경영에 필요한 막대한 자금을 주식으로 조달하기 때문에 소유와 경영이 분리되며, 유능한 전문경영인이 더 효율적인 경영을 할 수 있다. 주식회사는 이윤을 목적으로 하고 경영참여에는 관심이 없는 많은 투자자와 기업에 대한 출자능력은 없어도 경영능력이 탁월한 전문경영자가 있다. 전문경영자는 경영합리화를 기할 수 있으며 이윤을 더 많이 창출할 수 있다.

④ 기업의 영속성

주식회사는 다른 기업형태에 비하여 기업의 영속성이 있다는 것이다. 개인기업이나 인적 공동기업의 경우에는 경영주나 동업자가 경영에 참여하지 못하게 되면 기업을 해체하는 경우가 많으나 주식회사의 경우에는 소유와 경영이 분리되어 있어 전문경영자에 의한 기업의 영속성이 크다는 것이다.

⑤ 법인체

주식회사는 법인체이므로 그의 명의로 소송을 할 수도 받을 수도 있다. 또한 제3자와 계약을 할 수 있는데 이러한 것을 법인격이라 한다.

(2) 주식회의 단점

① 정부의 규제와 보고

주식회사는 법에 의하여 탄생한 법인격이므로 정부의 제한을 받고 또한 보고를 하여야 한다. 주식회사는 법으로 인정된 회사의 정관 범위내에서 경영활동을 하여야 한다. 즉, 정관에 기재된 자본의 총액을 초과하여 주식을 발행하거나 또는 정관의 기재된 범위를 넘어서 경영활동을 하고자 하면 정관을 변경하여야 한다. 아울러 매기 재무제표에 의한 재무보고를 정부와 주주에게 공고해야 한다.

② 복잡한 절차와 대규모 자금에 의한 창업

개인사업자는 사업자등록만으로 사업을 개시할 수 있어서 간편하나, 주식회사는 발기인과 이사, 감사 등이 필요하며 복잡한 설립등기절차를 거쳐야 하므로 많은 시간과 노력이 필요하다.

예를 들면, 등기에 3일 이상, 사업자등록에 7일이 소요된다. 또한 주식회사를 설립하는데는 원칙적으로 최소 5천만원 이상의 자본금이 필요하다. 자본금에 대한 등기비용을 납부해야 하는 등 창업비가 많이 소요된다.

③ 개인적 관심의 결여

주식회사는 다른 기업형태와 비교하면, 경영자와 종업원의 개인적 관심이 결여된다.

즉, 개인기업이나 인적 공동기업의 경우에는 소수인의 동업자가 출자하여 직접경영하고 그 결과가 직접 자기들의 이윤과 관계되므로 경영에 대한 관심이 크나 주식회사의 경우에는 종업원들이 보수를 받고 일하는 것이 보통이므로 개인적 관심이 결여될 수밖에 없다.

④ 경영기밀의 결여

주식회사는 재무제표와 사업상황을 공표하게 되므로 기업의 비밀유지가 어렵다. 재무상의 문제이외에도 생산, 마케팅 기타의 중요한 경영상의 기밀도 타 경쟁기업에게 노출되기 쉬우므로 불리한 경우가 많다.

⑤ 이중과세

주식회사의 단점 중 하나가 이중으로 조세를 납부하는 것이다. 주식회사는 법인체로서 개인이 개인소득세를 납부하듯이 마찬가지로 법인세를 납부해야 한다. 주식회사의 순이익은 총수입에서 경영활동에 지출된 제비용과 법인세를 뺀 다음에 산출된다. 주주는 기업이익 중에서 법인세를 납부하고 남은 부분을 가지며 그 일부는 사내유보시키고 또 일부는 배당금으로 받게 된다. 그리고 그 주주가 배당을 받으면 이것이 개인소득이 되어 배당 이외의 자기소득과 합한 총소득에 대하여 개인소득세의 누진세율에 따라 납부하여야 하므로 주주의 입장에서는 이중납세가 된다.

7 협동조합

자본주의경제가 발달하고 대규모의 기업이 발생하여 소비자, 중소기업자들의 경제적 지위가 불리하게 됨에 따라 약자들의 결합으로 그들의 이익을 향상시키려고 협동조합이 발생하게 되었다. 이러한 협동조합은 2012년 12월에 협동조합기본법이 만들어 지면서 가능해진 새로운 형태의 조직으로 기업의 기능을 수행할 수 있게 되었다.

1) 협동조합의 특성

협동조합의 소요자본은 조합원에 의하여 공동으로 출자되는 것이며, 조합원의 이용 또는 약소자의 상호부조에 그 목적이 있다. 특성을 살펴보면 다음과 같다.

(1) 약소자의 조직체

협동조합의 특성은 소비자, 노동자, 소생산자와 같은 경제적 약소자들의 조직체이다. 동등한 지위에 있는 경제적 약소자들이 공동으로 출자하여 공동으로 이용함으로써 구매, 판매, 생산, 신용 및 이용상의 이익과 편리를 도모하려는 것이다. 즉, 대규모 기업의 경제적 이점에 대항하는 동시에 약소자들의 이익을 보호하기 위한 조직체이다.

(2) 상부상조의 조직체

협동조합은 공동으로 출자하고 공동으로 경영 및 이용함으로써 조합원들이 상부상조하고 상호이익을 향상시킬 수 있는 조직체이다. 즉, 조합의 목적이 영리에 있는 것은 아니지만 조합원의 협동으로 자신들의 경제적 이익을 향상시키려는 것이다. 따라서 조합의 이익은 출자액에 따라 분배하지 않고 이용액에 따라 분배한다.

(3) 민주적 조직체

협동조합의 가입은 자유이고 1인 1표의 평등한 의결권이 있으므로 조합의 운영이 민주적으로 되는 조직체라고 할 수 있다. 출자액의 다소에 불구하고 경영상의 여러문제를 결정할 때에는 동등한 자격이 있다.

2) 협동조합과 일반기업(주식회사)의 차이

협동조합은 일반기업체와 마찬가지로 사업을 하기 위한 조직, 즉 기업이다. 다만, 차이점이 있다면, 지금까지 우리가 알고 있는 일반적인 기업보다 공익적인 가치와 책임이 강조된 기업이라고 할 수 있다. 협동조합과 주식회사를 비교해서 보면 다음과 같다.

첫째, 주식회사가 일반 불특정 투자자(주주)들이 출자한 기업이라면, 협동조합은 사업 이용자들이 출자 · 소유하는 이용자 소유기업이다.

둘째, 주식회사는 자본이 중심이므로 1주 1표의 의결권을 가지지만, 협동조합은 출자액에 관계없이 1인 1표라는 사람 중심의 의결권을 갖는다. 따라서 일반적으로 주식회사의 경우 실제적인 의사결정이 소수의 대주주에 의해 결정되지만 협동조합은 다수에 의한 평등한 지배가 가능하다.

셋째, 사업을 통해 이익이 발생하면 주식회사는 출자배당을 우선하지만 협동조합은 이용배당을 우선한다.

협동조합과 일반기업을 비교해보면 다음과 같다.

표 3-1 협동조합과 일반기업 비교

구분		협동조합	주식회사
소유제도	소유자	조합원	주주
	투자한도	개인의 출자한도 제한	원칙적으로 출자제한 없음
	지분거래	없음	가능
	가치변동	출자가격 변동없음	주식시장에서 수시로 변동
	투자상환	상환책임 있음	상환책임이 없음
통제제도	의결권	1인1표, 다수의 평등한 지배	1주1표, 소수 대주주의 지배
	경영기구	조합원에 의해 선출된 이사회, 이사회에서 선출된 경영자 또는 선출직 상임조합장	주주에 의해 선출된 이사회, 이사회에서 선출한 경영자 또는 대주주의 자체경영
수익처분제도	내부유보	내부유보를 강하게 선언, 사회적 협동조합은 100% 유보	내부유보는 제한적
	이용배당	협동조합 배당의 원칙, 출자배당에 선행함	없음
	출자배당	출자금의 이자로 이해하며 배당률 제한함 (일부 협동조합의 경우 실시하지 않음)	위험을 감수한 대가로 간주하며 배당률 제한 없음

출처 : 「아름다운 협동조합 만들기」(기획재정부), 8면 참조

8 공기업과 공사공동기업

공기업(public enterprise)이란 국가 또는 지방공공단체가 공익내지 행정상의 목적으로 출자와 동시에 경영상의 책임을 지는 기업형태이다. 즉, 출자와 경영을 국가나 지방자치단체가 담당하는 기업으로 공기업의 설립배경을 보면, 자본주의 경제사회의 발전에 따라 영리원칙에 입각한 사기업만으로는 경쟁이 곤란하거나 불가능한 분야가 생기게 되었다. 예를 들어 하수도, 도로 등의 분야를 말한다. 이와 같이 국가나 지방공공단체가 자본주의 경제체제의 보완책으로 공공성의 원칙에 따라 경영되는 공기업을 설립, 운영하는 것이 불가피하게 됨에 따라 생기게 된 것이다.

공사공동기업은 사기업과 공기업의 결점을 배제하고 장점만을 취하려는 의도로 국가 또는 지방공공단체와 개인 또는 사적 단체가 공동출자하여 공동으로 경영하는 기업을 공사공동기업(mixed undertaking)이라 한다. 이것은 국가 또는 지방공공단체가 자본출자를 하지 않을지라도 개인과 더불어 기업경영에 참가하는 경우를 포함하지만 반대로 국가 또

는 지방공공단체가 단지 출자만 하고 경영에 참가하지 않는 경우에는 공사공동기업이라 하지 않는다. 공사공동기업은 처음부터 이와 같은 형태로 설립되는 경우가 있지만, 때로는 기존의 사기업에 대하여 국가 또는 지방공공단체가 출자하여 경영지배에 참가하는 경우와, 반대로 공기업에 대하여 개인의 출자를 허락하는 경우 또는 기존의 공기업과 사기업이 합동으로 설립되는 경우 등이 있다.

제3절 기업의 성장과 변화

통계청이 발표한 2022년 기업생멸행정통계에 따르면, 지난해 활동기업은 735만3000개로 1년 전에 비해 24만개(3.4%) 증가했다. 활동기업은 매출액 또는 상용근로자가 있는 기업을 의미한다. 이중 2022년 신생기업은 99만7000개였으며, 2021년에 소멸한 기업은 73만5000개에 달했다.

2021년도 신생기업의 숫자는 1년 전보다 3만6000개 감소했다. 신생기업의 증감폭을 보면, 2018년 6000개에서 2019년 7만8000개로 증가폭이 크게 뛰어오른 뒤, 2020년에도 6만3000개가 늘어났다. 그러나 2021년(3만5000개↓) 감소로 전환한 뒤 2022년까지 2년 연속으로 신생기업이 줄어들었다.

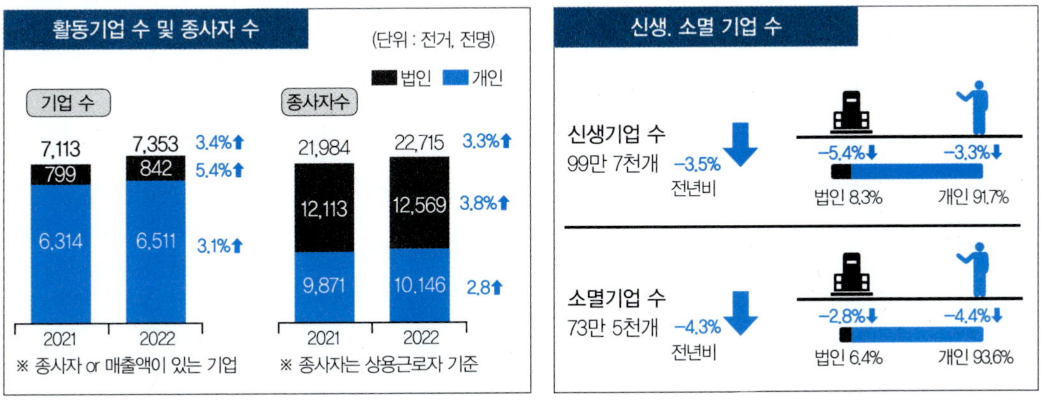

그림 3-3 2022년 기업생멸행정통계(통계청)

활동기업 중 신생기업의 비율 역시 비슷한 추이를 보였다. 신생률은 2018년 14.7%에서

2019년(15.3%)과 2020년(15.6%) 상승했다. 하지만 2021년(14.5%)에는 2018년보다 더 낮은 수준으로 내려앉았고, 지난해에는 13.6%까지 하락했다.

신생률은 정보통신업이 19.0%로 가장 높았고, 농림어업(18.8%), 전기 · 가스 · 증기업(18.6%) 순으로 높았다. 1년 전과 비교해 보면 운수 · 창고업 등을 제외한 대부분 산업에서 신생률이 줄어들었다. 신생률의 증감폭을 보면 운수 · 창고업(1.7%p)과 보건 · 사회복지(0.4%p)가 많이 늘어났고, 전기 · 가스 · 증기(5.6%p↓), 금융 · 보험업(3.1%p↓) 등이 많이 줄어들었다.

신생률을 매출액별로 보면 5000만원 미만이 19.8%로 가장 높았고, 5000만~1억원 미만(11.0%), 1억~5억원 미만(7.7%), 5억~10억원 미만(4.4%) 등이 뒤를 이었다.

신생기업의 생존율을 보면, 10곳 중 3곳 이상이 1년도 버티지 못하는 것으로 나타났다.

2020년 신생기업 중 2021년까지 생존한 비율은 64.1%를 기록했다. 신생기업 3분의 1 이상이 1년 간의 생존에 실패했다는 의미다. 1년 생존율 추이를 보면 2018년 63.6%에서 2019년과 2020년 각각 64.7%로 상승했으나, 2021년 들어 다시 하락 반전했다.

2021년 기준으로 연차별 생존율을 보면 2년차(54.2%)와 3년차(46.3%)까지는 신생기업 절반 가량이 생존했지만, 4년차(38.8%)와 5년차(34.3%), 6년차(30.4%)에는 살아남은 신생기업이 3분의 1 수준에 그쳤다. 7년차 생존율은 26.0%였다. 기업이 창업하고 성장하기가 얼마나 어려운지 짐작이 가는 대목이다.

또한, 보건사회복지 분야 산업에서는 신생률이 6.3%인 반면 소멸률이 3.3%로 폐업보다는 활동기업이 많았으며, 신생기업 1년 생존율에 있어서도 전기가스증기 산업분야(90.3%)에 이어 두번째(85.2%)로 높게 나와 있다. 다만, 5년 생존율은 다소 낮아 56.6%으로 나타났으나 두번째의 높은 생존율을 보이고 있다.

이와 같이 기업은 성숙기를 통해 계속 이어가기를 희망하고 이를 위해 다양한 성장전략을 수립하게 되는데 성장을 위한 전략으로서의 인수합병을 살펴보고 기업분할에 대해 알아보기로 한다.

1 기업 인수합병

1) 개요

기업의 인수 · 합병(Merger and Acquisition, M&A)에 있어, 기업의 합병이란 인수기업이 목표기업을 완전히 결합시켜 법률적으로나 사실적으로 하나의 단일기업을 만드는 것이고, 기업인수란 인수기업이 목표기업의 주식이나 자산의 상당부분을 취득하여 그 기업의 경영권을 획득하지만, 목표기업도 공존하고 있는 것을 의미하는데, 해당 목표기업의 경영권을 인수기업이 획득한다는 의미에서 인수와 합병이 혼동해서 쓰이고 있다.

기업의 경영자들은 기업의 생존과 성장을 위해서 각종 자산에 투자함으로써 특정 사업분야에 진출하는데, 이 경우 그 사업분야에서 이미 활용하고 있는 기업을 인수함으로써 가능할 수 있다. 즉 M&A의 경제적 동기로는 시너지 효과를 통한 경영효율성 증대, 사업다각화를 통한 위험분산, 시장지배력 강화, 세금효과 등이 있으며, 최근에는 기업을 하나의 상품으로 취급하여 기업가치가 저평가되고 있는 기업을 사들여 이익을 남기고 되팔기도 한다. 즉 M&A는 비효율적인 기업을 인수함으로써 경제의 효율성 증대라는 긍정적인 측면도 있으나, M&A에 의한 경제력 집중은 거대 기업군의 출현으로 인한 비효율성의 발생 또한 공존하기 때문에 비판이 일고 있다.

2) 기업 인수합병 방법

합병이란, 2개 이상의 회사가 상법의 절차에 따라 청산절차를 거치지 않고 합쳐지면서 최소한 1개 이상의 회사의 법인격을 소멸시키되, 합병 이후에 존속하는 회사 또는 합병으로 인해 신설되는 회사가 소멸하는 회사의 권리의무를 포괄적으로 승계하고 그의 사원을 수용하는 회사법상의 법률사실을 말한다.

인수합병은 그 성격에 따라 2가지로 나눌 수 있는데, 우호적 인수합병으로 상대기업의 동의를 얻고 그 기업의 경영권을 얻는 경우를 말하며, 또 하나는 적대적 인수합병으로 상대기업의 동의 없이 그 기업의 경영권을 얻는 것을 말한다. 또한 방식에 따른 분류로 흡수합병, 신설합병, 자산인수, 주식인수 등이 있다.

(1) 흡수합병

흡수합병은 존속합병이라고도 표현하는데, 비교적 경쟁이 심한 산업의 대기업과 중소기업 간에서 많이 볼 수 있는 합병의 종류이고, 적자경영에 고민하는 기업을 우량기업이 흡수하는 경우가 대부분이다. 이 경우 적자기업에 도움을 주는 경우가 대부분이지만 합병효과가 신중히 계산되지 않았을 경우에는 반대로 흡수한 기업의 경영마저 악화하는 경우가 있기 때문에 신중한 계산이 필요하다.

(2) 신설합병

신설합병은 흡수합병과는 반대되는 개념의 합병 종류이다. 신설합병은 상법의 절차에 따라 합병 회사의 전부가 없어지고, 이들에 의하여 신설된 회사가 소멸 회사의 권리나 의무를 이어받고 사원을 수용하는 방식을 말한다.

(3) 자산인수

대상 기업의 자산을 취득함으로써 경영권을 확보하는 형태의 인수를 말하는데 자산의 소유권은 자산을 취득한 기업으로 귀속되기 때문에 자산인수는 인수 대상 기업의 경영권을 장악하는 효과가 있다. 형식적으로는 매각기업의 기업구조나 주주들의 주식소유권에는 영향이 없다.

(4) 주식인수

인수(acquisitions)는 어떤 기업이 다른 기업을 주식 등을 사들여 경영권을 획득하는 것이다. 따라서 인수 대상이 되는 회사는 사라지지 않는다. 주식취득은 대상기업의 주식의 일부 또는 전부를 그 주주로부터 취득하는 방법이다. 자산취득과는 달리 취득기업이 피취득 기업의 주주로부터 직접 주식을 매입하는 공개매수도 포함된다.

3) 기업인수, 합병 효과

M&A를 시도하는 기업은 M&A를 통하여 시너지 효과를 보려고 한다. 독립된 별개의 기업으로 있을 때의 두 기업의 가치 합보다도 결합된 이후의 가치가 더 크게 나타나는 여러 가지 효과를 기대한다. 이러한 효과는 다음과 같이 나타난다.

(1) 매출수익의 증대효과

① 마케팅 이득효과

M&A가 이루어지면 전보다 광고매체, 브랜드, 유통망 등을 효율적으로 이용할 수 있다. 또한, 판매거점의 확보, 신기술의 획득, 특허권의 획득으로 새로운 수요를 창출할 수 있다.

② 전략적 이득효과

M&A를 통하여 제품다양화, 시장다변화, 가업영역의 확대를 추구함으로써 미래의 성장기회로 삼는다. 기존 기업과의 합병방법은 기업내부의 독자적인 내적 성장 방법보다

는 시간을 단축하는 효과가 있어서 보다 빠른 성장전략의 수단이 된다. 저렴한 비용과 낮은 위험으로 기업규모를 확장할 수 있는 수단이 되기도 한다. M&A를 통한 피인수기업과의 결속강화를 통한 글로벌 사업확대, 신사업 진출, 경쟁사에 대한 전략적 대응, 기술브랜드의 확보를 목적으로 하는 기업이 많다.

③ 시장지배력 증대 효과

동종산업내의 기업간의 이루어지는 수평적 합병의 경우는 시장점유율의 확대를 통하여 시장에서 지배적인 지위를 차지할 수 있다.

(2) 비용원가절감 효과

① 규모의 경제

M&A를 통하여 영업상의 통합과 중복되는 생산시설의 통합이 이루어지고 마케팅, 구매 기타 자원에서 여러가지 자원을 공동으로 이용함으로써 비용이 절감되는 규모의 경제성을 기대할 수 있다.

② 수직적 통합

생산 및 유통과정에서 인접된 전, 후방 기업과 M&A가 이루어지면 여러 가지 생산, 영업효율성이 증대될 수 있다.

③ 자원의 보완적 이용

기업역량이 부족한 부분을 M&A를 통하여 보완할 수 있다.

(3) 세금효과

① 영업손실의 이용

상당한 이익을 낸 기업과 영업손실을 낸 기업이 결합되면, 합병이 이루어지지 않았을 경우 발생할 수 있었던 세금을 절감할 수 있다.

② 부채차입 능력

부채차입이 증가하면 지급이자에 대한 세금감면 효과가 커지므로 기업가치는 증가한다. M&A를 통하여 기업의 여유자금 지원으로 파산가능성을 줄이거나 재무건전도가 높아지면 부채차입능력이 증대될 것이므로 가치창출의 원천이 된다.

(4) 위험과 자본비용의 감소

① 수익안정화 효과

기업합병으로 인하여 영업의 종류가 많아지면 영업위험이 분산되고 주기적 또는 계절적인 수익의 불안정성을 줄일 수 있다.

② 재무적 규모의 경제

M&A를 통하여 기업규모가 커지면 자본조달 규모도 커지게 된다. 주식이나 채권발행을 통한 자본조달시에 그 발행규모가 커지게 되면 발행비용이 저렴해 지는 재무시너지가 나타난다.

기업성장전략으로 M&A를 가장 잘 전개한 성공사례는 페이스북의 왓츠앱의 인수를 들 수 있다.

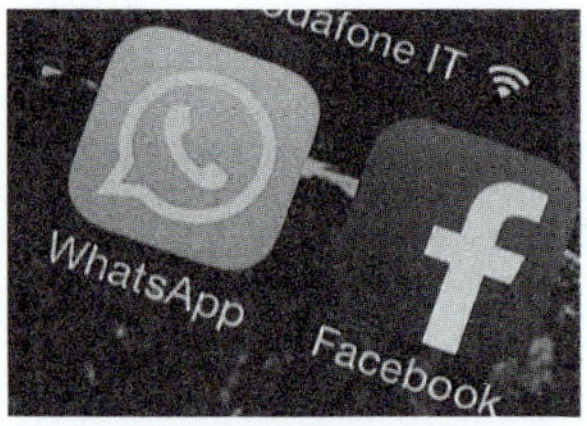

왓츠앱과 페이스북

WhatsApp(와츠앱, 왓츠앱)은 Facebook, Inc.에서 운영하는 메신저 앱이다. 2016년 1월 기준으로 월 활동 사용자가 10억 명이 넘어가는, 그야말로 인스턴트 메시징계의 대표이며, 2014년 2월 페이스북에 190억 달러라는 천문학적인 금액에 인수되었으며, 우리나라의 M&A 성공사례는 카카오의 인수합병사례를 들 수 있다.

2 기업의 분할

기업분할은 말 그대로 하나의 기업을 둘 이상으로 나누어 분리시키는 것을 말한다. M&A와 반대되는 개념으로 일반적인 청산절차 없이 기업의 자산이 1개 또는 여러개의 신설회사나 기존회사에 포괄적으로 승계되는 것을 말한다. 분할된 기업이 신설회사에 승계되면 『단순분할』이라고 하고 기존회사에 승계되면 『분할합병』이라고 한다. 이러한 기업분할은 분할회사의 존속여부에 따라 '소멸분할'과 '존속분할'로 나누어지며, 신설법인의 주식 귀속여부에 따라 구주주에게 귀속되는 『인적분할』과 분할법인 자체에 귀속되는 『물적분할』로 구분되어 진다.

인적분할은 기업을 분리할 때 신설법인의 주식을 모회사의 주주에게 같은 비율로 배분하는 분할 방식을 말하는데 분할 초기에는 신설법인과 모회사의 주주가 동일하지만 향후 주식거래 등을 통해 지분구조가 달라지면서 독립된 형태를 띄게 된다. 모회사에서 신설법인을 병렬 구조로 나누는 수평적 분할법이다.

반면, 물적분할은 기업을 분리할 때 신설법인의 주식을 모두 모회사가 보유하는 분할 방식이다. 모회사는 신설법인으로 분리할 사업부를 자회사 형태로 보유해 자회사에 대한 지배권을 계속 유지하게 된다. 물적분할은 수직적 분할법을 말한다. 인적분할이 분할대가를 분할법인의 주주에게 교부하는 데 반하여 물적분할은 분할대가를 분할법인에게 교부하는 유형의 분할을 말한다. 즉, 인적분할과 물적분할의 차이는 신설법인의 주식의 소유권이 기존회사의 주주와 기존회사 중 누구에게 주어지느냐에 달려있다. 이를 그림으로 보면 다음과 같다.

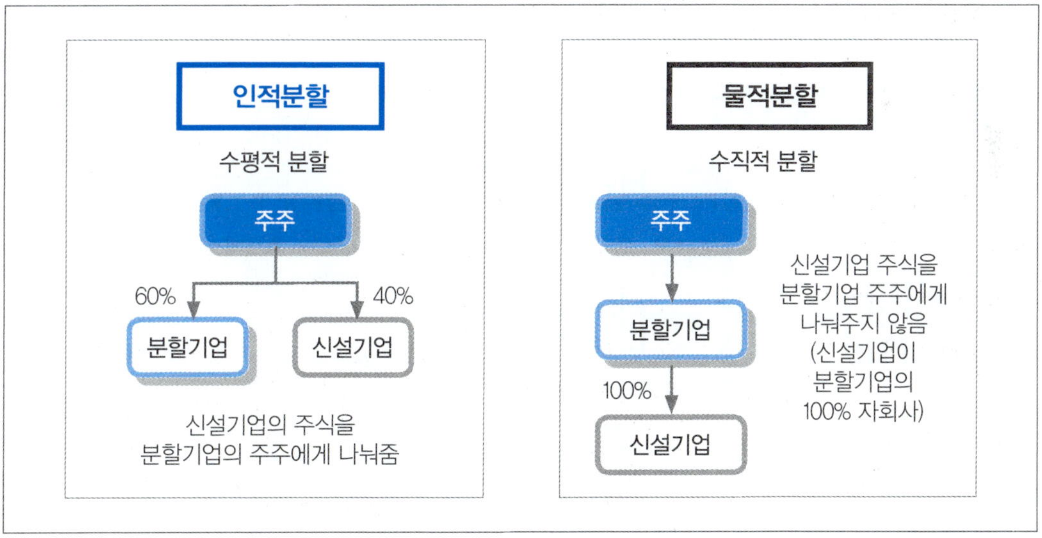

그림 3-4 인적분할과 물적분할

3 기업의 집단화

대규모화된 현대기업은 고도로 발달된 생산시설과 과학적 경영관리로서 대량생산이 가능하게 되었다. 따라서 보다 더 많은 제품을 보다 더 저렴한 가격으로 시장에 공급하게 되었다. 그리고 어떤 제품은 시장수요를 초과하여 생산과잉상태에 있으며 각 기업은 상호경쟁을 하게 되며 때로는 생산원가 이하로 판매하는 경우도 있다. 그러므로 각 기업은 서로 이와 같은 경쟁을 제한하거나 배제하여 시장의 지배를 강화하고 또 경영을 고도로 합리화시키지 않으면 기업을 유지하기 어렵게 된다. 이와 같은 경우에 몇 개의 기업이 모여 보다 큰 경제단위로 결합하게 되는데 이것을 기업집단화, 기업집중이라고 한다.

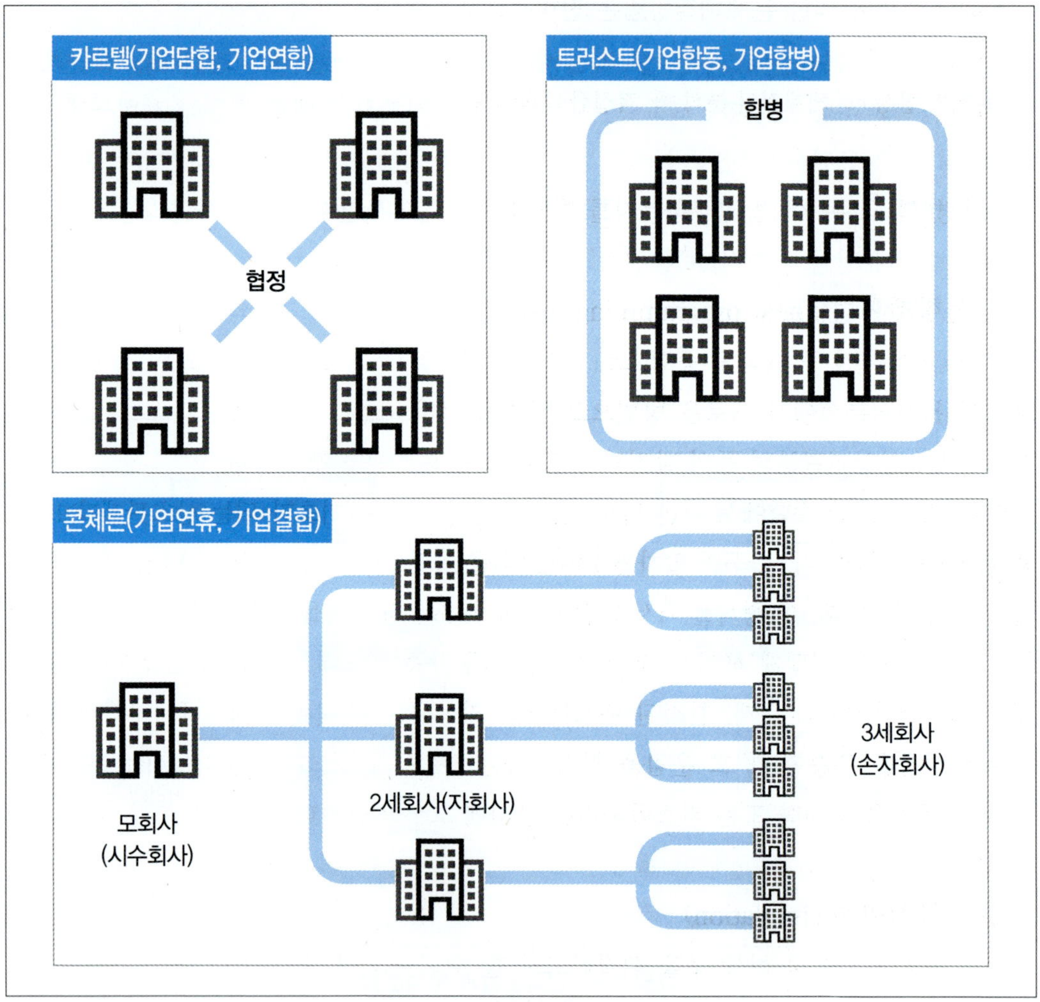

그림 3-5 기업의 집단화 유형

1) 기업집단화의 목적

(1) 상호경쟁의 회피와 시장통제력의 강화

기업집단화의 가장 중요한 목적은 기업상호간의 경쟁을 회피하고 배제하는 것이다. 그렇게 함으로써 집단화되고 결합된 각 기업의 이익을 증대시킬 수 있는데 이와 같은 기업집중형태를 수평적 결합이라고 한다. 이것은 동종산업의 여러 기업들이 결합하여 제품의 생산 또는 판매상에 협정을 하여 상호경쟁을 제한 및 배제하려는 것이다. 카르텔이나 트러스트가 이와 같은 목적으로 결합, 집중되고 있다.

(2) 산업공정의 합리화

어떤 제품을 생산하고 판매하는 데 관련된 몇 개의 기업들이 상호결합하여 생산공정을 합리화하려는 목적으로 기업을 집단화한다. 즉, 제품의 원료를 취급하는 기업과 이 원료를 가공하고 생산하는 기업이 결합할 수 있으며 또한 이들은 이와 같은 제품을 판매하는 기업과 결합할 수도 있다. 이와 같은 기업집단화를 수직적 결합이라고 하며 콘체른은 생산공정의 합리화를 목적으로 이루어진다.

(3) 출자관계에 의한 기업집단화

재벌이나 대기업이 출자에 의하여 여러 기업을 지배하려는 목적으로 기업이 집중되는 경우도 있다. 예를 들면 어떤 은행이 어떤 제조회사에 장기대부를 하든지 또는 그 회사의 주식을 구입함으로써 그 회사를 지배하려는 경우가 있다. 이러한 기업집중은 동종기업 상호간에도 있을 뿐만아니라 이종기업 상호간에도 이루어지고 있다. 이것을 금융콘체른 또는 자본결합이라고 한다.

2) 기업집단화의 형태

기업이 집단화하는 방법에는 여러 가지가 있다. 대표적인 방법으로 카르텔, 트러스트, 콘체른인데 이에 대해 알아보기로 한다.

그림을 보면, 카르텔은 여러개가 하나의 선으로 연결이 되어 있는데 그 선이 없어지면 각자가 되는 것을 알 수 있고, 트러스트는 여러개가 하나로 통합되고, 콘체른은 지배가 특징임을 알 수 있다.

(1) 카르텔(Cartel, Kartel)

카르텔은 동종기업 상호간의 경쟁을 제한하고 완화할 목적으로 기업이 집중하고 협정하는 것이다. 카르텔 협정에 가입하는 기업은 법률적, 독립적으로 경영되지만 생산 또는 판매상에 특수한 조건에 관하여 합의하고 협정을 맺는 것이다. 가장 흔한 형태의 카르텔은 판매에 관한 카르텔로서 판매가격을 담합하거나 판매조건, 수량, 지역 등을 담합하거나 판매조건, 수량, 지역들을 협정한다. 즉, 가격카르텔, 조건카르텔, 수량카르텔, 지역카르텔, 공동판매카르텔 등이 있다. 공동판매카르텔에서 각 가입기업이 개별적으로 판매할 수 없도록 하는 강력한 구속력이 있으므로 고도화된 카르텔, 신디케이트(syndicate)라고 하며 공동판매의결과 발생된 이익은 협정된 비율로 분배된다. 이와 같은 카르텔 가입은 강제성이 없으므로 가입하지 않을 수 있는데 그들을 아웃사이더(outsider)라고 부른다. 카르텔은 공정경쟁을 저해하는 점이 있기 때문에 공정거래에 관한 법률로 규제하고 있다. 가장 많이 나타나는 분야는 공사수주를 위해 입찰을 해야 하는 건설업체에 사례가 많이 나타난다. 최근에 사회문제화되고 있는 아파트 가격담합 문제도 이와 같은 형태이다.

(2) 트러스트(Trust)

그림에서 보았듯이 트러스트는 하나가 되는 형태이다. 즉, 법적, 경제적으로 독립성을 상실하기 때문에 기업합동이라고 부른다. 따라서 가장 강력한 기업집단화 방법이다. 원래 트러스트는 카르텔로부터 발전된 기업형태로 여러 기업의 출자를 결합하여 시장의 경쟁을 제한하고 시장을 독점하려는 것이다. 각 기업의 독립성이 법률적으로 인정되지 못하고 가입기업들을 새로운 복합형태의 한 기업으로 합동되는 것이 트러스트이다. 트러스트는 시장의 지배뿐만이 아니라 생산공정의 합리화 및 생산비의 절약도 가능하다.

(3) 콘체른(Concern, Konzern)

우리나라에서도 이와 유사한 방법으로 집단화하고 있는 콘체른은 가입기업이 법률적으로 독립성을 가지고 자본 또는 금융관계로 결합하는 것이다. 카르텔에 비하여 강력한 지배력이 있으며, 카르텔이나 트러스트는 주로 동종기업간의 횡단적으로 결합하지만 콘체른은 횡단적 뿐만 아니라 종단적으로도 결합하는 것이다. 특징은 법률적으로 독립을 유지하면서 실질적으로는 독립성을 상실하며, 중앙기관의 통제와 단일의 의사에 의해 운영되며, 자본적 통일체라는데에 있다. 독일에서는 이와 같은 기업형태를 콘체른이라 하지만, 미국에서는 지주회사(holding company)라고 부른다. 지주회사란 일반적으로 주식을 소유함으로써 다른 회사의 사업활동을 지배 또는 관리하는 회사를 말한다. 여기에서 '다른 회사의 사업활동을 지배, 관리한다는 것'은 다른 회사의 사업활동의 주요사항에 관하여 '간섭'하고, 그에 관한 결정에 '영향력을 행사'한다는 것을 의미한다.

이상과 같은 기업집단은 목적의 공통성, 경영의 자주성과 자율성, 상호번영 혁신적 경영을 지향하며 사회적 공공성 내지 대등성의 원리에 입각한 경영이념에서 이루어지는 지속적인 경영결합형태이며 경영협력체제인 것이다.

제4절 경영자의 역할과 대리인 문제

1 경영자의 역할

1) 개요

경영자란 일반적으로 기업가로부터 경영기능을 위임받아 기업경영을 전담하는 사람이다.

현대의 기업은 그 규모가 커지고 경영 내용이 복잡해짐에 따라 기업의 소유자(자본가)가 직접 기업경영을 할 수 없게 되었다. 즉, 전문성을 지닌 경영자를 따로 고용해서 그들에게 경영기능을 최대한 위임하게끔 된 것이다. 이를 가리켜 '자본과 경영의 분리' 또는 '소유와 경영의 분리' 라고 한다. 이러한 분리현상은 특히 주식회사의 발달, 대규모화와 깊은 관련을 갖는다.

소유와 경영이 분리된 상태에서 실질적으로 기업을 지배하고 이끌어가는 사람이 바로 경영자이다. 경영 또는 관리기능은 원래 기업가의 고유한 기능 중 일부였지만 현대에 이르러 점차 기업가로부터 이 기능을 위임받아 전문적 능력을 행사하게 된 사람이 경영자인 것이다. 따라서 경영자는 출자자가 제공하는 기계나 설비 및 원료와 같은 자본, 즉 물질적 요소와 노동자가 제공한 대상 관련적 노동을 결합함으로써 기업활동이 합리적으로 수행되도록 계획하고, 조직하고, 지휘 감독하는 실질적인 기업의 리더라고 할 수 있다.

이에 반하여 기업가는 소유와 경영이 일치하고 있는 사람을 기업가라 하고 그 담당하는 기능을 기업가 기능이라 한다. 기업가는 신규사업, 신제품 또는 서비스 개발을 시작하는 위험을 부담함으로써 자유로운 기업 시스템 내에서 상대적으로 높은 수익을 추구하는 사람이라고 할 수 있다. 기업가가 수행하는 기능으로는 출자기능, 혁신기능, 리더십, 위험부담을 들 수 있다. 이 중 가장 중요시되는 것은 혁신기능이다. 「드러커」(P.F.Drucker)는 기업가 기능은 생산적 자원의 관리와 생산적 이용 및 생산성의 향상을 목표로 하는 기능이라 하고, 그 내용으로 시장개척을 위한 고객의 창조와 혁신을 꼽았다.

2) 경영자의 유형

경영자는 분류 기준에 따라 여러 가지 유형으로 나눌 수 있다. 예를 들면 경영자를 수직적 위계에 따라 분류하면 최고경영자, 중간경영자, 하부경영자로 구분할 수 있다. 또 수평적 차원에 따라 생산이나 판매 등과 같이 담당 기능부서를 직접 관리하는 기능경영자와 하부 조직 및 사원들의 행위와 결과를 총괄하면서 회사 전체의 전략 방향을 결정하고 감독하는 역할을 담당하는 전반경영자로 나눌 수도 있다.

고전적인 자본주의 경제체제에서는 원칙적으로 기업적 기능과 경영자로서의 전문적 기능이 아직 분화되지 않았다. 기업자본의 제공자(출자자)가 동시에 그 운용자, 즉 경영자이기도 했다. 이를 출자자로서의 기업자라 한다. 그러나 현대에 들어와 기업이 대규모화되고, 특히 주식회사제도가 발전하여 많은 출자자가 출현함으로써 주식의 분산에 따른 소유와 경영의 분리가 촉진되었다. 여기에 경영기능을 전문으로 담당하는 경영자라는 개념이 등장하였고, 기업의 발전과 더불어 경영자의 성격에도 변화가 초래되었다.

조직의 발전 과정에 따라 경영자를 다음 세 유형으로 나눌 수 있다.

(1) 소유경영자

기업을 소유하고 있는 사람, 즉 출자자 또는 대주주가 경영자를 겸하는 경우를 말한다. 기업의 규모가 작은 중소기업이나 생산방식이 단순한 기업에서 많이 볼 수 있다. 기업 설립 초기에는 소유경영자에 의한 경영이 대부분이다.

소유경영자는 자기의 자본으로 기업을 운영한 결과 이익이 발생하면 그 전부를 가진다. 반면 사업이 잘 되지 않아 손실이 발생할 경우에는 자신이 사업손실을 부담해야 하는 위험이 따른다. 자신이 생산담당자인 동시에 출자자이기 때문에 경영에 관한 모든 의사결정과 지휘관리를 담당한다.

일반적으로 볼 때 소유경영자는 출자자로서 자본을 증식하려는 욕구가 강하다. 그러므로 자기자본의 수익성에만 관심을 기울이는 경향이 있다. 따라서 현대적인 기업의 경영자로서는 부적합하다고 볼 수 있다.

(2) 고용경영자

기업의 규모가 커지고 경영자의 기능과 역할이 확대됨에 따라 소유경영자를 보조하여 특정 분야에 대한 지원 역할을 수행하는 경영자를 말한다. 이들은 외견상으로는 독립된 경영담당자와 같아 보이지만 어디까지나 기업자를 대리하여 기업자의 이익을 위해 일한다. 즉, 경영자의 속성보다 종업원의 속성이 더 강하다고 할 수 있다.

고용경영자는 기업가와는 별도로 독자적인 경영활동의 임무를 수행할 수 없으므로 그 성격은 자본 출자자의 이익을 대변하는 고용중역으로서 실질적으로는 소유경영자의 경우와 성격상 차이가 없다.

(3) 전문경영자

대규모 경영의 발전에 따라 소유와 경영이 분리되는 현상이 나타났고, 이때 독자적으로 경영자의 역할을 담당하는 사람이 전문경영자이다. 이들은 종업원의 속성보다는 경영자의 속성을 더 많이 지니고 있다. 전문경영자는 경영방침을 정하고, 기업을 대표하는 자격을 지닌 고위 경영자로서 경영관리를 자신의 전문적 직업으로 하는 사람이다. 따라서 그 명칭에 걸맞게 경영에 관한 전문 지식을 가지고 있어야 한다.

전문경영자는 주어진 방침을 수행하는 데 머무르는 고용경영자와는 달리 독립적으로 경영발전을 계획하고 주주를 포함한 이해자 집단 간의 이해관계를 조정하는 조정자로서의 책임을 아울러 수행할 수 있어야 한다.

3) 경영자의 역할

경영자는 기업의 방향을 결정짓고 경영활동을 직접 수행하며, 경영을 총괄하면서 경영에 대한 책임을 진다. 경영자가 수행해야 할 역할은 전략과 계획 수립, 조직의 조정 및 통합, 통제, 평가 등이다.

「민츠버그」(H. Mintzberg) 교수가 정의한 경영자의 역할은 다음과 같다.

(1) 대인관계 역할

첫째, 경영자는 회사를 대표하는 여러 가지 행사를 수행한다. 이 때 그는 조직의 대표자로서의 상징적 역할을 맡게 된다.

둘째, 경영자는 조직의 리더로서 경영목표를 달성하기 위해 종업원들에게 동기를 부여하고 격려하며, 조직내 갈등을 해소하는 역할을 담당한다.

셋째, 경영자는 상사와 부하, 회사와 고객, 사업부와 사업부 등의 관계에서 연결고리 역할을 한다.

(2) 정보역할

첫째, 경영자는 외부환경과 관련된 정보를 지속적으로 수집하고 이를 관찰한다. 정보가 많을수록 경영자는 의사결정을 신속, 정확하게 할 수 있고 이를 통해 기업의 성과를 높일 수 있다.

둘째, 경영자는 수집된 정보를 조직 구성원들에게 충실하게 전달하는 전달자의 역할을 수행해야 한다.

셋째, 경영자는 기업 외부인들로부터 투자를 유치하고 기업을 홍보하기 위해 기업 내부의 객관적인 사실을 대변하는 대변인 역할을 수행한다.

(3) 의사결정 역할

첫째, 경영자는 새로운 아이디어를 내놓고 이를 종업원들과 공유하기 위해 자원활용과 기술개발에 대한 의사결정을 과감하게 내려야 한다. 자신이 직접 새로운 사업을 시작하지는 않더라도 조직내에서 혁신적인 방법을 모색할 필요가 있다. 이런 의미에서 경영자는 창업자로서의 역할이 요구된다.

둘째, 경영자는 노사관계, 계약관계 등에 관한 문제를 다룬다. 따라서 조직내 갈등을 극복하는 문제해결사로서의 능력을 갖추고 조직의 조화에 항상 신경써야 한다.

셋째, 자원분배 역할을 담당한다. 주어진 자원을 최대한 효율적으로 활용해 경영목표를 달성하기 위해 인사, 재무, 생산, 판매 등 기업의 각 기능 부문에 신중히 배분해야 한다.

넷째, 경영자는 협상에 많은 시간과 노력을 들이게 된다. 특히 외부와의 협상에서 경영자는 회사에 유리한 결과를 이끌어내도록 최선을 다해야 한다.

경영자는 공식적 권한과 지위를 가지고 대인적 역할과 정보적 역할 및 의사결정적 역할을 수행하게 된다. 「민츠버그」 교수는 여러형태의 경영자를 조사하여 공통적으로 수행하는 경영자의 역할(Management roles)을 [그림 3-6]과 같이 10가지로 정리하였다.

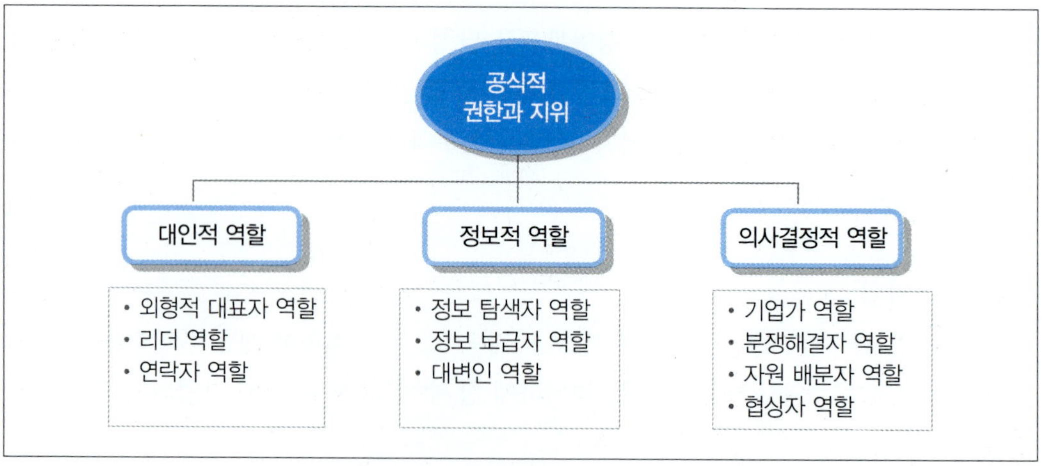

그림 3-6 경영자의 역할(Management roles)

2 대리인 문제(Agent Problem)

조직의 발전과정에 따라 경영자를 소유경영자 → 고용경영자 → 전문경영자로의 경영자가 달라지게 된다. 즉, 기업이 소규모의 경우 소유자가 직접경영하는 형태의 소유경영자로 충분하지만 규모가 점차 커지면서 그에 비례하여 업무가 증가하고 혼자 감당하기가 어려워짐으로써 소유경영자는 경영자를 고용하여 경영의 일부를 맡기게 되는데 그것이 고용경영자이다. 오늘날 같이 대규모 기업, 주식회사가 출현하면서 소유와 경영이 분리되고 전문적인 능력을 가진 전문경영자가 대두하게 되었다. 이와 같이 전문경영인이 출현하면서 나타난 것이 대리인의 문제이다.

1) 대리인 문제의 특징

개인 또는 집단이 의사 결정 과정을 다른 사람에게 위임할 때 대리인 관계가 성립된다. 대리인 관계가 성공적으로 유지되기 위해서는 주인이 대리인에게 적절한 보상을 지급해야 하고, 대리인의 노력으로 인한 경제적 결과를 정확히 평가할 수 있어야 한다. 그러나 대부분의 대리인 관계는 불확실한 미래 상황을 대상으로 할 뿐만 아니라, 소유자(주인)가 대리인을 완벽하게 감시한다는 것은 현실적으로 불가능하다. 여기서 정보 비대칭 문제(asymmetry of information)가 발생하고, 대리인은 자기 나름대로의 이해관계를 가지기 때문에 소유주(주인)의 이해관계에 반하는 행동을 할 수 있다. 이로 인해 역선택의 문제, 도덕적 해이, 무임승차자 문제 등이 발생한다.

대리인 문제는 모든 계약 관계에서 나타날 수 있으며, 그 대표적인 예로 전문경영인과 주주의 관계를 들 수 있다. 이러한 대리인 문제가 발생한 대표적인 사례로 엔론과 월드컴(MCI Inc.)의 회계부정 스캔들을 들 수 있다. 이는 전문경영인이 자신의 자리를 유지하고 급여를 더 받기 위해 실적을 과대포장해 일어난 사건이다. 이를 극복하기 위해 발전해 온 제도가 전문경영인을 감시하기 위한 사외이사제도와 전문경영인의 이해를 주주의 이해와 일치시켜 전문경영인에게 동기를 부여하려는 스톡 옵션 제도이다.

대리인 문제의 특징으로는 세가지를 들 수있다. 첫째, 경제적 관계를 맺고 있는 양 당사자 중 대리인이 주인의 경제적 후생에 영향을 줄 수 있는 행동을 취한다. 둘째, 주인은 대리인이 하는 일에 대해서 알 수 없다. 셋째, 주인과 대리인은 어떤 행동을 하는 것이 바람직한지에 대해 이해관계가 엇갈린다. 결국 이러한 주인-대리인 문제는 인센티브 문제로 귀착된다. 대리인이 본인의 이익을 위해 최선의 노력을 기울일 유인이 결여되어 있기 때문에 문제가 발생하는 것이다.

2) 대리인 비용

대리인 문제를 해결하기 위해서 드는 비용을 대리인 비용이라고 한다.
젠센과 맥클링은 대리인 비용을 세 가지로 구분하는데, 이는 다음과 같다.

(1) 확증비용(bonding cost)은 대리인이 주인의 이해에 상반되는 행동을 하고 있지 않음을 증명하는 과정에서 발생하는 비용이다. 즉, 대리인이 자신의 의사결정이나 경영행위가 회사와 주주의 가치를 위한 것임을 주주에게 설득하기 위하여 소요되는 비용은 결과적으로 회사에 손실이 될 수 있다.
(2) 감시비용(monitoring cost)은 주인이 대리인을 감시하는 데에 드는 비용이다. 외부회계감사제도, 사외이사제도 및 성과급제도, 주식옵션제도를 운영하는데 소요되는 비용이 감시비용이 된다.
(3) 잔여손실(residual cost)은 확증비용과 감시비용이 지출되었음에도 대리인이 기업을 위한 최선의 의사결정을 하지 않음으로써 발생하는 기업가치 손실비용을 말한다.

토론 제3장

롯데호텔의 보바스병원 인수는 적정한가?

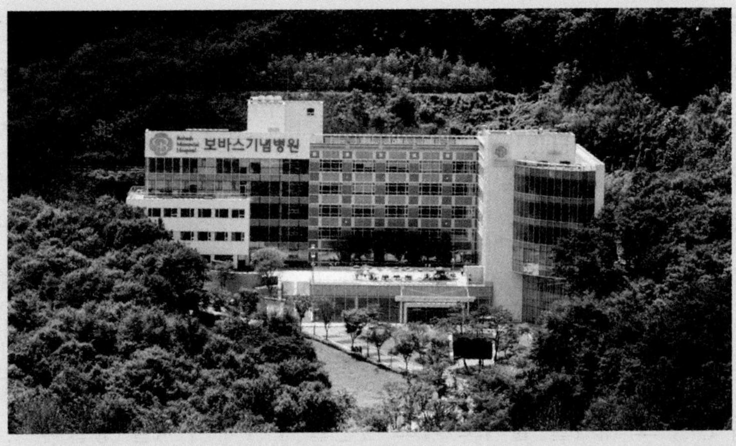

보바스 병원 전경

재벌인 롯데그룹이 공공재인 비영리 의료법인을 인수해 사실상 직접 운영할 수 있게 됐다. 시민단체들은 "병원 상업화를 막기 위해 인수 · 합병되지 못하도록 한 의료법을 롯데가 우회적으로 피해갔다"며 비판하고 나섰다.

서울회생법원 제14부(재판장 이진웅)는 21일 국내 최대 재활요양병원인 경기도 성남시 분당구 보바스기념병원을 운영하는 의료법인 '늘푸른의료재단'의 회생계획안을 최종 인가 결정했다. 이에 따라 재단에 자본 출연과 자금 대여를 약속한 호텔롯데는 해당 병원의 실질적인 새 주인이 됐다. 정식 소유권은 없지만, 사실상 병원 운영권을 갖게 됐으며, 이번 인수에는 총 2900억원이 투입될 예정으로, 보바스병원은 경영 정상화를 기대할 수 있게 됐다.

보바스병원은 늘푸른의료재단이 2004년 성남시 분당구 금곡동에 문을 열었다. 이 병원은 90%대의 병상 가동률로 2013년 이후 해마다 40억원가량의 의료 수익을 내왔다. 그러나 무리한 확장으로 경영난에 시달리다 2015년 9월 수원지법에 법정관리(회생절차개시인가)를 신청했다. 그러나 법원이 이를 받아들이지 않자 2016년 6월 '(회생절차) 인가 전 인수합병'(M&A)을 조건으로 서울중앙지법에 다시 법정관리를 신청했으며 결국 호텔롯데에 인수되게 이르렀다.

토론방법 시민단체에서 주장하는 "의료법상 영리법인의 병원 인수는 불법"과 법원이 결정한 인수합병 결정에 대하여 토론을 해보자. 홀수 조는 시민단체의 입장에서 짝수 조는 병원(또는 법원)의 입장에서 의견을 발표를 해보고 토론 후 자료는 교수님에게 제출하도록 한다.

제4장

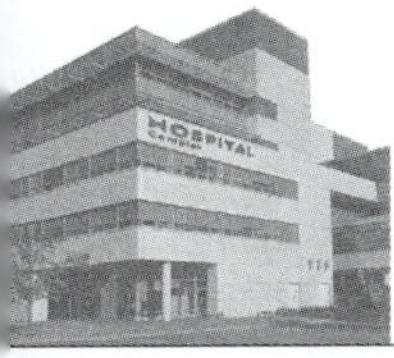

기업환경과 사회적 책임

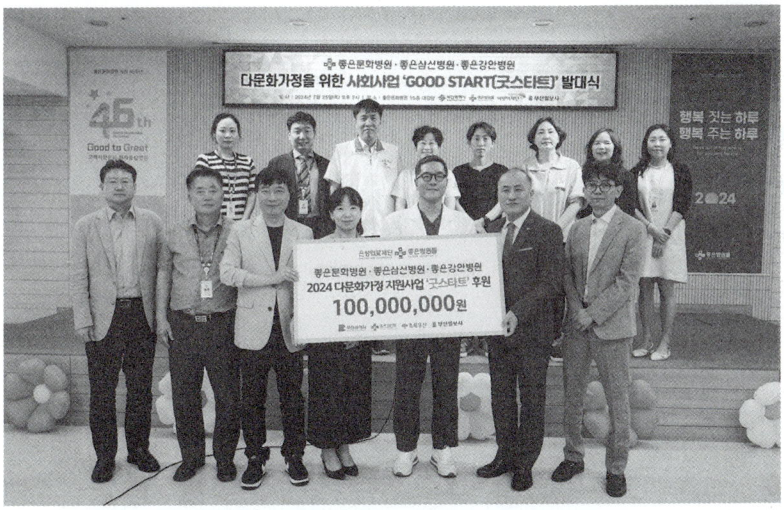

부산에 소재해 있는 은성의료재단 좋은병원들(좋은문화병원 · 좋은삼선병원 · 좋은강안병원)이 다문화가정을 위한 사회사업 '2024 굿 스타트(GOOD START)' 발대식과 후원금 1억 원 전달식(사진)을 진행하였다. '좋은병원들'이 올해로 4회째 진행하고 있는 '굿 스타트' 사회사업은 부산시, 초록우산, 부산일보사와 업무 협약 체결을 통해 출범했으며 사각지대에 있는 다문화 가정 아동들을 위하여 교육 · 의료지원, 양육 물품 지원, 재능 기부 등을 하는 사회사업 프로젝트를 말한다. 기본취지는 지역사회 모두가 건강하고 행복한 사회가 되도록 선도하고 다 함께 봉사하는 문화 조성을 위해 기획되었다. 병원의 사회적 책임에 대하여 생각해보고자 한다.

제1절 기업의 환경

1 기업환경(business environment)의 개요

기업은 외부환경에서 투입되는 생산요소를 받아들여 기업내부의 매커니즘에 의해 서비스와 제품을 생산하고 이를 판매함으로써 성장, 발전하게 된다. 이와 같이 기업은 외부환경과 내부환경과의 끊임없는 교류를 하면서 존재한다.

따라서 기업환경은 "기업의 내부적 측면과 외부적 측면에서 기업이 수행하는 모든 업무활동에 영향을 미치는 모든 영역"이라고 할 수 있다. 다시말하면, 기업과 관련을 가지고 있는 어떠한 형태의 사회적, 정치 · 법률적, 문화적, 경제적 생활의 모든 분야는 기업환경인 것이며, 그 구성요소인 것이다. 그 유형은 다양하며 그 범위도 대단히 광범위하다.

따라서 기업은 환경변화에 수동적으로 대응해오던 것을 이제는 선제적으로 변화를 이끌어내고 선도해 가는 창조적인 적응을 함으로써 생존하고 성장해야 한다. 기업은 유기체와 같은 개방시스템이기 때문이다.

기업을 둘러싼 환경의 변화속에서 생존하고 성장하기 위해서는 변화속에서 기회를 발견하고 해결해 나가는 방안을 지상과제로 삼아야 한다. 기업을 둘러싼 환경을 [그림 4-1]로 보면 다음과 같다.

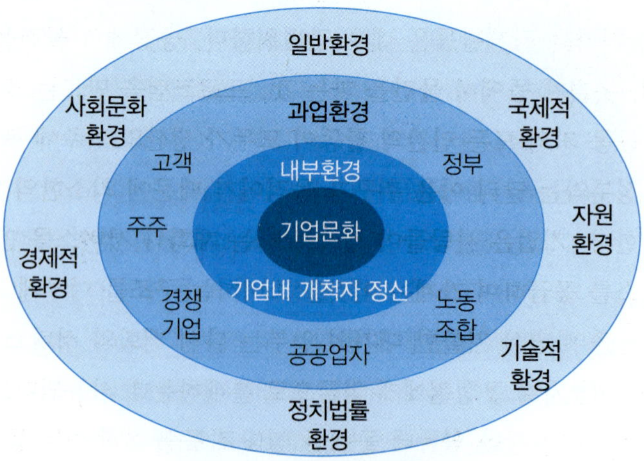

그림 4-1 기업을 둘러싼 환경

기업이 환경과의 적응해 나가는 사례를 보면서 설명해 보기로 하자.

먼저, '기업은 왜 환경에 적응해나가야 하는가'이다.

불과 몇 십년전의 기업환경과 지금의 기업환경은 전혀 다르다. LG가 럭키금성인 시절의 기업이념은 '인화단결'이었다. 그러나 지금은 친하게 지내고 열심히 일만 한다고 기업이 잘되는 그런 세상은 아니다. 과거에 외국의 기술을 원용해서 값싸게 만들면 수출이 되는 그런 기업환경에서는 밤낮을 가리지 않고 열심히 일하기만 하면 되었다. 그러나 이제는 새로운 아이디어, 새로운 기술을 이용하여 새로운 제품을 만들지 않으면 국제경쟁력이 없어지게 되었다. 이제 선진국에서는 새로운 기술을 더 이상 우리에게 이전해 주지 않는다. 따라서 우리 스스로 제품을 개선하고 개발해야 되는 단계에 와 있다. 이러한 새로운 아이디어는 사람의 머리에서 나오고 이 아이디어를 고객이 인정해야만 사업이 되는 것이다. 여기에서 LG그룹은 기업이념을 '인화단결'에서 '고객을 위한 가치창조, 인간존중' 으로 바꾸게 된 것이다. 고객을 위하고 고객의 가치를 창출해 줄 때 비로서 기업은 존재한다는 것이다. 고객이 바로 환경인 것이다.

기업은 왜 존재하는가? 기업은 사회에서 어떤 가치 있는 기능을 수행하고 있는가? 사회에 크게 기여하고 있는 기업은 그 사회에 존재할 정당성이 있는 것이다. 이렇게 기업의 정당성은 곧 그 기업의 철학이며 동시에 기업이념이 되기도 한다. 잘 정의된 기업이념은 기업의 내부인이나 외부인에게 알려져 기업의 특성, 기업의 이미지를 이루게 된다.

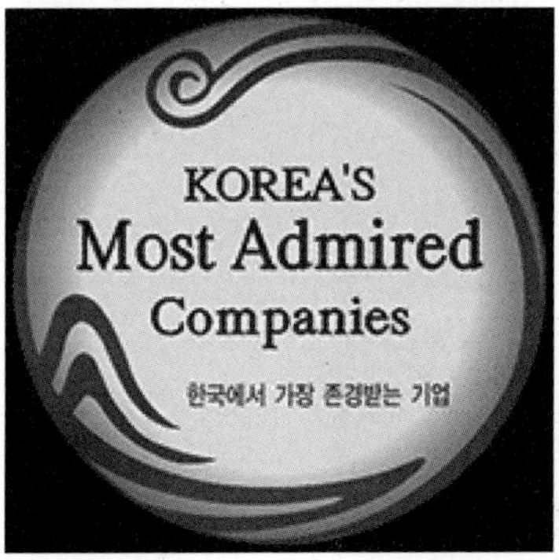

국내 최대 의료기관인 서울아산병원은「한국에서 가장 존경받는 기업(KMAC: KOREA'S Most Admired Companies)」으로 20년 동안 병원부문 1위로 선정되고 있다.

「한국에서 가장 존경받는 기업」은 한국능률협회가 기업 전체의 가치영역을 종합적으로 평가하는 유일한 조사로 기업의 핵심가치(core value)에는 나눔과 배려, 정직과 신뢰, 공동체중심사고 등의 환경적 요소와 함께 직원가치, 고객가치, 사회가치와 이미지 가치 등이 포함되어 있는데 이를 산업계 종사자 및 증권사 애널리스트, 일반소비자의 평가를 지표화해 All Star 30대 기업과 산업별로 존경받는 1위 기업을 선정하고 있다. 이러한「존경받는 기업」은 시장에서도 탁월한 경영성과를 이루어 내고 있다.

서울아산병원의 경영성과는 미국 시사주간지 뉴스위크가 2023년도에 실시한 병원 평가

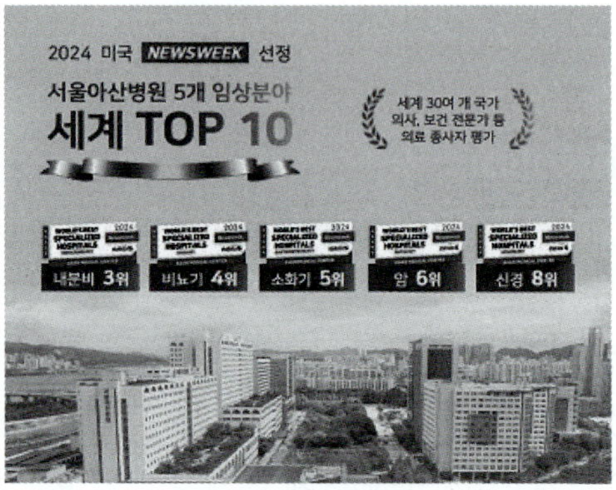

에서 국내 병원 중 가장 높은 세계 29위로 나타났다. 뉴스위크는 글로벌 조사 기관인 스타티스타(Statista)와 함께 30개국 8만 5천 명의 의료 전문가에게 받은 추천과 환자 만족도 등을 종합해 '2024 세계 최고 병원(World's Best Hospitals 2024)' 순위를 뉴스위크 공식 사이트에 발표한 바, 세계 1위 병원은 미국 메이요클리닉이 차지했으며, 미국 클리블랜드클리닉, 캐나다 토론토종합병원, 미국 존스홉킨스병원, 미국 메사추세츠종합병원이 세계 2~5위로 선정됐다. 세계 29위로 선정된 서울아산병원은 '2024 임상분야별 세계 최고 병원' 평가에서도 ▲내분비, ▲비뇨기, ▲소화기, ▲신경, ▲심장, ▲심장수술 등 6개 분야에서 국내 1위로 선정됐다. 세계 순위에서는 5개 분야에서 세계 10위권에 올랐는데, ▲내분비 3위를 비롯해 ▲비뇨기 4위, ▲ 소화기 5위, ▲암 6위, ▲신경 8위를 차지했다.

서울아산병원은「한국에서 가장 존경받는 기업」의 이미지로「포지셔닝」이 된 것이다.

맥도날드의 '스케일 포 굿(Scale for Good) 캠페인'

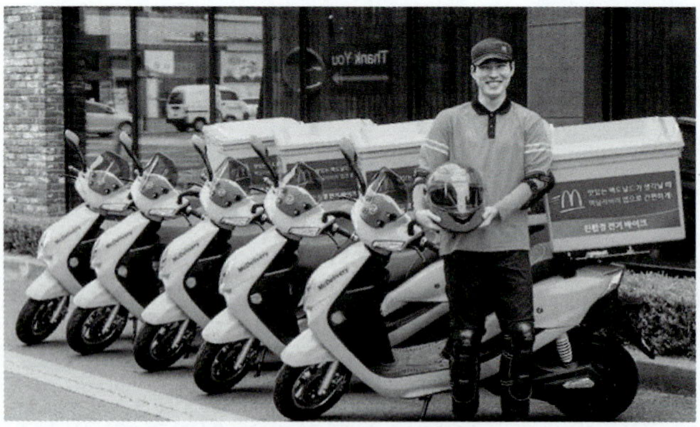

맥도날드는 글로벌 연 매출 210억달러(약 24조5000억원 · 2018년 기준)를 기록한 세계 1위 외식 프랜차이즈 기업이다. 맥도날드는 이에 상응하는 규모의 사회적 책임을 다하기 위해 책임 있는 글로벌 기업으로서 전 세계 환경, 사회문제 해결에 이바지할 수 있는 글로벌 캠페인 '스케일 포 굿(Scale for Good)'을 진행하고 있다.

맥도날드는 글로벌 외식업계 최초로 기후변화에 체계적으로 대응하기 위해 2030년까지 1억5000만t의 온실가스를 줄이겠다는 과학적 감축 목표를 제시했다. 전 세계 맥도날드 매장과 사무실의 온실가스 배출량을 2015년 대비 36% 감축하고, 유통 · 공급 과정에 발생하는 온실가스 배출량을 2015년 대비 31% 감축하겠다는 계획이다.

한국 맥도날드에서는 자사의 배달 주문 서비스인 '맥딜리버리'에서 운영하는 바이크를 무공해 친환경 전기바이크로 100% 교체하겠다는 계획을 발표한 바 있다. 또 레스토랑 내 친환경 고효율 LED 조명 설치, 태양광발전 레스토랑 운영, 폐식용유 바이오디젤을 원료로 제공하는 등 기후변화에 적극적으로 대응하고 있다.

맥도날드는 세계적으로 빠르게 증가하는 커피 수요에 맞춰 세계 최초로 맥카페를 통해 100% 지속 가능한 농산물로 커피를 만들기 위한 계획을 실행하고 있다. 한국 맥도날드 역시 이러한 글로벌 맥도날드 행보에 맞춰 국내 고객에게 제공하는 모든 커피의 원두를 100% 열대우림동맹 인증 친환경 커피 원두만 사용하고 있다.

맥도날드는 또 2025년까지 전 세계 레스토랑에서 제공하는 포장재를 재생 가능하거나 재활용되거나 국제산림관리협의회(FSC)로부터 인증받은 것으로 교체하기로 했으며, 이뿐 아니라 사용된 포장재가 100% 재활용되도록 소재 개발에 나서기로 했다. 한국 맥도날드도 이러한 글로벌 정책에 맞춰 2025년부터 국내에서 사용하는 포장재 50여 종을 국제산림관리협의회 인증을 받은 친환경 제품으로 업그레이드할 예정이다.

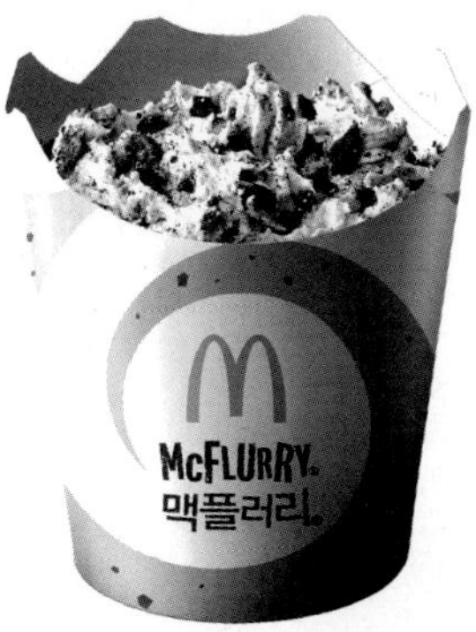

맥도날드는 2019년 5월부터 아이스크림 디저트 제품인 '맥플러리'의 플라스틱 컵 뚜껑을 없애고 종이를 사용한 신규 용기로 교체했다. 그 결과 맥도날드는 플라스틱 없는 '맥플러리' 용기 도입 후 1년간 약 14t 이상의 플라스틱 사용을 줄였다.

'기업이 환경 문제를 중시해야 하는 가장 중요한 이유'는 환경 문제가 쉽게 해결되기 어렵다는 점이다. 환경 문제를 유발하는 주요 원인 중의 하나가 플라스틱인데 영국의 앨런 맥아더 재단의 보고서에 따르면, 매년 바다로 흘러가는 플라스틱의 양이 800만 톤에 달한다. 2050년이 되면 바다에 물고기보다 플라스틱 쓰레기가 더 많을 수도 있다. 플라스틱 조각을 먹이로 착각해서 섭취한 해양 동물들은 배고픔을 느끼지 못해 죽게 된다.

하지만 플라스틱 문제는 해결되기가 어렵다. 플라스틱을 대체할만한 경제적이고 편리한 소재가 없기 때문이다. 그래서 플라스틱의 생산량도 계속 늘어날 수밖에 없고 이로 인한 생태계 파괴와 환경오염 문제도 더 심화될 수밖에 없다. 이미 언론에서는 플라스틱 문제를 자주 다루고 있는데 이런 기사들은 앞으로 더 많아질 것이다. 언론이 관심을 가질수록 소비자들의 관심도 높아지게 되고, 결국 환경 문제에 대한 기업의 기여도가 브랜드와 제품에 대한 소비자의 평가에 중요한 지표가 될 것이다."

그렇다면, 기업이 환경 문제를 어떻게 다뤄야 할까?

"기업이 알아야 할 중요한 점이 있다. 환경 문제에 대한 소비자의 관심이 높아지면 소비자들은 단순히 마케팅 측면에서 환경 문제에 접근하는 기업과 실제로 환경 문제 해결을 위해 노력하는 기업을 구분하기 시작하게 될 것이다.

현재 대부분의 기업은 단발성 이벤트를 통해 자신들에게 '그린' 이미지를 만들려고 한다. 환경 문제에 대한 소비자의 관심도와 이해도가 높아질수록 이런 마케팅 활동은 통하지 않게 된다. 오히려 '그린 워싱'이라는 비난을 받게 될 것이다. 그렇기 때문에 기업은 환경 문제를 마케팅적으로 접근해서는 안 된다.

브랜드 이미지 관리 차원에서 환경 문제를 다루는 것이 아니라 실제로 환경 문제에 기여하고 지구의 지속가능성을 위해 노력해야 한다. 환경 문제 해결을 위해 적극적으로 나서는 것이 앞으로 가장 좋은 경영 전략이라고 생각할 필요가 있다."

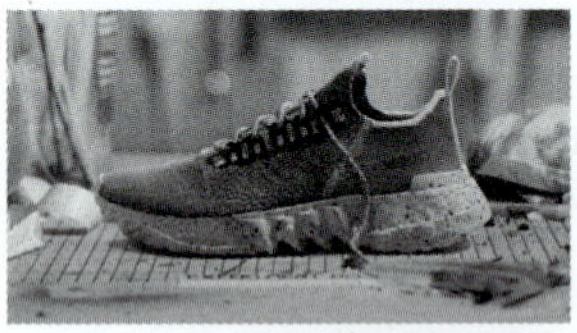
스페이스 히피 운동화

나이키와 같은 세계최고의 다국적 기업들이 앞다퉈가면서 친환경 경영을 실현해 나가고 있다. 나이키가 재활용 소재를 활용해 만든 '스페이스 히피' 운동화이다. 나이키가 다국적기업으로서 성장발전해 나가는 이유이다.

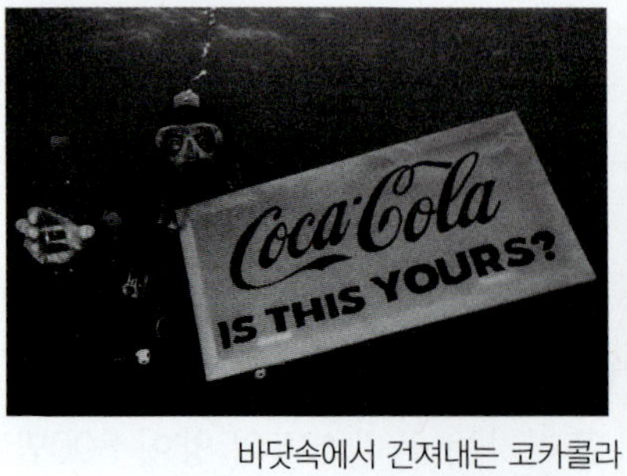

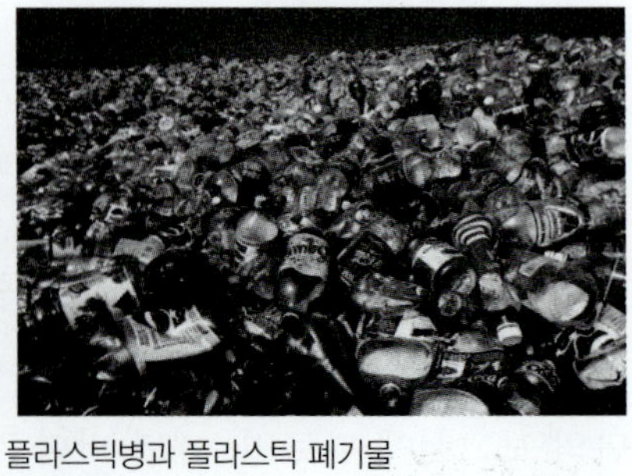
바닷속에서 건져내는 코카콜라 플라스틱병과 플라스틱 폐기물

사회환경변화에 따라 의료제도도 변화한다.

대표적인 사례가 소아과와 산부인과의 경우일 것이다. 출산율이 낮으니 당연히 소아환자와 산부인과 환자가 적어서 폐과를 하는 병원이 늘어났으며, 심지어 소아과의 경우 표방진료과의 명칭마저 바꾸게 되었다. '소아과'가 '소아청소년과'로 바뀌게 되었는데 이렇게 되니 자연스럽게 내과와 마찰을 빚게 되었다. 내과도 각 진료과목이 세분화되면서 환자가 줄어드는데 '소아과'가 '소아청소년과'로 바뀌게 되면 더욱 위축이 될 것이라는 예측하에 반대를 하고 나서게 되었다. 결국 보건복지부가 '소아과'를 살리기 위해 15세까지를 소아과환자로 본다고 하면서 '소아청소년과'로 표방진료과목 명칭변경을 허가해 주었다. 소아과는 내과, 외과, 산부인과와 함께 4대 메이저(major) 기본진료과목으로 전공의를 수련시키는 수련병원 지정에서도 영향을 미쳐 기본4과가 있어야만 레지던트 수련병원으로 지정됐던 규정을 바꿔서 4개과목 중 3개과목으로 조정하였다.

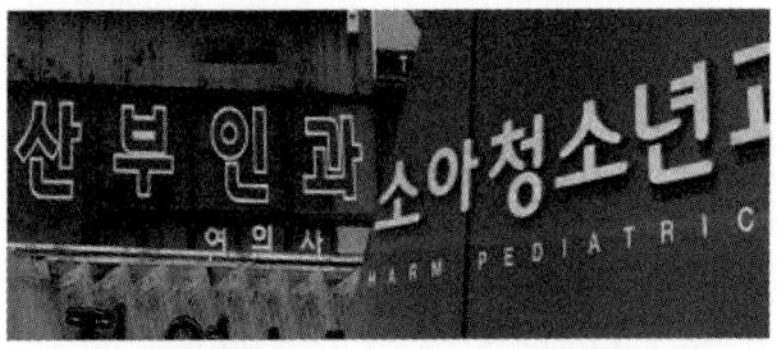

산부인과(사진) 역시 출산율 저하의 사회환경변화를 벗어나지 못하였다.

산부인과 병원하면, 소위 '애를 낳는 것(분만)'을 주 진료로 하는 것이었는데 이젠 산부인과 의원에 가면 외래진료만 한다. 다시말하면, 산부인과 의원에서는 산전진찰은 하지만 분만은 전문병원으로 가든지 아니면 대학병원으로 가야 된다.

정신건강의학과의 경우도 마찬가지이다. 정신과하면 소위 '정신이 이상한 사람들이 가는 곳'이라는 이미지가 강하였다. 그래서 스트레스성의 가벼운 질환에도 정신과를 가지 못하고 병이 중하게 되어 정말 정신이 이상이 와야 가게 되었던 곳이 정신과이다. 그러나 요즘은 어떤가? 그냥 편하게 간다. 남의 눈치를 보지않고 가게 된 것이 바로 사회환경의 변화이다. 표방진료과목이 '정신건강의학과'로 바뀐 영향이 크다고 할 것이다. 예를 들면, 명절증후군이라는 것이 있다. 주부들이 시댁에 가서 밤새 음식하느라, 차례준비하느라 눈코뜰새없이 일하다가 집에 오면 우울증까지 겪는다. 주부와 직장인으로서 집안일과 직장일을 하다보면 스트레스를 받게 마련인데 적절한 치료를 받아오지 못하다가 정신과가 정신건강의학과로 변경되면서 자연스럽게 이런 환자들까지 적절한 진료를 받게 된 것이다. 아예 모 의료기관(사진)은 'healing'이라는 용어까지 사용하며 환자들에게 다가가고 있다. 사회환경변화에 적응하기 위하여 제도가 바뀐 것이며 이는 병원경영환경에도

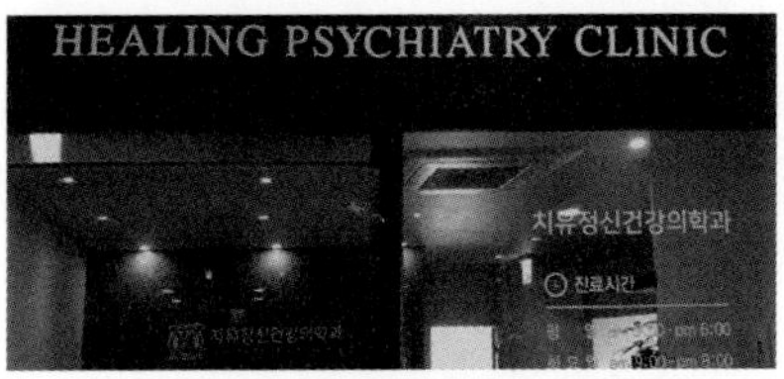

치유정신건강의학과 상호의 클리닉

영향을 미친 것이라 할 수 있다.

제2절 기업환경의 유형

기업환경은 매우 복잡하기 때문에 이를 전형적인 유형으로 구분하는 데에는 여러 학자들의 이견이 있으나 대체적으로 기업에 직접적인 영향을 미치는 직접환경과 간접적으로 영향을 미치는 간접환경으로 크게 구분하고, 기업에 직접적으로 영향을 미치는 환경요인으로는 내부환경요인과 외부환경요인 등 두가지로 구분할 수 있다. 먼저 내부환경으로는 구성원과 경영자, 노동조합, 조직문화 등을 들 수가 있으며, 외부환경요인으로는 소비자, 주주, 경쟁회사, 공급관련업체, 금융기관, 지역사회 등(여기에서 주주를 내부환경으로 보는 견해도 있으나 외부환경으로 보았음)이 있다.

또한, 간접적으로 영향을 미치는 광범위하고 포괄적인 것으로 그 영향의 정도가 장기적 추세로 나타나는 특성이 있는 간접환경은 경제적 환경, 정치 · 법률적 환경, 사회적 · 문화적 환경, 기술적 환경, 윤리적 환경 등이 이에 속한다.

이를 도식화하면, [그림 4-2]와 같이 분류할 수 있다.

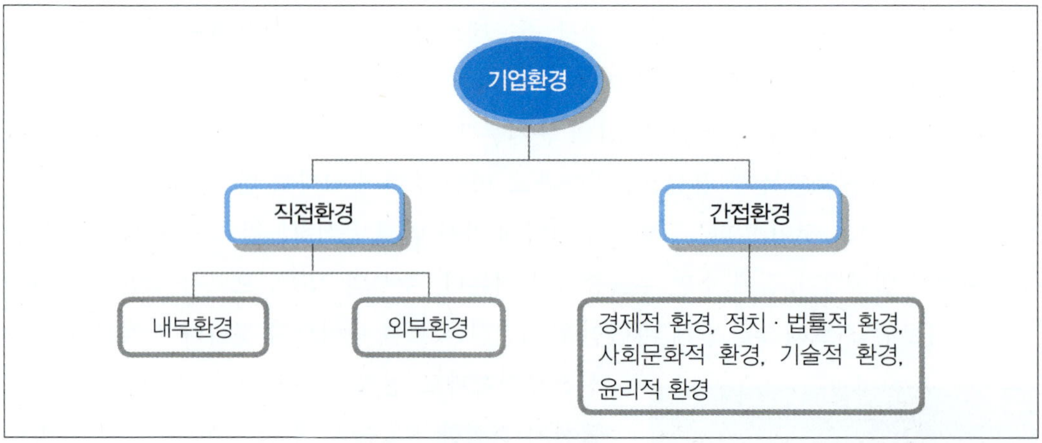

그림 4-2 기업환경

다음에서는 직접환경과 간접환경의 순으로 살펴보기로 한다.

1 직접환경

1) 내부환경 1 - 구성원과 노동조합

기업의 직접환경 중 내부환경에 있어서 '구성원'은 가장 주요한 기업내적인 요인이다. 기업의 핵심 축을 이루고 있는 구성원은 기업에 어떤 영향을 미치는가? 기업과 구성원이 함께 성장하기 위해서는 두 주체가 목표를 공유하는 것이 중요하다. 우리는 이러한 기업과 구성원이 함께 성장하는 사례를 애플에서 보아왔다.

기업인들 중에서 조직의 목표를 구성원과 공유하는 데 매우 열의가 많았던 사람 중 하나는 '스티브 잡스'였다. 특히 자신이 세웠던 회사였던 애플에서 쫓겨나 복귀한 뒤에 잡스는 애플의 정체성을 밝히는 데, 즉 애플이라는 기업의 '가장 개인적인' 이야기를 전달하는 데 많은 힘을 쏟았다. 그렇게 만들어진 브랜드 마케팅이 바로 문법을 파괴하면서 만들었던 'Think different'이다. 다른 방식으로 생각하라는 'Think differently'가 아닌, 다른 것을 생각하라는 'Think different'가 애플이 추구하는 핵심가치라는 것이다.

여러 자리를 통해 잡스가 제시한 애플의 목표는 '혼을 빼놓을 만큼 훌륭한(insanely great) 제품을 만듦으로써 사람들의 삶의 방식(lifestyle)을 바꾸어 우주에 흔적을 남기는 것(put a ding in the universe)'으로 요약된다. 잡스는 무례하고 독선적인 사람이었지만 애플의 목표에 공감하는 사람들은 기꺼이 애플의 목표에 '동참'하였고, 결국 '스마트폰이라는 세상에 없었던 제품'을 내놓으면서 사람들의 삶의 방식을 영구히 바꾸어 놓았다. MS창시자인 빌게이츠는 스티브잡스를 이렇게 표현했다. "스티브(잡스)는 직원들에게 마법주문을 거는 듯 했습니다. 사람들은 최면에 걸렸고 그 때문에 더 헌신적이고 오랜 시간까지 일을 했던 것 같아요."

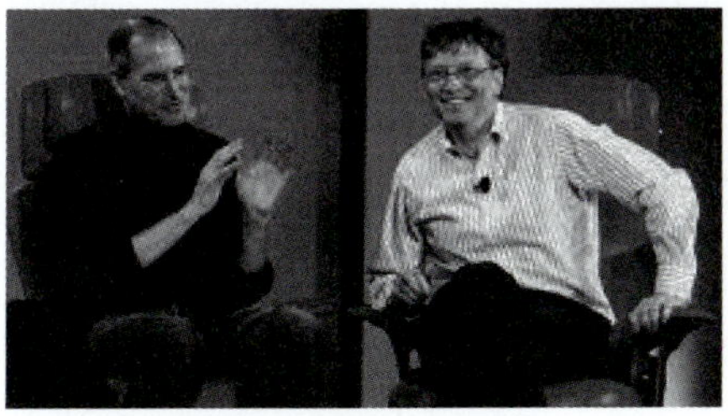
스티브잡스와 빌게이츠

구성원은 생산의 한 메커니즘을 구성하고 있기 때문에 구성원의 역량과 경쟁력이 곧 기업의 역량이 되고 경쟁력과 직결된다. 그렇기 때문에 기업은 생산성을 높이기 위해서 구성원들의 행동이 공동의 목표를 향하여 이루어지도록 힘을 부여하고 촉진하고, 움직이고, 지도하는 내적 상태를 유지하도록 우리사주제도를 만들고 성과급을 부여하고 최고의 복지혜택을 주는가 하면 역량강화를 위한 교육훈련을 시키기도 한다. 그렇게 함으로써 기업과 구성원이 함께 원하는 방향으로 성장할 수 있는 것이다.

노동조합(Union)은 기업내의 구성원 중에서 일부 노동자들이 주체가 되어 임금, 근로시간, 노동조건 등과 같은 여러 가지 문제와 관련하여 경영자 층과 교섭하여 노동자들의 경제적 지위를 보다 더 강력하게 유지하기 위하여 조직된 단체를 말한다. 노동자는 노동조합을 통해서 경영자와 교섭함으로써 보다 더 효과적이고 조속한 교섭을 하고 계약을 체결할 수 있는 것이다. 이와 같이 구성원은 생산투입요소로서의 가치를 가지고 있는 반면, 노동조합을 결성하여 생산요소와는 전혀 다르게 기업에 영향을 미치게 한다. 그러나 노동조합의 조합원들도 기업의 구성원으로서 자신이 속한 기업의 성장과 발전을 위하여 공동으로 노력해야 하는 관계에 있음을 인식시키는 관리를 해야 하며 기업과 사회환경과 상생해야 하는 구성원임을 알아야 한다.

2) 내부환경 2 - 경영자(Chief Executive Officer, CEO)

경영자라 하면, 기업의 목적달성을 위해서 경영활동을 계획 · 지휘 · 조정하는 기업의 관리주체라고 할 수 있다. 한 나라의 경제성장과 발전은 기업의 경영 성과에 의존되고 또 기업의 성장 · 발전은 경영자의 능력에 크게 의존하고 있다. 앞서 말한 스티브잡스나 빌게이츠와 같은 천재들이 만들어낸 기업들이 이를 말한다.

오늘날 기업의 규모가 대규모화하여 그 영향력이 증대됨에 따라 경영자의 창의적 노력과 사회적 책임의 성실한 수행에 깊은 관심을 가지게 되었다. 기업에서 운영에 필요한 자본은 소유자가 출연하고 경영자는 그들의 위임을 받아 경영목적을 효율적으로 달성하기 위한 경영관리활동을 담당하고 있다. 또한, 근로자는 경영자의 지휘 · 감독에 따라 경영목적의 달성에 필요한 실제적 경영업무를 수행하고 있다. 그러므로 경영자가 담당하는 경영관리직능은 기업자본을 출자하여 기업을 소유 · 지배하는 기업가의 출자직능과 다르고 또 작업활동을 수행하는 근로자의 작업직능과도 구별되는 것이다. 이와 같이 현대적 기업에서는 출자직능 · 관리직능 · 작업직능은 출자자 · 경영자 · 근로자에 의해 분담되고 있으며 이들 직능이 상호 유기적 결합체로서 경영이 이루어지고 있다. 따라서 기업의 성장 · 발전은 물론이고 그 나라의 경제발전이 경영자의 역량과 활동에 의존한다는 것은 지나친 말이 아니다. 오늘날 기업의 경영자를 전문경영자라고 한다. 이 전문경영자가 현대 기업의 경영관리직능을 전담하는 핵심적 경영의 주체로 등장하게 된 것은 종래의 기업가와 구별되는 특성을 갖는 존재로서 전문경영자를 요구하는 기업체제의 발전이 있었기 때문이다. 즉 기업체제의 대규모화와 이에 따른 경영활동의 복잡성은 오늘의 전문경영자를 등장시킨 경제적 기반이었다.

우리나라의 기업 중 최초로 전문경영인 제도를 실시한 곳은 유한양행으로, 창업주인 유일한 박사가 전무에게 경영권을 이양하면서 시작했다. 두 번째는 풀무원이 전문경영인에게 경영권을 이양하였다. 하지만 한국의 기업환경에서는 주로 기업의 창업주나 그 가족, 오너가 직접 경영을 맡는 식의 상속과 세습이 이뤄지는 문화라 CEO 제도가 보편화되진 않았다. 기업 환경이 개선되고 전문 경영 능력이 필요해지면서 점차 CEO 제도가 점차적으로 자리잡고 있기는 하다. 현대적 전문경영자에게는 그 어느 때보다도 사회적 책임의 성실한 수행을 요구하고 있다. 따라서 전문경영자는 현대적 기업의 성격을 올바르게 이해하고 창의적이고 혁신적인 노력으로 최대한의 경영성과를 실현하여야 한다. 뿐만 아니라 어떠한 노력이 기업과 경제와 인류에 이바지할 수 있는가를 언제나 생각하는 경영자가 되어야 한다. 즉, 건전한 경영이념과 경영철학을 가져야 한다.

3) 내부환경 3 - 조직문화(Organizational Culture)

조직문화는 조직행동에서 주요하게 다루고 있는 개념으로 개인과 집단, 그리고 조직의 태도와 행동에 영향을 주는 공유된 가치와 규범, 사고방식을 의미한다. 그러나 학자마다 조직문화의 정의에 대한 견해가 조금씩 다르게 정의되고 있다.

G.R.Jones의 경우, '조직문화를 조직 내의 개인과 집단이 상호작용하고 고객, 공급자 등 조직 외부의 사람들과 상호작용하는 방법을 통제하는 일련의 비공식적 가치, 규범 및 신념이다'고 정의했으며, William Ouchi는 「Z이론」을 주창한 학자로 '조직의 전통과 분위기로서 조직의 가치관, 신조 및 행동패턴을 규정하는 기준이다'고 보았다. 신유근 교수는 '조직문화란 개인의 개성처럼 다른 조직과는 구별되는 개별조직 고유의 독특성이다. 이 독특성을 설명하는 가장 핵심적인 구성요소는 구성원들의 가치의식(선호하는 가치, 태도, 신념, 경영철학, 기업정신 등)과 행동방식(행동성향으로서 업무수행 방식, 대인관계 방식, 욕구표출 방식 등)으로 집약할 수 있다'고 하였다. 이러한 조직문화는 조직구성원들의 과업수행과정에 '절대적'으로 영향을 미치고 있다. 이 때문에 기업의 경영자들은 구성원들이 바람직한 형태의 조직문화가 형성될 수 있도록 많은 관심을 기울이고 있다. 다음에서는 'GS칼텍스미디어허브'에서 발췌한 '성공적인 조직문화를 안착시킨 기업들'에 관하여 살펴보기로 한다.

사람들은 '일하고 싶은 즐거운 회사' 하면 아무래도 세계적인 기업들을 먼저 떠올리곤 합니다. 막연하게 복지가 좋다든지 평등한 조직구조를 가지고 있다는 선입견만으로는 앞서가는 글로벌기업들의 정확한 실체를 알기 어렵다. 과연 성공한 글로벌기업들은 어떤 조직문화를 가지고 있는지, 어떻게 임직원들의 능률을 향상시켜 조직을 사랑하게 만들었는지 그 원동력은 무엇인가?

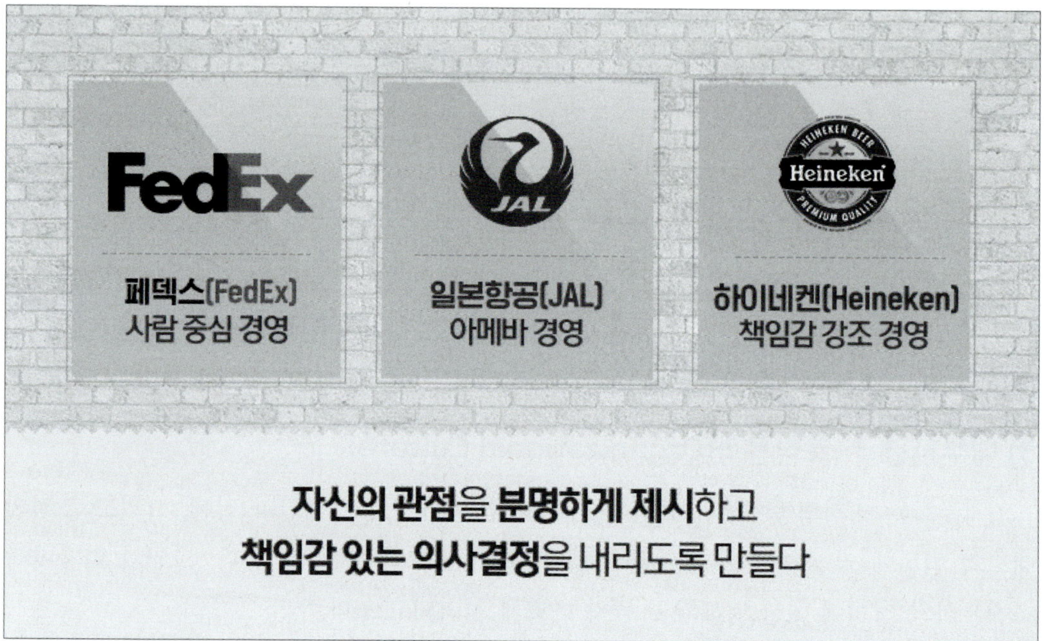

■ **페덱스(FedEx)**

페덱스의 설립자 프레드릭 스미스 회장은 늘 페덱스 비즈니스 성공의 중심에는 세계 곳곳에서 근무하고 있는 직원들이 있다고 말합니다. 페덱스는 '모든 직원이 비전을 공유하기 전에는 초우량 기업이 될 수 없다'는 경영철학을 가지고 있습니다.

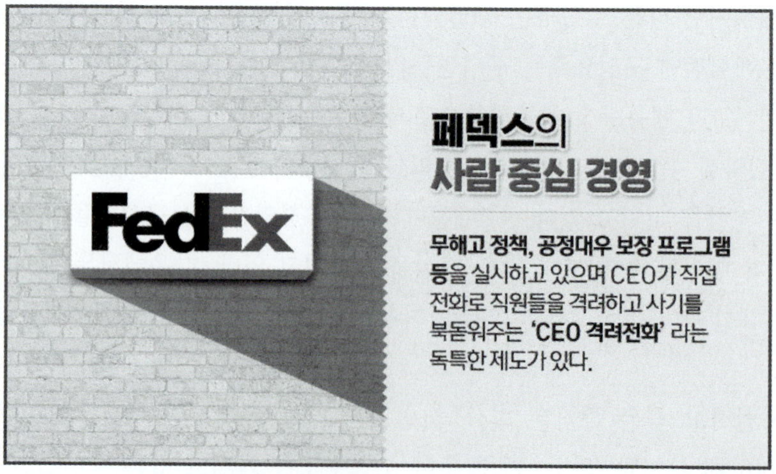

■ **일본항공(JAL)**

일본항공을 위기에서 살린 이나모리 가즈오 회장의 '아메바 경영'은 한 때 전세계적으로 주목을 받았습니다.

모든 사원이 경영에 참여하고 있다는 의식을 가지게 만들어, 경영자의 시각으로 업무를 바라볼 수 있도록 만드는 것이 가장 큰 목적인데요. 아메바 경영은 작은 조직 단위로 문제점을 파악하고 결과도 빠르게 산출되기 때문에 발 빠른 대응이 가능한 장점을 가지고 있습니다.

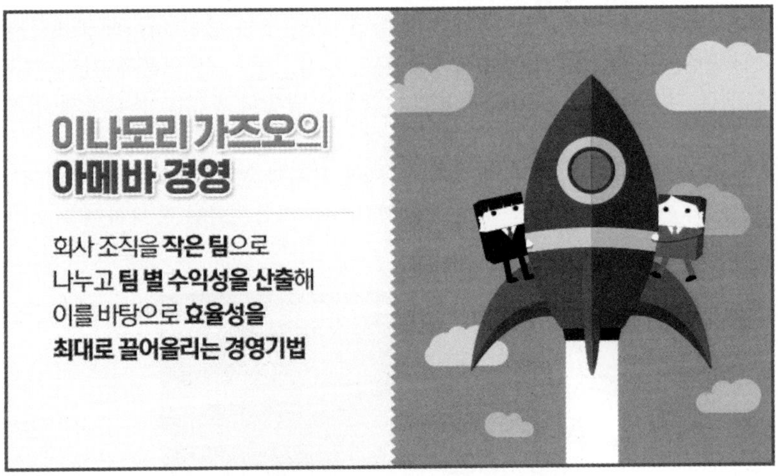
이나모리 가즈오의
아메바 경영
회사 조직을 작은 팀으로
나누고 팀 별 수익성을 산출해
이를 바탕으로 효율성을
최대로 끌어올리는 경영기법

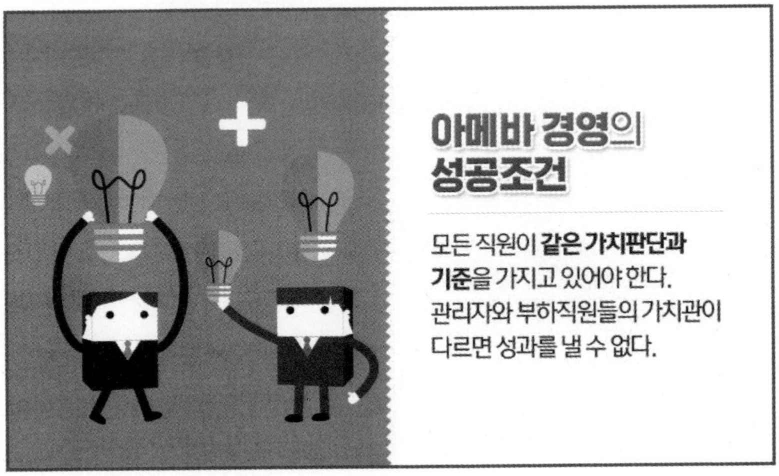
아메바 경영의
성공조건
모든 직원이 같은 가치판단과
기준을 가지고 있어야 한다.
관리자와 부하직원들의 가치관이
다르면 성과를 낼 수 없다.

■ **하이네켄(Heineken)**

‘책임감 있는 음주문화 캠페인(E.H.R: Enjoy Heineken Responsibly)’은 하이네켄이 세계적 기업으로써의 역할에 충실하고자 책임감 있는 음주 문화를 정착시키겠다는 목표를 가지고 시작한 글로벌 캠페인입니다. 이러한 기업의 의사를 더욱 강하게 표현하기 위해 하이네켄은 직원채용 또한 ‘책임감’이라는 연장선상에서 진행하여 화제를 끌었습니다.

2013년 하이네켄이 유튜브 등을 통해 선보인 ‘후보자(The Candidate)’라는 인기영상은 하이네켄에 지원한 1천700여 명의 지원자 중 직원을 선발하는 과정을 담고 있습니다. 일반적으로 채용 면접 시 지원자들의 장 · 단점, 지원이유, 경력 등을 묻는 것과 달리 하이네켄에서는 면접관이 면접 도중 쓰러지는 상황, 건물 옥상에서 벌어지는 자살소동 등을 연출해 지원자들의 책임감, 소신, 용감성 등을 테스트했습니다. 결국 돌발상황들에 당황하지 않고 용감하게 대처한 지원자가 인터넷 투표에서 가장 많은 표를 받아 최종 합격하게 되었습니다.

사람의 인성을 중시하고 책임감을 강조하는 회사의 가치관을 인재채용에서부터 적용하여, 직원들에게 브랜드의 가치관을 체화시키고, 대외적으로도 기업문화를 홍보하여 독특한 하이네켄만의 조직문화를 보여주었습니다.

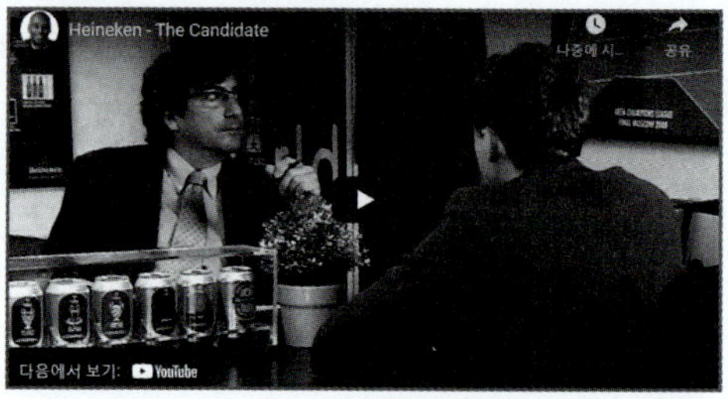

4) 열린 커뮤니케이션 문화를 가진 기업들

사우스웨스트항공
(Southwest Airlines)
가족 정신

인텔
(intel)
평등 문화

솔직하고 자유로운 조직 분위기를 만들고,
격의 없는 소통과 공감을 통해 **조직 내 통합을** 이루다

■ **사우스웨스트항공(Southwest Airlines)**

'우리의 사람들은 우리의 가장 크고 유일한 힘이자 지속적인 경쟁우위 요소이다'(Our people are our single greatest strength and most enduring longterm competitive advantage). 이 문구는 사우스웨스트항공 홈페이지에 써놓은 개리켈리 CEO의 인사말입니다.

사우스웨스트항공이 업계 후발주자임에도 시장에서 자신만의 독자적인 위치를 확보하고 소비자들에게 기존 항공사와는 다른 차별적인 성공사례로 꼽힌 이면에는 이러한 사우스웨스트의 '가족정신'이 기반이 되었습니다.

회사가 직원들을 종업원이 아닌 가족으로 대하기 때문에 직원들 간에는 강한 신뢰가 존재하며, 이를 바탕으로 매우 활발한 의사소통과 정보공유가 일어난다고 합니다. '가족정신'이 깊어질수록 사우스웨스트라는 이름에 먹칠하지 않아야 한다는 임직원들의 진실된 마음은 강해졌으며, 자연스럽게 생산성도 높아졌습니다. 누군가에게는 단순히 일터의 의미만이 있을 수 있는 '회사'라는 이름 아래, 단단하게 뭉쳐져 있는 사우스웨스트의 가족들은 오늘날 많은 기업들에게 큰 울림을 줍니다.

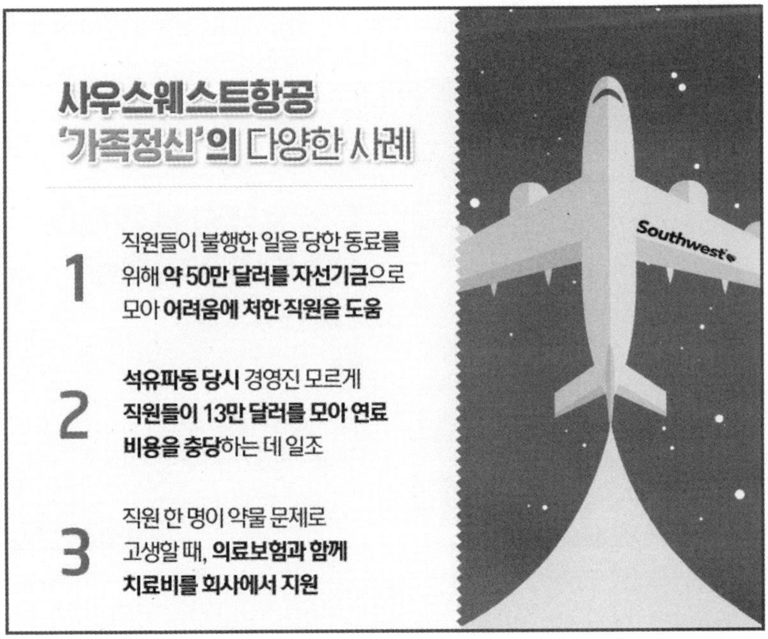
사우스웨스트항공
'가족정신'의 다양한 사례
1
직원들이 불행한 일을 당한 동료를
위해 약 50만 달러를 자선기금으로
모아 어려움에 처한 직원을 도움
2
석유파동 당시 경영진 모르게
직원들이 13만 달러를 모아 연료
비용을 충당하는 데 일조
3
직원 한 명이 약물 문제로
고생할 때, 의료보험과 함께
치료비를 회사에서 지원
Southwest

■ **인텔(intel)**

인텔을 대표하는 기업 문화는 '평등'입니다. 이 평등문화는 임원에서부터 말단 직원까지 차별을 두지 않고 이어져왔습니다. 과거 인텔의 최고경영자였던 앤디 그로브는 전용주차장이 없어 주차를 하기 위해 회사를 몇 번이나 돌기도 했는데요. 1997년 앤디 그로브가 『타임』이 선정한 올해의 인물에 뽑힌 날, 인텔의 직원들이 그를 위해 주차구역 하나를 선물해 주었다는 유명한 일화가 있습니다.

인텔이 평등문화를 강조하는 이유는 차별과 특혜가 직원들의 창의력을 떨어뜨린다고 생각했기 때문입니다. 이러한 평등문화 속에서 직원들간의 자유로운 생각과 의견교환이 중요하게 여겨졌는데요. 인텔은 새로운 개선점을 제안하는 과정에서도 직원들이 기존방식의 문제점들을 냉정하게 비판하길 원했습니다. 이러한 인텔의 기업문화로 인해 기술개발의 방향을 정할 때면 직원들 각자가 소신대로 의견을 내놓았고 격의 없는 논쟁의 분위기가 형성되었습니다. 이런 인텔의 조직문화는 수많은 IT 기업들에게도 영향을 끼쳤는데요. 특히 스티브 잡스의 애플(Apple)은 인텔의 평등문화를 그대로 받아들인 회사로 유명합니다.

성공한 기업들은 회사와 직원들이 같은 목표를 가지고 함께 유기적으로 움직인다는 공통점이 있습니다. 직원들이 각자 맡고 있는 업무에 몰입할 수 있는 책임감과 유연한 조직문화가 갖춰져야만 어떠한 위기에도 선제적으로 대응할 수 있는 강한 조직을 만들어갈 수 있을 것입니다.

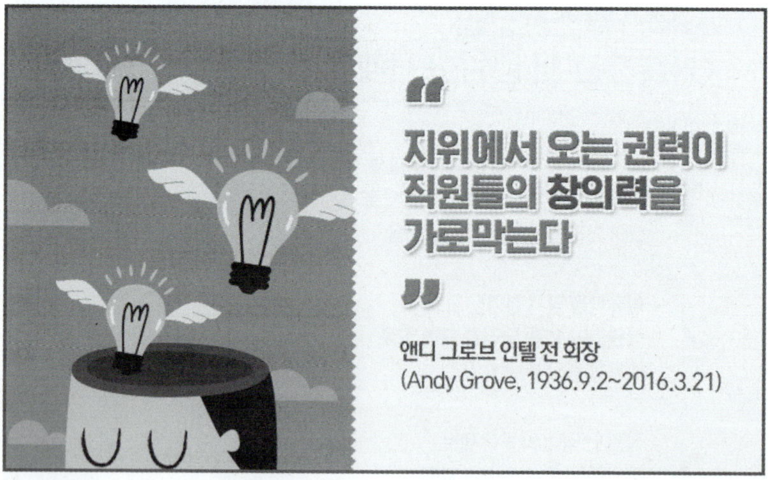
"
지위에서 오는 권력이
직원들의 창의력을
가로막는다
"
앤디 그로브 인텔 전 회장
(Andy Grove, 1936.9.2~2016.3.21)

지금까지 'GS칼텍스미디어허브'에서 발췌한 '성공적인 조직문화를 안착시킨 기업들'에 관하여 살펴본 바와 같이 성공한 기업들은 조직문화에서도 뭔가 다른 느낌의 강한 매력을 느낀다. 과연 우리나라 대기업들 같으면 최고경영자가 자기 주차구역하나 없이 몇 번씩이나 주차장을 돌면서 파킹을 하겠는가? 그들은 일반적인 좋은 기업, 성공한 기업으로 남지 않고 위대한 기업, 인류가 남긴 자산의 영역으로 들어가기 위하여 도전하고 있는 것이다.

2 외부환경

직접환경에서 외부환경은 주주, 소비자, 금융당국, 지역사회 등을 들수가 있는데 이들을 차례로 살펴보기로 한다.

1) 외부환경 1 - 주주(shareholder, stockholder)

원래 직접환경 중 내부환경으로 보는 견해도 있는데 본서에서는 직접환경 중에서 외부환경으로 보았다. 주주란 주식회사의 주식을 보유한 개인 또는 법인을 말한다. 현대사회에서 주식회사는 소유와 경영이 분리되어 운영된다. 일정 이상의 규모를 갖는 회사는 일반적으로 한사람이 그 자금을 모두 댈 수 없으므로, 여러 사람들의 자금을 모아서 투자하되 각자가 투자한 비율 만큼 그 회사를 소유한다는 개념으로 주식회사라는 것이 생겨났다. 자본주의 사회에서 어떠한 자산을 소유한다는 것은 그에 대한 증서를 필요로 하는데 그 증서가 주식이고, 그것을 소유하고 있는 자가 주주인 것이다. 물론 단 한주만을 가져도 주주임은 맞으나 많은 주식을 가진 자가 그 회사에 큰 영향력을 행사할 수 있을 것이다. 이와 같이 많은 주식을 소유한 주주를 대주주라 부른다. 반면, 많은 돈을 납입하고 주식을 산 사람은 회사가 잘못될 경우 주식의 가치 하락으로 그만큼 큰 손해를 입게 되기 때문에 전문경영자가 기업의 소유주인 주주들을 위하여 경영을 하도록 압력을 행사하거나 감시하게 된다. 전문경영자가 역량이 부족하거나 주주의 이익에 반하는 경영을 할 경우 주주총회에서 교체되기도 한다.

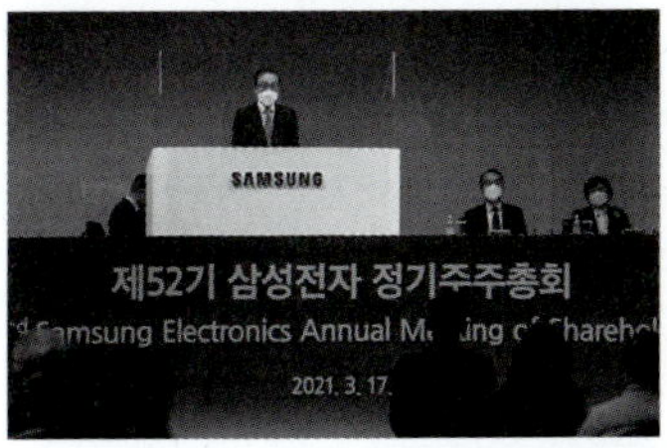

주식회사 삼성전자의 정기주주총회 모습

특히, 외국인 주주들이 많아진 현대사회에서는 기업들에게 선진화된 투명한 경영을 하도록 요구하는 등 글로벌 스탠드를 요구하고 있어 기업경영에 많은 영향력을 미치고 있는 실정이다.

이러한 주주들은 개인, 기관, 외국인 등 세가지로 크게 구분할 수 있는데, 개인은 일반인들이 주식을 매매하는 경우를 말하고, 기관은 개인을 제외한 금융기관, 국가, 지자체 등을 일컬어 기관투자자라고 한다. 기관투자자는 연기금과 같이 풍부한 자금을 바탕으로 하고 있기 때문에 운용자금이 막대하여 증시에서 시세를 좌우하는 주체로 평가받는다. 외국인은 주로 외국계 증권회사를 생각하면 되는데 모건스탠리, 메릴린치, HSBC 등 외국계 증권회사와 엘리엇 등 헤지펀드에서 투자를 하는 경우 외국인 투자로 포함된다. 외국인 투자자 역시 기관투자로 이루어져 있으므로 기관투자자와 함께 주식시세를 좌우하는 주체로 평가받고 있다. 이와 같은 개인, 기관, 외국인 투자자들이 주식을 매입하고 투명한 재무제표와 경영에 대한 글로벌스탠드를 요구하고 있어 기업들은 경영활동에 직접적인 영향을 받고 있는 것이다.

2) 외부환경 2 - 소비자(consumer, customers)

주주와 함께 기업이 가장 신경을 많이 쓰는 집단이 소비자이다. 고객이 있어야 기업이 존재하는 것이므로 소비자가 최우선적 환경요인이라고 할 수 있다. 소비자기본법 제2조(정의)에 의하면 "소비자"라 함은 사업자가 제공하는 물품 또는 용역을 소비생활을 위하여 사용하는 자 또는 생산활동을 위하여 사용하는 자로 정의하고 있다. 영리조직이든 비영리조직이든 소비자가 없으면 존재가치가 없다. 그래서 Ritz-Carlton 호텔의 설립자인 세사르 리츠(Cesar Ritz)가 말한 "손님(고객)은 왕이다(der Kunde ist König)"라는 표현이 적합한 용어라고 생각된다.

'손님은 절대 틀리는 법이 없다(le client n'a jamais tort)'를 말하기도 했는데 이는 고객을 최우선시 하는 경영방식을 최초로 도입한 사람이기도 하다. 그 후 20세기 초반 「해리 고든 셀프리지」(Harry Gordon Selfridge), 「존 워너메이커」(John Wanamaker) 그리고 「마샬 필드」(Marshall Field) 등 성공한 백화점 경영자들이 고객 만족을 위해 '고객은 언제나 옳다(the customer is always right)'라는 슬로건을 사용하였고, 그 계기로 이 문장이 널리 알려지게 되었다. 우리나라에서는 계속해서 진화하고 있는 고객CS의 마지막 단계인 고객감동(Customer Surprise)이란 용어가 나왔고, 일본에선 '손님은 신이다(お客様は神様です)'라는 슬로건까지 등장했다. 이와 같이 소비자(고객)는 기업환경에 직접적인 영향을 미치는 부분이기 때문에 기업환경의 중요한 요인이다.

또한, 컨슈머리즘(consumerism)을 눈여겨 볼 필요가 있다. 이는 일반 생활자로서의 소비자 입장이 사회경제상 중심이 된다는 이념이 구체화된 생활자운동이라고 할 수 있다. 이는 종전의 소비자운동(consumer movement)과는 성격이 조금 다르다. 소비자운동은 일반인이 생활의 수단으로서 상품을 구매 사용소비하는 입장에서 본 구매자, 사용자로서의 소비자의 이익을 옹호하기 위해 기업활동을 비판하거나 이에 저항하는 운동을 뜻하였기 때문이다.

이에 대해 환경호르몬 적출 장난감 적발, 구매차량의 결함을 적발, 농약잔류 식품 및 오폐수 무단방류 등과 같은 유해상품의 제조중단 및 공해제거 등을 요구하는 것은 종래의 소비자운동과는 달리 생활자운동의 사례라고 할 수 있는데 왜냐하면 이는 그들의 생활을

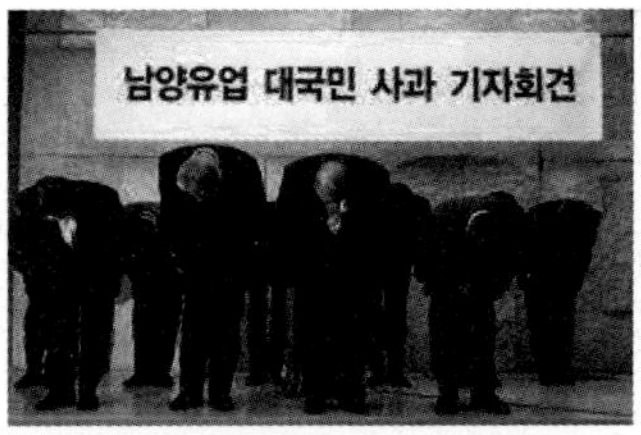

남양유업의 대국민사과기자회견에서 고개 숙여 사과하는 임원진

위협하는 것이기 때문이다. 특히 코로나 시대와 같이 SNS가 발달된 시기에는 불매운동은 기업의 흥망을 결정하는 컨슈머리즘이 된다. 실제로 남양유업의 사건이 예로 될 수 있다. 남양유업은 코로나시대에 자사제품인 불가리스 제품의 코로나19 억제 효과 발표로 인해 소비자 혼동을 주었기 때문이다. 이로 인해 남양유업은 식품표시광고법 위반 혐의로 행정처분 및 고발조치가 되었으며 소비자들의 불매운동을 넘지 못하고 최종 매각처리 되었다. 우유업계의 2위를 고수해온 남양유업의 매각은 소비자들의 기업에 대한 영향력이 높아졌다는 반증이기도 하다. 그만큼 소비자의 위상이 높아졌다는 것이다.

오늘날 기업들이 대량생산이 가능해지고 기업간 경쟁이 심화되면서 시장의 구조가 공급자 시장에서 소비자 시장으로 바뀌었는데 공급자 시장 즉, 판매자시장은 수요가 공급보다 많은 시장으로서 '만들면 팔린다'는 시대는 가격을 올려도 수요가 줄지 않는 가격의 완전 비탄력성을 갖는 공급자 우위의 시장을 말한다. 소비자 시장인 구매자 시장은 대량생산체제와 경쟁의 심화에 따른 결과로 나타난다. 이러한 시장은 소비자우위의 시장이라고 한다. 중요한 사실은 기업은 고객의 욕구가 무엇인지를 얼마나 알고 있는가?하는 것이다. 이에 대한 극명한 대비를 보여주는 두 사례가 그 중요성을 뒷받침한다. 까르푸와 이케아 이야기다. 1996년 까르푸는 막강한 자본력을 기반으로 한국에 진출하면서도 현지조사라고는 거의 하지 않았다. 게다가 사장을 비롯한 대부분의 임원들 그리고, 점장들까지도 대부분 프랑스인들이 맡았다. 이를 보면 한국까르푸는 현지 고객의 특수한 성향을 너무 간과하고 그들 나름의 욕구(Needs)를 파악해 보아야겠다는 의도가 처음부터 없었던 것으로 보인다. 세계 2위의 유통업체라는 자신의 위상을 과신한 것일까? 쉬 납득이 가지 않는 믿을 수 없는 일이지만 엄연한 사실이다. 결국 까르푸는 현지와 동떨어진 본사의 전략만을 고수하다가 2006년에 이랜드 그룹에 넘기면서 철수하였다.

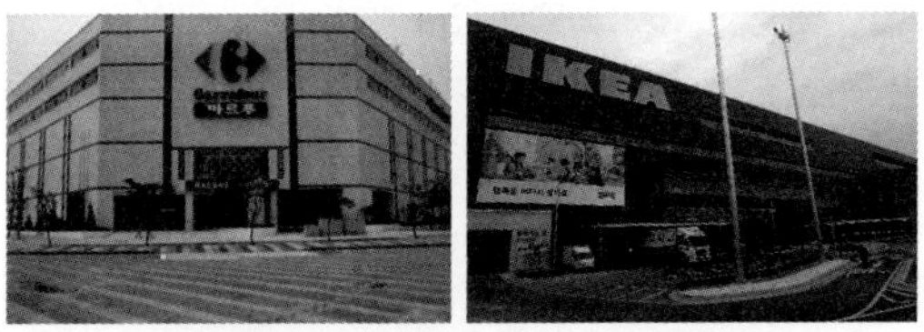

까르프 한국 부천점과 이케아 광명점

반면, 이케아는 2014년 한국에 들어오기 2년여 전부터 아파트, 오피스텔, 연립주택 등 주거형태별로, 그리고 싱글, 신혼부부, 초등생 하나를 둔 3인 가족, 자녀를 모두 출가시킨 노부부 등 다양한 가족 구성 유형별로 패널을 구성해 의견을 듣는가 하면, 1천여 차례의 전화 설문을 거쳐 예상고객들의

생각에 귀 기울임으로써 다채로운 한국의 주거 트렌드와 가구에 대한 주부들의 Needs를 정확히 읽어냈다. 이케아는 한국 고객의 입장에서 자신의 제품과 서비스를 본 것이다. 그 결과 이케아는 이미 둥지를 틀고 있던 기존의 토종 가구업체들을 딛고 한국 시장진입에 성공했고, 지금도 발전하고 있다.

코로나19가 유행하기 직전 해인 2019년은 물론 팬데믹 첫해인 2020년만 해도 요양기관의 폐업은 개업보다 낮았다. 하지만 2021년도 병원과 요양병원이 최근 3년간 폐업이 개업을 앞지른 최초의 요양기관이 되면서 그 기록을 깼다. 2021년 개업 대비 폐업비율을 살펴보면 병원이 221%로 가장 높다.

이는 병원 10곳이 개업할 때 22.1곳이 폐업했다는 의미로, 해당 수치가 100%를 초과할 시 개업보다 폐업이 많은 것으로 해석할 수 있다.

표 4-1 최근 3년(2019~2021년) 요양기관 개 · 폐업 현황

구분		1분기(1~3월)		2분기(4~6월)		3분기(7~9월)		4분기(10~12월)		합계(1~4분기)		개업 대비 폐업 비율
		개업	폐업	개업	폐업	개업	폐업	개업	폐업	개업	폐업	
2021년	종합병원	2	2	0	0	2	2	2	1	6	5	83%
	병원	28	49	22	94	26	36	16	24	92	203	221%
	요양병원	14	22	21	14	24	21	13	16	72	73	101%
	의원	579	293	530	311	503	235	443	257	1612	839	52%
	합계	623	366	573	419	555	294	474	298	1782	1120	63%

구분		1분기(1~3월)		2분기(4~6월)		3분기(7~9월)		4분기(10~12월)		합계(1~4분기)		개업 대비 폐업 비율
		개업	폐업	개업	폐업	개업	폐업	개업	폐업	개업	폐업	
2020년	종합병원	4	4	4	1	3	2	3	3	14	10	71%
	병원	36	23	37	23	31	20	22	23	127	89	70%
	요양병원	28	26	18	15	24	21	13	15	87	77	89%
	의원	590	380	499	279	492	290	411	256	1985	1205	61%
	합계	656	433	558	318	550	333	449	297	2213	1381	62%

구분		1분기(1~3월)		2분기(4~6월)		3분기(7~9월)		4분기(10~12월)		합계(1~4분기)		개업 대비 폐업 비율
		개업	폐업	개업	폐업	개업	폐업	개업	폐업	개업	폐업	
2019년	종합병원	4	4	4	3	3	1	3	1	14	9	64%
	병원	36	27	32	21	30	24	21	18	119	90	76%
	요양병원	28	18	29	21	39	19	24	27	120	85	71%
	의원	590	317	615	334	479	230	361	225	2045	1106	54%
	합계	658	366	680	379	551	274	409	271	2298	1290	56%

※ 개업 대비 폐업 비율은 소수점 첫번째 자리에서 반올림

실제로 병원의 개업 대비 폐업비율은 2019년 76%에서 2020년 70%로 소폭 하락했지만, 2021년 들어 221%로 급증했다.

이는 다른 요양기관들과 비교해 유독 눈에 띄는 수치다.

최근 3년간 개 · 폐업 수를 보면 코로나19를 기점으로 대부분의 요양기관 개업이 확연히 줄었다. 단, 폐업의 경우 일부 요양기관(요양병원, 병원 등)에서 2020년 잠시 하락했다가 코로나19 2년 차인 2021년에 요양병원을 제외하고 모두 폭발적으로 늘었다.

이는 코로나19 등으로 인해 개업을 꺼리면서 상대적으로 폐업이 두드러졌고, 결국 개업 대비 폐업비율이 더욱 부각된 결과로 이어졌다고 볼 수 있다.

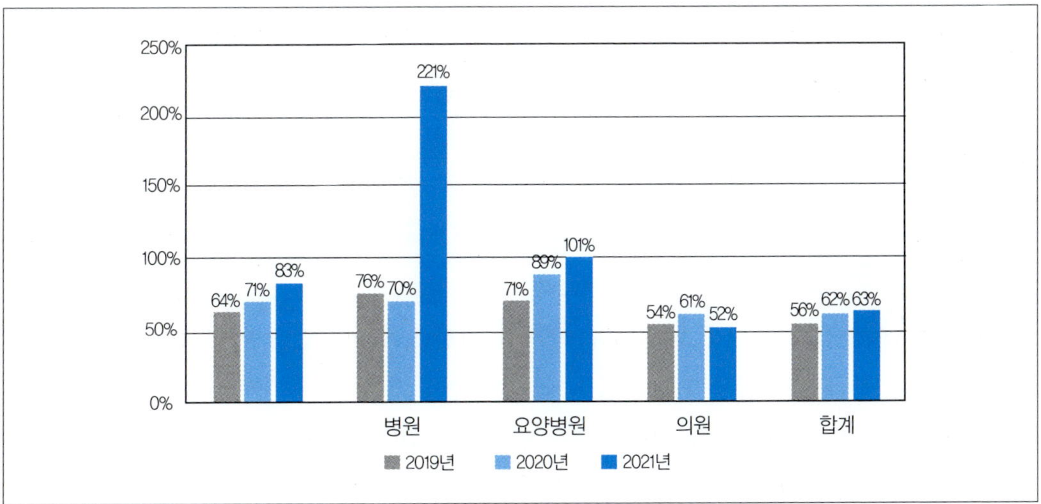

그림 4-3 최근 3년 요양기관 개업 대비 폐업 비율(%)

여기에서 중요하게 대두되는 것이 고객만족경영이다. 병원도 경영을 해야 존재한다는 것을 인식하는 시기가 된 것이다. 요즈음 병원을 방문하는 고객들은 차별적인 서비스를 요구하고 있다. "친절하고 충분하게 설명해 주고" "이를 신속하고" "아프지 않게" 그리고 "쾌적하게" 등의 요구가 부쩍늘었다. 의료소비자들은 더 이상 의사(병원)중심의 기술적인 의료행위만을 원하지 않는다. 고객은 더 이상 의사를 "질병에 무지한 나를 치료해주는 유식하고 권위있는 사람"으로 여기지 않는다. 고객은 의사를 "치료를 위해 내가 고용한 전문가"라는 "당당한 고객의 입장"에서 바라본다. 이러한 시각은 의료업이 서비스업종인 만큼 당연한 것이다. 이러한 시대의 변화는 아직은 미흡한 단계이지만 진료과정에 환자를 참여시키는 등 병원의 적극적인 변화를 가져오게 된 요인이다.

2020년 의대 정원 확대 등 정부의 의료정책에 반대하는 의료계가 총파업에 나서자 '파업중인 병원의 불매 운동'이 벌어져 눈길을 끌고 있다. 온라인 상에는 "파업병원 가지 않습니다"라는 슬로건을 내건 '보이콧 하스피털(BOYCOTT HOSPITAL)'이라는 사이트가 등장했다. 홈페이지 운영자는 "절박한 환자들을 볼모로 진료를 거부하는 무책임하고 이기적인 의사들을 절대로 용납해선 안 된다"며 "댓글로 파업한 병원을 제보해달라"고 밝혔다. 병원 불매 운동 홈페이지는 지난해 일본 제품 불매 운동이 벌어졌을 때 등장한 '노노재팬' 사이트와 유사하다.

보이콧트하스피털 로고

당시 노노재팬에서는 일본 제품 명단과 이를 대체할 제품 정보를 공유해 화제를 모았다. '보이콧 하스피털' 사이트 로고도 일본 제품 불매 운동 로고 'NO 재팬'과 흡사하다. 'NO'라고 적힌 문구에서 일장기를 표현한 빨간 동그라미 안에 하트 모양을 넣어 심장을 표현했다. 의료기관도 이제는 소비자들로부터 불매 운동의 대상이 될 수도 있음을 인식하여야 한다.

3) 외부환경 3 – 경쟁기업

21세기 초에 한국의 휴대용 디지털 음악기기 시장을 휘어잡았던 아이리버 MP3P를 예로 살펴보자. 공급자의 협상력은 부품 공급자의 협상력이며, 구매자의 협상력은 소비자 집단의 협상력이다. 비슷한 품질의 상품을 판매하는 회사가 많이 있었고, MP3P는 필수품이 아니었으므로, 소비자 집단의 협상력은 강했다고 볼 수 있다. 반면 이윤폭은 컸을 것이니 이는 소비자 집단의 협상력을 약화시키는 요인이 된다. 대체재는 사양길에 접어든 워크맨과 휴대용 CDP들이다. 휴대용 CDP의 일부 품목은 MP3P의 기능을 지원했지만 크게 위협적이었다고 볼 수는 없다. 기존 사업자의 위협은 컸다. 삼성전자 YEPP이나 소니는 기업 규모의 면에서 아이리버에 비해 턱없이 강력한 경쟁자들이었다. 그러나 정작 타격을 입은 건 신규 진입자의 위협 때문이었다. 아이리버의 산업 분석은 휴대폰이 디지털 음악 재생 기능이 추가되는 것을 예상하지 못했고, 이에 제대로 대응할 수 없었다. 거기다 이 취약점을 일찍 포착하고 진입장벽을 성공적으로 건설했더라도 미래의 아이팟에 의해 어차피 망했을 것이다.

위의 사례에서 보듯이 기업경영에 있어서 아무리 막강한 선두기업이라 하더라도 경영환경과 경쟁기업에 효과적으로 대응하지 못하면 경쟁에서 낙오할 수 밖에 없다. 왜냐하면, 경쟁기업은 동일하거나 유사한 제품 또는 서비스를 동일한 계층의 소비자에게 제공하기 때문이다. 그렇기 때문에 소비자와 함께 외부환경을 구성하는 중요한 요인이 되는 것이다. 특정 산업 내에서 경쟁기업에 대한 경영전략을 수립하기 위해서는 「마이클 포터」(Michael E Porter)의 'Competitive Strategy'에서 산업구조분석을 하는 기법을 처음으로 제시했는데 마이클 포터는 특정 산업의 경쟁강도는 우연의 산물이 아닌, 아래의 5가지 요인을 통해 결정된다고 보았다. '이와 같은 요인들이 모여서 그 산업의 경쟁강도를 결정하고, 이를 통해 잠재적인 수익성이 산출된다'고 하였다.

(1) 새로운 진입기업의 위협
(2) 대체재의 위협
(3) 구매자의 교섭력
(4) 공급자의 교섭력
(5) 기존 기업 간의 경쟁

어떤 기업이 최선의 전략을 갖췄다고 하는 말은 곧 그 기업이 직면한 특수한 주변 환경들을 잘 반영한 자기들만의 구조를 갖추는 것이라 말할 수 있다. 여기서 주변 환경이라 함은 위에서 언급한 5가지 요인 정도가 해당되지만, 산업 내에서 경쟁 기업들을 이기기 위해서는 내적인 일관성을 지니는 총체적 원가전략, 차별화, 집중화의 본원적 전략 또한 필요하다. 3가지 본원적 전략 중 어느 하나라도 제대로 구축하지 못한 기업들은 전략적 상황에서 많이 불리한 입장에 놓이게 되며 수익성이 낮게 되기 때문에 근원적인 의사결정을 해야 하며, 전사적인 측면에서 지속적인 노력을 할 때 이런 상황을 벗어 날 수 있다고 보았다. 본원적 전략은 병원들의 경영전략에도 이미 유용하게 접목되고 있다. 향후 미래시대에는 경쟁기업의 경쟁강도가 어느때 보다도 더 강력할 것으로 예측되므로 기업에서는 이를 감안하여 외부환경의 변화에 대한 철저한 전략을 수립하여야 할 것이다.

4) 외부환경 4 - 공급자

기업의 입장에서 보면, 경영활동을 위한 인적자원과 물적자원의 조달은 중요한 요소이다. 우수한 인재를 발탁하고, 우수한 품질의 부품을 조달하여 자사제품의 경쟁력을 높이는 것이 곧 경영성과를 높이는 것이다. 기업의 환경측면에서 보면, 기업들의 시장이 글로벌화되면서 글로벌 마케팅, 소싱, 제조, 지역별 특성화 및 전 세계 제품 전략 수립이 필요로 했으며 '무한 경쟁 시대'에 따라 고품질, 저가격, 적기 납기의 중요성이 증대되고 공급사슬의 60~70% 부가가치가 제조 이외의 부분에서 발생하므로 전체 라인의 관리가 필요로 하게 되었다. 그래서 대두된 것이 공급망관리 즉, 공급체인관리(supply chain management, SCM)이다. 공급망 관리가 등장하게 된 것은 패러다임의 변화도 한 몫을 하는데 제품생산 중심의 사고에서 부품의 조달, 제품 유통의 중요성이 인식되었고 과거에는 부분 최적화가 중시되었지만 현재는 전체 최적화가 중시되었다. 또한 개별기업의 경쟁력이 중시되었던 사회가 협력업체와의 경쟁력 및 긴밀한 협조가 필요로 한 사회로 바뀌게 된 것이 공급망 관리의 등장 배경이라고 볼 수 있다. 공급체인관리(SCM)를 잘하는 기업들은 핵심 가치가 무엇인지에 대한 이해가 분명하다. 또 이에 따라 해야 할 일은 무엇인지 정확히 이해하고 있다.

예를 들면, 현대자동차의 경우 현대자동차는 완성차 회사라고 한다. 현대자동차에서 완성차를 만들게 되면 판매를 위해 운송회사가 필요하다. 그래서 운송회사의 관리가 필요하며, 완성차를 만들기 위해서는 또한 수많은 부품업체의 협력이 필요하다. 이와 같이 운송회사의 안정을 위하여 현대글로비스를 운영하고 통합하게 되었는데 이를 전방적 통합이라 하며 우수한 부품조달을 위하여 현대모비스를 통합하여 운영하게 되었는데 이를 후방적 통합이라고 한다.

의료기관의 사례를 보면, 예를 들면 서울대학교병원의 경우 오늘날의 서울대학교병원이 있기까지는 전 · 후방산업의 협력이 필요했다. 인력조달에서는 우수한 의료진의 배출을 하는 학교와 수련병원이 있었으며, 첨단 의료장비를 생산해내는 기업과 제약회사 그리고 환자들이 의료전달체계를 통하여 이송되고 후송되는 시스템이 갖추어져 있었기 때문에 가능한 것이다. 예를 들어 환자가 이송되어 오는 과정만 해도 다양하다. 서울대학교병원이 상급종합병원이기 때문에 응급환자가 아닌 대부분의 환자들은 1단계에서 진료 후 외래로 오거나 아니면 응급실로 내원하게 된다. 여기에서 서울대학교병원은 1단계 의료기관들을 진료협력병원이나 자매병원 또는 수련병원의 자병원(모병원은 서울대학교병원임)으로 지정하여 관리하고 있다. 이러한 협력병원지정시 서울대학교의 교육수련팀에서는 기준을 정해서 지정을 하게 되는데, 적정진료를 위하여 의료진의 교육까지 시키고 있다. 이렇게 서울대학교에서 진료를 받은 환자는 수술이 종료된 후 즉시 협력병원으로 후송되며 차기 진료시 까지 해당 협력병원의 의료기관이 환자를 캐어하고 있다가 재진일에 맞추어 환자를 데려온다. 예를 들어 서울대학교병원을 중심으로 환자를 이송하고 후송하는 의료기관들이 협력체계를 이루어 상호 기능을 수행하면서 진료 측면과 경영적인 측면에서도 상호「윈윈(WinWin)」하고 있는 것이다. 서울대학교병원 입장에서는 중증인 환자들이 대기하고 있으므로 수술이 종료된 환자를 계속 케어(care)할 수 없기 때문에 협력병원들과 상호협력하게 되는데 이러한 사례역시 공급망관리의 하나로 볼 수 있다.

5) 외부환경 5 - 금융기관

기업은 조직과 돈으로 운영된다. 돈은 즉, 자금은 인체로 말하면 혈액을 말한다. 혈액이 인체 곳곳에 잘 순환이 되어야 움직이듯이 기업에서도 자금은 생명이다. 대차대조표를 보면 자산은 부채와 자본으로 구성되어 있다. 자산을 구성하고 있는 자본과 부채는 타인자본과 자기자본이라고 한다. 어느 기업이든 자기자본만으로 운영하는 기업은 없다. 자기자본으로 운영하면 경영에 도움이 되기는 하지만 자기자본의 규모가 제한적이기 때문에 타인자본을 이용하지 않을 수 없다. 금융기관은 경영환경요인으로 볼 때 기업에 투입되는 물적자본인 자금을 공급하는 공급자의 관계로 볼 수 있다. 기업이 자본시장에서 회사채를 발행하여 자금을 조달할 때에는 증권회사의 도움을 받아 조달하기도 하며, 주식을 발행하여 자금을 조달하기도 한다. 이러한 자금조달의 원천인 배경에는 금융기관이 있는데 기업의 신용도와 재무건전성이 낮아지게 되면 금융기관은 대출한 자금을 회수하게 되고 이에 따라 기업은 존폐의 위기에 놓이게 되는 경우가 많다. 따라서 기업과 금융기관은 상호 긴밀한 관계에 있다고 할 것이다. 기업은 기업의 신뢰도나 재무건정성을 평가하여 대출규모와 대출이자율을 결정하기 때문에 기업들은 이부분에 대해 많은 심혈을 기울이고 있다. 이 부분은 재무관리에서 다루기로 한다.

의료기관의 예를 보면, 대부분의 의료기관은 매월 환자를 진료한 후 진료비(보험자부담금)를 건강보험심사평가원에 청구한다. 그러면 국민건강보험공단은 심사를 위탁한 건강보험심사평가원에서 심사결과로 결정된 진료비를 해당 의료기관에 지급하게 되는데 환자를 진료한 후 1개월에서 2개월이 되어서야 진료비를 받게 된다. 따라서 의료기관의 입장에서는 금융기관과 상호면밀한 관계가 되도록하여 자금공백이 발생하지 않도록 해야 한다. 매월 진료한 진료비에 의거해서 직원들 급여를 주고 약품구입비, 의료장비 구입비, 진료재료 소모품, 환자식사를 위한 부식비 등을 정산해야 하는 의료기관의 행정 관리자는 소위 '피를 말리는 상황'이 한 두번이 아니다. 이러한 의료기관의 자금관리 속성에 의하여 의료산업의 후방산업에 속하는 제약회사, 의료장비회사 등에 지급되는 외상매입금 지급이 몇 개월씩 후불로 되어 있다.

3 간접환경

기업의 환경은 기업이 내부 및 외부에 있어서 경영활동에 영향을 미치는 모든 영역이라고 할 수 있다. 기업과 관련을 가지고 있는 어떠한 형태의 사회문화적, 정치법률적, 경제적 생활의 모든 영역이 기업환경인 것이며 구성요인이다. 간접적 환경은 기업의 경영환경 구조상 외곽에 존재하는 영역으로 경영자가 쉽게 통제할 수 없는 환경요인이기 때문에 기업의 입장에서는 외부환경에 발 빠르게 대응해야 하는 특성을 가지고 있다. 왜냐하면 외부환경의 변화에 적절하게 대응하지 못하면 심각한 상황에 직면할 수 있기 때문이다. 여기에서는 기업의 간접환경으로서 경제적 환경과, 정치 · 법률적 환경, 사회 · 문화적 환경, 기술적 환경 및 사회적 책임에 관하여 설명하도록 한다.

1) 간접환경 1 - 경제적 환경

경제적 환경이란, 기업의 경영활동에 직접적인 영향을 미치는 경제시스템 전체를 말한다. 기업의 활동은 첫째, 주주 및 채권자 둘째, 재화 및 서비스의 제공자 셋째, 종업원 넷째, 고객 등 이해관계자와의 관계에서 상호작용하는 경영행위로서 이해될 수 있다. 이와 같이 기업을 둘러싸고 있는 이해관계자 집단은 금융시장, 판매와 구매시장, 노동시장을 각각 대표하고 있으며, 기업의 입장에서 볼 때 이들은 경제적 환경을 구성하고 있는 것이다.

이와 같이 자본주의 경제체제하에서는 경제적 환경의 중심은 시장이라고 할 수 있다. 따라서 시장을 중심으로 경제가 이루어지고 있는지의 여부 즉, 한 국가의 경제체제가 자본주의 시스템인지 아니면 사회주의 시스템인지의 여부는 기업의 경영활동에 매우 중요한 요인이 된다. 왜냐하면 정부가 기업에 대한 간섭의 정도에 따라 다르기 때문이다. 자본주의 시스템에서는 사회주의 계획경제보다 기업활동이 상대적으로 자유롭기 때문에 경영의 효율성이 높다고 할 수 있다.

국제통화기금 기준 (2021년 추정치)			
순위	국가/지역	GDP (US$million)	비고
-	세계	93,863,851	
1	미국	22,675,271	
-	유럽연합	17,127,535	[1]
2	중국	16,642,318	
3	일본	5,378,136	
4	독일	4,319,286	
5	영국	3,124,650	
6	인도	3,049,704	
7	프랑스	2,938,271	
8	이탈리아	2,106,287	
9	캐나다	1,883,487	
10	**대한민국**	**1,806,707**	
11	러시아	1,710,734	
12	호주	1,617,543	
13	브라질	1,491,772	
14	스페인	1,461,552	
15	멕시코	1,192,480	
16	인도네시아	1,158,783	
17	네덜란드	1,012,598	
18	스위스	824,734	
19	사우디아라비아	804,921	
20	터키	794,530	
[21위 ~ 100위]			

그림 4-4 국제통화기금 기준

또한, 어떠한 산업구조를 가지고 있는가 그리고 정부가 어떠한 경제운용계획을 가지고 있는지 국민경제규모는 어느 정도인지 인구규모는 어느 정도인지 등이 기업의 경제적 환경에 중요한 영향을 미치고 있다.

예를 들면, 국민경제규모가 어느 정도인지의 여부는 중요한 경제적 환경요인이 된다. 국민경제규모가 클수록 잠재적인 잠재적 수요가 많기 때문에 기업환경이 양호하다고 할 수 있다. 이러한 국민경제규모는 각 단위 제품의 시장크기에도 영향을 미친다. [그림 4-4]에서 보듯이 세계경제규모에서 약 24%를 차지하는 미국이 왜 세계에서 1위국가인지가 명확하게 알 수 있다. 유럽국가를 다합한 유럽연합보다도 높다. 우리나라가 세계 10위권으로서 약 2%를 점유하고 있음에도 비교할 수 없는 규모이다. 인구의 규모 역시 1억명은 되어야 내수가 경제를 뒷받침하기 때문에 우리나라의 경우 경제성장의 한계가 있을 수밖에 없다.

국가에서 운영하는 경제운용계획은 기업에 막대한 영향을 미치게 되는데 우리나라는 1961년 이후 종합경제재건계획안인 국가경제개발 5개년계획으로 공산품 수출지향의 노선을 선택하여 1962년 1월 13일 《제1차 경제개발 5개년 계획》을 발표했다. 이후 1962년에 시작되어 1997년 폐지될 때까지 총 7회의 경제개발 5개년 계획이 단행되었는데 이는 우리나라가 오늘날 세계경제 10위권에 들어가는 경제대국으로 성장하게 된 배경이 되었다. 이러한 경제시스템, 국민경제규모, 산업구조와 경제운영계획 등은 기업의 경제환경에 많은 영향을 미치게 된다.

2) 간접환경 2 – 정치·법률적 환경

기업환경 중에서 경제적 환경을 외부에서 둘러 싸고 있는 환경요인이 정치 · 법률적 환경이다. 정치적 및 법률적 환경은 법, 규정, 정부부처의 관료, 국회의원과 같은 정치인들의 철학, 태도 및 행동을 말하는데 이와 같은 정치적 및 법적 환경은 사회적 요구와 신념에 따라 변화한다. 많은 지역사회에 있어서 공장들이 공해규제기준에 미달하여 문을 닫게 되자 공기 및 수질오염에 대한 강력한 통제를 완화하게 된 배경이 그것이다.

정부는 기업과 개인생활의 모든 현상에 실질적인 영향을 미치고 있다. 기업에 대하여 살펴보면, 다음과 같은 역할을 수행하고 있다.

첫째, 정부는 기업활동을 촉진한다. 정부는 경제확장과 발전의 자극, 중소기업에 대한 자금의 지원, 특정상황에서 조세혜택의 제공, 연구개발의 지원 등을 통하여 기업활동을 촉진하고 있다.

둘째, 정부는 기업활동을 제약하고 규제한다. 모든 경영자는 여러 가지 법률과 규정 등의 테두리 안에 놓여있는데 어떤 것은 종업원, 소비자 및 지역사회를 보호하기 위한 것으로 인식되어 진다. 그 외에 기업내에 있는 경영자와 규성원의 태도를 규제하기 위하여 마련된 것이다. 경영자가 법률이나 규정을 고려하지 않고 할 수 있는 일은 거의 없다고 하여도 과언이 아니다. 따라서 경영자들은 그들의 행동에 적용되는 법적 제약 및 요구사항을 알고 있어야 한다.

이와 같이 정부는 기업에 대해서 투자가로서 또는 고객의 입장에 놓이기도 하는데 법률적 측면에서 위반행위를 규제하는 규제자로 행동하기도 하나 대체적으로 기업활동의 행정지도자로서 기업발전을 위한 환경을 만들어 준다.

특히, 오늘날과 같이 복잡한 사회현상에서 기업 활동이 국민생활에 미치는 영향력이 더욱 증대됨에 따라 국가는 기업조직의 활동을 더욱 규제하거나 개입하게 되며, 한편으로는 지원활동도 병행하게 된다. 기업과 연관된 각종 법률이 기업의 활동에 직접영향을 주지만 정치 및 법적 환경의 핵심은 역시 정부라고 볼 수 있다.

이상과 같이 기업과 경영자는 사회적 압력에 대응해야 할 뿐만 아니라 법적, 정치적 압력을 예측하고 대안을 마련해야 한다는 어려움이 갈수록 커지고 있다.

3) 간접환경 3 – 사회·문화적 환경

기업환경 중에서 경제적 환경과 정치 · 법률적 환경 속에서의 기업을 하나의 커다란 시스템으로서 지속케 하고 있는 것이 사회 · 문화적 환경으로 기업이 하나의 사회구성체로서 속해 있는 한 국가의 국민적인 영역에 있어서의 일체의 환경을 의미한다. 즉, 사회문화적 환경은 사회를 구성하고 있는 개인의 행동에 영향을 미치는 집단이나 문화, 가치관, 전통 내지 습관 등과 같은 사회적 제도나 태도 등을 말한다. 구체적으로 그것은 대중적 집단

여론이나 기업 이미지를 형성시키는 바탕이 된다. 그리고 문화적 환경은 인간이 사회의 구성원으로서 이룩한 지식, 기술, 신념, 예술, 도덕 기타 관습 및 법률 등 인간환경의 모든면을 뜻하며 서서히 변화를 일으키는 것이 그 특색이다. 이와 같은 사회적 문화적 환경은 기업의 영속성의 존재로서 지역주민으로 대표되기 때문에 기업이나 경영자는 그들의 의사결정에 있어서 사회적 태도, 신념 및 가치 등을 고려하지 않으면 안된다.

이러한 의미에서 애플이 정한 '시장은 선점하는 것이 아니라 리드하는 것이다'라는 슬로건이 깊이 각인된다. 유모차의 변천과정을 보면 의미가 있다.

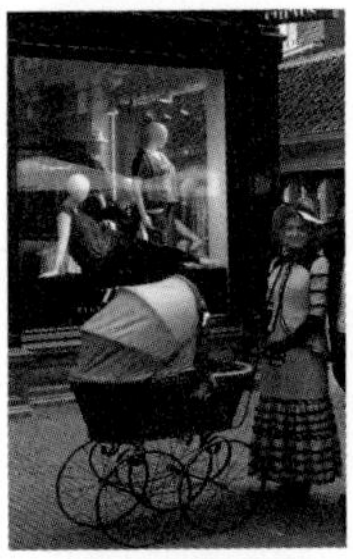

초기의 유모차

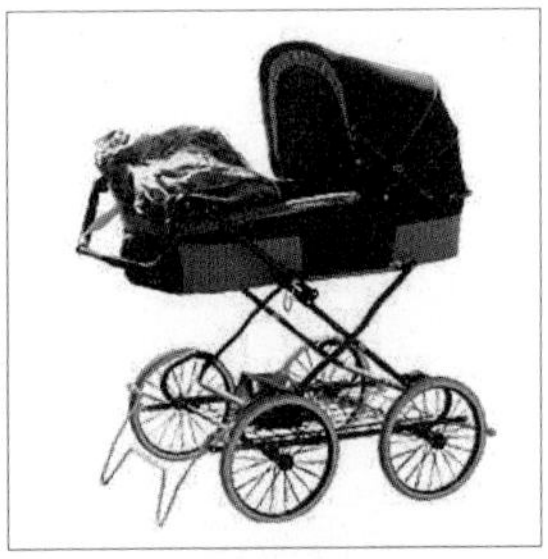

젖을 먹일 수 있도록 고안된 유모차

「윌리엄 켄트」가 1733년에 초기의 유모차를 개발해냈다. 그는 영국의 농장 건축가였는데 어린이가 앉을 수 있도록 바퀴 위에 조개 모양의 바구니를 만들었다. 잘 꾸며진 이 유모차로 염소나 조그마한 조랑말이 끌고 다니게 할 작정이었다. 「벤저민 포터 크랜들」(Benjamin Potter Crandall)은 1830년대 미국에서 "미국에서 제조된 최초의 유아차"라는 광고로 이 유아차를 판매하였다. 1840년에 이르러 유모차는 매우 유명해졌다. 빅토리아 여왕은 히칭스 유아용품점에서 유모차 세 개를 구입하였다.

1889년에 「윌리엄 리처드슨」은 최초의 뒤집을 수 있는 유모차에 대한 개념의 특허를 냈다. 포장이 달린 요람이 설계되었다. 또, 그는 유모차에 구조적 변화를 주었다. 당시만 해도 축이 각 바퀴마다 따로 움직이게 하지는 못했다. 「리처드슨」의 설계는 이러한 움직임을 허용하여 유모차의 조정의 용이성을 높였다.

1920년대 들어 유모차는 더 큰 바퀴, 브레이크, 더 깊숙한 공간에 더 낮고 견고한 틀과 같은 새로운 특징이 나타나기 시작했다

1965년에 항공 기술자 오언 매클래런은 그의 딸과 함께 영국에서 미국으로 여행할 때 유모차가 무거웠던 데 대해 불만을 가졌다. 맥클라렌은 그가 지닌 비행기 지식을 이용하여 알루미늄 틀로 된 유모차를 설계하였으며 최초의 우산형 유모차를 만들어냈다. 그 뒤 맥클라렌(Maclaren)을 설립하여 그의 새로운 디자인을 제조하여 판매하기 시작했다.

1980년대에 유모차 산업이 더 안전한 구조, 더 나은 접근성 등의 새로운 기능과 더불어 발달하기 시작하였다. 오늘날에는 젖을 먹일 수 있도록 디자인해서 출시되기도 하였다.

4) 간접환경 4 - 기술적 환경

기술적 환경이란 기업에 영향을 미치는 한 나라 또는 산업의 기술수준 내지 상태를 말한다. 기술이란 일정한 목적을 달성하기 위한 수단으로서 실제문제의 해결에 과학적 지식을 응용한 것인데, 어떤 일을 어떻게 하는가 하는 방법에 관한 모든 지식을 말한다. 따라서 이는 언제나 새로운 지식을 특정의 목적달성과 관련하여 활용하는 데 관심을 두는 것이다. 그러므로 기술의 수준이 높으면 특정의 목적을 보다 능률적으로 달성할 수 있게 된다.

기술적 환경변화의 아이콘은 스마트폰이라고 할 수 있다. 스마트폰은 기술적 환경변화에 따른 변화의 중심에 있다. 스마트폰 하나에 전화기, 텔레비전, 카메라, 게임, 쇼핑, 영화, 음악 등 모든 것이 들어있기 때문이다.

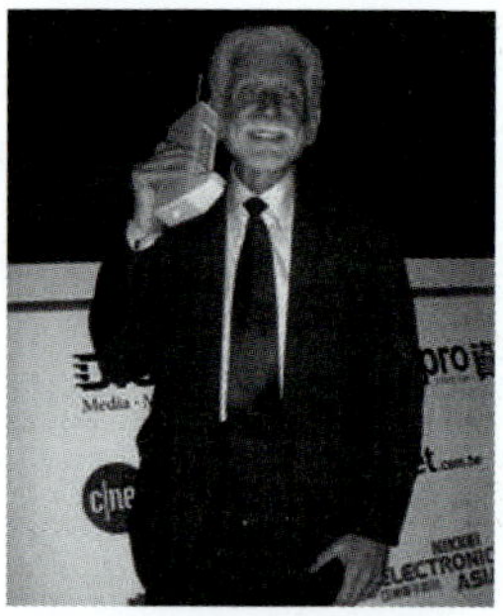

최초의 휴대전화 발명가 마틴 쿠퍼

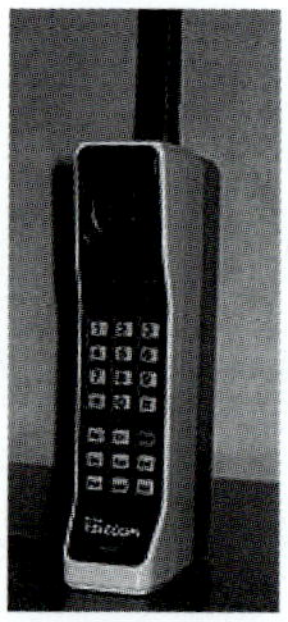

최초의 휴대전화 모토로라 DynaTAC 8000X

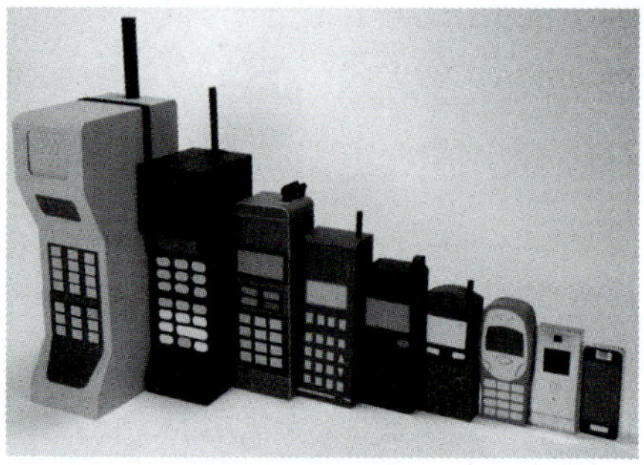

휴대폰의 진화

이 스마트폰의 원조격인 세계 최초의 휴대 전화는 1973년 모토로라에서 근무를 하던 마틴 쿠퍼 박사와 그의 연구팀이 개발하였으며, 당시 무게는 약 850.5그램이었다. 원천 기술은 벨 연구소의 조엘 엥겔이 가지고 있었으며 벨 연구소는 1946년 개발한 셀룰러 텔레커뮤니케이션 서비스를 경찰에 제공하였다. 지금 현재의 스마트폰은 5세대로 불린다.

2007년 1월 9일, 애플의 최고경영자였던 스티브 잡스는 샌프란시스코에서 열린 맥월드의 연단에 섰다. 여느 때처럼 검은색 티셔츠와 청바지 차림인 그는 바지 주머니에서 사각형의 조그만 전자기기를 꺼내 들면서 이렇게 말했다. "오늘은 제가 2년 반 동안 기대해 오던 날입니다. 때때로 모든 것을 바꿔버리는 혁명적인 제품이 나오죠." 그 제품은 바로 아이폰이었다. 그해 6월 29일에 일반인을 대상으로 출시됐고, 한국에서는 KT를 통해 2009년에 선보였다. 혁명적인 제품이라는 「스티브 잡스」의 말은 결코 과장이 아니었다. 이 조그만 기계는 정말 세상을 바꿔버렸다. 스마트폰 이전에도 인터넷 등장으로 이미 세상이 바뀌기 시작했었다. 하나로통신이 1999년 4월 1일 세계 최초로 초고속인터넷 서비스를 시작한 이래 불과 3년 만에 국내 초고속인터넷망 가입자가 1천만 명을 돌파했다. 이것만으로도 음반시장 붕괴, 비디오와 만화대여점 고사, 게임리그 출현, 미니홈피 유행, 인터넷 카페를 통한 팬덤의 진화 등 많은 일들이 벌어졌다. 아이폰으로 촉발된 스마트폰 혁명은 초고속인터넷망에서 한 걸음 더 나아가 언제 어디에서나 인터넷에 접속할 수 있게 했다. 마침 하드웨어 기술도 발달해 조그만 스마트폰이 노트북급 성능을 자랑하게 됐고, 배터리와 메모리가 대용량화 됐으며, 고화질 디스플레이가 등장했다. 한 마디로 말해 멀티미디어 컴퓨터를 들고 다니게 된 것이다. 초고속망으로 책상 앞에서 인터넷에 접속하게 된 것만으로도 이미 엄청난 변화가 있었는데, '휴대용 멀티미디어 컴퓨터를 통한 상시접속'은 그야말로 핵폭탄급 위력의 대격변을 초래했다.

스마트폰 등장으로 인해 사라진 물건과 기업들은 하나 둘이 아니다. 지금도 일상생활, 비즈니스, 오락에서 필수 기능들을 흡수하면서 기존 산업의 근간을 흔들고 있다. 스마트폰의 직격탄을 맞은 기업과 브랜드 중에는 한때 혁신과 창의 상징처럼 여겨졌던 곳들도 있다. 2000년대 초반부터 등장하기 시작해 CD플레이어를 이을 휴대용 음향기기로 각광받던 MP3플레이어는 스마트폰의 등장과 함께 내리막길을 걸었다. MP3 시장에서 선두주자 역할을 하며 국내 시장 70%를 차지했던 아이리버는 결국 2007년 최대 지분을 사모펀드에 넘겼다.

전자사전과 각종 게임 기기들도 스마트폰 속으로 모두 빨려 들어갔다. 두꺼운 사전을 대신해 수험생들의 필수품이었던 전자사전은 스마트폰이 그 기능을 흡수하면서 구시대의 유물이 되버렸다. 2000년대 중반 혁신적인 게임기로 인기를 끌었던 닌텐도 역시 벽에 부딪혔다. 스마트폰을 중심으로 플랫폼이 재편되면서 사람들은 더 이상 저사양 게임 만을 할 수 있는 닌텐도 게임기에 매력을 느끼지 못했다. 스마트폰의 확산에도 '게임기'라는 정체성을 포기하지 않았던 닌텐도는 결국 흐름을 거부하지 못하고 2016년 모바일용 게임을 출시했지만 성과는 미비하다.

세계적 완구회사 '토이저러스'가 파산 신청을 했다. 스마트폰을 장난감처럼 갖고 노는 어린이가 늘어나면서 전통적인 장난감 산업까지 위기에 빠진 것이다. 토이저러스의 경영 위기는 여러 이유가 있지만 근본적인 원인은 스마트폰이 인형 · 레고 같은 '전통적인 장난감'을 대체하고 있기 때문이다. 세계적인 장난감 업체 '레고'도 올해 상반기 매출 부진을 겪으면서 전체 직원 8%에 해당하는 1400명을 해고하기로 했다. 월스트리트저널(WSJ)은 "미국 리서치 회사가 미성년 자녀를 둔 부모 350명을 조사해보니 자녀 놀이 수단으로 '스마트폰 같은 모바일 기기'를 고른 비율(65%)이 인형(58%)이나 레고(49%)보다 높았다(중복 선택 가능)"고 전했다.

스마트폰으로 소비자를 블랙홀처럼 빨아들인 거대 모바일 플랫폼 '카카오'의 등장이다. 독보적인 성장세를 보인 모바일 메신저 '카카오톡(Kakao Talk)'을 중심으로 플랫폼 시장을 선점하고 리드한 '카카오'이다. 국민 메신저로 통하는 카카오톡은 사용시간을 기준으로 한국 시장 점유율 95%(와이즈앱 자료)에 이르며, 월 평균 사용자가 4000만명에 달한다. 카카오는 모바일 서비스 카카오톡을 기반으로 교통, 소셜커머스, 콘텐츠, 게임 시장에서 입지를 굳혀가는 중이다. 아이폰 한국 상륙 약 4개월만에 등장하며 스마트폰 체제에 발빠르게 대처한 카카오톡은 사람들 사이에 입소문을 타며 국내 모바일 메신저의 강자가 되었다. 지난 6월, 스마트폰 앱 시장 조사업체 와이즈앱에 따르면 구글플레이 32개 앱 장르 중 한국인이 가장 오래 사용한 앱은 카카오톡이었다. 한 달간 총 사용 시간이 403억분이었다.

카카오는 이를 토대로 새로운 비즈니스를 만들어내며 한국인의 생활 깊숙이 자리잡아가고 있다. 2010년 사용자 간 선물하기 서비스를 시작으로 소셜커머스 서비스에 발을 들였다. 카카오톡을 통해 자연스럽게 쇼핑을 할 수 있는 통로를 연 셈이다. 2015년 3월 출시한 앱택시 서비스인 '카카오택시'로 교통 서비스를 시작했다. 이듬해 '카카오 드라이버'라는 이름의 대리운전 서비스를 내놓으면서 오프라인 교통망과 관련된 서비스를 착착 확보했다. IT 업계 관계자는 "카카오가 모바일과 오프라인의 '혈관'을 모두 장악한 셈"이라고 말했다. 올해는 금융과 은행 서비스인 '카카오뱅크'를 내놓았다. 카카오로 한국인의 24시간을 그릴 정도이다.

이와 같이 스마트폰과 관련 기술의 발전은 우리의 삶을 완전히 바꾸어 놓았다. 스마트폰의 알람기능으로 음악과 함께 기상한 한 워킹맘의 사례를 보면,

아침 식사를 유투브를 보면서 간단한 식탁을 준비하고, 청소로봇으로 청소를 시키고 용변을 보면 워킹맘의 바이탈사인과 함께 기본적인 혈당체크 등이 주치의에게 통보되고 출근할 때 자동으로 시동이 켜지고 문이 열리는 테슬라 전기자동차를 타고 직장에 출근하여 근무할 때 원격으로 집안의 CCTV확인하고 아이의 어린이집 상황을 스마트폰으로 확인한다. 물론 매장관리 역시 스마트폰으로 체크해가며 일을 하며, 퇴근시간에는 원격으로 저녁식사를 준비하고 집에 와서 저녁식사 후 넷플리스로 영화를 보고 음악을 감상한다. 이 모든 것이 스마트폰 하나로 이루어진다고 해도 과언이 아니다. 야외운동을 하면 사물인터넷으로 만들어진 셔츠로 입고 운동을 하면 주치의에게 내 바이탈 사인이 통보된다. 진료예약은 물론이고 진료비 역시 스마트폰으로 결재를 하고 있다. 스마트폰으로 심전도 검사까지 한다고 하니 가히 스마트폰의 세상이 된 것이다.

의료기관들도 첨단 기술적 환경의 최 전방에서 환자의 생명을 살리기 위하여 전쟁을 수행하고 있다고 해도 과언이 아니다. 다양하면서도 막대한 자본이 투입되는 첨단 의료장비와 우수한 의료인들이 밤낮없이 환자진료에 매진하고 있다. 우리나라가 세계최고의 건강보험시스템을 구축할 수 있도록 한 그 배경에는 이와 같은 병원과 의료진의 헌신이 없었다면 불가능했을 것이다. 또한 코로나19의 최고의 방역국가가 된 것도 역시 이와 같이 병원과 의료진들의 희생이 있기 때문에 가능한 것이다. 환자가 내원하면, 처방전달시스템(OCS)에 의하여 환자접수, 등록 및 처방을 하고 전자의무기록(EMR)에 의하여 전자의무기록을 하고 흉부촬영이나 CT촬영시 필름이 없이 저장하여 의료진에게 전송(PACS)하기 때문에 의료진은 진료실에서 환자가 검사한 영상이나 검사수치를 확인하여 바로 환자진료에 적용하고 수술에서도 다빈치로봇과 같은 로봇수술이 가능하고, 병원사무실에는 종이가 필요없는 인트라넷으로 모든 행정적 결제를 수행하고 있어 실제로 많은 병원에서 U-Hospital을 실현하기 위해서 많은 노력을 기울이고 있는 것이다. 우수한 의료진과 함께 첨단 기술적 환경은 우리나라 의료기관을 세계최고의 의료기관으로 성장하게 한 원동력이 된 것이다.

제3절 기업의 사회적 책임

1 기업의 사회적 책임의 의의 및 필요성

기업의 사회적 책임(Corporate Social Responsibility, CSR)이란, 기업이 생산 및 영업활동을 하면서 환경경영, 윤리경영, 사회 공헌과 노동자를 비롯한 지역사회 등 사회 전체에 이익을 동시에 추구하며, 그에 따라 의사결정 및 활동을 하는 것을 말한다. 예를 들면, 취약계층에 일자리, 사회서비스 제공 등 사회적 목적 추구, 영업활동 수행 및 수익의 사회적 목적 재투자 영업활동을 통해 창출되는 이익을 사업 자체나 지역공동체에 투자, 사회적 목적으로 사용함으로써 이를 통해 기업들은 경제, 사회, 환경 측면에서 지속적인 성과를 창출하여 지속 가능한 기업의 가치를 증진하려 한다.

또는 '기업활동에 의해 영향을 받거나 영향을 주는 직 · 간접적 이해관계자들에 대하여 발생 가능한 제반 이슈(ISSUE)들에 대한 법적, 경제적, 윤리적 책임을 감당할 뿐 아니라,

기업의 리스크를 줄이고 기회를 포착하여 중장기적 기업가치를 제고할 수 있도록 추진하는 일련의 "이해관계자 기반 경영활동"이다'(The myth of CSR, Deborah Doane)고 정의를 하고 있으며, 「OECD」에서는 '기업과 사회의 공생관계를 성숙시키고 발전시키기 위해 기업이 취하는 행동'이라고 정의하고 있다. 즉, 기업의 사회적 책임은 기업활동으로 인해 발생하는 사회 · 경제적 문제를 해결함으로써 기업의 이해관계자와 사회일반의 요구나 사회적 기대를 충족시켜 주는 기업행동의 규범적 체계이다(신유근, 2001).

이와 같이 기업의 사회적 책임에 대한 정의는 학자, 단체마다 다르게 나타나고 있고 공통적으로 사용하고 있는 정의가 없는 실정이다. 다양한 조직에서 서로 다른 내용으로 CSR에 대한 정의를 내리고 있으며 이러한 차이는 서로 다른 문화와, 국가의 발전정도, 지역사회에서의 우선순위 등이 반영되기 때문이다.

CSR은 윤리적 혹은 도덕적 책임이라는 의미로 사용될 뿐, 법적 책임과 이행강제력은 크게 존재하지 않는다. 하지만 최근에는 CSR을 윤리적 책임인 동시에 소비자, 노동자, 국가사회복지, 환경과 공해방지, 지역사회 등의 다양한 이익을 충족하도록 하는 책임으로 확대되고 있는 실정이다. 뿐만 아니라 기업을 평가하는 글로벌 기준이 증가하고 있으며, 이러한 압력 외에도 CSR을 기업의 전략 수단으로 활용하는 기업들이 나타나고 있다.

이를 그림으로 보면 다음과 같이 나타낼 수 있다.

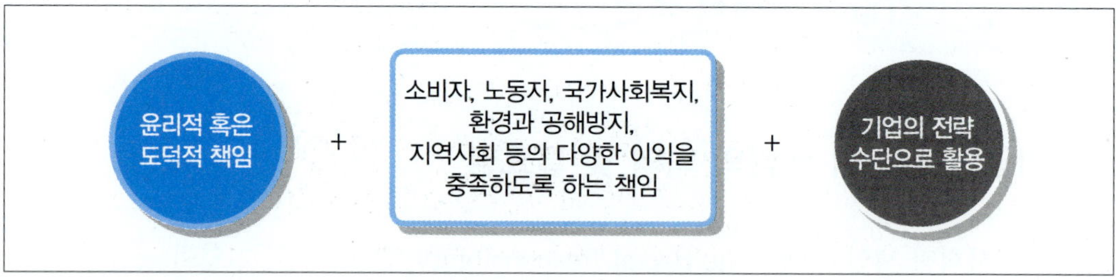

그림 4-5 기업의 사회적 책임

즉, 기업의 사회적 책임은 윤리적 도덕적 책임과 소비자, 노동자, 국가사회복지, 환경과 공해방지, 지역사회 등의 다양한 이익을 충족하도록 하는 책임에 더하여 기업의 전략적 수단으로 활용하고 있다는 것이다.

또한, 기업의 다양한 사회활동을 통해 소비자들에게 인식된 기업의 평판은 소비자의 구매결정에 중요한 판단기준이 될 수 있다. 즉, 기업의 사회적 책임이 소비자의 기업이나 브랜드에 대한 구매 의도나 구매태도에 영향을 미치고 있으며, 기업이 윤리적이고 정직하며 환경 친화적인지 혹은 소비자의 요구에 잘 반응하는지에 대한 소비자의 인식이 CSR을 잘 이용하는 기업에게는 강력한 경쟁력이 되는 반면, 상업적인 이익만을 추구하여 이를 무시하는 기업에게는 약점으로 작용하게 되었다.

어떤 기업이 사회적 책임을 다하고 있다면, 귀하는 어떠한 행동을 취하실 것입니까?

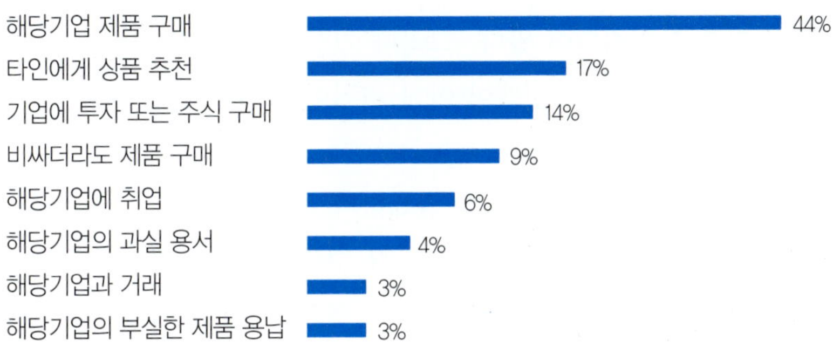

출처 : Edeliman, 기업의 사회적 책임과 명성관리, 2007 p. 17에서 재인용

기업 혹은 사회단체들은 기업의 이익금, 금융자산, 보유인력, 시설, 장비 등을 활용하여 공익적인 목적의 사업을 지원, 또는 후원을 하여 이를 통해 기업의 이미지 제고, 고객충성도 향상 등의 효과를 얻는 공익연계마케팅 활동도 점차 증가하고 있다.

이러한 맥락에서 최근 들어 기업의 사회적 책임이 강조되면서 「메세나」(Mecenat, 기업의 예술후원) 활동에 대한 관심도 높아지고 있다. 메세나는 로마제국 시대 아우구스투스(Augustus) 황제 시절 예술가들을 활발히 지원한 부호이자 정치가인 「마에케나스」(Gaius Clinius Maecenas)의 이름에서 유래되었다. 본래는 문화 및 예술분야에 대한 기업의 지원을 의미했으나, 점차로 스포츠분야 및 각종사회단체에 대한 지원에까지 의미가 확장되어 쓰이고 있는 추세이다. 공연예술은 구조적으로 돈을 벌수 없는 구조다. '같지만 다른' 콘텐츠를 무제한 복사해 내는 영화나 방송 등 복제예술과는 다를 수밖에 없다. 영상산업이 최첨단 기계와 설비를 갖추고 상품을 대량 생산해 내는 대형 공장 시스템이라면 공연예술은 사람의 손이 미치는 수공업이며 가내 공업인 셈이다. 경제와 문화예술의 균형발전에 기여를 위하여 경쟁자체가 성립되지 않는 공연예술은 지원 및 후원이 불가피하다. 이탈리아 피렌체의 메디치 가문은 350년 동안 당시 문화예술가들을 후원한 것으로 유명하다. 이후 미국의 카네기 홀, 록펠러 재단 등이 대표적인 메세나 활동 기업으로 꼽힌다. 우리나라의 경우 삼성, 현대차, SK, LG 등 기업들도 다양한 형태나 특화된 방식으로 순수 공연예술을 지원하고 있으나 미국, 유럽 등 다른 선진국에 비하면 아직은 「메세나」에 대한 인식도 낮고, 시스템도 체계적이지 못한 것도 사실이지만 사회적 변화와 함께 점차 증가하고 있다. 「메세나」 활동이 필요한 이유를 보면 다음과 같다.

첫째, 문화예술 분야 지원에 대한 인식의 전환이 필요하다.

전통적으로 메세나 활동은 자선이나 박애를 기반으로 하여 여유가 있을 경우에 행하는 기부의 성격을 지닌 것으로 인식되어 왔다. 그러나 기업의 사회적 책임이 강조되면서 기업의 문화예술 지원 활동은 더 이상 선택이 아닌 기업이 맡아야 하는 의무중의 하나임을 인식할 필요가 있다.

둘째, 기업의 이미지 제고 전략과의 연계가 필요하다.

소비자들은 이미 기업이 사회적 책임을 얼마나 잘 수행하는가의 정도를 구매 행위에 반영하고 있다. 따라서 기업은 문화예술을 지원함에 있어서도 이것이 단순한 비용의 지출이 아닌 투자임을 명심하여 기업 이미지를 제고할 수 있는 방향으로 이를 수행하는 것이 필요하다.

셋째, 실질적인 도움이 될 수 있는 지원 분야의 선정이 필요하다.

제한된 예산 하에서 막연히 나눠주는 형태의 지원이 되기 보다는 특정 분야를 선정하여 집중적인 지원을 함으로써 가시적이고도 실질적인 지원이 가능하도록 하여 실제로 문화예술발전에 기여할 수 있도록 하는 것이 필요할 것이다

2 기업의 사회적 책임의 시대적 발전과정

1) CSR - Corporate Social Stewardship(1950s ~ 1960s)

기본적인 개념이 태동하기 시작한 단계로 기업 경영인들이 다양한 사회의 이해관계자들에 대한 광범위한 사회적 책임이 있다고 보던 시절이었다. 이 시기에 최고 경영자들을 중심으로 자발적인 자선적 활동이 주를 이루었다고 볼 수 있다. 자선적 · 기부적 CSR 활동은 최소 수준에서 가진 계층과 그렇지 못한 계층 간의 차이를 줄이는 선에 그치었다. 결국 여기서의 주요 관점과 행위는 기업행위로 큰 수익을 거둔 대기업들이 주로 빈곤 완화 및 기부 활동을 중심으로 하는, 최고경영자의 개인적 행위 중심의 활동으로 특징지을 수 있다.

2) CSR - Corporate Social Responsiveness(1960s ~ 1970s)

이 시기에는 사회적 요구에 반응하는 단계로 볼 수 있다. 1950년대에 비해 이 시기에는 전혀 다른 의미의 CSR이 발전하였다. 다양한 거리 시위 활동과 불매운동 등의 압력에 대응하여, 기업들이 자발적 자선 활동 이상의 활동에 나서줄 것을 사회적으로 요구받는 시기가 바로 이 시기이다. 이 시기에 특히 기업 및 사업장에서의 인종 및 성차별의 문제해결, 산업공해 문제해결, 사업장 보건 및 안전문제 개선, 공정거래 및 가격, 제품 안전성 확보, 투자자들에 대한 정보 공개, 경쟁 기업들과의 가격 담합 거부, 거래업체에 대한 공정한 거래 등의 문제가 특히 두드러지던 시기였다. 특히 이 시기에 기업들은 이러한 사회적 요구에 대해 무언가 가시적인 행위를 요구받았다. 따라서 수동적이고, 자발적이기 보다는 적극적인 "반응(response)"을 강조하는 시대적 요구에 따라 많은 최고경영자들이 실질적인 노력을 하기 시작하는 단계였다.

3) CSR - Business Ethics(1980s ~ 1990s)

이 시기에는 기업의 윤리적 차원에 대한 요구가 높아지는 시기였다. 1980년대 초반 부터 CSR의 의미가 또 달라지기 시작하였는데, 여기서는 기업 문화 또는 조직 문화, 그리고 윤리적 이슈에 대한 기업 내부 분위기의 유형, 기업의 정책 · 전략 및 의사결정 과정에서의 규범적 원칙 등에 대한 내부적 경영 관리 차원에서의 본격적인 태동기라 볼 수 있다. 이 시기에 다양한 기업별 "기업윤리(business ethics) 및 윤리헌장" 등이 등장하기 시작하고 사회계약적 관점에 따른 "기업 및 사회(business and society)" 등이 다양한 기업 활동과 문헌에 등장하기 시작한다.

4) CSR - Corporate Citizenship(1990s ~ 현재)

이 시기에 기업은 법적 객체로서 다른 시민사회의 구성원과 동일한 의무와 규범을 따를 책임이 있다고 보는 시각이 두드러진다. 특히 글로벌화에 따른 글로벌 시민 의식이 성장하게 되고, 이 시기에 OECD(OECD Guidelines of Multinational Enterprises), 유엔(UN Global Compact), 국제표준화기구(ISO 26000) 등을 중심으로 환경 및 사회적 책임에 대한 글로벌 시민의식을 국제적으로 확산시키기 위한 노력이 등장하게 되고, '기업 시민의식'으로 표현되기에 이른다. 여기서 성숙된 사회의 시민으로 기업이 행한 모든 행위에 대한 책임이 있고, 소유자 및 경영자가 잘못된 행위에 대한 책임을 지도록 하는 의식이 팽배하게 된다. 아동 착취, 내부 거래 관행, 금융 안전망 미흡 등 글로벌화에 따른 기업의 활동반경이 커짐에 따라 동시에 이에 대한 책임도 동일하게 져 나갈 것을 요구하는 시기이다.

위에서 살펴본 바와 같이, CSR은 시대별로 다양한 의미와 개념으로 기업과 사회 간의 상호작용을 하면서 발전해 왔다. 그러나 경제사회적 불안감이 높아지는 한편, 복지 및 사회적 갈등 해소에 대한 요구도 동시에 높아지는 등 지구촌 다양한 이해관계자들의 요구가 기업들에게 대응할 수 있는 수준을 넘어서는 단계에까지 이르고 있는 실정이다. 그러다 보니 기업들 또한 "차별화된 이해관계자그룹들의 요구"에 반응하는 수동적 입장을 기본으로, 기업 경영의 이익과 CSR 대응 전략을 기업 조직 차원에서 개발 · 실행함으로써, 한 단계 발전된 수준의 CSR 전략을 실행하고 있는 것으로 보인다(이의영, 이기훈, 사회책임경영(CSR)의 과거, 현재, 그리고 미래).

3 기업의 사회적 책임의 내용

기업이 사회적 책임을 충족하기 위한 내용으로 일반적인 내용과 캐롤의 'CSR피라미드'에 대하여 살펴보기로 한다.

1) 주주에 대한 책임

소유와 경영이 분리되지 않았던 종래의 기업관에 따르면 주주들에 대한 책임은 없었으나 소유와 경영이 분리된 현대사회에서는 주주집단은 기업외로 후퇴하고 전체로서 하나의 이해관계자집단을 형성하게 되었다. 기업의 주주에 대한 책임은 기업의 존속, 발전을 통한 출자의 실질적 가치의 보존과 증대, 평균수준 이상의 이익배당, 적정한 내부유보를 통한 경영혁신 등으로 요약할 수 있다.

2) 구성원에 대한 책임

구성원의 경제생활은 기업에 전적으로 의존하고 있다고 해도 과언이 아니다. 따라서 기업의 구성원에 대한 책임은 기업을 존속, 발전시켜 적정수준의 임금 내지 급여의 보장, 비물질적 만족감 내지 인간존중으로 직장환경의 구축, 임금상승이나 복지수준 향상 등으로 구성원의 만족감 제고, 노동조합대표를 의사결정에의 참가제도화 등으로 요약할 수 있다.

3) 정부에 대한 책임

기업은 정부에 대해 사회적 내지 경제적 환경의 정비, 치안이나 안보를 요구하는 한편

조세를 성실하게 납부함으로써 사회적 책임을 다하여야 한다.

4) 소비자에 대한 책임

기업은 소비자들에게 양질의 제품을 저렴하게 공급하여야 하며, 생산성 향상으로 원가 절감, 서비스의 증대 등을 위하여 끊임없이 연구하고 노력하여야 한다.

5) 채권자에 대한 책임

기업에 자금을 조달해준 채권자 그룹인 금융기관에 대한 책임을 져야 한다. 부채에 대한 변제와 이자지급 등의 책임이 있다.

(1) 캐롤(Archie B. Carroll)의 'CSR피라미드'

기업의 사회적 책임에 관한 것이라면 아치 캐롤교수의 'CSR피라미드'를 빼놓을 수 없다. 왜냐하면 캐롤은 CSR을 명확하게 정의하고 있기 때문이다. 기업이 사회적 책임을 충족하기 위하여 네가지 단계적 책임을 제시했는데 경제적 책임, 법적 책임, 윤리적 책임, 자선적 책임이 그것이다.

① 경제적 책임 – 기업의 기본적인 책임

그림에서 보듯이 경제적 책임이 맨 밑에 위치해 있으면서 가장 기본적인 책임이라는 의미이다. 기업은 제품과 서비스를 생산하는데, 생산과 유통, 판매과정에서 일자리가 창출되며, 기업의 제품과 서비스를 구매하는 소비자는 소비를 통해 삶의 질을 높일 수가 있다. 이렇게 제품과 서비스의 생산, 유통, 판매를 통해 경제적 가치가 창출되도록 하는 것이 기업의 경제적 책임이며, 이 책임은 사회에서 요구(Required)되는 책임이므로 반듯이 그 책임을 이행해야 하는 기업의 기본적인 책임이다.

② 법적 책임 – 법대로 생산, 유통, 판매하는 책임

기업의 법적 책임에 대해서는 법대로 하면 되지 않는가? 라고 말할 수 있지만, 기업의 여러 가지 복잡한 환경을 미루어 보면 정해진 법률을 준수한다는 것이 결코 쉽지 않은 책임이다. 이 법적 책임도 사회에서 요구(Required)되는 책임이다.

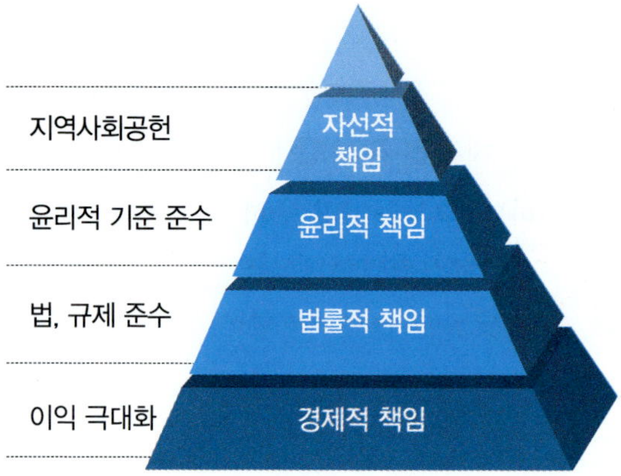

그림 4-6 기업의 사회적 책임(Carroll's CSR피라미드)

③ 윤리적 책임– 윤리 및 도덕적 가치를 지키는 책임

윤리적 책임은 법률에 의하여 규제되지 않지만 사회가 기대(Expected)하는 윤리 및 도덕적 가치를 지킬 것에 대한 책임이다. 경제적 책임과 법적 책임은 사회가 요구하는 책임이지만 윤리적 책임은 기업 경영진의 재량에 달려 있는 사회가 기업에 기대하는 책임으로 법 테두리에서 안주하지 말고 더 큰 사회적 책임을 수행하라는 사회적 기대를 말한다.

④ 자선적 책임 – 공동체에 자원을 제공하고, 삶의 질을 개선하는 책임

CSR 피라미드를 제안한 캐럴교수는 자선적 책임을 다른 책임들에 비해 상대적으로 '중요하지 않다'라고 말했다. 그 이유는 앞서 설명한 경제적 책임, 법적 책임, 윤리적 책임만 잘 지키더라도 매우 훌륭한 기업이라는 것이다. 기업이 사회의 구성원으로서 위대한 기업이 되어서 사회와 국민 삶의 질을 향상시켜야 한다는 것이다. 자선적 책임은 사회가 기대하는 바를 넘어서 소망(Desired)하는 책임이다.

(2) 기업을 평가하는 새로운 글로벌 기준 대두

기업을 평가하는 새로운 글로벌(Global) 기준이 제시되고 있다. 2010년 국제표준화기구(ISO)가 공표한 ISO 26000은 사회적 책임(CSR)에 대한 표준 가이드라인으로, 많은 전문가들은 이것이 국제적인 규약으로 발전하여 해외 무역에서 비관세 무역장벽으로 작용할 것으로 전망하고 있으며, 국제적인 규약과 각종 사회적 책임 경영 가이드라인이 증가하는

추세로 제시되고 있다. UN은 글로벌 콤팩트(The Global Compact)를 제정하여 기업들이 인권, 노동, 환경, 반부패 영역 등에서 10개의 원칙을 준수하고 실천토록 권고하는 등 기업의 공적 책임(Public Accountability)과 투명성 강화를 촉구하고 있고 또한 사회적 책임 투자 원칙(SRI)을 제정(2006년 4월)하여 각국 정부 및 금융기관의 연기금 운용 시 CSR 활동에 충실한 기업을 선별하여 투자할 것을 권고하고 있다.

OECD는 "다국적 기업에 대한 OECD 가이드라인(OECD Guidelines for Multinational Enterprises)"을 제정하여 환경, 고용, 반부패, 소비자 권익, 정보공개 등에 대한 기업행동원칙을 제시하고 동 원칙의 준수를 권고하고 있고 또한 "국제거래 시 외국공무원의 뇌물방지 협약", "기업지배구조에 관한 원칙"의 제정(1999년 제정, 2004년 개정) 등 기업활동 관련규범을 지속적으로 제정하고 있다.

4 사회적 책임과 새로운 시각 – 공유가치 창출(Creating Shared Values) 경영

1) 공유가치 창출의 대두

전통적으로 기업의 책임은 경제적 이윤창출에 있다. 그러나 기업이 이윤을 창출하는 과정에서 환경오염, 자원고갈, 부정부패 등 여러 가지 사회문제를 야기하였고, 그 결과 기업은 경제적 책임 외에도 법적, 사회적, 환경적 책임 등 보다 폭넓은 책임 이행을 요구받게 되었다.

이후 '기업의 사회적 책임(CSR)이란 개념이 등장하면서 사회에 대한 기업의 책임과 역할은 한층 더 강화되었는데, 특히 국내외 기업들은 기업이 속한 지역사회 및 국제사회를 위해 다양한 사회공헌 활동을 펼쳐나갔고, 이를 통해 사회발전을 위한 기업의 노력을 공고히 하게 되었다.

한편, 전 세계 수많은 기업이 막대한 비용을 투자하여 CSR을 실천해 왔음에도 불구하고, 기업을 둘러싼 환경은 양극화, 실업, 빈곤 등의 극심한 문제로 그 위험요소가 점차 커져만 갔으며, 동시에 기업이 이와 같은 문제 해결에 동참할 것을 요구하는 사회의 목소리도 점차 고조되기 시작하였다.

이러한 시대적 흐름 가운데 '창조적 자본주의(Creative Capitalism)', 'CSR 3.0', '사회적 혁신(Social Innovation)' 등 다양한 개념이 화두로 떠오른 가운데, '공유가치 창출(CSV)' 이 기존의 CSR의 한계를 극복하기 위한 새로운 경영 패러다임으로 대두되었다.

즉, 공유가치 창출이란 '경제적, 사회적 조건을 개선시키면서 비즈니스 핵심 경쟁력을 강화하는 일련의 기업 정책 및 경영활동'을 말한다.

CSV의 핵심은 기업이 직면한 사회 · 환경적 이슈에서 새로운 비즈니스 기회를 모색하는 데 있다. 즉, 해결하고자 하는 사회문제를 비즈니스 모델에 포함시킴으로써 사회문제 해결과 기업의 이윤 창출을 동시에 이루는 것을 말한다.

이 개념은 2011년, 마이클 포터(Michael Porter)와 마크 크레이머(Mark Kramer)가 HBR(Harvard Business Review)에 발표한 논문, 『The Big Idea: Creating Shared Value』에 따르면 CSV는 '기업이 운영하고 있는 지역사회의 경제, 사회적 조건을 동시에 향상시키면서도 기업의 경쟁력을 강화할 수 있는 운영 방식 및 정책'을 일컫는 개념으로 소개되었다.

이들에 따르면 기업이 이상적인 공유가치를 창출하기 위해서는 다음과 같은 세 가지 조건을 충족해야 한다고 보았다.

(1) 제품과 시장에 대한 재 구상으로 기업은 시장에 더 나은 서비스를 제공하거나 새로운 시장을 창출하거나 혁신을 통해 비용을 낮춤으로써 사회적 요구를 충족시킬 수 있다.

(2) 가치사슬의 생산성 재 정의로 기업은 필수 천연 자원에 대한 집사(감시인)로서 활동하고, 경제와 사회 발전을 촉진시키면서 자원 투입과 분배의 양과 질, 비용 및 신뢰 등을 개선할 수 있다.

(3) 지역 클러스터 구축을 말하는 것으로 기업은 사회와 동떨어져 혼자 영업 활동을 하지 않는다. 기업이 경쟁력을 확보하고 사회와 함께 성장하기 위해서 기업은 믿을 만한 지역 공급업체, 도로와 통신과 같은 인프라, 재능 있는 인력, 효과적이고 예측 가능한 제도 등과 함께 클러스터를 구축해야 한다.

2) 국내최초 CSV 실현기업 – 유한양행

유한양행은 국내 최초 CSV를 실천한 기업이다. 설립자인 유일한 박사는 1920년대에 식민 시대의 참담했던 국내 상황을 본 뒤, 미국에서 하던 사업을 접고 귀국했다. 유일한 박사는 '기업의 소유주는 사회이고 단지 그 관리를 개인이 할 뿐'이라는 신념으로 기업활동을 펼쳤다. 유한양행은 유한만의 사회기여적인 시스템을 갖추고 있으며, 최대주주가 유한재단과 유한학원으로 개인 소유 기업이 아니다. 또한 공채 출신 전문경영인 제도를 도입하여, 소유와 경영의 완전 독립 경영체제이다.

유일한 박사는 전 재산을 공익재단인 유한재단과 유한학원에 기증하여 자동적으로 양 기관이 유한양행의 최대주주가 되어 배당 수익은 지속적인 사회공헌으로 이어지게 되었다.

이 중 유한재단은 1970년 유일한 박사가 개인주식 8만 3천여주를 기탁해 '한국사회 및 교육원조신탁 기금'을 발족시켰으며, 사후에는 전재산을 기금에 출연하였다. 이 기금은 1977년 유한재단으로 명칭이 변경되었고, 교육, 장학, 사회복지, 구호사업 등 기업이윤의 사회환원을 실천하고 있다.

유한양행은 국민들이 가난하고 아팠던 시절, 복지와 의료사업으로 사회적 가치와 기업이윤을 함께 증진시켰다. 건강과 교육, 복지사업을 통한 그의 사회공헌활동들은 사회적 가치와 기업이윤을 함께 창출하는 대표적인 CSV의 사례라고 할 수 있다.

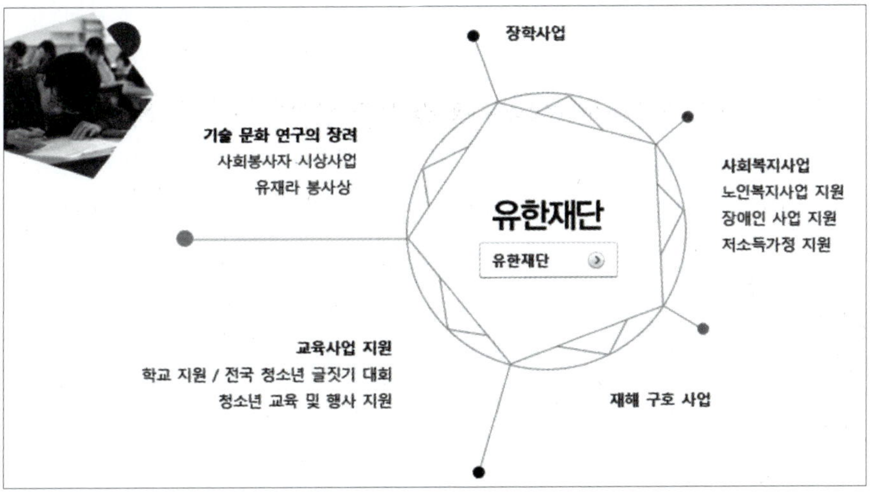

유한재단의 공유가치 실현

2) CSR과 CSV의 차이점

CSR과 CSV의 차이점은, 두 개념이 '선행을 통하여 이롭게 한다'라는 동일한 배경을 가지고 있지만, 기업의 사회적 책임(CSR)은 공유가치 창출(CSV)과는 다르다. '하버드 비즈니스 리뷰'지에 게재된 공유가치 창출 기사의 공동저자인 마크 크레이머(Mark Kramer)는 "공유가치 창출"이라는 자신의 블로그에서 두 개념간의 주요 차이점을 다음과 같이 설명하였다.

첫째, CSV는 가치를 창출하는 것인데 반하여, CSR은 책임에 관한 것이라고 기술하고 있다. 이 개념이 "CSR의 새로운 확장 형태" 또는 "공유가치" 중 어느 것이든 간에, CSV는 이전의 CSR 활동과는 근본적으로 다르다.

둘째, CSR과 CSV의 결정적 차이점은 비지니스연계에 있다. CSR은 시민의식과 자선활동을 동기로 가지고 있으며, 기업의 가치사슬상 존재하는 사회문제와 이와 관련된 이해관계자 이슈에 대응하는 활동을 의미한다. CSR을 위한 예산은 한정적이기 때문에 활동은 제한적일 수 밖에 없다. 한편으로는 CSR이 가지는 중요성이 증가하면서 기업들이 외부적으로 부여된 사회와 환경에 관한 기준을 준수하기 위해 비용을 추가로 지불하거나 사업상 제약을 떠안게 되는 경우가 발생했다.

반면 CSV는 기업의 이윤극대화를 위한 전략 내에 사회적, 환경적 가치를 통합하는 개념이다. 비용으로 인식되는 CSR과는 다르게 CSV는 기업의 사회 · 경제적 효용을 증가시키는 점에서 기업의 경쟁 우위를 위한 기회에 초점을 맞추고 있다. 그리고 CSV를 위해서는 기업 본연의 전략을 재창조해야 하므로 기업 전체의 조직과 예산이 투입되어야 한다.

저자들은 위 논문에서 공정무역의 사례를 통해 CSR과 CSV의 사례를 설명한다. 가난한 농부가 재배한 농작물에 제값을 쳐주는 공정무역은 CSR관점에서 빈곤을 해결하는 선행이라는 의미를 가지지만, 이는 현재의 파이를 재분배하는 것에서 그친다는 한계가 있다. 반면 CSV는 농법을 개선하고 농부를 위한 지역 협력과 지원 체계를 구축하는 방법으로 접근하여, 농부들이 더 효율적이고 지속가능한 방법으로 작물을 재배해 수확량과 품질을 개선하도록 도우면서 농가 소득에도 보탬이 된다.

이처럼 CSV는 CSR 개념이 변모, 확장되었다고 볼 수 있으며, CSV는 경쟁이 심한 자본주의 시장에서 기업이 살아남는 길을 제시한다는 점에서 CSR을 대체하는 개념으로 이해될 수 있다.

토론

제4장

기업들의 「메세나(MECENAT)」 활동에 대한 이해

아래 사진은 SK그룹이 지원해서 미국 뉴욕 링컨센터에서 개최된 '코리안 아츠 위크(Korean Arts Week)' 이다. 이를 통해 우리나라의 전통문화를 널리 알리면서 한편으로는 기업의 이미지를 제고시켜 기업의 가치를 창출하는 것이다.

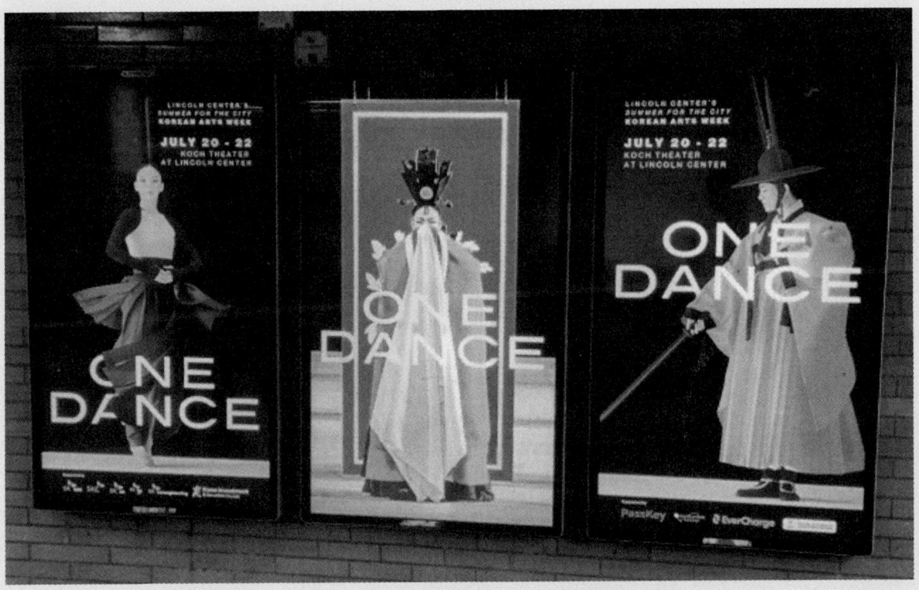

코리안 아츠 위크(Korean Arts Week)

토론방법 각 조별로 기업들이 실행하고 있는 메세나 활동에 대한 조사를 토대로 병원들도 이런 문화활동을 지원하고 있다면 기업의 사례와 비교하여, 조별로 발표와 토론을 진행하여 「메세나」 활동이 우리사회에 미치는 선한 영향력을 이해하도록 한다. 발표된 자료는 교수님에게 제출한다.

메세나란, 로마제국 마에케나스(Gaius Cilnius Maecenas) 재상의 문화예술 진흥정책으로부터 유래된 프랑스어이며, 오늘날 '메세나'는 기업들이 문화예술에 적극적으로 지원함으로써 사회에 공헌하고 국가 경쟁력에 이바지하는 활동을 의미한다.

PART Ⅱ

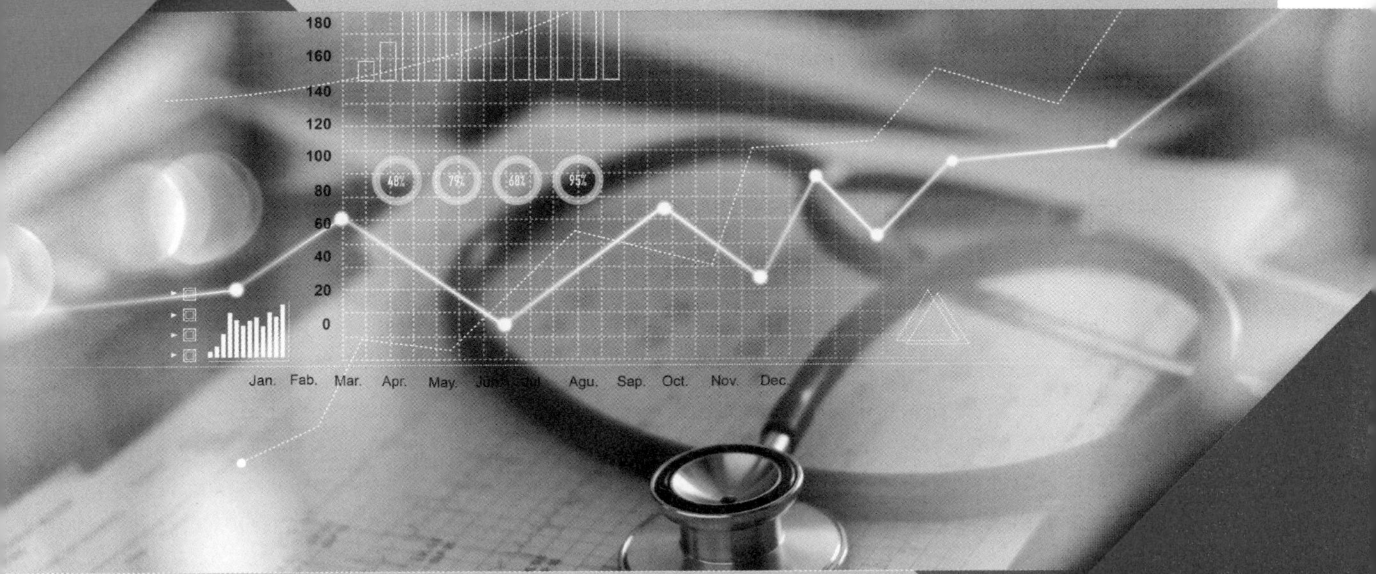

Ⅱ 경영의 순환과정

PART II 경영관리의 순환과정에서는 계획을 수립하고, 조직을 만들며, 이를 지휘하고 리더십은 무엇인지 그리고 이를 피드백하는 순환과정으로 이루어진다.
경영관리의 계획이 어떻게 이루어지며, 전략적 경영을 수립하는 과정을 알아본다. 조직의 유형에 무엇이 있는지를 배우고, 지휘와 리더십을 배우게 되는데 다양한 전문직종들을 관리하는 병원관리자 입장에서는 중요한 내용이 될 것이다.
마지막 단계에서는 경영의 통제에 대해 알아본다. 계획을 수립하고 실행하며 통제하는 일련의 관리과정을 학습하게 된다.

제5장

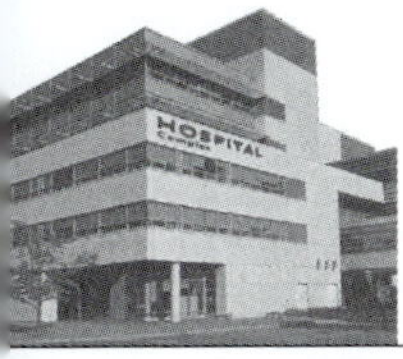

계획수립

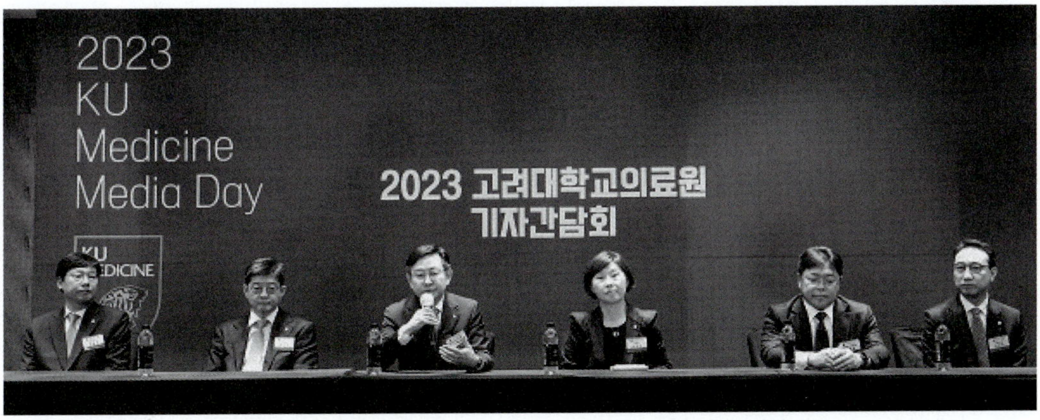

“고려대의대가 100주년을 맞는 2028년, 의료계 누구도 시도하지 않았던 도전을 이어나가 세상 어디에서도 볼 수 없었던 의료기관이 되겠다”고 고려대의료원이 담대한 계획을 발표했다.

미래병원은 한마디로 세상에 없던 새로운 병원이다. 단순히 환자를 치료하는 데서 그치는 것이 아니라 지역의료기관과 상생해 지역경제 발전에 도움을 주고 병원 안에서는 의료원이 자체 개발한 클라우드 병원정보시스템을 기반으로 자유롭게 의료데이터를 교환해 환자들이 의료원 산하 어느 병원에 가도 편리하게 진료받을 수 있게 한다는 설명이다. 또 최고 수준의 연구 인프라를 구축해 바이오기업들이 자유롭게 연구개발할 수 있는 환경을 마련, 국내 바이오메디컬산업 성장에도 기여하겠다는 계획이다. (출처 : 헬스경향)

제1절 계획수립의 개요

1 계획수립의 의의와 중요성

기업이 경영활동을 관리하는 과정은 크게 계획, 조직, 지휘 및 통제의 순환과정으로 볼 수 있다. 경영활동의 첫 단계인 계획화(Planning)는 조직의 사명을 실현할 수 있는 비전과 전사적 장, 단기 목표의 선택, 조직의 목적에 부합하는 하부목표의 설정, 확정된 목적 달성에 필요한 전략과 전술의 선택 그리고 자원의 전략적 배분 등을 결정하는 과정이다. 이러한 계획화는 기업의 성장단계에 따라 경영정책, 전략계획, 전략적 경영의 단계로 발전하게 되며, 계획화 과정을 통하여 잠재해 있는 전략적 오류, 위험과 불확실성 등을 가시화하고 감소시킬 수 있다. 계획화를 통하여 최종적으로 선정된 행동대안을 계획(Plan)이라고 한다.

계획은 기업의 목적을 달성하는데 필요한 조직의 미래 지향적인 목표, 방침, 예산 및 실행과정 등을 미리 설정하고 이를 가장 합리적으로 달성할 수 있도록 하기 위한 설계와 구상을 말한다.

즉, 계획은 미래에 수행할 행동을 위한 청사진으로서 기업의 목적을 달성하는 데 필요한 활동들을 육하원칙(5W1H 원칙)에 따라 무엇(what)을 해야 할 것인가? 그것을 누가(who), 언제(when), 어디서(where), 왜(why) 그리고 어떻게(how) 할 것인가?를 미리 결정하는 것이라고 할 수 있다.

계획은 계획수립의 과정을 통해서 구현되는데 이러한 과정을 통하여 조직의 목표를 달성하기 위한 전략경영으로서 조직화를 하고 지휘 및 통제를 실행함으로써 생산성 향상을 이루어내고 궁극적으로는 조직의 목표를 달성하게 된다. 따라서 계획은 관리활동의 출발점이자 가장 근본적인 활동이다.

다음의 [그림 5-1]은 계획수립과 다른 경영관리 직능과의 관계를 도식화 한 것이다.

만약, 기업이 계획수립을 하지 않고 조직의 목표를 달성하려고 가정한다면, 비전을 수립할 수 없어 그 목표자체를 수립하기가 어렵고, 누가 무엇을 어떻게 실행해야 될지 모르기 때문에 조직구성원들로부터 외면을 받을 것이며, 외부환경에도 수동적으로 반응하게 되므로 결국 도산에 이를 것이다. 이는 기업뿐만이 아니라 개인이나 조그만 조직체에도 계획을 수립하여 운영하는 것하고 그렇지 않은 것하고는 성과에서 많은 차이가 날 것이다.

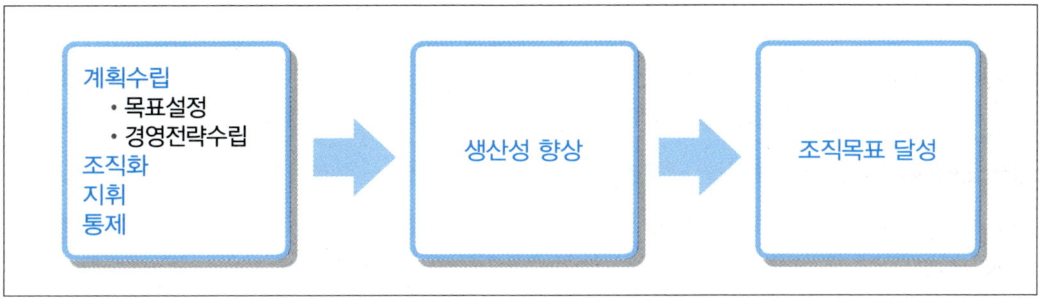

그림 5-1 계획수립과 다른 경영관리 직능과의 관계

이와 같이 계획수립이 필요한 이유로는 다음과 같은 사항을 들 수 있는데 계획수립의 성공여부는 기업의 목표달성을 위한 강력한 기반이 될 것이다.

첫째, 구성원들이 달성해야 될 구체적 목표를 설정할 수 있다.

둘째, 이러한 목표설정을 수립하는 과정을 통하여 미래의 불확실한 상황에 대한 다양한 대안을 마련할 수 있다.

셋째, 구성원들이 경영성과를 위한 업무수행에 있어서 행동기준이 되고 조직내부의 협력과 의사소통이 이루어질 수 있다.

넷째, 조직의 성과를 평가하는 기준이 된다.

2 성공적인 목표의 조건 – SMART 목표

계획수립의 이점이 기업을 둘러싼 환경적 제약요인이 무엇인지를 인식하고 성공적인 경영활동을 수립하기 위한 가이드라인을 바탕으로 장기적인 성장전략인 전략적 목표를 수립하고, 이를 근거로 전술적 목표를 수립하여 실행전략인 작업목표를 구체화해서 마련하기 위한 성공적인 목표의 조건을 일반적으로 사용되고 있는 'SMART 목표'를 예로 들어 설명하기로 한다.

1) S(Specific), 첫 번째 성공적인 목표는 구체적이고 명확해야 한다.

애매모호한 목표는 성공가능성이 낮으며, 세분화할수록 성공 가능성은 높다. 즉, 목표는 하위조직으로 개인적인 차원으로 내려 갈수록 명확하고 구체적이어야 한다.

예를 들면, 기업의 매출목표가 있는 부서의 경우, '2022년 전년대비 영업 매출 10% 증가 달성' 또는 '월 매출액 100억 달성' 등이 될 수 있다. 병원의 원무부서 경우 '1일 외래환자 1000명 달성' 또는 적정진료보장실의 경우 '병원감염률 1%로 낮추기' 등을 예시로 들 수 있다.

2) M(Measurable), 두 번째 성공적인 목표는 계량적으로 측정가능하게 설정되어야 한다. 목표가 계량화되지 않으면 측정하기가 어렵고 이는 성과에 대한 평가를 하기가 어려워진다. 단순히 '2022년도는 전년도에 이어 지속적인 성장을 이어간다'는 측정가능하지 않기 때문에 성공적인 목표가 될 수 없다. 병원의 경우도 서울의 모 대학병원 간 치열한 경쟁이 있는 소위 'TOP5에 들어가기'가 목표가 될 수 있다.

3) A(Action-orientation), 세 번째 성공적 목표는 행동지향적이고 실행지향적이어야 한다. 목표가 추상적이거나 관념적일 경우 실행력이 뒷받침될 수 있는 동력이 떨어진다. 행동지향적이고 실행지향적이어야 한다는 의미는 계획을 수립했으면 실행이 있어야 한다는 것이다. 아무리 좋은 계획도 실행력이 없으면 무용지물이 되고 만다. 즉, 탁상공론이 되고 만다는 것이다. 기업의 비전을 '연 100억원 매출'로 설정해 놓았으면 이를 달성할 실행력이 있어야 되는데 이를 위해서는 각 부서별로 달성할 매출액을 설정하고 이를 다시 현장에서 뛰는 개개인의 구성원들의 과업이 설정되고 실행되어야 가능한 것이다. 그래서 계획은 구체적이고 명확해야 하며 세분화될수록 실현가능성이 높다고 하는 것이다. 병원에서는 '재원일수 낮추기'보다는 '정형외과 환자 재원일수 10일 이내로 단축하기'로 설정하는 것이 바람직하며, '외래환자 대기시간 단축하기'보다는 '외래환자 대기시간 30분 이내'로 설정하는 것이 실행력이 있다.

4) R(Realistic), 네 번째 성공적인 목표의 조건은 '현실적'이어야 한다는 것이다. 즉 실현가능성이 있어야 한다는 것이다. 예를 들면 학생의 경우 반에서 매번 20등을 오가는 학생보고 전교 10위 이내로 설정한다면 실행가능성이 있겠는가? 실행가능성이 없는 계획을 목표로 설정한 경우 구성원들은 포기하거나 의례적인 형식적인 목표로 치부하게 될 것이다. 따라서 목표를 설정할 경우 내부구성원은 물론이고 관련된 내부고객과 외부고객들이 참여하여 의견을 수렴하고 실현가능성이 있는 목표를 설정해야 할 것이다. 병원의 경우에도 예를 들어 병원감염률 1%로 낮추기로 설정하였을 경우 실무자나 부서장이 임의로 정하는 것이 아니고 전문가들인 관련 전문의와 간호사 행정부서 등이 참여하여 실현가능성 있는 목표를 설정하고 있다. 외래환자 대기시간 30분 이내로 설정하기의 경우에서

도 관련 전문의와 간호사들이 참여하여 설정하는데 이를 '역치(threshold)'라고 한다.

5) T(Time-Based), 다섯 번째 성공적인 목표는 기간이 명시되어야 한다는 것이다.

목표달성에는 시간개념이 매우 중요하다. 질(Quality)과 양(Quantity) 그리고 시간(Time)은 일을 평가하는 중요한 세 가지 요소이다. 경우에 따라서는 질과 양보다 시간이 중요한 일도 많이 있으며, 질과 양도 시간이라는 제약 조건속에서 달성해야만 한다. 특히 병원에서는 시간 개념이 환자의 생명과도 연결이 되기 때문에 시간개념은 중요한 요소가 된다.

제2절 계획의 수립과정과 분류기준

1 계획수립과정

계획수립의 과정에 관하여 여러 학설이 있으나 일반적으로 6가지 단계로 나뉘어 지는데 일반적인 의사결정과정이나 전략수립과정과 같이 유사한 과정을 거치게 된다.

1) 현재의 상황을 평가한다.

기업의 자원, 시장추이, 경제지표, 경제요인 등 기업의 현재 상태를 평가한다. 기업의 외적, 내적 환경을 개관하고 기회를 이용하고 위험은 피하고자 추구하는 장기적 목적을 설정한다. 즉 환경분석에 적용되는 SWOT분석으로 기업의 강점과 약점이 무엇인지 파악해서 약점은 최소화하고 위험은 피하면서 기회를 취하는 장기적인 목적을 설정한다.

2) 목적과 목표를 설정한다.

기업의 현황이 파악되면 목적(Goal)과 목표(Objective)를 설정한다. 목적은 기업의 사명(Mission)을 달성할 미래의 상태 또는 조건을 의미한다. 예를 들면, 병원에서의 목적은 '2025년까지 TOP5의 병원이 되는 것'이 될 수 있다. 이에 비하여 목표는 기업의 목적을 달성할 단기적이고 더욱 구체적이며 측정가능한 표적(target)을 말한다. 예를 들면 병원에서 2025년까지 TOP5병원이 되기 위해서는 매년 매출액의 10% 성장 또는 외래환자수의 10% 증가를 제시할 수 있을 것이다. 목적은 사명으로부터 목표는 목적으로부터 파생되는 것이다.

3) 실행계획을 수립한다.

목표를 달성하기 위해서는 구체적인 실행계획(Action plan)이 선행되어야 한다. 이러한 행동은 목표를 달성할 구제적인 수단이다. 각 목표를 달성하는 데 도움이 되는 대안을 평가하고 이러한 수단을 통하여 목표를 달성할 자원은 무엇인지, 이러한 과정에서 발생할 장애요인은 무엇인지 규명해야 한다.

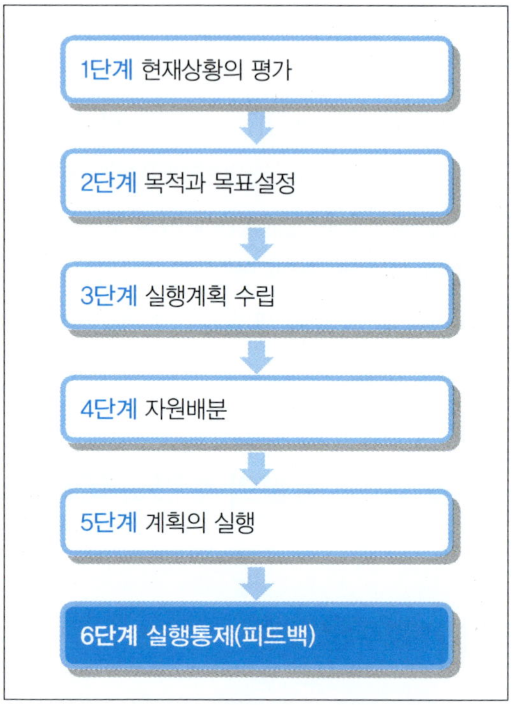

그림 5-2 계획수립의 과정

4) 자원배분을 결정한다.

조직에 있어서 목표설정은 매우 중요한 부분이다. 목표를 설정함으로써 조직은 어떻게 인적, 물적, 재무적, 시간적 자원을 효율적으로 배부하고 어떻게 활용할 것인지를 결정하게 된다. 따라서 목표를 잘못 설정하게 되면 자원의 낭비를 초래하거나 비효율로 인한 생산성이 저하되게 된다.

5) 계획을 실행한다.

실행(implementation)이란 계획을 행동으로 실천하기 위하여 자원을 활용하는 것을 말한다. 경영자와 종업원들은 계획을 이해하고 이를 실행하는데 필요한 자원을 준비하고 이를 잘 실행하고자 하는 동기를 가져야 한다.

6) 실행을 통제(피드백)한다.

기업은 의도하는 목표가 달성될 수 있도록 모든 작업 활동을 관리해야 한다. 통제란 실제결과가 원래 의도했던 계획과 일치하도록 모든 경영활동을 관리해야 하는 것을 말한다. 각 단계에서 원래의 계획과 차이가 발생한다면 문제의 원인을 발견하고 개선안을 찾아낼 수 있도록 문제가 발생한 단계로 피드백(feedback)시키는 과정을 가져야 한다.

2 계획수립의 분류기준

계획은 분류하는 방법에 따라 여러 가지로 구분할 수 있다. 기간 구분에 따라 분류되는 단기, 중기, 장기계획 등으로 구분되고, 적용범위에 따라 전략적, 전술적 및 운영계획으로 나눈다. 또한 이용빈도에 따라 일시적, 지속적 계획으로 분류되기도 한다. 이와 같이 계획수립은 다양한 기준에 의하여 구분할 수 있으며, 계획수립의 분류기준은 독립적인 것이 아니라 상호의존적이다.

1) 기간 구분에 의한 분류 - 단기계획, 중기계획, 장기계획

계획을 적용하는 기간에 따라 단기, 중기, 장기계획으로 구분한다. 일반적으로 장기계획이라 함은 3년 이상, 단기계획은 1년 또는 그 이하를 말하며 중기계획은 단기와 장기 사이를 나타낸다. 이러한 기간 구분에 대해 규정이나 논리적 근거가 있는 것은 아니므로 이의 적용은 조직이 직면한 문제의 특성이나 환경에 따라 계획기간의 적용은 달라질 수 있다.

(1) 장기계획

장기계획은 조직의 전사적인 측면에서 조직의 현재와 미래를 모두 포함하는 개념이다. 따라서 장기계획의 영향을 받는 조직구성원과 경영자원 등의 내부요소를 기준으로 그 목적을 살펴보면 다음과 같다.

첫째, 사업구조의 변혁을 통해 기업을 혁신하기 위해서이다, 즉, 기존사업과 신규사업의 비중을 적절히 조정하고 이에 대한 자원의 배분을 올바르게 하여 투자를 사전에 하는 것이 그 목적이다

둘째, 시대조류에 대응한 신제품이나 서비스 개발을 계획적으로 추진하기 위해서이다. 훌륭한 신제품이나 서비스의 개발은 장기적 관점에서 인력과 자금을 투입함으로써 가능해진다. 장기계획이 없이 연차계획만으로 이를 추진하게 되면 인력과 자금투입이 그때그때의 수익상황이나 당시 경영자의 사고에 좌우되어 새로운 사업개발이 어렵게 된다.

셋째, 현재 수익과 미래 수익의 균형을 맞추기 위해서다, 신규사업이나 신제품에 대한 투자 등을 추진해야만 현재 뿐만 아니라 미래에도 꾸준히 수익을 확보할 수 있는 것이다.

넷째, 전사적 측면의 목표를 명확히 하여 전략의 우선순위를 정하고 이에 따라 올바르게 자원을 배분하기 위해서다.

다섯째, 전 구성원에게 미래의 비전을 제시하고 동기를 부여하여 기업의 경영체질을 강

화하기 위해서다. 또한, 장기적인 목표를 설정함으로써 단기적인 행동에 지침을 마련하고 기업전체의 목적과 부분의 목적을 일치시키기 위해서다.

(2) 중, 단기 계획

중기계획은 기업이 생산시설을 확충 내지 축소하여 그 효과가 영업실적에 나타날 수 있는 계획을 의미하며 일반적으로 3 ~5년 정도의 계획을 말한다.

단기계획은 기업이 생산시설을 확충하거나 축소할 수는 없고 다만, 생산능력의 효율성 즉, 생산시설의 가동률만을 변경하여 효과가 영업실적에 나타날 수 있는 정도의 계획이며 1년 이내의 계획을 말한다.

2) 적용범위에 의한 분류 - 전략적 계획, 전술적 계획, 운영계획

계획이 조직 내에서 적용되는 폭이나 범위에 따라 구분하는 방식으로 전략적 계획, 전술적 계획 및 운영계획으로 구분한다.

전략적 계획(strategic plan)은 조직의 목표를 달성하기 위한 실천행동과 자원배분 등에 관련한 기본활동을 포괄적이고 장기적인 계획으로 조직이 나아갈 방향을 정하는 것을 말한다. 전략적 계획 수립단계는 최고 경영층에서 조직의 목표를 설정하고 실행방안을 결정한다.

전술적 계획(tactical plan)은 전략적 계획과 운영계획의 중간형태로 전략적 계획의 성공적 실행을 위하여 보다 구체화된 행동방침을 정한 계획이다. 전략적 계획이 다소 추상적, 장기적이며 최고경영자가 행하는 의사결정으로 외부환경이 중시된다면 전술적 계획은 보다 구체적, 중기적이며 중간관리 계층에서 행하는 의사결정으로 내부환경 의존적이라고 할 수 있다.

또한, 운영계획(operational plan)은 전략적 계획의 전반적 목표를 어떻게 달성할 것인가에 대하여 구체적으로 규정한 세부계획으로 전술적 계획의 이행과 운영적 목표의 달성을 지원하는 수단이기도 하다. 운영계획은 1년 단위의 기간을 고려할 수도 있으며, 짧게는 1주일 단위로 운영될 수도 있다. 이와 같은 운영계획은 하위관리자들이 수립하는 구체적인 계획인데 주로 다음과 같은 예를 들 수 있다.

(1) **생산계획** : 제품이나 서비스의 생산활동–생산량, 생산시기, 재고수준에 관련된 생산계획

(2) **재무계획** : 조직운영에 필요한 자금조달계획

(3) **마케팅계획** : 제품이나 서비스의 판매 및 유통과 관련된 마케팅계획

(4) **인적자원계획** : 각 부서에서 필요한 인적자원의 충원, 교육, 배치 등에 관련된 인적자원계획

3) 이용빈도에 의한 분류 – 일시적 계획, 지속적 계획

계획은 또한 이용되는 빈도가 사용하는 반복성에 따라 일시적 계획(single plan)과 지속적 계획(standing use plan)으로 구분된다. 일시적 계획은 특별한 상황의 필요성에 따라 수립되는 것으로 예산과 프로젝트 스케줄이 있으며, 지속적 계획은 반복적으로 사용될 수 있도록 수립된 것으로 표준계획을 들 수 있다. 이는 조직의 정책(policy), 절차(procedure) 및 규칙(rule) 등의 형태로 나타난다.

정책은 특정한 상황하에서 실행해야 되는 의사결정과 행동의 가이드라인이 되는 표준계획을 말한다. 예를 들면 회계처리 기준을 감가상각 시 정액법으로 정하게 되면 담당자가 변경되어도 계속적으로 적용되는 것을 말한다. 병원의 경우는 간호사가 3교대로 업무를 수행하고 야간당직근무가 수행되는 상황이므로 이러한 가이드라인이 없으면 운영을 할 수가 없다.

절차 또는 규칙은 특정한 상황에서 어떤 행동을 해야 하는지를 구체적으로 규정한 것을 말한다. 이는 정책에 근거하여 작성된 업무매뉴얼로 구체적인 행동방식이나 과정을 나타낸 것이다. 특히 병원에서는 대고객 업무가 많은 창구업무에서 소위 진상고객을 대할 때에나 아니면 급작스런 전산시스템의 다운으로 업무가 마비되었을 때 수행해야 될 매뉴얼이 바로 그것이다. 응급실이나 중환자실에서 화재발생시의 위기대응매뉴얼이 좋은 사례이다. 또한 병원은 불가피하게 의료사고가 발생하는 조직으로 직원들의 위기대응 매뉴얼 교육이 필요하다.

또한, 표준계획으로서 정책과 절차가 반복성을 갖는 지속적 계획으로 본다면 프로젝트 스케줄과 예산은 일회성을 갖는 계획이라고 할 수 있다.

프로젝트 스케줄((project schedule)은 일반적으로 스케줄이라고 하는 일정표를 생각하기 쉽다. 신상품 개발이나 건축공사와 같은 주된 목표가 분명한 상황에서는 시간과 비용의 낭비를 없애는 것이 중요한 일이 된다. 공정이 복잡하고 일정계획을 관리하고 통제하지 않으면 공정은 늦어지고 비용은 증가한다. 이와 같이 프로젝트 관리를 위해 구체적인 세부업무와 그 업무의 기한을 명시하고 추진하는 우선순위가 잘 정해져 있는 계획을 「프로젝트 스케줄」이라고 한다.

어떤 일을 할 것인지를 발견하는 전략 수립과는 달리 프로젝트 스케줄은 효율성, 특히 시간의 효율적인 사용을 강조한다. 따라서 스케줄은 계획임과 동시에 통제수단이 되기도 한다.

예산(budget)은 조직내의 자원을 각종 업무수행이나 사업에 배분하는 것을 말한다. 예

산은 제한적인 자원을 서로 사용하려고 하는 여러 부서간에 적절히 배분해 주는 기능을 수행한다.

3 병원위기 대응사례

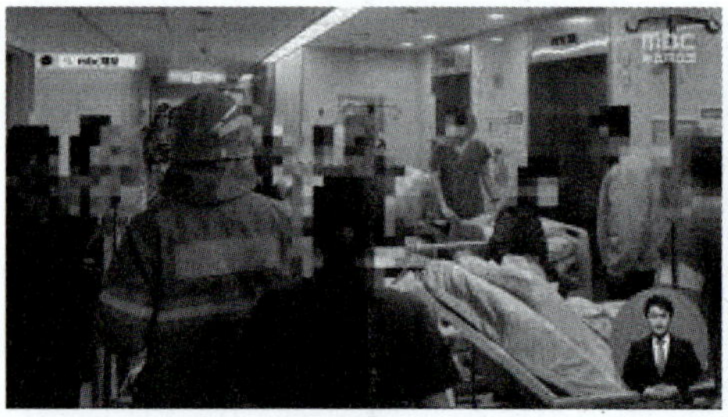

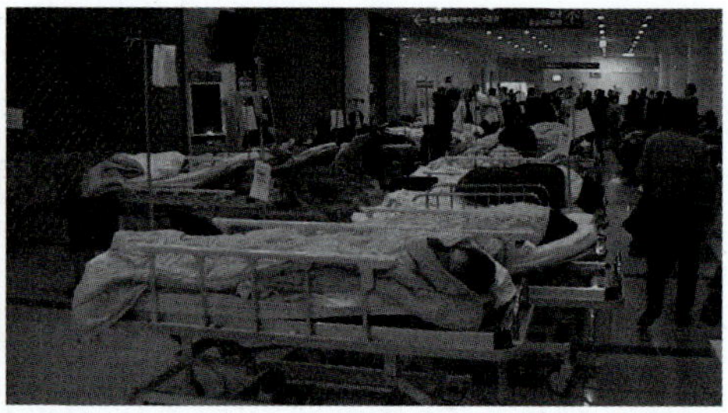

의료기관은 사소한 수납기기 장애나 전산장애 발생 등은 물론이고 화재 등 재난 발생 시 특성상 많은 위험이 있기 때문에 '지역사회 응급재난 대응 매뉴얼'에 따라 훈련을 지속적으로 받는다. 병원행정관리자들이 타 직종보다 더 위기관리능력을 갖추어야 하는 이유이다. 위 사진은 대학병원에서 화재가 발생한 뒤 혼란한 현장사진이다.

사례 1. 병원화재 시 대응체계매뉴얼 사례

화재 발생	1. 119 및 유관기관에 신고(6하 원칙) 2. 경보전파(자동경보설비, 육성)
초기 소화 및 대피활동	1. 소화기 등 이용 초기진화 시도 2. 대피활동 지시 및 전개 3. 자위소방대 비상 소집
초동 진화 활동	1. 초동진화작업 시행(소화전 등) 2. 소방대 도착 전까지 대피활동 전개 3. 화재 확산 방지 대책 전개(방화문 등) 4. 인명 구조 활동 전개
소방대 도착시	1. 소방대장에게 현재까지 상황 보고 2. 소방대장의 지시에 따라 소방 활동 전개
화재 진화 후	1. 인원 및 부상자 확인 2. 건축물내 임의 진입 금지 3. 환자 이송 및 의료 활동 지원

사례 2. 전산다운시 대응체계 사례

전산장애 발생 시 응대 매뉴얼

① 전산장애의 정의

여기에서의 전산장애란, 전산프로그램이 전혀 작동하지 않는 경우와 전산프로그램의 속도가 평상시 대비하여 현저히 느려지는 경우를 말한다.

② 보고절차

㉠ 원무접수, 수납창구에서 전산장애를 인지한 경우에는 최초 인지한 자는 원무부서의 정보담당자(정보담당자가 없을 경우에는 중간관리자)에게 즉시 보고한다.

㉡ 정보담당자(또는 중간관리자)는 전산실에 즉시 장애사실을 통보하여 개선조치토록 한 다음, 원무팀장에게 선 조치 후 보고한다.

㉢ 원무팀장은 장애의 상태를 확인한 후, 심각성이 있을 경우, 전산팀에게 조치계획을 설명들은 후, 행정책임자(행정부원장 또는 사무국장)에게 보고한다.

③ 대응절차

접수창구의 대기환자가 증가함에도 개선조치가 지연될 경우에는 다음의 절차에 따라 대응하도록 한다.

㉠ 정보담당자(또는 중간관리자)는 창구별 대기인원수를 파악하여 지원인력이 필요한지 여부를 판단한다.

㉡ 원무부서 직원은 최소인원을 제외한 원무부서 인력을 수납지원과 현장통제를 실시한다.

㉢ 총무팀장에게 환자 안내를 위한 행정지원인력을 요청한다.

㉣ 행정지원인력은 창구별 대기환자에게 전산장애로 인하여 서비스가 지연되고 있음을 설명하고 준비된 음료서비스를 실시한다.

㉤ 정보담당자는 수시로 전산실과 연락하여 상황을 파악한다.

㉥ 원무계장(중간관리자)은 전산장애로 인한 현장에서 발생할 수 있는 소란, 민원에 직접 응대한다.

㉦ 전산장애가 복구되면, 행정지원인력은 철수하고, 창구별 대기인원이 안정화되면, 원무팀 사무실 직원이 현장에서 차례로 질서있게 철수한다.

㉧ 사건종료 후 다음 사항을 포함하여 보고서를 작성하여 행정책임자(또는 병원장)에게 보고한다.

ⓐ 장애발생 시간

ⓑ 최대대기 인원

ⓒ 전산장애로 감소된 환자 수(예상치) 및 진료수익 손실분

ⓓ 조치사항

사례 3. 수납기기 장애 시 대응체계 사례

신용카드 결재시스템 장애 시 응대 매뉴얼

① 신용카드 결재시스템 장애의 정의

신용카드 결재시스템 장애의 정의란, 카드결재시 사용되는 장비인 VAN서비스 회사의 시스템 장애로 신용카드 결재가 중단된 경우를 말한다.

② 보고절차

㉠ 수납창구에서 신용카드 결재장애를 인지한 경우 최초 인지자는 원무부서 정보담당자(또는 중간관리자)에게 장애사실을 보고한다.

㉡ 정보담당자(또는 중간관리자)는 VAN서비스 회사의 병원담당자에게 장애사실을 즉각 개선조치를 요청한다.

㉢ 정보담당자(또는 중간관리자)는 원무팀장에게 보고하고 상황이 심각한 정도의 상태이면 행정책임자에게 상황을 보고한다.

③ 대응절차
 ㉠ 원무팀 정보담당자(또는 중간관리자)는 수납창구별 대기인원을 점검한다.
 ㉡ 대기인원이 증가하거나 개선조치가 지연될 경우 다음과 같이 조치한다.
  ⓐ 대기인원이 증가하거나 직원은 최소인원만 제외하고 수납지원과 창구현장통제를 실시한다.
  ⓑ 비상용 카드단말기를 각 창구별로 설치하고 수납직원에게 사용방법을 교육한다.
  ⓒ 비상용 카드단말기로 진료비 결재시 '등록번호, 환자명, 진료일자, 수납금액'을 수기장부에 기록한 후 결재시스템이 복구되면 동 프로그램에서 수납처리를 진행한다.
  ⓓ 필요시 총무팀장에게 환자안내를 위한 행정지원을 요청한다.
  ⓔ 행정지원인력은 창구별 대기환자에게 '전산장애로 인한 서비스지연'을 안내하고 음료서비스를 실시한다.
  ⓕ 원무계장(또는 중간관리자)은 전산장애로 인한 현장에서 발생할 수 있는 소란, 민원에 직접 대응한다.
  ⓖ 전산장애가 복구되면 먼저 타부서인 행정지원인력은 철수하고, 창구별 대기인원이 안정화되면 원무부서의 사무실 지원인력이 현장에서 질서있게 철수하도록 한다.

제3절 계획수립 기법

1 예측법(forecasting methods)

예측이란 과거의 자료(reference)나 이에 관한 정보를 이용하여 미래(future)에 일어날 불확실한 변화(change) 내지 결과를 추정하는 과정을 말한다.

예측은 백화점이나 대형마트뿐 아니라 골목상권이라고 하는 편의점에서부터 노점상에 이르기까지 사업의 규모와 상관없이 모든 경영 주체들이 관심을 갖는 분야이다. 이러한 예측에 대한 관심은 농업, 건설업, 제조업에서부터 음식점, 병원 등 서비스업까지 사업의 종류를 불문하고 높다. 특히 야채나 과일 등 신선식품을 취급하는 업종에서는 그날그날의 매출량을 정확히 예측하는 것이 재고 부담을 줄이거나 팔지 못해 버리는 양을 최소화하는데 중요한 역할을 한다. 또한 대규모 생산 라인을 건설해야 하는 제조업이나 발주에서부터 완공까지 시간이 많이 소요되는 건설, 토목 등의 분야에서는 장기적인 관점에서 수요가 어떻게 변화하고 시장의 공급량은 어떻게 될지를 예측하고, 판매 목표 설정, 설비투자, 생산 계획, 재고조절, 공급사슬 관리, 마케팅 전략 수립 등의 전략적 의사결정을 위한 기반이 된다.

노점상들은 비가 오면 우산을 팔고 날씨가 더우면 부채를 팔면 된다. 하지만 막대한 설비투자가 투입되는 기업에서는 상황에 따라 생산능력을 늘렸다 줄였다 할 수 없기 때문에 시장에 있는 정보를 종합하고 예측에 연결시키려는 노력이 필요하다. 오늘날과 같이 변화가 많고 경쟁이 치열한 경영 환경에서 지속성장하는 기업이 되기 위해서는 예측 체계 수립의 중요성을 인식하고 예측 수준을 향상시키는데 충분한 투자를 해야 한다. 좋은 수요 예측 모델 변화하는 상황과 새로운 정보를 결합시킬 수 있어야 한다. 그리고 관련 데이터를 분석하기 위해 다양한 방법을 시도해 보아야 한다. 데이터에서 출발하여 가능한 한 많은 정보를 끌어내는 것은 변화가 많은 첨단기업들에게 특히 중요하다.

최근 금융기관들이 장차 4차산업혁명시대에 있어서 금융시장이 어떠한 방향으로 나아갈지 방향을 예측하기 위하여 여러 가지 경제, 금융관련 자료를 수집분석하고 있다. 카카오뱅크의 온라인상의 금융거래가 기존의 은행에 어떠한 영향을 미칠지 예의주시하고 있는 것과 같은 상황이다. 예측에서 무엇보다도 중요한 것은 환경변화가 일정한 규칙을 가지고 변화하는가를 파악하는 것이다. 예를 들면, 금융기관들은 월말이나 연말의 경우 많은 고객이 창구로 몰리는 현상이 나타나게 되는데 이는 금융기관들이 예측과 조직의 대응이 자동적으로 이루어질 수 있을 것이다. 병원의 경우에도 동일한 상황이 있는데, 월요일과 금요일이 환자가 가장 많이 밀리는 요일이 된다. 이에 따라 병원들은 미리 예약프로그램을 통하여 환자를 분산시킨다든지 직원(특히 영상의학과의 경우 검사대기시간이 길게 나옴)을 월요일과 금요일에 집중하여 배치하도록 하는 경우가 예측에 의한 대응의 방안으로 환자를 분산하는 경우이다.

예측은 예측치를 만드는 것이 최종 목표가 아니라 이를 통해 전략적 함의를 도출하는데 기반으로 삼고자 하는 것이다. 이러한 점을 고려할 때, 수요 예측치를 전략과 연결시킬 수 있는 안목과 대안 제시 역량이 필요하다고 하겠다(김옥남, 수요예측체계 어떻게 구축하나, 2008).

2 시나리오 계획법(scenario methods)

원래, 시나리오란 미래에 일어날 수 있는 여러가지 상황을 연극의 대본처럼 이야기 형식으로 전달하여 미래의 다양한 모습을 쉽게 이해할 수 있도록 도와주는 예측 기법을 말한다. 이 시나리오 기법은 1950년 미국의 랜드연구소(RAND Corporation)의 허먼 칸(Herman kahn)을 중심으로 무기발전과 군사전략간의 관계를 분석하기 위해 개발된 것이다. 즉 적군의 공격전략에 대응하기 위하여 군사전략용(War Game)으로 개발되었으나 1970년대부터 기업경영 기법의 하나로 활용되기 시작하였다.

이와 같이 시나리오란 미래연구에 있어서 사용되는 대표적인 방법론의 명칭이며, 여러 학자들에 의해서 다음과 같이 정의되고 있다.

"미래에 나타날 수 있는 여러 가지 모습들을 일관성과 논리성을 갖춘 상태에서 제시하는 것(Michel Porter, 1985)"

"무언가 미래에 결정을 하기 위해서 미래에 변화될 여러 가지 상황들이 어떻게 펼쳐질 것인가를 알게 해주는 도구(Peter Schwartz, 1991)"

"발생가능한 미래의 모습들을 상상하게 해주는 숙련된 전문적 방법론(Paul Schoemaker, 1995)"

시나리오 분석기법은 오늘날과 같이 새로운 기술들에 대한 영향력이 가속화되고 있으며, 이로 인한 불확실성도 같이 증가하고 있기 때문에 기존의 전략적 계획기법의 한계점이 노출되었으며, 국가경쟁력을 유지하기 위해서 과학기술 환경변화에 능동적으로 대응할 수 있는 전략적 예측이 필요하게 됨에 따라 대두되기 시작하였다. 불확실성을 가속시키는 환경요인으로 국가간 on-off line의 장벽이 파괴되고 미래를 예측하기 힘든 과학기술의 등장으로 인한 불확실성, 소비자들의 다양한 욕구와 낮은 충성도 등을 들 수 있는데 시대가 지날수록 불확실성은 더욱 증폭되고 있는 실정이다.

시나리오의 수립방법에는 탐색적 기법(Future Forward)과 규범적 기법(Future Backward)이 있는데 전자는 목표를 정하지 않고 현재로부터 출발하여 "무엇이 발생할 것인가?"라는 질문에 해답을 구하는 것을 말하며, 후자는 목표점을 정하고 거기에 도달하는 방법의 과정을 그린 시나리오로 미래의 한 시점에서 출발하여 "어떻게 도달할 것인가"라는 질문에 대한 답을 풀어 나가는 것을 말한다. 일반적으로 탐색적 기법을 기본으로 하고 여기에 규범적 시나리오를 대입하는 방식으로 시나리오를 작성하게 된다.

시나리오의 개발과정은 여러가지 유형이 있으나 일반적으로 사용되고 있는 개발과정을 보면 다음과 같다.

표 5-1 시나리오 개발과정 단계

단계	결정요소
핵심이슈 선정	중요도, 시급성, 사회이슈
의사결정요소 도출	시장크기, 성장률, 물가전망
변화동인 규명	의사결정요소의 상세동인
시나리오 도출	변화동인기반 시나리오 도출
시나리오 쓰기	시나리오를 기술하고 대응책 기술
대응전략 수립	각 시나리오별 의사결정트리 형식의 대응책 마련
모니터링	시나리오 예의주시

[표 5-1]에서와 같이 1단계는 핵심이슈를 선정하는데 미래에 큰 영향을 미칠 주제로 시급하고 사회이슈화가 되는 핵심이슈를 선정한다. 1단계에서 많이 사용하는 기법으로는 브레인스토밍 기법을 적용한다.

2단계는 핵심요인에 영향을 주는 거시적 원동력 변수를 파악하는 것으로 시장의 크기, 성장률, 물가전망 등을 파악하게 된다.

3단계는 의사결정요소의 상세한 동인으로 전 단계에서 도출된 원동력 변수에 대하여 등급을 매긴다.

4단계는 변화동인에 기반한 몇 개의 시나리오의 줄거리를 만들고 불확실한 상황에서 예측해 본다.

5단계에서는 시나리오 기술서를 작성하는 것인데 전 단계에서 예측해 본 시나리오를 구체화하는 단계이다.

6단계는 각 시나리오별로 의사결정트리 형식의 시뮬레이션을 하여 대응방안을 마련하는 단계이다.

7단계는 마지막 단계로 각 시나리오별로 현실적인 시나리오를 모니터링해 가면서 찾는 단계이다.

이러한 시나리오 계획법이 경영의 난맥상을 뚫어주고, 고쳐주는 만병통치약의 기법은 아니다. 다만, 이러한 시나리오 기법을 통해서 상황별로 발생 가능한 미래 상황에 대한 사전 체험과 같은 시뮬레이션을 해보고 미래의 예측하지 못한 환경 변화에 대한 신속하고 유연한 대응을 할 수 있도록 해줌으로써 사업에 영향을 미치는 외부 환경 동인에 대하여 이해가 가능하게 도와준다.

시나리오 방법론은 결론을 도출하기 위해 거쳐야 하는 과정을 정밀하고 논리적으로 다듬는 것을 목적으로 한다. 그렇기 때문에 언제나 시나리오를 만들어 내는 주체들 간에 오고 가는 대화와 논쟁을 중요시한다. 충돌하는 논리들, 대립되는 주장들을 모두 담아내면서, 동시에 가장 타당성이 있고 설득력이 높은 논리와 주장들을 대화와 논쟁을 통해서 걸러 내는 것이다. 이러한 작업이 가능하기 위해서는 무엇보다 수준 높은 토론과 합의 수준이 필요하다. 따라서, 반드시 토론과 논쟁을 조정하고 합의를 유도해 내는 과정이 필요하다.

3 상황대응 계획법

시나리오 계획법이 장기간의 예측기법이라고 한다면, 상황대응 계획법은 상대적으로 단기간의 예측기법이라고 할 수 있다. 예를 들면, 지구의 화약고로 불리는 중동에서 아프가니스탄이 탈레반에 의하여 정권이 바뀌게 되었을 경우 급작스런 대외변수로 중동발 악재가 출현한 셈이 되는데 이에 대한 기업들이 대응하는 계획법을 말한다. 따라서 한치앞을 내다볼 수 없는 미래경영환경의 불확실성이 커질수록 원래 계획수립 시 설정했던 가정이나 예상 등이 크게 달라질 수 있다. 이와 같이 상황대응계획법은 환경변화로 인하여 원래 수립했던 계획이 부적합하다고 판단될 때 당면한 새로운 환경에 신속하게 대응할 수 있는 대안을 찾아 수정해 나가는 것을 말한다.

불확실한 상황속에서 치열한 경쟁을 헤쳐나가야 하는 개방시스템으로서의 현대기업의 경영자는 각각의 상황조건에 가장 적합한 대응책을 선택하는 것이 최선일 것이다. 이를 위해 경영자는 경영환경이 원래 계획수립시점과 달라진 환경위기요인은 무엇인지, 어떻게 달라졌는지 무엇을 해야 하는지, 극복해 나가기 위한 역량은 무엇인지 등을 수시로 확인해야 하며, 신속하게 대응전략을 마련해야 할 것이다. 종전의 경영관리가 경영의 일반원칙을 체계화하여 직무상의 유일최선의 방법을 찾으려고 노력했다면, 현대의 개방시스템에서의 경영자는 조직에 영향을 미치는 상황이 무엇인지에 대한 상황인식이 중요하다. 유동성이 부족하여 흑자도산하는 경우와 같이 상황인식을 제대로 하지 못하면 백약이 무효이기 때문이다. 따라서 어떤 접근방법도 최선의 것이라고 생각할 수는 없으며 서로 다른 문제는 서로 다른 해결책을 요구한다는 사실을 이해함이 중요하며, 어떤 상황속에서도 어떤 대응전략이 효과적인가를 찾는 자세가 중요하다.

4 벤치마킹(Benchmarking)

벤치마킹이란 측정의 기준이 되는 대상을 설정하고 그 대상과 비교 분석을 통해 장점을 따라 배우는 행위를 말한다. 기업 경영 분야에서 '벤치마킹'이란 어떤 기업이 다른 기업의 제품이나 조직의 특징을 비교 분석하여 그 장점을 보고 배우는 경영 전략 기법을 말한다.

벤치마킹은 원래 토목 분야에서 강물 등의 높낮이를 측정하기 위해 기준점인 벤치마크(benchmark)를 표시하는 행위를 말하는데 여기서 벤치마크란 측정의 기준점을 말한다. 기업에서 벤치마킹 기법은 미국의 제록스(Xerox)사가 일본의 경쟁 기업들의 경영 노하우를 알아내기 위해 직접 일본에 건너가 조사 활동을 벌이고 그 결과를 경영 전략에 활용하여 다시 기업 경쟁력을 회복한 것에서 비롯되었다.

기업들은 품질향상 추구를 통한 시장점유율을 향상하기 위한 시도로써, 가장 성공한 경쟁기업을 벤치마킹하기 시작하게 되었는데 예를 들면, 어떤 기업이 다른 기업들보다 월등하게 과업을 수행하는 방법과 이유를 밝혀주는 기술이 있다고 가정할 때 다른 기업이 자사의 품질개선을 위한 아이디어의 원천으로서 그 탁월한 기업의 실천방법을 모방하는 것이다.

벤치마킹의 기본원칙은 다음과 같다.

① 접근방법을 계획하고, 개선해야 할 특정한 영역을 설정한다. 자신의 과정절차를 연구하고, 그 과정을 잘 수행하고 있는 기업을 확인 · 규명한다.

② 관련되는 수행자를 선정한다. 변화를 하고자 하는 사람은 조사를 행하고자 하는 사람이 되어야 한다.

③ 정보를 교환할 준비를 해야 한다. 당신이 조사하는 조직이 당신이 가지고 있는 문제에 대해 해결책을 보유하고 있어야 한다.

④ 불법적인 행동을 피한다. 가격담합, 시장분할, 기타 불법적인 조치로 인식되는 논의가 되지 않도록 한다.

⑤ 신뢰성 있는 자료를 비밀로 유지한다. 어떤 경쟁자에게도 기업에 대한 정보를 누설하지 않도록 한다.

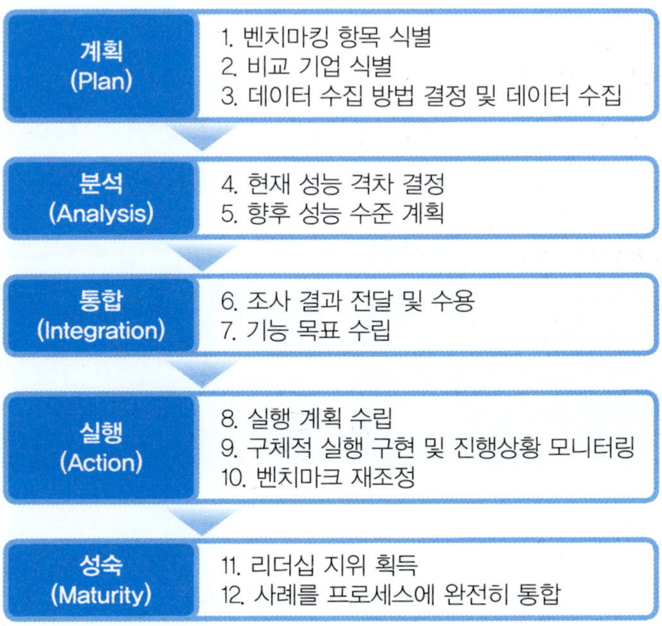

그림 5-3 제록스사의 12단계 벤치마킹 프로세스

1) 벤치마킹의 프로세스

일반적인 벤치마킹 프로세스는 계획하고 수집하고 분석해서 적용하는 기본적인 틀로 진행된다. 다만, 기업에 따라서는 서로 다른 프로세스를 가지고 있는데 여기에서는 제록스사의 12단계 모델을 설명하도록 하겠다.

12단계 벤치마킹 프로세스를 보면, 계획, 분석, 통합, 실행, 성숙 5단계로 구성을 하고 세부적인 12단계로 구성되어 있다. 대부분의 벤치마킹과 관련된 프로세스는 이러한 방식으로 진행되고 있다고 할 수 있다.

2) 안동병원 사례

병원의 경우에는 친절의 대명사로 되어 있는 안동병원에 국내유수의 대학병원부터 중소병원에 이르기 까지 벤치마킹을 하고 있다. 안동병원은 일본의 MK택시 서비스를 직접 전수받아서 친절한 병원이미지로 각인되어 있다.

안동병원은 1992년 일본 MK 택시 친절서비스를 도입하여, 병실 고객 문안인사, 고맙습니다 운동 전개, 화장실 청소 5S 운동, 우리들의 신념 6가지, 우리의 실천 3가지, 무결점 서비스 캠페인, 가정방문 간호제, 야간병원(밤 10시까지 외래 정상 진료), 공기 청정식 소각로, 오폐수 처리 시스템 등 환경경영, 365일 휴일 없는 병원, 응급실 24시간 전문의 진료, 사망환자 합동 추도제, 고객만족 지식경영 도입, 보호자 없이 간호사가 간호 및 간병하는 전인 간호제, 고객 마일리지 제도, SMS 스마일 운동, 해피콜 운영, 고객 초청 간담회, FUN 경영 도입, 팀제 중심의 조직개편, 여성센터 야간휴일 진료, 토요 전일제, 응급헬기 도입 등 대한민국 1등 의료서비스를 실시하는 병원으로 병원 친절 벤치마킹 1위병원이다.

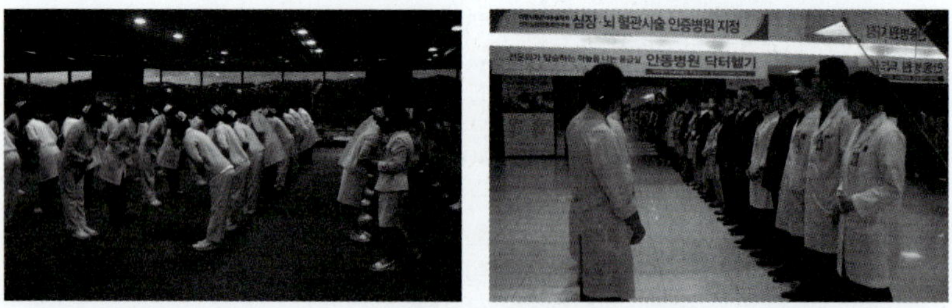

안동병원의 친절교육

5 참여적 계획수립(participatory planning)

참여적 계획수립법이란, 수립된 계획에 영향을 받는 사람들이나, 수행하는 사람들이 계획을 수립하는 것을 말한다. 이는 참여자들로 하여금 이해도와 수용도, 몰입도를 증진시키는 방법으로 궁극적으로는 조직에 많은 효익을 가져다 주게 된다. 왜냐하면 계획수립시 다양한 계층의 인적자원들이 많이 참여하면 활용가능한 정보와 양이 많아지고 창조성이 향상되기 때문이다.

제4절 목표관리(MBO, management by object)

목표관리는 유용한 계획수립과 실행방법이면서 또한 통제방법이다. 즉 목표관리기법은 계획수립에서 출발하여 그 수행과정, 통제과정이 모두 포함되는 독특한 특성을 가지고 있다.

1 개념

목표관리(MBO)란 참여의 과정을 통하여 조직의 목표를 명확하고 체계있게 설정하여 이용함으로써 관리의 효율화를 기하려는 관리방식을 말한다. 1954년 미국의 피터 드러커(Peter Drucker)에 의해 처음으로 소개되고 맥그리거(D. McGregor)가 뒷받침한 것인데, 드러커는 기업의 계획형태를 개선하는데 역점을 두고 목표관리를 관리계획의 한 접근방법으로 소개하였으며, 맥그리거는 목표관리를 경영관리상의 업적평가의 한 기법으로 발전시켰다. 그러나 오늘날의 목표관리는 계획의 수립, 업적평가뿐만 아니라 통제시스템 및 조직의 목표와 조직구성원의 목표를 통합하려는 보다 광범위한 접근방법으로 발전하고 있다.

"목표관리에 의한 경영을 위해서는 엄청난 노력을 기울여야 하고 또한, 특별한 수단을 가지고 있어야 한다. 경영자들의 노력이 저절로 공동의 목표를 향해 집중되는 일은 좀처럼 일어나지 않기 때문이다. - 드러커"

2 목표관리의 구성요소

1) 목표의 설정

첫 번째 구성요소는 목표의 설정이다. 여기서 목표란 주로 측정가능한 비교적 단기적인 목표를 말한다. 그러나 이것은 조직의 장기적, 일반적 목표와 관련되어 설정되어야 하기

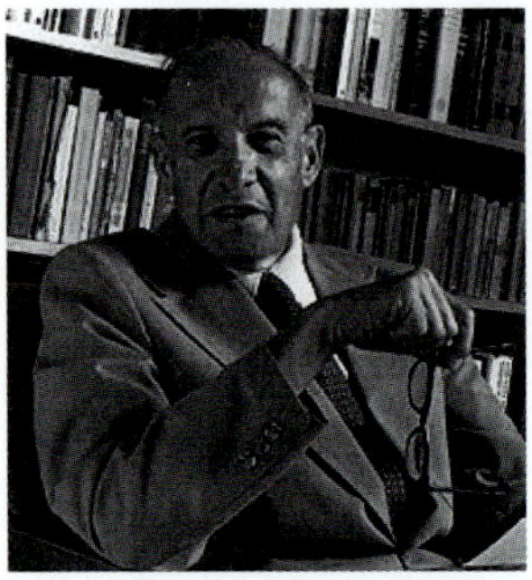
Peter Drucker, 1909.11.19.–2005.11.11

때문에 목표관리가 조직의 일반적 목표와 무관할 수는 없다. 누구도 애매한 목표를 달성할 수는 없다. 사람들은 그들의 목표가 무엇이고, 목표를 달성하기 위해서는 어떠한 행동을 취해야 할 것이며, 또 언제 목표를 달성해야 할 것인가를 알아야만 한다. 따라서 목표의 명확한 설정은 목표관리의 중요한 구성요소가 되는 것이다.

2) 참여

두 번째 구성요소는 참여이다. 목표관리는 참여를 통한 목표설정을 강조한다. 하급자가 수행할 목표를 상관과 부하의 협의를 거쳐 설정하게 되면, 그 목표는 보다 현실성이 있게 되고 또 목표설정에 참여한 사람은 그와 같은 목표를 보다 쉽게 수용하게 된다. 또한 그의 직무만족도와 생산성은 향상되게 되는 것이다.

3) 환류(Feedback)

세 번째 구성요소는 환류이다. 즉, 목표추구의 과정과 목표의 달성도는 측정, 평가, 환류되어야 한다. 특히 평가와 환류는 목표에 비추어서 이루어져야 한다. 목표관리에서 환류를 중요한 요소로 보는 이유는 환류가 명확하게 이루어질 때 비로소 집단의 문제해결능력은 향상되고 개인의 직무수행역량이 증진된다고 보기 때문이다.

3 목표관리의 과정

1) 목표의 발견

목표관리의 첫 번째 단계는 조직의 생존, 성장, 개선을 위하여 조직 스스로가 바라는 상태 및 결과를 신중하고 체계적으로 확인하는 단계이다. 즉, 이 단계에서는 조직의 현황을 분석할 뿐만아니라 성취하고자 하는 미래의 목표를 검토하는 것이다.

2) 목표의 설정

두 번째 단계는 조직이 실제로 성취하고자 하는 미래의 상태를 확립하는 단계이다. 즉 특정인 또는 특정 조직단위의 활동영역과 구체적인 성취수준을 밝히는 것이다. 설정된 목표는 부하의 업적을 평가하고, 환류시키는 기준이 될 뿐만 아니라 개인별, 조직단위별 활동을 조직전체의 계획에 통합시킬 때의 기준이 된다.

목표관리가 총체적 관리시스템으로서의 의미를 갖추기 위해서는 계량적, 일상적 목적뿐만아니라 비계량적, 창의적 목적도 포함되어야 한다. 또한 목표를 설정함에 있어서는 그것을 효과적으로 수행할 수 있게 하는 여건인 인적, 물적 자원의 소요량을 동시에 고려해야 한다.

이러한 목표의 설정은 참여의 과정을 통해서 이루어져야 한다. 이 때 참여의 과정은 협동적이어야 하며, 이와 같은 목표를 설정함으로써 조직구성원의 목표에 대한 이해와 지지를 높일 수 있게 되며, 그 현실성이 향상되는 것이다.

또한 목표설정을 할 때에는 다음 사항들이 포함되어 있어야 바람직하다.

(1) **구체성** : 목표설정은 추상적이 아니라 구성원들이 이해하기 쉽고 구체적이어야 한다.
(2) **명시성** : 목표달성시기가 명확하게 명시되어야 한다.
(3) **실현가능성** : 목표설정은 실현가능해야 한다.
(4) **측정가능성** : 성과평가에 있어서 설정된 계량적 및 비계량적 목표는 가능한 모두가 숫자로 측정될 수 있어야 한다.

3) 목표의 확인

두 번째 2단계의 목표의 설정은 확인과정을 거쳐야 한다. 이 단계를 거침으로서 미래의 목표수행에 관련된 개인 및 조직단위의 목표가 정해진 시간내에 달성할 수 있다고 하는 확신을 가질 수 있게 된다. 그리고 계획실행상의 결점이나 실패요인의 존재여부를 발견하기 위해서는 위험성, 가정 및 변동사항 등이 검토 분석된다.

4) 목표의 실행

이 단계에서는 설정된 목표를 달성하기 위한 구체적인 실행전략을 수립하는 단계이며 이와 더불어 실재의 구체적인 행동으로 옮겨진다.

5) 평가

5단계에서는 목표가 계획대로 수행되었는가의 여부를 측정, 평가하고 원래의 계획과의 차이가 발생했을 경우에는 그것을 수정하고 통제하기 위한 보고를 하는 단계이다. 즉 이 단계는 목표추구의 과정과 목표의 성취도를 측정, 평가, 환류하는 단계이다. 이와 같은 활동을 포괄하는 평가과정은 중간평가와 최종평가로 구분해 볼 수 있다. 중간평가는 임무를 맡은 부하가 만족스러운 수행과정을 보이고 있는지를 확인하고 그렇지 못한다면 격려, 감독, 추가자원의 배정 기타 필요한 지원을 해 주려는 목적으로 실시된다. 그리고 상황에 비추어 볼 때 목표가 실현불가능하거나 부적당하다고 판단될 때는 목표 그 자체를 변경해야 하는 경우도 있다.

최종평가는 목표수행 임무담당자의 업적을 평가하고 이를 환류시킴으로써 미래의 목표관리를 개선하려는 목적으로 실시된다.

4 목표관리의 장 · 단점

1) 목표관리의 장점

① 목표관리는 효과적으로 계획을 촉진함으로써 보다 나은 관리를 돕는다.
② 목표관리는 조직의 역할과 구조를 명확히 하도록 강요하는 경향이 있다.
③ 목표관리는 성과에 대한 약속을 유인한다.
④ 목표관리는 통제기준으로서의 목표를 명확히 제시함으로써 효과적인 통제를 발전시키는데 도움을 준다.

2) 목표관리의 단점

① 조직의 목표를 명확히 제시한다고 하는 것은 매우 어려운 일이며, 또한 최종목표에 대해서는 동의하는 경우에도 중간목표 사이에는 이해가 상충되고 갈등이 발생하는 것이 일반적이다.
② 목표관리는 목표와 성과의 계량적인 측정을 강조함으로써 질보다는 양을 중시하는 경향이 있다. 그러나 조직에서는 구성원의 발전과 인간관계의 개선과 같은 계량화할 수 없는 업무도 중요시해야 한다.
③ 목표관리는 단기목표를 강조하는 경향이 있다.
④ 목표관리는 경영자들이 의사결정과정에 있어서 목표가 더 이상 의미가 없어졌음에도 일정기간 동안은 이를 변경하지 않으려고 하는 경향이 있다.
⑤ 인간중심주의적 내지 산출중심주의적 관리방식에 경험이 없는 조직에 목표관리를 도입하려 하면 강력한 저항에 직면하게 된다.

5 목표관리의 성공요건

목표관리는 특별한 관리기법이라기 보다는 계획수립과 통제를 실행할 수 있는 총제적인 관리시스템이므로 그것이 성공적으로 채택되어 실시되기 위해서는 조직전반에 걸쳐 필요한 요건이 갖추어져야 한다. 목표관리의 중요한 성공요건으로 다음의 사항을 들 수 있다.

1) 목표관리의 채택은 조직전반에 미치는 영향이 크기 때문에 최고 경영층의 절대적 지원이 있어야 한다.
2) 조직의 구조와 과정이 목표관리를 실시할 수 있도록 분권화와 자율적 통제절차가 마련되어야 한다.
3) 목표관리는 목표를 설정하고 그에 따라 결과만 평가하면 되는 독립적인 기법이 아니라 총제적인 관리시스템이다. 따라서 전사적인 활동이 가능할 수 있는 조직분위기가 조성되어야 한다.
4) 개인과 개인, 조직단위와 조직단위, 그리고 조직과 환경 사이에 의사소통과 환류의 통로가 형성되어 있어야 한다.
5) 미래의 상황을 적정하게 예측할 수 있도록 조직내외의 여건이 안정되어야 한다.

6 MBO의 도입사례

1) HP의 MBO 도입

MBO의 성공사례로 정보화 시대를 선도하는 초우량 기업으로 손꼽히는 Hewlett Packard를 들 수 있다. HP는 1939년 미국 캘리포니아주 팔로 알토시의 자그마한 차고에서 5백38달러의 자본금으로 출발, 오늘날 매출규모가 3백억 달러가 넘는 거대한 세계 초우량 기업으로 성장하였고 미국의 포춘지가 미국에서 가장 우수한 기업들을 선정하는 기업신뢰도 조사에서 HP는 88년 이후 지금까지 컴퓨터 산업부문 최우수 기업으로 6회 연속 선정되고 있다. 컴팩, 썬 마이크로시스템즈, IBM 등을 제치고 연속 최우수 기업으로 선정되었다. 이러한 배경으로는 HP의 기술혁신, 고객만족 그리고 인간존중을 끊임없이 추구하는 독특한 경영방식에서 찾아 볼 수 있다.

HP는 일찍이 1960년대부터 각 사업단위별로 개발, 생산, 마케팅에 이르기까지 스스로 책임을 지는 분권경영과 목표에 의한 관리방식(MBO)을 채택하였다. 분권경영은 중앙집권 경영에서 부문별 책임경영으로 이행하는 것을 의미한다. 소비자 needs와 기업간 경쟁이 급속하게 변화하고 있는 시점에서 분권경영은 시대적인 요청이었다. 중앙집권 경영은 소비자 needs와 경쟁사 동향에 민감하게 적응하지 못하고, 현장중심의 신속하고 정확한 경영의사결정을 어렵게 만드는 단점을 지니고 있기 때문이다. HP는 분권경영을 성공시키기 위해 목표에 의한 관리방식(MBO)을 채택했다. 목표에 의한 관리는 통제에 의한 관리와는 정반대 개념이다. 후자는 철저하게 계획된 통제관리체제로, 종업원들은 조직의 전반적인 목표에 신경 쓸 필요 없이 상급자의 지시와 명령에 따라 임무를 수행하면 된다. 반면 목표에 의한 관리는 조직원의 합의 과정을 통해서 목표를 설정하기 때문에 사업단위별로 달성 가능하지만 남보다는 뛰어난 목표를 달성하기 위한 최선의 노력을 하게 된다.

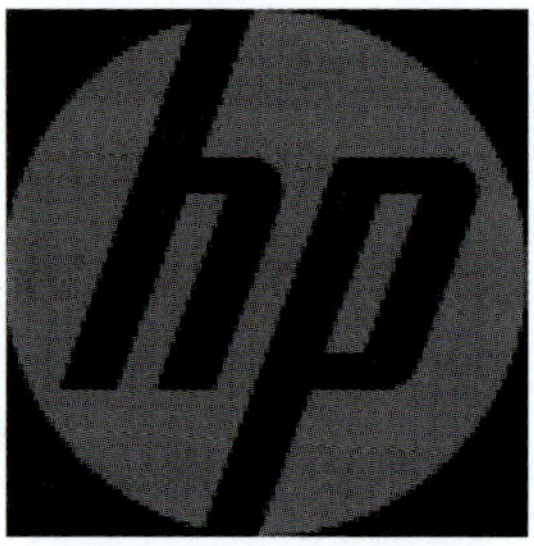
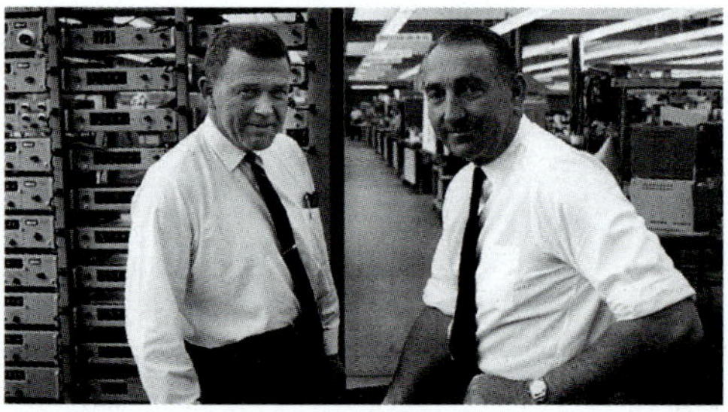

HP / Hewlett-Packard

1939년 윌리엄 휼릿(William Redington Hewlett)과 데이비드 패커드(David Packard)(사진)가 공동으로 설립한 프린터, 컴퓨터, 서버 등의 전자제품 제조로 유명한 미국의 IT 회사. 미국 대공황기에 캘리포니아의 팔로 알토의 한 차고에서 사업이 시작되었다.

2) 시립보라매병원의 ABC 원가정보를 활용한 MBO 사례

서울대학교병원이 위탁운영하고 있는 시립보라매병원은 목표관리의 특징과 효과 및 성공요인을 파악하고, 목표관리의 실행수단으로서 ABC 원가정보가 어떻게 활용되었는지를 중점적으로 연구한 사례의 병원이다.

시립보라매병원은 목표관리 실행을 위해 진료과별로 ABC시스템에서 산출되는 손익 및 비재무정보(원가동인)를 타 병원과 비교 분석하여 해당 진료과의 현재 상태를 진단하였으며, 진료과의 의사, 간호사, 보건기사 등 모든 구성원들이 모여 워크숍을 실시하여 진단내용을 공유하고 진단 내용에서 제시된 문제점을 극복하기 위한 전략과 진료과의 목표를 수립하였다.

워크숍 이후에는 업무보고, 지속적인 모니터링과 성과평가로 제도화 하였으며, 3년간에 걸친 노력으로 이제 목표관리는 보라매병원의 핵심 경영시스템으로 자리매김하게 되었다.

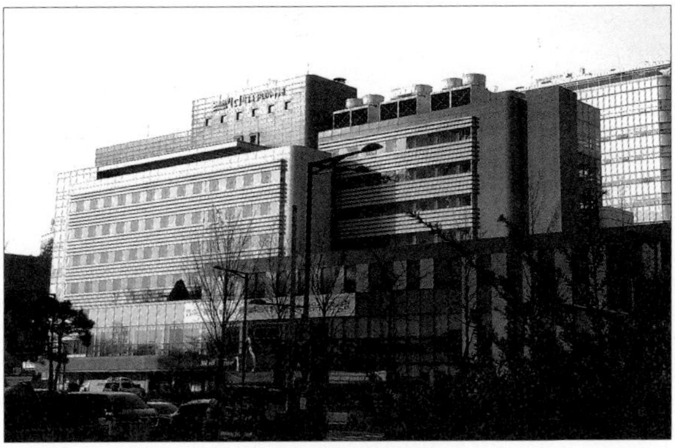
시립보라매병원

이 사례는 목표관리 실행에 있어서 ABC 정보를 활용했다는 점과 진료과를 대상으로 목표관리를 수행했다는 점에서 기존 사례와 차이가 있다. 또한 병원산업에서 ABC 정보의 활용을 목표관리로 확장했다는 점에서도 의미가 있는데, 그간 병원에서는 ABC 정보를 주로 의사성과급 지급에 많이 사용해 왔으며, 부분적으로 장비구입 또는 의사충원 등 자원배분 의사결정에 활용해 왔었던 것에 비해 보라매병원은 ABC 정보 활용의 범위를 개별 진료과 전략수립의 차원으로 확장하였다.

이는 성과급지급 수단으로 여겨진 ABC에 대한 부정적인 시각을 전환시키는 계기가 되었고, 경영진(병원장) 수준의 ABC 정보 활용을 사업부문장(진료과장) 수준으로 내려 상세한 운영전략 수립을 가능하게 하였다.

토론

제5장

시나리오 프래닝 작성해보기

제5장 표지의 고려대의료원 사례를 보면, "고려대의대가 100주년을 맞는 2028년, 의료계 누구도 시도하지 않았던 도전을 이어나가 세상 어디에서도 볼 수 없었던 의료기관이 되겠다"고 고려대의료원이 담대한 계획을 발표했는데 즉, "세상에 없던 새로운 병원"을 만들어 보겠다는 계획에 대해 시나리오 기법을 작성해 보기로 한다.

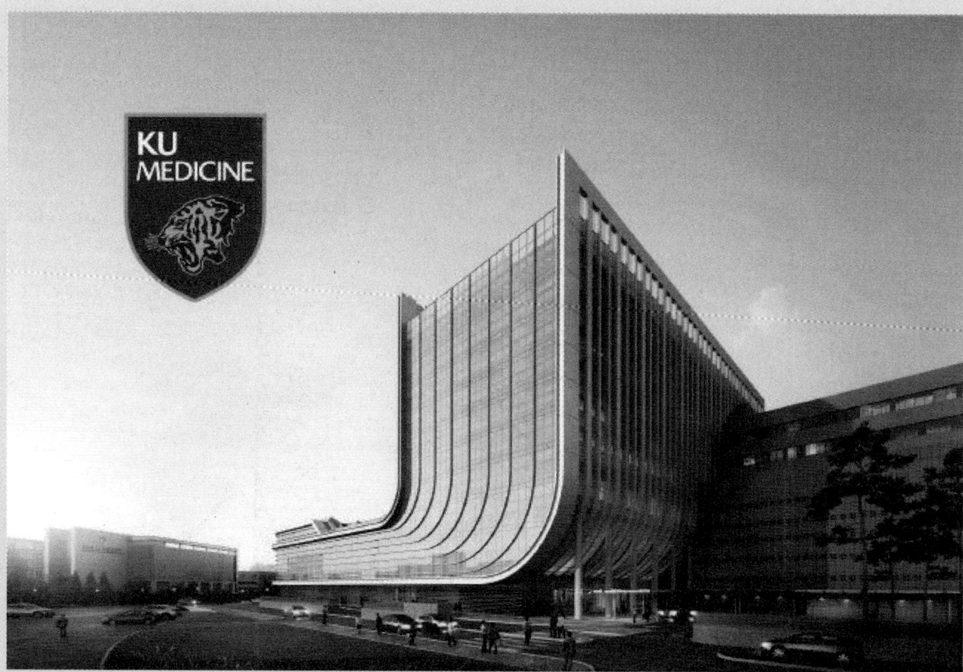

토론방법 1. 학생들을 2개조를 편성을 한다.
2. 1조는 고려대의료원의 계획에 대해 부정적 시나리오를 작성해본다.
3. 2조는 고려대의료원의 계획에 대해 긍정적 시나리오를 작성해본다.
4. 2개조 모두 정리된 자료를 가지고 발표를 하고 질의와 응답시간을 갖는다.
5. 발표한 자료는 정리해서 교수님에게 제출한다.

제6장

전략적 경영

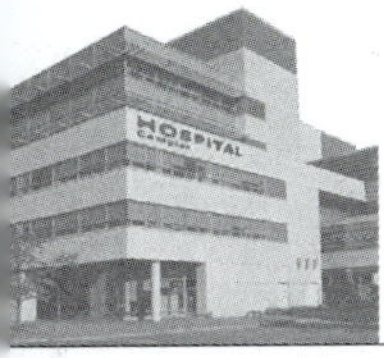

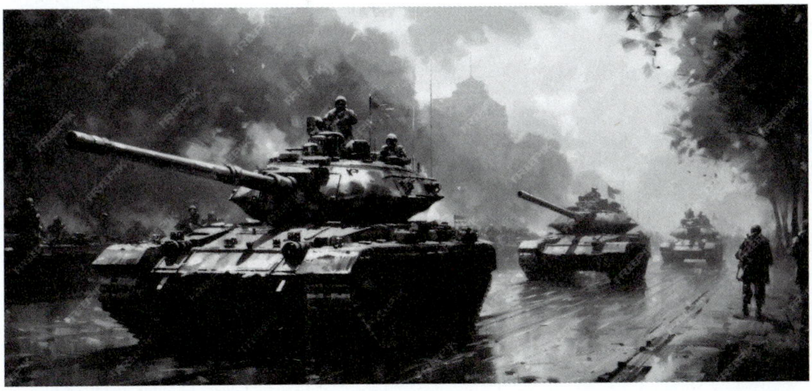

과거에는『경쟁』이라고 불렸던 용어들이 요즘에는 모두『전쟁』이란 용어로 바뀌었다.

『전쟁』이란 단순히 총, 폭탄으로 행하는 국가적 충돌이나 대결에서만 사용하는 것이 아니라는 의미이다. 이를테면 무역전쟁, 기술전쟁, 경제전쟁, 종교전쟁, 입시전쟁 등에서 보듯이 실생활에서도 자연스럽게 사용되고 있다.

그러나『경쟁과 전쟁』에는 엄연한 차이가 있다.

『경쟁』은 언제나 등수에 의한 메리트가 있다. 1등은 금메달이고 2등은 은메달, 3등은 동메달이다. 그러나『전쟁』은 다르다. 실제 전쟁에서 2등은 존재하지도 않는다.

실제 전쟁과 기업전쟁의 차이는 실제 전쟁에서 지면 시체를 땅에 묻어 주지만 기업전쟁에서는 묻어줄 시체가 남지 않는다. 1등에게 먹히고 말기 때문에 종적 조차 찾을 수 없다.

제1절 전략적 경영이란?

1 경영전략의 개념

"전략(Strategy)"이라는 말은 오늘날 기업에서 가장 많이 사용하는 용어 중의 하나 일 것이다. 경영에 "전략"이라는 개념이 도입된 시기는 1960년대 였으나 1980년대 이전까지는 "경영정책(Business Policy)"이라는 용어를 많이 사용하였다.

개인과 가정, 기업과 국가가 꿈을 실현하고 번영하는 길은 "어떠한 전략을 선택"을 하고 "어떻게 실행"하느냐에 달려있다. 그러나 '우리 기업에 맞는 전략이 무엇'이고 '성공하는 좋은 전략은 무엇'인지에 대한 명확한 답을 내놓기는 쉽지 않다.

경영자들은 기업 목표를 달성하기 위해서 경영환경 요인들의 변화를 예측하고 그에 대한 합리적이고 효과적인 대응책을 강구하여 다른 기업들과의 경쟁에서 이기고자 한다. 경쟁에서 이기고자 다양한 문제들을 극복해 나가는 경영활동이 "경영전략"이다.

최근, 기업환경은 완전히 다른 양상을 보이게 되었다. 급격한 기술혁신이 이루어지게 되었고 고도의 경제성장에 따라 기업규모가 확장되면서 기업 간 경쟁은 심화되고 기업과 관련된 이해관계자들의 기업에 대한 사회적 요구들이 폭발적으로 늘어나기 시작하였다. 이에 경영자들은 외부환경의 변화에 효율적으로 적응해야만 살아남을 수 있다는 인식을 갖게 되었고, 이와 관련된 경험 및 지식들을 체계화하고 발전시키는 과정에서 경영전략의 개념이 대두하게 되었다.

기업경영에 경영전략이 도입된 이후 경영자와 학자들은 경영전략이 불확실한 경영환경에 대응하기 위한 경영자의 합리적이고 계획적인 노력이라는 점에 대해서는 공통적인 견해를 보이고있으나 구체적으로 경영전략이 무엇이며, 어떻게 수립되고 추진되어야 하는가에 대해서는 의견들이 갈린다.

예를 들면, 경영전략을 조직구조나 혁신관리와 같은 다른 경영시스템들을 통합 · 조정하는 상위시스템으로 보는 관점이 있는가 하면, 경영전략을 계획, 실행, 통제의 관리과정 중 계획의 하나로 보고 생산이나 판매와 같은 경영관리의 하위시스템으로 보는 견해도 있다. 그러나 적어도 "전략"은 기업의 모든 자원을 통합하여 경쟁사나 시장을 주도하려는 구체적인 목표를 겨냥하고 수립하는 일종의 책략이라는 점에서 어떤 목표를 단순히 완성하기 위한 일정인 "계획"과는 구분된다고 할 수 있다.

이러한 경영전략의 본질에 대하여 포터(M. Porter)는 "경쟁사가 하는 것과 다른 행동을 수행하는 것"으로 정의하였으며, 조직이론 분야에 저명한 핸리 민츠버그(Henry Mintzberg) 교수는 경영전략 의미를 5Ps로 다음과 같이 정의하고 있다.

첫째, 계획(Plan)으로서 전략이다.

이는 기본이 되는 첫 번째 전략으로 급속하게 변화하는 경영환경에서 살아남기 위하여 경영자가 수립하는 행동방향과 사업지침을 의미한다.

둘째, 책략(Ploy)으로서의 전략이다.

이는 특정 경쟁상황에서 경쟁자를 압도하기 위해 의도된 구체적인 방책을 의미한다.

셋째, 행위패턴(Pattern)으로서의 전략이다.

이 경영전략은 사전에 의도된 것이든 의도되지 않은 것이든 특정 기업과 그 구성원들에게 일관되게 나타나는 모든 행동방식을 의미한다.

넷째, 위치설정(Position)으로서의 전략이다.

이는 기업의 내부와 외부 환경을 결합시킴으로써 조직의 위치를 결정하는 수단으로서의 경영전략을 의미한다.

다섯째, 관점(Perspective) 으로서의 전략이다.

이는 경영자가 경영환경을 인식하는 관점을 말하는 것으로 특정집단이 공유하고 있는 가치관과 세계관 등의 개념을 의미한다.

이와 같이 경영전략은 다양한 관점에서 접근되고 있다. 그러나 이러한 관점들은 어느 것이 우위에 있다고 할 수 없으며 상호 긴밀하게 밀접하게 관련되어 있다고 할 수 있다. 예를 들면, 기업구성원들이 공유하고 있는 특정한 관점은 미래에 대한 계획의 밑바탕이 되고 이러한 계획에 기초하여 시장에서 기업의 위치와 경쟁방법이 결정된다. 그리고 구성원들간에 나타난 일정한 행위패턴은 특정 관점에 대한 조직의 수용여부를 결정함과 동시에 계획이나 구체적인 경쟁 행동을 통해 영향을 받기도 한다(이장우, 1995).

『경영전략(전략적 경영)이 중요하게 된 이유』

오늘날 경영전략론은 경영학에서 매우 중요한 분야로 대두되었다. 기업이 무엇을 해야하며, 어떤 것을 달성해야 하고 어떤 방법으로 추진해야 하는지?를 명확하게 제시하는 활동인 경영전략은 다음과 같은 기능을 수행한다(김인호, 1988).

첫째, 경영전략은 외부환경의 변화에 기업이 유연하게 대처할 수 있도록 하는 환경적응 능력을 촉진한다.

외부환경의 변화 속도가 완만하고 변화의 폭이 크지 않다면 경영자들은 과거의 경험만으로 미래를 계획할 수 있겠지만, 경영환경이 급변하는 상황에서 과거의 경험은 더 이상 믿을 만한 지침이 될 수 없다. 따라서 경영자는 외부환경의 변화를 예측하고 이에 대한 체계적인 대안을 마련해야 하는데 경영전략이 이 기능을 수행한다.

둘째, 경영전략은 경영자원의 효율적 배분을 촉진한다.

오늘날 기업들은 다수의 독립된 계열기업을 가지거나 혹은 다양한 제품을 동시에 생산, 판매하는 경우가 많다. 예를 들면, 미국의 GE(General Electric)는 항공기 엔진, 전등기구, 텔레비전 방송국 등 다양한 제품을 생산하는 여러개의 계열기업을 가지고 있다. 또한 각 기업들은 사업을 영위하기 위해서 생산, 마케팅, 연구개발 등 다양한 기능들을 수행한다. 이처럼 기업이 다양한 사업과 기능을 수행하다보면 각 사업단위와 기능단위들은 각자 자신들의 목표에 집착하여 기업의 보유자원을 경쟁적으로 요구하게 되고, 이로 인해 부분간 갈등을 초래하여 기업의 보유자원을 경쟁적으로 요구하게 되고, 기업 전체적인 성과가 감소될 가능성이 많다. 따라서 경영자는 각 부문의 최적화가 아닌 기업 전체적인 성과의 극대화를 위해 보유자원을 어떻게 배분할 것인가를 합리적으로 결정해야 되는데 경영전략은 바로 이러한 의사결정의 지침을 제공하여 자원을 효율적으로 배분하도록 촉진하게 된다.

셋째, 경영활동들의 통합에 기여한다.

사업에 필요한 계획이나 경영활동에 대한 지침을 제공함으로써 기업내부의 능력을 결집시키는 역할을 한다. 경영전략은 기업의 존재가치와 사명을 명확히 하고 사명달성을 위한 장기적인 목표, 목표달성을 위한 활동방향과 행동경로를 제시함으로써 조직내에서 이루어지는 다양한 의사결정과 행동들을 통합하는 역할을 하게 된다.

다양한 전문인력과 세분화된 진료과(부서) 또는 조직(예, 암병원, 재활병원, 안과병원 등 병원내 병원을 갖춘 대형병원)의 경우 이와 같은 환경적응능력이 없거나 자원배분이 효율적이지 못하거나 또는 의사결정과 각 사업부서의 행동들이 통합되지 않는다면 엄청난 조직내 갈등을 야기할 것이며 결국 경영실패로 이어질 것이다. 병원에서도 전략적 경영이 필요한 이유이다.

2024년 1월 한국보건산업진흥원(의료기관 회계정보공시)이 공시한 2022년 회계연도 결산 자료에 따르면 서울아산병원(송파), 삼성서울병원(강남), 세브란스병원(서대문), 서울대학교병원(종로), 서울성모병원(서초) 순으로 의료수익(매출액)이 집계되었다. 의사수에 있어서도 서울아산병원 의사 수는 국내 병원 중 가장 많은 1,794명으로 확인됐으며, 그 다음으로 서울대병원 1,622명, 삼성서울병원 1,411명, 세브란스병원 1,157명, 서울성모병원 1,022명 순이었다. 이에 따라 소위 우리나라의 "빅(Big) 5병원"은 이들 5개 병원으로 정해져 이에 근접해 있는 병원들인 고려대병원을 비롯한 분당서울대병원, 강남세브란스병원과 아주대병원 등은 "빅(Big) 5병원"에 진입하기 위하여 전략목표로 삼고 있다.

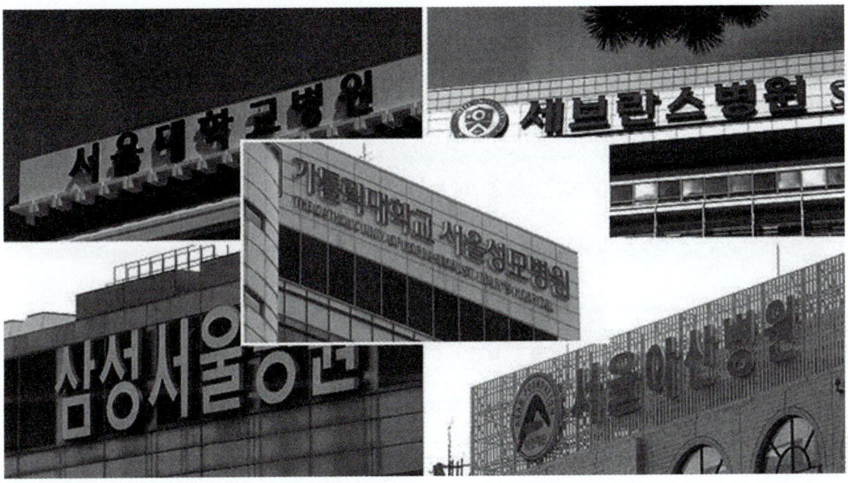

이와 같이 전략적 경영은 기업이 수립하는 중·장기 계획을 통하여 도출되며, 이는 기업의 목표를 달성하고자 하는 하부조직과 구성원들이 세부 목표를 세워서 조직 전체가 톱니바퀴 돌아가듯이 설정된 목표를 향하여 한 방향으로 통합되어 나아갈 수 있도록 하는 원동력이 된다. 그리고 전략경영은 조직 내 모든 개인이나 집단들이 전략 목표를 달성하기 위하여 세부적으로 무엇(역할)을 해야 하는지를 명확하게 규정한다. 이 과정에서 중복되거나 미흡한 조직 내 다양한 활동들은 전체적으로 조정·통합되어 설정된 목표를 향해 일관된 패턴을 형성하게 해준다.

여기에서 "경영전략"과 "전략경영"이라는 용어가 혼용되어 사용되는데 이해를 돕고자 의미를 구체적으로 설명하면, "경영전략"은 경영을 하는데 필요한 전략을 뜻하는 것으로 어떤 전략을 쓰는가 하는 내용(Content)적인 것에 비중을 두고 있는 반면 "전략경영"은 그런 전략으로 경영을 체계화하고 계획화하는 것으로 기업을 경영하되 전략적으로 한다는 과정(Process)적인 것을 의미한다. 일반적으로는 이 두 가지 개념이 동일시 되어 혼용하여 사용되고 있는 실정이다.

2 전략경영의 과정

전략경영의 과정은 크게 세단계로 구분할 수 있는데, 아래 그림과 같이 전략을 형성하는 과정, 전략을 수립하는 과정 그리고 전략을 실행하는 과정 등이다.

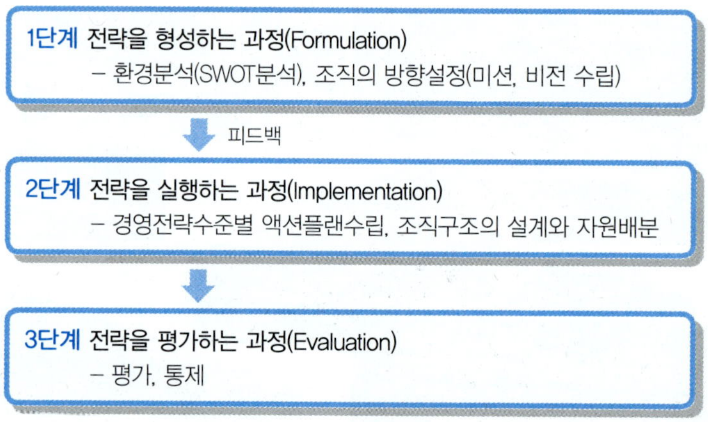

그림 6–1 전략경영의 과정

기업이 전략을 만들어 내기 위해서는 먼저「기업의 사명, 비전이 무엇인가?」또는 이전에 기업이 추구하고 있는「전략이 어떤 것인가?」에 관한 현상을 분석할 필요가 있다. 이러한 분석이후에 기업에 주어진 환경은 무엇이고 주어지고 있는 환경속에서 얻을 수 있는 기회, 위험은 무엇인지를 분석해야 된다. 기업환경을 분석하고 동시에 전략을 수행하기 위한 기업의 내부역량도 외부조건 못지 않게 중요한 평가요인이므로 내부역량 분석도 필요하다. 아무리 기회가 주어진다고 해도 기업이 가지고 있는 역량이 없다면, 사실 그런 기회를 포착해서 나가기가 어렵기 때문이다. 기업내부 역량분석을 위해 기업의 내부환경을 분석하게 되는데 기업의 내부환경분석에서 알 수 있는 것은 기업의 강점, 기업의 약점 등을 분석하는 SWOT분석을 하게 된다. 즉, 기업의 강점(Strength), 약점(Weakness), 기회(Opportunity), 위협(Threat) 등 4가지를 분석하게 된다. 이러한 SWOT 분석을 통해서 기업은 전략의 대안을 제시하고, 제시된 대안을 평가하여, 선택하게 된다.

이렇게 전략수립 이후 수립된 전략을 잘 수행할 수 있는 조직을 만들어가야 하는데 전략을 실행하기 위해서는 적절한 리더십이 구현되어야 하며, 조직문화도 갖추어져야 한다.

조직을 구조화시키고 인적자원이 형성되고, 조직의 정보나 통제를 위한 시스템도 만들어져야 한다. 이와 같은 과정을 거치는 것이 전략경영의 과정이라고 한다.

'전략을 실행하는 과정'에서는 전략형성과정에서 수립된 비전을 선포하게 되며, 구성원간에 합의된 비전을 달성하기 위한 부서별, 개인별 경영전략 수준별 액션플랜(action plan)이 작성되어야 하며, 전략과 일치하는 조직구조의 설계와 자원을 배분해야 한다.

세 번째 단계로 '전략을 평가하는 과정'에서는 전략목표와 기업(부서별, 개인별) 성과와의 차이를 분석하고 전략시스템을 통한 피드백(feedback) 과정을 말한다. 원래의 목표와 성과와의 차이가 예측범위내라면 피드백을 통한 부문별 조정으로 가능할 수 있으나 예측범위를 벗어난 경우에는 환경분석 자체부터 전면 수정해야 할 것이다. 이는 환경분석의 방향이 잘못설계되었거나 구성원간의 비전이 공유가 안된 경우이기 때문에 원점에서 다시 분석해야 할 것이다.

아울러, 기업이 이러한 전략을 형성하고 수립해 나가는 과정에 있어서 추가적으로 고려되어야 하는 요인들이 있는데, 기업이 외부환경분석과 내부역량분석으로 기업이 선택할 수 있는 전략은 경제적으로 수익을 창출할 수 있는 경제적 전략이라고 하지만 실제로는 경제적 전략 다음으로 기업이 가지고 있는 철학이 고려되어야 한다. 성공한 기업들을 보면 나름대로 기업문화와 철학을 가지고 있고 어떤 분야에서 무엇을 이루어 내겠다는 명확한 사명들을 가지고 있다. 따라서 기업의 철학을 고려해서 이런 사업은 혹은 전략은 실행하지 않겠다든가 선택하지 않겠다 또는 조금 어렵지만 선택하겠다는 것을 기업이 전략적으로 고려해야 된다. 기업내부에서 이러한 전략들이 구성원간에 공유되고 협의되어 우리의 조직 철학에 맞는지의 여부를 판단하는 것이 매우 중요한 요인의 하나가 된다. 또한 기업이 시민의 일원으로서 이윤추구만이 기업의 목적이 아니고 사회적 책임도 깊이 이해를 하고 실행하는 것이 고려되어야 한다.

> 이러한 전략경영의 과정을 실행하는 궁극적인 목표는 기업경쟁력을 제고하는데 있다. 왜냐하면 기업은 경쟁력 제고를 통해 다른 기업들보다 경쟁우위를 창출할 수 있고 이는 곧 기업목표 달성과 직결되기 때문이다.

기업환경에 대해서는 제4장에서 설명하였으므로 여기에서는 생략하기로 하고 환경분석을 기반으로 하여 조직의 방향설정을 위한 기업의 미션, 비전 등을 설정하고 이를 달성하기 위한 과정을 설명하기로 한다.

3 조직의 방향설정 – 미션, 비전 수립

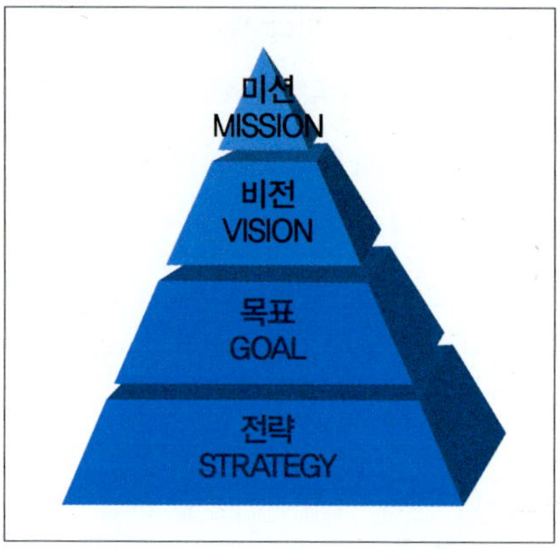

그림 6-2 비전트리(vision tree)

조직의 방향설정 단계는 전략을 형성해 나가는 단계의 하나로 포함되지만 중요성을 감안하여 이를 별도로 설명하는 내용이다.

전략을 형성해 나가는 단계에서 환경분석인 SWOT분석을 설명했다. 조직의 방향설정은 이 SWOT분석에 의한 환경분석의 결과에 기반하여 조직이 나가야 할 방향을 모색하는 것을 말한다. 일반적으로 사용하는 비전트리(vision tree)에 의하여 설명하도록 하겠다.

1) 미션(Mission)

조직방향설정의 첫 번째가 조직의 사명을 설정하는 것이다. 미션(Mission)은 기업의 존재 목적을 의미한다. 즉, 조직이 존재하는 근본적인 목적과 기본철학으로 “왜 존재하는가?”에 대한 답이다. 우리 조직이 사회에 제공하는 가치이자, 직원들이 일하는 의미를 말한다.

기업의 존재 목적, 사회적 사명, 기업을 둘러싼 모든 이들이 받아들일 수 있는 개념이어야 한다. 그 조직의 존재 목적이 되기 때문에 가장 우선 시 해야 하며 변하지 않아야 한다.

조직이 존재하는 이유와 가치 또는 정체성(Identity), 수행하는 업(job)의 개념을 말하며, 구성원들에게 자부심을 느끼게 하여 조직의 일에 몰입할 수 있도록 동기를 부여한다.

“Mission statement”, “사명선언문” 등의 형태로 조직 내, 외부로 표현되는데 사명선언서는 기업 내외의 다양한 사람들의 의견을 참고하여 경영자가 작성하는데 조직이 실제적으로 취해야 할 임무나 사명이 기술, 설명되어 있다.

미션의 역할은 ▲ 조직의 존재이유, 추구하는 가치와 이상을 명시화 ▲ 조직의 활동범위를 결정해주는 경계의 역할 ▲ 지속적으로 조직활동에 참여하도록 동기부여하는 역할 ▲ 조직 내 의사결정에 대한 판단기준을 제공 ▲ 평가척도의 역할 등이 있다.

미션의 구성요소

- 우리는 왜 존재하는가? – 주요 목적에 대한 질문
- 우리는 누구를 위해 존재하는가? – 우리의 주요 고객에 대한 질문
- 우리는 무엇을 제공하기 위해 존재하는가? – 제공되는 핵심서비스에 대한 질문

미션을 만드는 방법

- 우리는 과연 무엇을 하는가?
- 우리의 고객은 과연 누구인가?
- 우리는 고객에게 어떻게 서비스/제품을 제공할 것인가?

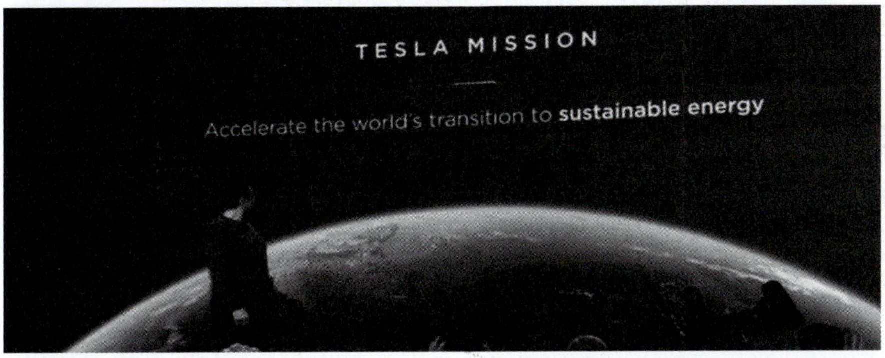

일론 머스크가 직접 설정한 테슬라의 미션은 "Accelerate the world's transition to sustainable energy (지속 가능한 에너지 사회로의 변화를 가속화 한다)"이다. 이 미션은 2003년 창립한 이래 한 번도 변한적이 없다고 한다. 미션은 변하지 않지만 변화를 계속하는 회사가 테슬라이다.

사명은 다른기업과 해당기업간의 차별을 시켜주고 활동의 영역을 규정함으로써 기업의 근본적인 존재의의와 목적을 나타내는 것이다. 사명은 최고경영자의 철학이 반영된 것으로 기업의 지향점을 구체화 한 것이라기 보다는 기업의 근본목적과 전략을 개괄적으로 혹은 암묵적으로 나타내는 것이다. 따라서 사명은 하나의 선언으로 측정가능한 목표를 제시하는 것이 아니며 기업의 기본적인 지향점을 나타냄으로 기업의 나침판 역할을 담당하게 된다. 또한, 사명은 기업의 정체성을 부여해 주고 성장과 발전의 방향을 나타내 줄 뿐만 아니라 모든 전략적 의사결정의 출발과 전략수립과 실행의 근본적인 지침이 된다. 전략경영에서 미션이 가지는 기능적 효과를 보면 다음과 같다.

첫째, 조직의 정체성을 제공해 준다.
둘째, 조직가치의 중심점을 제공하여 준다.
셋째, 조직목표의 일관성을 평가하는 기준이 된다.
넷째, 전략수립과정의 기준을 제공한다.
다섯째 전략평가의 기준을 제공한다.
여섯째, 자원배분과 활용의 기준이 된다.

2) 비전(VISION)

비전이란, '조직의 미션을 달성하기 위한 기업의 미래상'으로 조직의 미션에 따라 그 조직이 달성해야 할 미래의 목표를 말한다. 미션보다는 가시적으로 목표를 설정하며 일반적으로 목표달성기간은 5년에서 10년으로 설정한다. 비전의 표현방법은 기업마다 다르며 특별히 정해진 것이 없다. 그러나 많은 기업들이 비전을 추상적인 것으로 여기는 경향이 있다. 비전을 제시하는 미래지향적인 기업은 비전을 설정할 때 과거나 현재의 연장선상에서 미래를 바라보지 않고 경영층과 모든 구성원들의 꿈과 의지가 녹아든 구성원들이 원하는 비전을 설정한다. 이와 같이 비전이 설정되어야만 여기에 도달하기 위해서는 현재의 사업구조를 어떻게 혁신하여 어떤 사업을 주력으로 하고 어떠한 사업에 참여해야 하는가 그리고 어떻게 연결시켜야만 기업의 전체적인 입장에서 성과를 효과적으로 도출할 수 있는가를 찾아낼 수 있다.

삼성서울병원은 홈페이지에 게시된 병원의 소개에서 한 눈에 볼 수 있도록 병원의 사명(미션)을 규정하고 이를 실행하기 위한 비전으로 "미래 의료의 중심 SMC-최고의 의료기술로 중증 고난도 환자를 맞춤 치료하여 최고의 치료 성과를 구현하는 병원"을 설정하였다. 그리고 비전의 행동강령인 슬로건을 수립하고 이를 성공적으로 달성할 수 있는 전략방향을 제시하고 구성원들의 약속을 다짐하도록 하였다. 이러한 전략에 힘입어 삼성서울병원은 뉴스위크지가 선정한 세계 병원평가에서 서울아산병원에 이어 삼성서울병원이 서울대병원과 연세대의 대 세브란스병원을 제치고 2위로 올라섰다. 옆의 사진은 삼성서울병원의 미션/비전 체계도이다.

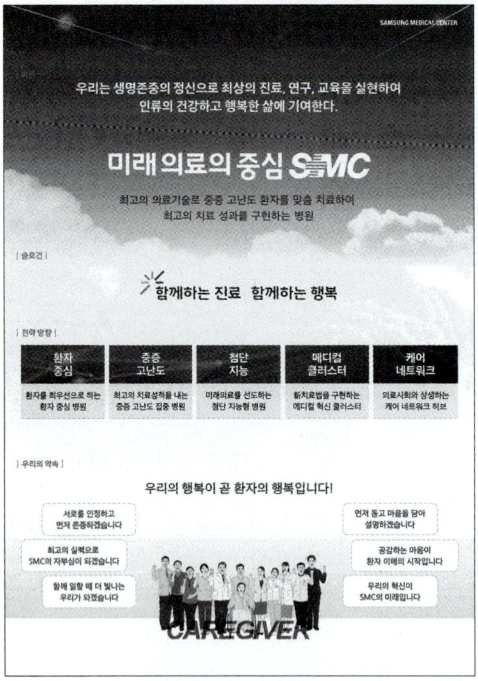
SAMSUNG MEDICAL CENTER
우리는 생명존중의 정신으로 최상의 진료, 연구, 교육을 실현하여
인류의 건강하고 행복한 삶에 기여한다.
미래 의료의 중심 SMC
최고의 의료기술로 중증 고난도 환자를 맞춤 치료하여
최고의 치료 성과를 구현하는 병원
슬로건
함께하는 진료 함께하는 행복
전략 방향
환자 중심
환자를 최우선으로 하는 환자 중심 병원
중증 고난도
최고의 치료성적을 내는 중증 고난도 집중 병원
첨단 지능
미래의료를 선도하는 첨단 지능형 병원
메디컬 클러스터
新치료법을 구현하는 메디컬 혁신 클러스터
케어 네트워크
의료사회와 상생하는 케어 네트워크 허브
우리의 약속
우리의 행복이 곧 환자의 행복입니다!
서로를 인정하고 먼저 존중하겠습니다
최고의 실력으로 SMC의 자부심이 되겠습니다
함께 일할 때 더 빛나는 우리가 되겠습니다
먼저 듣고 마음을 담아 설명하겠습니다
공감하는 마음이 환자 이해의 시작입니다
우리의 혁신이 SMC의 미래입니다
CAREGIVER

우리나라의 삼성과 현대자동차 그리고 스타벅스와 아마존의 비전을 비교해 보았다. 스타벅스의 경우 비전이라고 명확하게 구분되어 있지 않다. 아마 미션과 비전의 차이가 상대적으로 분명하지 않은 편인데 삼성의 경우와 비슷하다. 그래서 '우리의 가치'에 사용된 용어를 대신 기술하였다.

전략경영에서 비전이 가지는 기능적 효과를 보면 다음과 같다.
- 목적과 방향을 명료하게 해 준다.
- 열정과 헌신적 참여를 고무시킨다.
- 달성하고자 하는 조직의 목표에 대해 매우 명확하게 표현되고 쉽게 이해된다.
- 조직의 독특성, 조직의 능력, 조직의 대의명분, 조직이 성취할 수 있는 것을 보여준다.

제2절 전략의 유형

1 의의

전략형성과정에서 시행된 환경분석에 따라 '전략을 실행하는 과정'에서는 조직이 합의된 비전을 달성하기 위한 부서별, 개인별 경영전략 수준별 액션플랜(action plan)이 작성되어야 한다. 즉, 경영전략 수준별 액션플랜이란 최고경영층을 중심으로 진행되는 기업수준 전략으로 전사적 전략이라고도 한다. 기업수준 전략에서는 '어느 사업분야에 참여할까?'에 관한 의사결정이 이루어진다. 간부경영층에서는 사업수준 전략으로 사업전략이라고 한다.

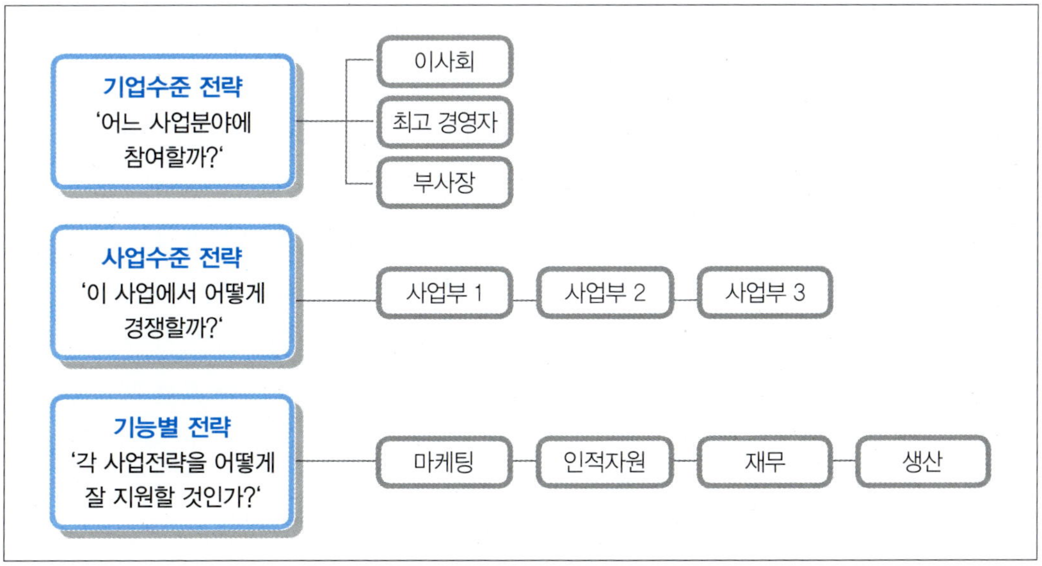

그림 6-3 전략의 수준

사업수준 전략에서는 이 사업에서 어떻게 경쟁할까?' '우리의 주력사업부문에서 어떻게 경쟁할 것인가?' 등의 의사결정이 이루어진다. 기능별경영자 계층이라고 할 수 있는 기능별 전략에서는 '각 사업전략을 어떻게 잘 지원할 것인가?'에 관한 의사결정이 이루어진다.

또한, 조직위계별 전략에 대해 가장 일반적으로 활용되는 성장/ 축소전략이 있으며 성장전략은 다시 집중화 전략, 다각화 전략 등으로 구분되며, 축소전략으로는 리스트럭처링, 다운사이징 등이 있으며, 기업 경쟁력 강화를 위해서 전략적 제휴 등이 있다.

전략의 수준을 그림으로 보면 [그림 6-3]과 같다.

2 기업수준 전략과 사업수준 전략

1) 기업수준 전략

기업수준 전략 또는 전사적 전략은 전략본부의 책임을 맡고 있는 최고경영층에 이루어지며, 주로 기업의 목표를 정의하고 어떤 사업분야에 참여하고 자원을 배분할 것인가를 결정한다. 즉, 기업 전체의 장기적인 방향을 설정하는 전략을 말한다. 따라서 기업수준 전략은 새로운 사업영역의 선택, 기존사업의 포기, 인수 · 합병, 성장의 우선순위 결정, 장기적 자금조달 방안, 배당정책 등과 관련된 문제를 다루게 되는데 이 문제들은 기업전체적 관심과 장기적 시야를 필요로 하며, 잠재적 수익이 높은 반면, 위험부담이 높은 것이 특징이다. 기업수준 전략은 보통 최고경영자가 자문 스탭의 도움을 받아 결정하거나 이사회의 결의를 통해 결정한다.

기업사례에서 보면, 기업수준 전략을 통하여 새롭게 전략적 구조조정을 시행한 두산그룹이 새롭게 부활했다. 2020년 4월 27일. 두산그룹은 자산 매각을 핵심으로 하는 3조원의 자구계획을 채권단에 제출했는데, 핵심 계열사인 두산중공업의 유동성 위기로 산업은행 등으로부터 3조6000억원을 긴급 지원받는 대가였다. 그 결과 두산타워, 두산솔루스 등의 두산그룹 산하의 기업들이 두산의 품을 차례로 떠났다. 그룹 캐시카우인 두산인프라코어를 현대중공업그룹에 매각하는 절차도 마무리 단계다. 시장에선 두산이 성장 동력을 잃고 빈 껍데기만 남을 것이라는 우려가 많았으나, 혹독한 구조조정을 거쳐 체질 개선에 성공한 두산 계열사들은 2021년 1분기 잇단 '깜짝 실적'을 올렸으며, 수소 · 드론 등 친환경 신사업을 앞세운 '제2의 변신'도 가시화하고 있다.

그룹지주사인 (주) 두산은 2021년 1분기 3,980억원의 영업이익을 올렸다. 전년동기 대비 403,6% 늘었으며, 순이익은 4,023억원으로 전년동기 3,799억원 적자에서 흑자로 전환됐

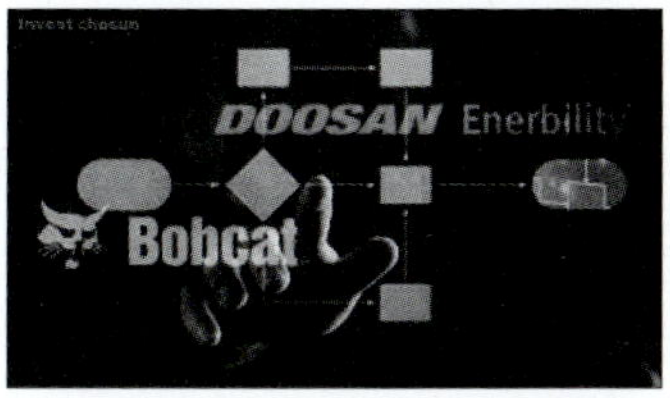

두산그룹

다. 2019년 4분기 이후 다섯 분기 만이다. 두산중공업도 전년 동기 대비 558% 증가한 3721억원의 영업이익을 거뒀다. 순이익도 2481억원으로, 11분기 만에 흑자 전환했다. 두산인프라코어와 두산밥캣도 분기 기준으로 최근 10년 새 최대 매출과 영업이익을 달성했다. 두산중공업은 향후 기존 주력 사업이던 화력발전 의존도를 낮추고 해상풍력, 수소, 가스터빈, 차세대 원전 등 4대 성장사업 중심으로 사업 구조를 전환할 방침이다.

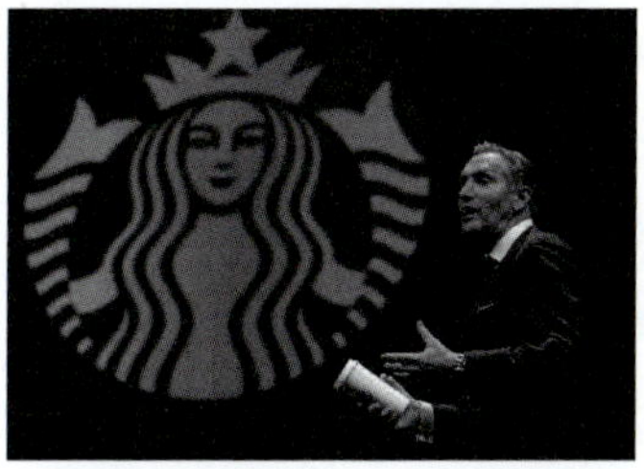
하워드 슐츠 스타벅스 최고경영자(CEO)

두 번째 사례는 다국적기업인 스타벅스(STARBUCKS)이다. 전 세계 커피 시장의 최강자로 꼽히는 스타벅스는 지난 2007년 이후 실적 부진으로 경영위기에 직면한 바 있다. 당시 상장 이후 처음으로 매장 방문 고객 수가 감소했다. 2007년 말 기업가치는 130억달러로 연초 대비 42%나 폭락했고, 2008년 2분기에는 창업 이후 첫 영업적자를 기록하기도 했다. 위기의 근원은 지나친 양적 팽창이었다. 신규 개점을 통한 성장에 집중하면서 2002년 5886개였던 매장 수는 5년 뒤인 2007년 1만5011개로 3배 가까이 증가했다. 성장 가속화를 위해 커피 이외의 식음료를 판매하고 음반, 도서 등 엔터테인먼트 사업에도 손을 뻗쳤다. 업무 효율성을 위해 자동화된 대형 커피머신을 도입했지만 이는 오히려 '고급 커피'라는 스타벅스의 이미지를 손상시켰다.

이후 스타벅스는 '본질 회귀' 전략을 선택했다. 신규출점 계획을 27% 축소하면서 미국 내 기존 매장 중 600곳을 폐쇄하는 결단을 내렸다. 스낵 메뉴도 삭제하고 매장 내의 음반, 서적 판매도 중단했다. 미국 전역에 있는 7100개 매장의 문을 동시에 닫고 바리스타들에게 커피 제조기술을 교육하기도 했다. 전 매장의 문을 닫으면 하루에 600만달러의 손실을 보지만 이를 투자비용이라 봤기 때문에 가능했던 일이다. 결국 스타벅스는 2010년 영업이익을 전년대비 160% 키우며 제2의 전성기를 시작할 수 있었다. 2015회계연도 매출액은 사상 최대인 192억달러를 기록했고, 2016회계연도 1분기에도 사상 최대 분기 매출을 올렸다. 사업의 본질에 충실한 스타벅스는 기업수준 전략의 성공한 사례가 되었다.

2) 사업수준 전략

사업수준 전략은 기업에 있어서 단일의 사업단위 또는 생산라인이 다른 기업의 사업단위 또는 생산라인보다 우위를 갖도록 하는 전략을 말한다. 하바드(Havard) 대학의 포터(M. Porter) 교수는 개별사업의 경쟁우위를 '경쟁시장에서 산업평균수익률보다 지속적으로 높은 수익률을 올릴 수 있게 하는 힘'으로 정의하고 이러한 경쟁우위를 확보하기 위해 기업이 실행하는 전략은 세 가지 본원적 전략에서 파생된다고 보았다. 세 가지 본원적 전략은 원가우위 전략, 차별화 전략, 집중화 전략을 의미하며 기업이 구사하는 전략은 이 세 가지 전략의 결합 형태로 수립된다(윤종훈, 경영학원론, 하현사).

(1) 원가우위 전략(Cost Leadership Strategy)

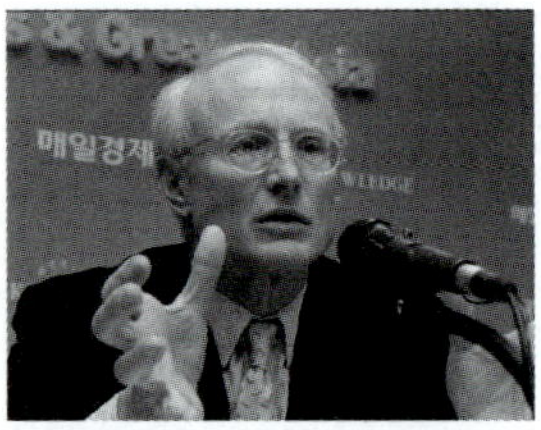
마이클 포터 하버드대 교수

포터(M. Porter)교수는 원가우위전략을 '시장에서 비용선도자를 추구하며, 저비용의 제품생산을 통해 경쟁우위를 획득하려는 것'으로 정의하고 있다. 즉, 원가우위전략이란 원가우위에 영향을 미치는 여러가지 요소를 활용하여 특정 산업에서 원가우위를 통해 경쟁 우위를 획득하고자 하는 전략을 말한다. 이런 원가 우위를 가져가고자 하는 이유는 경쟁사보다 낮은 가격으로 공급하다 보면 시장점유율을 제고할 수 있다는 점에 있고, 두 번째는 경쟁사와 유사한 가격으로 제품을 공급하는 경우에는 원가가 낮기 때문에 경쟁사보다 이익이 많이 남아 더 높은 이윤을 창출할 수 있기 때문이다. 이러한 원가우위의 전략은 생산원가를 줄이기 위해 서비스의 질이 떨어지는 것을 의미하지 않는다. 그러나 만약 새로운 기술이 등장한다면 원가가 낮더라도 진부한 제품이 되서 새롭게 자금이 투입되어야 하며, 또한 신규 진입 기업들이나 후발 주자들이 모방하면 또 경쟁이 되어 어려워질 수도 있다.

그리고 원가 절감에만 노력하다 보면 소비자의 변화를 놓칠 수도 있으며, 그렇다 보면 시장이나 소비자에 대한 대응이 늦어지고 나중에는 진부한 제품이 되어 버릴 가능성이 높게 된다. 더욱 더 위험한 것은 한계점에 다다라 불가피하게 원가가 상승되었을 때 타 기업의 차별화 제품과 경쟁에서 뒤지게 될 우려가 있다. 왜냐하면 가격이 비슷하면 아무래도 더 좋은 제품을 쓰게 되기 때문이다.

(2) 차별화 전략(Differentiation Strategy)

포터(M. Porter)교수는 차별화 전략을 '경쟁사들이 제공하지 못하는 독특한 가치의 제공을 통해 경쟁우위를 획득하려는 것'으로 정의하고 있다. 이와 같이 차별화 전략은 자사의 제품이나 서비스를 다른 회사들과는 구별되는 '독특한 것'으로 인식시키는 전략을 말한다. 일단 고객들에게 차별화가 제대로 인식되기만 한다면, 새로운 진입기업의 위협, 대체재의 위협, 구매자의 교섭력, 공급자의 교섭력, 기존 기업 간의 경쟁 등 5가지 경쟁요인에 대항하는 튼튼한 방어막을 구축한거라고 볼 수 있다. 왜냐하면, 고객은 차별화되는 상품에 대해서는 가격을 별로 따지지 않기 때문이다. 그리고 이는 신규 진입을 노리는 기업들에게 진입장벽의 역할을 하기도 한다. 우리 제품만 가지는 독특한 점을 넘어서는 가치를 고객들에게 제공해야 한다는 부담감을 느끼기 때문이다.

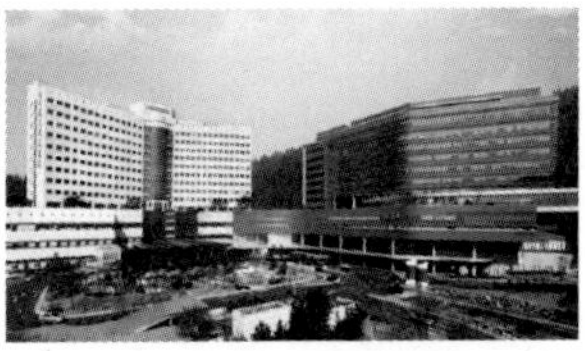
분당서울대병원 전경

이대여성암병원

차별화에 성공한 이대여성암병원

병원에서는 차별화 전략을 많이 사용한다. '전문병원'이라는 용어가 이를 말해 준다. 단가 즉, 의료수가가 보건복지부에서 고시되는 가격이기 때문에 큰 의미가 없지만, 사람의 생명을 다루는 의료기술에 있어서 다른병원과 차별화시켜 환자들에게 인식시키고 있다. 그래서 병원마케팅에 있어서 입소문 마케팅이라는 구전마케팅이 큰 효과가 있는 것이다.

병원 차별화 전략의 성공사례로 이화의료원의 사례를 보면, 이화의료원이 5년간 누적적자 533억원을 기록하면서 경영위기를 겪고 있던 동대문병원을 목동병원과 통합시켰는데, 이때 차별화 전략으로 여성암병원을 특화시킨 것이 성공할 수 있었다. 이대여성암병원이 단기간에 여성암 전문병원으로서 인지도를 쌓고 여성암 환자들의 호응을 받을 수 있게 된 것은 여성암 환자를 위한 차별화된 시설과 진료 시스템, 장비, 홍보마케팅과 함께 바로 의료진이 성공에 대한 확신을 갖고 다른 병원과 차별화된 서비스를 전개했기 때문으로 분석된다.

여성 환자만 진료를 한다는 것 때문에 다른 진료과에서 큰 저항과 반발이 있었고, 우려와 걱정이 있었지만 지속적으로 여성암 분야를 특화 · 육성한 것이 성공한 비결이었다. 이대여성암병원 성공사례는 국내 다른 대학병원을 비롯한 여려 개 병원이 여성암센터를 설립하는데 벤치마킹 대상이 되기도 했다. 그러나 강점에 기반을 두지 않고 '다른 병원도 하니까', '다른 병원이 잘 되니까 우리 병원도 하자'는 식의 따라 하기식의 전문화 전략은 실패할 가능성이 크다는 사실을 명심해야 할 것이다.

두 번째의 차별화 성공사례병원은 분당서울대병원으로 세계 최초로 Full 디지털 병원으로 오픈한 분당서울대병원의 사례이다. 병원을 오픈하기 전부터 IT를 어떻게 접목시킬 것인지에 대한 고민과 방법을 찾았으며, 현재는 진료 · 원무 · 병동 · 물류 · 경영 등에 모두 접목시키고 있다. IT를 접목시킨 결과 진료의 질도 높아지고, 연구논문 등의 성과를 한눈에 파악하는 것은 물론 서비스 과정에서 발생하는 문제의 원인분석을 빠르고 정확하게 할 수 있는 것이 큰 장점이며, 스마트병원을 구축하기 위해서는 경영진의 의지와 신념은 물론 현업 부서 구성원들의 적극적인 참여가 중요하다. 향후 4차산업혁명시대의 선두주자급인 분당서울대병원은 가장 큰 차별화 성공사례의 병원이다.

(3) 집중화 전략(Focusing Strategy)

포터(M. Porter)교수는 집중화 전략을 '산업 내 특정 세분시장에서 경쟁우위를 갖는 전략'으로 정의하고 집중화 전략은 중소규모의 기업에 적합하다고 하였다. 즉, 집중화 전략은 특정 소비자 집단이나 지역적으로 한정된 시장만을 목표로 잡는 전략으로 이해하면 된다. 넓은 영역에서 경쟁을 벌이고 있는 다른 기업들과는 달리 한정된 목표를 보다 효과적이고 빠르게 달성할 수 있다는 전제를 바탕으로 두고 있다. 이와 같은 집중화 전략은 시장전체에 대해서는 원가 우위나 차별화를 달성하지 못하지만, 한정된 시장에서는 양자 모두를 성취하거나 둘 중 어느 하나를 달성할 수 있다. 중소 의료기관에 있어서 집중화 전략은 조직 내 한정된 자원을 특정영역에 효과적으로 집중함으로써 경쟁우위를 차지하는 것인데, 난임 전문병원으로 특화를 꾀하고 있는 서울 강남구소재 산부인과병원을 그 사례로 들 수 있다. 이 병원의 원장이 산부인과 전문가로 확고한 의지를 갖고 난임에 대한 정확한 미래 수요예측을 바탕으로 조직의 설립부터 운영에 이르기까지 모든 난임 분야에 집중하고 있는 것이 성공의 요인이 되었다고 할 수 있다.

집중화 전략에서 가장 표본이 되는 사례는 양궁사례이다. 2020 도쿄올림픽에서 우리나라는 금메달 6개, 은메달 4개, 동메달 10개로 메달 순위 종합 16위에 올랐다. 이 중 양궁이 4개의 금메달을 획득했다. 집중화 전략으로 후원사인 현대기아차의 집중화 전략이 주효한 것이다. 1984년 대회부터 현재까지 종합 39개의 금메달 중 27개를 획득한 대한민국이 가장 뛰어난 메달 기록을 가지고 있다. 양궁의 사례가 어느 정도의 성공사례인지는 외신에서 다룬 기사의 내용을 보면 알 수 있다. 미국 워싱턴포스트는 "한국 (여자) 선수들은 침착하지만 무자비하다. 그 어떤 상대보다 자주 미소를 짓지만 웃고 파괴하고, 웃고 파괴한다"며 "(한국 양궁의 올림픽 9연패는) 미국의 수영, 케냐의 육상, 중국의 탁구와 같거나 비슷한 기록이다. 하지만 아무도 문제를 제기할 수 없이 확실하게 우승한다는 점이 그들을 능가한다"고 평가했다.

어느 기업이 되었든 '어떻게 높은 수익을 올릴 것인가'에 대하여 관심이 없는 기업은 없을 것이다. 따라서 기업이 경쟁자보다 높은 수익률을 낼 수 있는 전략으로 기업의 활동범위를 어떤 사업에 진입하고 탈퇴할 것인가에 대한 기업수준 전략을 수립할 것이며, 경쟁우위로 각 단위사업에서 어떻게 경쟁우위를 창출하고 유지할 것인가에 관한 사업수준전략을 모색하지 않을 수 없을 것이다. 따라서 기업수준 전략이 기업의 활동범위를 정하는 것이라면 사업수준 전략은 경쟁우위에 관한 전략을 모색하는 것이다.

3) 기능별 전략

기능별 전략은 사업수준 전략을 원활하게 수행하기 위하여 조직에 있는 자원을 어떻게 사용할 것인지, 제한된 자원을 어떻게 하면 효용을 극대화하여 시너지효과를 창출할 수 있을 것인가에 있다. 즉, 기업의 4대기능인 마케팅, 생산, 인사, 재무관리 등의 기능분야에 대해 전략을 수립하는 것이 기능별 전략이다.

(1) 마케팅

기능별 전략에 있어서 마케팅은 고객의 욕구를 파악하여 이를 제품에 반영시켜 고객으로 하여금 자사제품을 구매하게 하고 사후관리를 담당하는 기능을 수행한다. 마케팅활동은 마케팅믹스를 중심으로 이루어진다.

(2) 생산

기능별 전략에 있어서 생산은 자원을 투입하여 기업의 매카니즘을 통하여 변환과정을 거쳐 제품과 서비스를 생산해내는 기능을 수행하는 것을 말한다. 생산기능에서는 생산계획의 수립에서 필요인력의 확보와 품질관리, 안전재고관리 등이 있다.

(3) 인사

기능별 전략에 있어서 인사는 기업의 인적자원을 관리하는 분야로 조직화가 이루어지면 적합한 인재를 충원하여 교육 후 적재적소에 배치하는 기능을 수행한다. 인사에는 과업을 수행할 구성원의 선발, 교육, 임금결정, 노사관계관리 등이 있다.

(4) 재무

기능별 전략에 있어서 재무는 조직이 필요로 하는 자본을 어떻게 조달할 것인지, 조달된 자금을 어떻게 분배할 것인지에 관한 활동이 주요내용이 된다. 재무기능에는 자본구조의 결정과 자금조달방법과 운전자본의 관리 및 부채관리 등이 있다.

제3절 성장과 축소전략

1 성장전략

1) 의의

모든 제품에는 탄생과 성장, 쇠퇴라는 제품수명주기가 있다. 때문에 언제까지나 동일한 제품으로 동일한 사업을 이어갈 수는 없다. 기업이 성장하기 위해서는 또 다른 기회를 찾아 사업을 확대재생산해야 한다. 성장전략은 '기업이 장래에 어떤 목표와 관리 수준을 달성하기 위하여 성장을 지향하는 전략'으로 집중화 성장전략과 다각화 성장전략이 있다.

(1) 집중화 성장전략

집중화 성장전략은 기존의 시장이나 제품에 그대로 머물면서 기존제품의 매출을 늘리고 시장점유율을 높여가는 전략으로 동일고객에게 동일제품을 현재 이상으로 구매해 사용하도록 하는 전략으로 다른 기업의 고객을 자사제품으로 유인하는 전략이 있다.

집중화 성장전략의 성공기업 사례를 보면, 부대찌개, 보쌈, 항아리갈비, 유황오리 등의 다양한 프랜차이즈 기업인 ㈜ 놀부NBG의 사례이다. 놀부는 프랜차이즈 종류별로 설정된 거점 지역을 집중 공략 후 이를 토대로 사업영역을 확장하는 전략을 구사해왔다. 예를 들면, 부대찌개의 경우 주요고객이 20대와 30대의 젊은 층인데 이를 감안하여 대학가와 사무실 밀집지역을 중심으로 집중공략을 했다. 이에 비해 보쌈은 중산층이 거주하는 주거지역 상권을 주요 타킷으로 전력투구했다. 유황오리는 고소득층을 대상으로 하기 때문에 강남이나 분당상권을 초토화하는 전략을 구사했다. 광범위한 시장을 한꺼번에 공략하는게 아니라 특정지역을 깊숙이 파고든 다음 세력을 점차 확대해 나가는 전략을 활용했다.

놀부는 업종이나 업태를 확장할 때에도 특정대상을 우선적으로 공략하는 전략을 펴왔다. 놀부는 보쌈에서 확실히 기반을 다진 후 부대찌개사업에 진출했다. 유행이나 흐름을 타지 않으면서도 맛을 표준화해 전국매장에서 똑 같은 맛을 느낄수 있는 아이템으로 보쌈에 이어 부대찌개를 선정한 것이다. 업종확장에도 집중화 성장전략을 접목한 것이다.

스타벅스와 코카콜라도 역시 집중화 성장전략을 추구하는 대표적 기업이다.

(2) 다각화 성장전략

다각화 성장전략은 기업이 단일 사업에만 집중 투자하며 한 분야에 전념하기보다 주 사업 이외의 새로운 다른 분야로 사업 범위를 확장시키는 경영전략을 의미한다. 사업다각화는 크게 두가지로 나뉜다. 기업의 기존 비즈니스의 연장선상에서 상품 라인업을 확장하는 '관련 다각화', 그리고 기존 사업과 다른 새로운 산업에 진출하는 '비관련 다각화'이다.

관련 다각화의 예를 들면, 펩시코(PepsiCo, Inc.)가 콜라 위주의 상품에서 탈피, 다양한 음료수 제품군을 내놓으며 종합 음료 기업으로 변모한 것을 들 수 있다. 펩시콜라는 오랫동안 코카콜라에 뒤쳐져 있었으나 건강음료와 스낵으로 사업을 확장하여 오늘날 기업가치가 코카콜라와 대등한 수준에 이르게 되었다. 비관련 다각화의 예를 들면, 두산이 과거에는 소비재 중심의 기업이었으나 사업다각화를 통해 두산중공업 등의 성공적인 계열사를 만들어 중공업 중심의 사업체로 거듭난 것을 들 수 있다.

사업다각화의 성공 사례로는 인터넷 서점 아마존이 책 이외에 음반, 비디오, 보석, 의약품, 식료품 등 다양한 물품 판매로 사업을 확장한 것을 비롯, 전자책 리더 킨들의 제작 및 판매에 성공한 것을 들 수 있다. 현재 아마존은 금융업에도 진출하고 있는 상태다. 컴퓨터 제조업체였던 애플의 음악 사업 및 스마트폰 사업 진출 역시 매우 성공적인 사업다각화로 평가된다.

캐논(Canon)은 본래 현미경을 제작하는 회사에서 출발, 핵심기술인 광학기술과 정밀기술을 이용하여 복사기 및 프린트 등의 사무용 기기산업으로 사업을 진화시켜 갔다. 이 역시 성공적인 사업다각화의 사례다.

사업다각화의 실패는 주로 주 사업에 역량을 집중하지 못하는 데서 온다. 세계 굴지의 완구 메이커 레고는 사업다각화를 추진하다가 실패하여 2004년 큰 규모의 구조조정을 실시한 적이 있다. 삼성그룹에서 이건희 회장의 개인적 취향을 이유로 자동차 사업에 뛰어들었다가 큰 손실을 입고 철수한 실패 사례가 있다.

위 사례에서 보듯이 사업다각화를 한다고 무조건 다 성공하는 것은 아니다. 사업다각화는 기본적으로 기업이 무엇을 가장 잘 할 수 있는가를 파악하여 핵심역량을 바탕으로 연관 산업을 추진해야 성공 확률이 높다. 다만 각 산업 간의 경계가 허물어지고 있는 현대의 추세에서는 필요할 경우 기존 사업 분야만 고수하기보다 새로운 사업에 과감히 뛰어들어야 하는 경우도 생겨나고 있다. 이러한 경우 기존 사업에서의 핵심역량을 신규 사업에 얼마나 성공적으로 이전할 수 있는가가 성공의 열쇠가 된다.

2 축소전략

1) 의의

축소전략은 방어적 전략이라고도 하며, 경영환경이 불리하게 작용되거나 불확실한 상황이 지속될 경우 비용감축을 통해 능률을 확보하고 성과를 높이기 위하여 경영의 규모 등을 축소하게 된다. 축소전략은 여러 가지 형태를 취하게 되는데 효율증진을 위한 구조조정(Restructuring), 비용절감을 위한 다운사이징(Downsizing) 그리고 현상을 유지하기 위한 전략 등이 있다.

(1) 구조조정(Restructuring)

구조조정은 '효율을 높이고 성과를 개선하기 위해 조직의 내부구조를 변화시키는 것'을 말한다. 이 전략의 특징은 전사적 고객만족을 실현시키기 위하여 모든 노력을 경주하고, 경쟁우위를 확보하기 위하여 유망업종에 모든 경영자원을 집중시키는 데 있다. 따라서 이 기법에서 가장 중요한 것은 구조조정이다. 축소 등 조직개편을 혁신적으로 단행하는 것이고, 이를 위하여 조직의 많은 부문들이 통폐합되는 경우가 많다. 2008년 금융위기 이후 기업들의 구조조정, 산업 구조조정은 굉장히 빠른 속도로 진행되고 있으며, 이에 근로자들이 스스로 산업 구조개편을 인지하고 공부하지 않으면 순식간에 도태될 가능성이 높다. 특히 4차산업혁명시대인 오늘날에는 인공지능의 급격한 발달은 순식간에 산업 단위의 구조조정을 일으킬 것이 확실하다.

최근에는 경쟁이 심화되고 미래의 경영환경이 불확실해 짐에 따라 경영이 양호한 기업이라 하더라도 선제적으로 구조조정을 하는 경향이 나타나고 있으며, 구조조정에는 다음과 같은 세 가지 방법이 있다.

① **포트폴리오 구조조정** : 기업이 소유하는 사업이나 자산의 포트폴리오를 변화시키는 것이다. 청산, 매각, 분사 등이 여기에 속한다. 이는 전략적 핵심 사업에 집중하고, 비관련 사업과의 분리를 통해 범위의 경제를 누리며, 여러 가지 사업을 경영함으로써 드는 비용을 줄이게 되는 효과가 있다.

② **재무 구조조정** : 기업의 재무구조를 변화시키는 것을 말한다. 이는 기업의 현금 흐름을 개선하고, 경영자들에게 주는 인센티브 등의 보상체계를 바꾸는 효과도 있다.

③ **조직 구조조정** : 조직의 구조에 변화시키는 것을 말한다. 조직도의 재구성, 정리해고

를 통한 다운사이징 등이 여기에 속한다. 조직구조조정은 효율성을 높이고 조직내의 의사소통을 개선하며, 조직원들의 만족도를 높이는 효과가 있다.

(2) 다운사이징(Downsizing)

다운사이징은 구조조정의 한 방법으로서 비용절감과 영업효율성을 위하여 조직규모를 줄이는 것을 말한다. 가장 일반적인 다운사이징은 인력감원이다.

의료기관의 경영 환경이 급속히 악화되고 있는 가운데 진료과목이 축소되고, 병상수를 감축해서 경영하는 병원들이 늘고 있다. 특히 간호인력을 확보하지 못하는 병원은 수가마저 제대로 받지 못하고 환자들도 간호서비스가 미흡하여 발길을 돌리는 중소병원의 입장에서는 다운사이징을 하지 않을 수 없는 것이다. 대상진료과목이 최근 저조한 출산율로 인하여 경영압박을 받고 있는 산부인과와 소아과 등이다. 이러한 중소병원들은 경영압박을 견디지 못하고 급성기 병원에서 요양병원으로 전환하고 있는 추세이다. 또한 정형외과와 재활의학과가 같이 있는 병원은 재활의학과가 폐쇄되고 치과는 직영이 아닌 렌트(외부에서 병원에 임차로 입주하되 병원명칭은 그대로 사용하는 방법)로 운영되기도 한다.

최근, 코로나 장기화로 인해 병원들이 많이 어려워졌으며, 임금을 삭감하고 수당을 지급하지 않는 의료기관들이 적지 않게 나타나고 있다고 보고되고 있다. 경기도 용인시 지역거점병원 역할을 해온 300병상 규모의 K병원이 의료진 포함해 100여명에 달하는 임직원을 줄이는 고강도의 다운사이징 또는 구조조정을 실행했다. K병원은 내분비내과, 소화기내과, 소아청소년과, 마취통증의학과, 신경과, 응급의학과 등 전문의 10명을 감원했다. 이에 따라 간호사 등 의료기사, 행정직 등 모두 포함해 약 100여명에 달하는 임직원이 감원되었다. 또 의료진이 감소한 만큼 병상 운영도 300병상에서 230병상으로 축소하게 되었다.

대한병원협회가 상급종합병원 20곳과 종합병원 96곳, 병원급 의료기관 26곳 등 142곳을 대상으로 환자 수와 수익 변동 상황을 조사한 결과, 코로나19가 본격적으로 유행하기 시작한 이후 급격한 환자 감소 추세가 계속 이어졌다. 2020년 대비 2021년 3월과 비교한 외래환자는 상급종합병원이 15.7% 줄어들었다. 또 종합병원 19.3%, 병원급 29.6%의 감소폭을 보였으며 입원환자의 경우도 종별로 각각 14.5%(상급종합병원), 19.6%(종합병원), 25.2%(병원) 감소세를 기록했다고 보고되고 있다. 코로나19로 인한 경영난이 소규모 중소 의료기관에서 대형병원으로 확산되는 분위기이다.

(3) 현상유지전략

현상유지전략이란, 축소전략의 일환으로 새로운 사업진출에 따른 위험부담과 이로 인한 내부반발을 야기하지 않기 위해 현재의 시장 점유율을 유지하는 영업활동을 하려는 안정전략을 말한다. 이 전략은 성장이나 축소전략의 수립시행 전에 활용할 수 있는 비교적 단기적 전략이라고 할 수 있다.

제4절 경쟁력 강화전략

1 의의

원래 경쟁력이란, 경쟁에서 살아남을 수 있는 능력을 의미하는 말이다. 즉, 타인이나 다른 기업과의 경쟁상황에서 우위를 획득하는 방법이다. 상대방과 비교해서 어떻게 해야 우위를 차지하는가의 문제는 경영의 처음과 끝이라고 할 수 있다. 따라서 경쟁기업에 비해 우위에 설 수 있도록 하는 방법을 알아내는데 모든 역량을 집중하고 있는 것이다. 경쟁력 강화방안은 전략의 유형의 한 방안으로 전개되는 것으로 여기에서는 '전략적 제휴'와 'e-비지니스 전략'에 관하여 설명하도록 하겠다.

2 경쟁력 강화전략으로서의 전략유형

1) 전략적 제휴(Strategic alliance)

전략적 제휴란, 둘 이상의 기업들이 각자의 전략적 목표를 달성하기 위해 협력하는 것이다. 공동 투자, 공동 개발, 공동 마케팅, 공동 유통, 공동 서비스, 장기조달계약 등의 방법으로 구체화된다. 전략적 제휴를 하는 이유는 시장 확대(해외시장 진출 등), 자금 조달, 위험 분담, 기술 도입 등이 있다. 특히 규모의 경제가 작용하는 분야에서 더욱 효과적이다.

전략적 제휴를 하면 신속하게 신규 시장/사업에 진출할 수 있다. 물론 독자적으로 개발해도 신제품을 개발하고 시장에 진입할 수 있겠지만 그렇게 하다가는 속도전에서 밀린다. 기존에 있는 자사의 역량으로 성공하기 어려운 시장에서는 독자적 개발에 막대한 시간/비용이 소모되기 때문에 전략적 제휴가 유리하며, 잠재적인 다양한 위험들을 최소화할 수 있다.

우리나라의 대표적 기업인 삼성전자의 경우에서 보면 전략적 제휴가 얼마나 중요한지 알 수 있다. 삼성전자의 성장사는 사실상 제휴와 협력의 역사라고 해도 과언이 아니기 때문이다. 삼성은 1969년 일본 산요전기와 합작법인을 설립하면서 처음으로 전자산업에 뛰어들었다. 삼성전기는 산요와, 삼성SDI는 NEC와, 삼성코닝은 미국 코닝사와 전략적 제휴관계를 맺고 성장, 발전했다. D램 휴대전화 등 주요 사업들의 고비고비마다 미국과 일본의 협력업체들이 '조연자'로 등장했으며, 크고 작은 제휴와 기술협력이 뒤늦게 출발한 삼성의 불리함을 극복할 수 있게 만들었다. 휴대전화사업의 성공은 CDMA(부호분할다중접속) 휴대전화용 칩 원천기술을 보유하고 있는 미국의 통신용 반도체회사 퀄컴과의 협력이 배경이 됐다. 90년대 초 유럽형 이동전화방식인 GSM이 세계시장을 휩쓸고 있을 때 퀄컴은 CDMA 휴대전화와 각종 장비가 개발되기를 학수고대하고 있었다. 시장개척기였던 만큼 빨리 그리고 믿을 만한 품질의 제품이 나와야만 했다. 삼성전자는 리스크를 떠안으며 적극 사업에 나서 퀄컴의 기대수준에 맞는 CDMA 휴대전화를 제일 먼저 시장에 내놓았다. 그 결과 CDMA시장에서 삼성은 자리를 잡았고 퀄컴도 세계적 회사로 발돋움했다. 삼성전자는 이를 발판으로 지난 94년 미국에 처음으로 휴대전화기를 수출한 이후 10년도 안 돼 세계 굴지의 휴대전화업체로 성장할 수 있었다. 삼성전자와 퀄컴은 이와 잇몸의 관계처럼 서로에게 의존하고 있다. 삼성전자도 다른 업체들처럼 5%대의 높은 로열티를 물고 있지만 퀄컴은 새로운 칩이 개발되면 제일 먼저 삼성으로 가져 온다. 그만큼 시장에서 앞서갈 수 있는 기회를 주는 것이다. CDMA 휴대전화업계 1위인 삼성에서 좋은 제품이 나와야 퀄컴의 수입도 늘어나기 때문이다. '윈-윈(win-win)전략'의 대표적 사례다.

그 후 램버스 D램과의 실용적인 제휴전략과 통신용 비메모리 반도체 사업을 위해 같은 휴대폰업체인 에릭슨으로부터 블루투스 핵심기술을 도입했다. 노키아에는 차세대 제품인 정보단말기 겸용 휴대전화에 들어가는 D램을 공급하고 있다.

삼성전자의 전략적 제휴는 절대 배타적 관계로 맺지 않는 게 제휴원칙이며, 제휴를 각 분야 선두권 업체들과 하는 것도 삼성전자의 전략이다.

최근 삼성전자에는 세계적 업체들의 제휴요청이 더욱 늘고 있다. 삼성이 디지털융합에 필요한 모든 사업분야를 갖추고 있기 때문이다. 90년대 초까지만 해도 선진업체들로부터 홀대를 받았던 것과는 딴판이다. 고인이 되신 이건희 삼성회장의 어록이 이를 잘 나타내고 있다. "1억원만 주면 1주일 만에 가져올 수 있는 기술을 10억, 20억원 들여서 3~5년씩 걸려 개발하는 것은 낭비다. 5%의 기술료를 주고 노하우를 들여와 10%의 이익을 내면 된다."(93년 7월) 삼성이 적과의 동침을 마다하지 않는 이유이다.

의료기관에서도 전략적 제휴 사례가 많이 있다. 대학병원이 지방의 지역에 분원을 내는 경우와 지역에서 선도적인 위치를 점하기 위해서 환자확보를 해야 하므로 지역의 중소병원들과 모자병원, 진료협력병원, 자매병원 등으로 제휴를 맺고 중소병원의 의료진에 대한 교육을 실시하고 의료장비를 공유하며 OCS, EMR, PACS 등을 공동으로 개발하고 있다. 특히 4차산업혁명시대에 진입하면서 의료환경이 변하게 되었으며 향후 원격진료에 대비하여 대학병원들을 중심으로 치열한 경쟁에 대한 준비를 하고 있다. 인천의 송도지역에 진입하는 아산병원, 서울대병원과 용인지역에 진입한 세브란스병원, 신도시에 진입하는 대학병원들은 보이지 않는 전쟁을 하고 있는 셈이다. 문제는 이러한 대학병원들이 지방에 진입하게 되면 중소병원에 근무하는 의료인력들을 블랙홀처럼 흡수해가기 때문에 지방의 중소병원들은 어느날 갑자기 폐원해야 되는 상황에 봉착할 수 있다는 것이다.

전자의무기록(EMR: Electronic Medical Record)
전자의무기록이란 병원에 내방한 환자에 대한 진료기록을 기존 종이에 기록하던 것을 컴퓨터를 이용해 전자적 형태의 의무기록을 의미한다. IT 기술 및 컴퓨팅 시스템이 발전함에 따라 현재는 당연한 것처럼 느끼듯 병원에서의 진료기록은 컴퓨터를 이용해 전자적으로 처리하고 있으며, 최근 4차 산업혁명을 바탕으로 EMR 기반의 임상 데이터와 유전체 정보, 라이프로그 정보 등과 결합하여 개인 맞춤형 의료서비스를 제공하는 정밀의료(precision medicine)의 바탕이 되고 있다.

처방전달시스템(OCS: order communication system)
과거에 병원에 전산시스템이 완전히 도입되기 전에는 환자가 의사에게 진료를 받으면 의사는 처방전을 적어주면서 검사나 약 처방을 간호사가 다시 안내를 하여 주던 시절이 있었죠. 우리는 그때 이 처방전을 slip이라 부르며 이 slip을 보고 치료비를 계산하였다. 그런데 전산시스템이 도입이 되면서 전산으로 이 처방을 전달하게 되었다. 즉, 종이로 된 처방전이 없이 전산시스템으로 정보가 전달되었다는 뜻이다.

의료영상저장전송시스템(PACS: picture archiving communication system)
기존의 필름을 가지고 진단하고 판독하던 병원의 업무를 컴퓨터와 네트워크을 통하여 병원의 영상진단업무를 처리해나가는 데 도움을 주는 것으로 알려져 있다. 이를 통하여 연결할 수 있는 의료기기는 기본적으로 방사선과 의료영상장비들인데, 컴퓨터단층촬영장치(CT) · 자기공명영상촬영장치(MRI) · 투시촬영장치 · 혈관조영장치 · 유방암검진기 등 핵의학 영상 장비들이 있으며 초음파 · 내시경 · 현미경 등의 이미지도 연동이 가능하다. 그러나 이들 의료영상장비가 의료영상저장시스템과 연동하기 위해서는 먼저 영상의 디지털화가 선행되어야 하며, 이 시스템은 '필름 없는 병원시스템'을 구축할 수 있다.

OCS, EMR, PACS 등은 병원시스템이 아날로그방식에서 디지털방식으로 전환되는 과정에 나타난 진보된 시스템으로 EMR은 OCS의 상위 개념이며, PACS는 영상전달시스템이므로 별도의 시스템이지만 EMR과 연동하여 운용이 되고 있다.

2) e-비지니스 전략

e-비즈니스 전략이란 기존 경영활동의 영역을 가상공간으로 이전시킴으로써 경영 효율화를 도모하거나 새로운 수익 창출원을 확보하는 것을 의미한다. 즉 e-비즈니스 전략은 인터넷을 중심으로 형성된 가상 네트워크 시장에서 형성되는 e-비즈니스를 활용하여 기업경영을 효율화하거나, 신규 사업에 진출함으로써 기업의 수익성을 제고하는 것이라고 할 수 있다.

이러한 e-비즈니스 전략의 구체적인 내용은 가치사슬(Value Chain) 상의 경영 프로세스 효율화와 신규 e-비즈니스 사업의 개척 등 두 가지 유형으로 구분할 수 있다.

(1) 가치사슬 재구축을 통한 경영 효율성 증대

e-비즈니스화의 진전은 긍정적인 방향으로 기존 가치사슬의 파괴를 가져온다. 즉 가치사슬 상에서 불필요한 단계를 제거하고, 프로세스 타임의 단축, 비용 절감, 가치사슬 참여주체간의 관계 강화 등이 가능해지며, 기존의 직선적 · 수직적인 형태의 가치사슬이 긴밀한 네트워크로 연계된 수평적 가치사슬로 재구축되어, 이는 궁극적으로 기업경영의 효율성 증대를 가져온다.

(2) 새로운 비즈니스 모델 창출을 통한 신규 수익 창출원 확보

비즈니스 전략을 도입하면 생산뿐만 아니라 구매, 물류, 유통 등의 영역에 새로운 아이디어를 추가한 비즈니스모델 창출이 가능해지며, 이는 제조업체의 새로운 수익원으로 자리 잡을 수 있다. 예컨대 기존의 물리적 유통채널에 인터넷상의 가상 유통채널을 추가함으로써 새로운 비즈니스 모델을 창출할 수 있으며, 이것이 신사업으로 이어질 때 기업의 수익원이 다양화될 것이다. 또한 비즈니스 모델 창출은 계속해서 생겨나고 있는 신 시장을 경쟁업체보다 한 발 앞서 선점함으로써 기업 가치의 극대화를 가져다 줄 수 있다.

(3) 고객 관계 강화를 통한 고객가치 증대

e-비즈니스전략은 기업과 고객 간에 양방향 커뮤니케이션을 가능하게 함으로써 기업은 고객 욕구, 라이프스타일 등에 대한 정보를 신속하게 인지하여 고객가치를 증대시킬 수 있는 제품 및 서비스를 제공할 수 있으며, 고객은 구매 효율성을 높일 수 있다.

제5절 전략의 결정

1 의의

기업들이 전략을 수립하는 이유는 기업의 목표달성을 위해서 경영환경의 불확실성이 날로 높아지고 있는 시장에서 경쟁기업에 대하여 경쟁우위를 확보하고자 체계적인 대응의 필요성에 의하여 대두된 것이다. 이를 위하여 기업의 설립목적인 사명(Mission)의 토대위에 이를 기반으로 비전을 만들고 비전을 수행할 전략을 수립하게 된다. 이러한 전략은 기업내부의 수준에 따라 기업수준의 전략, 사업수준의 전략 그리고 기능별 전략으로 나뉘어 진다.

또한, 기업의 성장전략으로서의 전략과 경쟁력 강화로서의 강화전략이 있으며 경쟁에서 우위를 차지하기 위하여 활용될 수 있는 전략을 결정하기 위하여 기업수준의 차원 즉, 전사적 차원의 BCG 매트릭스, GE 맥킨지 매트릭스, 점진적 조정법과 사업전략으로의 제품수명주기 방법 등이 있다. 전략을 수립하는 과정에서 고려해야 하는 변수는 마케팅역량과 자금력, 우수한 인적자원, 진입장벽, 원가와 품질 등이 있으며, 의료시장의 경우 우수한 인적자원 즉 의료진 구성이 생명이다. 이러한 전략수립과정은 환경분석으로부터 시작하기 때문에 일반적인 환경분석기법으로 활용되고 있는 SWOT기법을 먼저 설명한 후 접근하도록 하겠다.

다만, 여기에서 김영훈 교수의 '전략적 병원경영모델'에서 밝힌 '환경분석 시 주의점'을 잘 설명해놓았기에 짚어 볼 필요가 있다. "환경분석은 외부환경분석, 경쟁환경분석, 내부환경분석으로 구분된다. 경쟁환경을 외부환경에 포함하여 분석하는 경우도 있으나 이런 경우 경쟁병원에 대한 깊이 있는 분석이 이루어지지 못하는 경우가 발생할 수 있고 전략수립에 있어서 경쟁병원의 영향력을 고려하면, 별도의 환경분석 영역으로 구분하여 실시하는 것이 바람직하다. 주의해야 할 점은 경쟁병원 분석 시 눈에 보이는 것만을 위주로 분석해서는 안된다는 것이다. 눈에 보이는 것이 빙산의 일각이라는 의식속에 보이지 않는 경쟁병원의 속성(자원, 역량, 조직문화, 잠재력 등)을 이해하려는 노력이 절대적으로 필요하다. 환경분석을 통하여 도출된 전략적 위치와 병원의 미션 및 비전을 조화하여 방향전략을 수립한다. 방향전략수립과정은 환경분석을 통하여 제시된 전략적 위치가 기존의 미션과 비전의 범위를 벗어나는 경우 피드백을 통하여 미션과 비전을 재설정할 수도 있는 과정으로서 조직의 미션과 비전을 전략적 위치와 함께 교차 검증하여 미션과 비전을 완성하는 과정이다. 미션과 비전이 정립되지 못하면 그 다음 과정에서 이루어지게 되는 전략 형성에 상당한 혼란이 초래될 가능성이 많고 심지어 미션이나 비전과 동떨어진 전략이 수립될 수도 있기에 방향전략은 전체 전략수립과정에서 중요한 위치에 있다."

2 전략경영을 위한 분석방법

1) SWOT 분석

(1) 개요

SWOT는 강점(Strength), 약점(Weakness), 기회(Opportunity), 위협(Threat)의 머리글자를 모아 만든 단어로 경영 전략을 수립하기 위한 환경분석 도구이다. 내적인 면을 분석하는 강점/약점 분석과, 외적 환경을 분석하는 기회/위협 분석으로 나누기도 하며 긍정적인 면을 보는 강점과 기회 그리고 그 반대로 위험을 불러오는 약점, 위협을 저울질하는 기법인데, 조직내부의 강점/약점을 조직외부의 기회/위협요인과 대응시켜 전략을 개발하는 기법이라고 할 수 있다. SWOT 분석은 기업수준의 차원에서 활용할 수도 있고, 사업단위 차원에서도 활용할 수 있으며, 주로 강점과 기회(SO)분석, 강점과 위기(ST)분석, 약점과 기회(WO)분석, 약점과 위기(WT)분석의 네 가지 방법으로 분석한다. 내부 요인과 외부 요인을 결합해서 생각해 보는 것이 향후 전략을 수립할 때 도움이 되기 때문이다.

(2) SWOT분석 체계

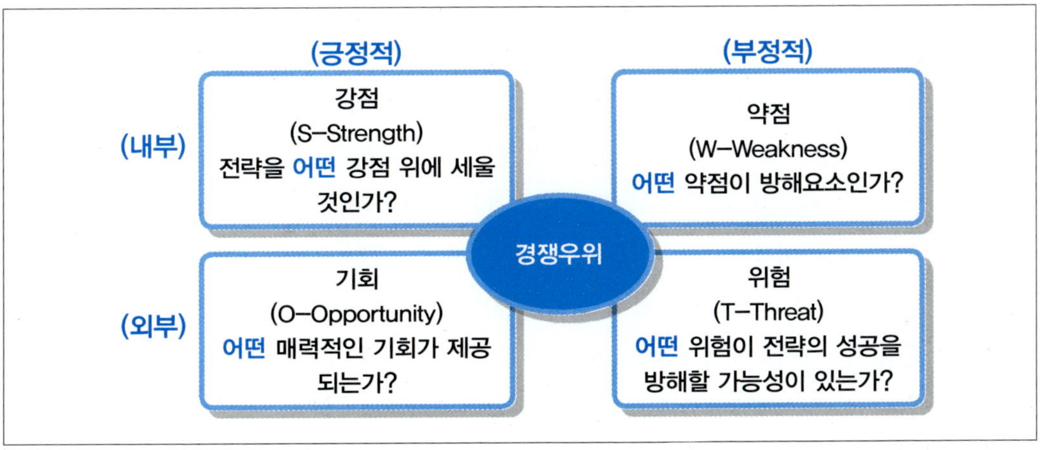

그림 6-4 SWOT분석 체계

SWOT분석의 출발은 4가지 질문에서 시작된다.

첫째, 우리는 무엇을 할 수 있는가?

이는 기업역량에 관한 질문으로 강점과 약점을 의미한다.

두 번째, 우리는 무엇을 하고자 하는가?

이는 기업과 사업의 가치에 관한 질문으로 기업의 사명, 비전 등과 관련이 있다.

세 번째, 우리는 무엇을 하게 될 것인가 ?

이는 기업을 둘러싼 외부환경의 기회와 위협에 대한 질문이다.

네 번째, 우리가 무엇을 하기를 기대하는가?

이는 기대요인으로 내부고객과 외부고객 등 이해관계자들이 기업에 기대하는 요인을 의미한다.

SWOT분석은 4개의 4분면에 강점과 약점 그리고 기회와 위협으로 구분하고 내부적 요인과 외부적 요인 그리고 긍정적 요인과 부정적 요인으로 구분되어 있다. 강점은 내부적으로 긍정적인 부분들의 결합으로 말하고 약점은 기업내부적 요인들 중 기업목표달성에 장애가 되는 부정적인 요인들을 말한다. 또한, 기회와 위협은 기업의 외부분석에 의해 긍정적인 요인은 기회가 되고 부정적인 요소는 위협이 된다.

(3) SWOT분석을 수행하는 방법

우선, 기업이 보유하고 있는 자원들의 강점과 약점의 내부적인 환경을 우선적으로 파악한다. 그리고 기업을 둘러싼 외부환경에서 기회가 될 만한 요인과 위협이 될 만한 요인을 분석한다. 그리고 강점과 약점, 기회와 위협의 요인들을 조합해서 이를 기반으로 전략적인 핵심이슈를 도출하게 된다. 즉, 각 사분면에 있는 요인들의 항목을 조합해서 도출하게 되는데 강점과 기회요인을 조합하면 SO전략이 되고, 강점과 위협요인들을 조합하면 ST전략이 되며, 약점과 기회요인을 조합하면 WO전략이 되고, 약점과 위협요인을 조합하게 되면 WT전략이 된다. 이러한 비교작업을 거쳐서 가장 적합한 핵심이슈를 도출할 수 있으며 이를 기반으로 새로운 전략을 수립할 수 있다. SWOT분석을 통하여 궁극적으로 도출하고자 하는 목적은 이들 네 가지 요인을 조합한 후 각 상황에 맞는 대응전략을 수립하고자 하는 것이다. 다만, SWOT분석에 의하여 기업내부의 강점과 약점 그리고 기업외부의 기회와 위협을 찾는다는 생각이 아니라 미래에 경쟁우위를 만들어 가기 위한 방안과 현재의 경쟁우위를 지속시켜가기 위한 과제, 극복해나가야 하는 과제 그리고 내외부환경으로 인해 발생하게 될 가능성이 높은 위험을 최소화할 방안을 강구한다는 의미가 있다. 따라서 다음과 같은 전략과제를 도출하고자 하는데 도움을 받을 수 있다.

① SO전략

경쟁우위 창출방안으로 기업이 보유하고 있는 자원의 강점을 이용하여 외부기회를 포착하는 것이다. 즉, 기업이 가지고 있는 강점이 새로운 기회의 시장에서 경쟁우위를 창출하기 위해서 무엇을 해야 하는지에 대한 전략으로 – 확대 – 전략이 수립되어야 한다.

※ 참고요인

- 브랜드 파워가 높고 우수한 인적자원의 확보요인
- 우월한 제조기술의 역량, 생산효율성 구축요인
- 우월한 시장점유율과 마케팅전략의 확보요인
- 기업에 대한 우월한 고객충성도 확보요인 등

② ST전략

경쟁우위 강화방안으로 기업이 보유하고 있는 강점을 활용하여 외부 위협을 회피하는 것으로 즉, 기업이 가지고 있는 강점으로 위협요인에게서 경쟁우위를 지켜나가기 위하여 무엇을 강화해야 하는가에 따른 전략으로 – 안전성장 – 전략이 수립되어야 한다.

※ 참고요인

- 새로운 대체재의 출현요인
- 새로운 소비성향의 변화요인
- 새로운 정부정책의 변화요인 등

③ WO전략

제약요인 극복방안으로 외부환경의 기회는 포착하되 내부 약점은 극복해 나가는 전략이다. 즉, 새로운 기회의 시장에서 기업의 약점을 극복하기 위해 무엇을 해야 하는지에 관한 – 우회(개발) – 전략이 수립되어야 한다.

※ 참고요인

- 구성원 개개인의의 역량이 있으나 만족도가 낮은 요인
- 자원이 고갈되어 가고 있는 상태에서의 경쟁기업 출현요인
- 특허취득의 역량이 있음에도 노사분규가 빈번한 기업내부요인 등

④ WT전략

위험 최소화 방안으로 외부위협에 기업이 대응할 수 있는 강점이 없고 약점밖에 없어 사업을 축소할 것인지를 검토하는 전략이다. 즉 기업이 가지고 있는 약점이 위협의 상황에 맞서 위험을 최소화하기 위해서 무엇을 해야 하는지에 대한 – 축소(철수) – 전략이 수립되어야 한다.

※ 참고요인

- 미흡한 조직력과 인적자원의 역량부족 요인
- 높은 이직율과 강력한 경쟁기업 출현요인
- 자금력 부족과 낙후된 시설장비 등

2) BCG 메트릭스(Boston Consulting Group Matrix)

(1) 개요

BCG 매트릭스는 미국의 보스턴 컨설팅 그룹(BCG)이 개발한 산업이나 시장의 성장률과 점유율로 사업기회를 분석하는 기법이다. BCG는 기업이 사업에 대한 우선순위를 판단하여 투자하는 전략을 결정할 때 사용하는 전략기법이다. BCG 매트릭스는 '시장점유율'(Market Share)과 '사업의 성장률'(Growth)을 고려한다고 가정하고 있다. BCG 매트릭스는 이 두 가지 요소를 기준으로 기업의 사업을 '스타(Star)사업', '현금젖소(Cash Cow) 사업', '물음표(Question Marks) 사업', '개(Dog) 사업' 등의 4가지 유형으로 구분하고 각각의 유형에 적합한 사업단위 전략을 포트폴리오로 제시한 모델을 통해 조직의 역량을 어떤 분야에 집중하는 것이 바람직한지에 대한 전략적 사고의 틀을 제시하고 있다.

(2) 상황별 대응전략

BCG 매트릭스를 그림으로 나타내면 [그림 6-5]와 같다.

그림에서 보듯이 시장성장률의 높고 낮음과 시장점유율의 높고 낮음을 대응시키면 4가지의 모델이 나온다. 각 모델별로 상황과 대응해야 될 전략을 살펴보면,

① STAR(별)

㉠ **상황** : 시장성장률과 시장점유율 모두 높음

㉡ **주요내용** : 현재 상황에서 시장점유율이 높아 큰 수익을 내고 있기는 하지만 아직 성장가능성이 있기 때문에 추가적인 투자를 해야 되는 상황이며, 미래에 Cash

Cow가 될 가능성이 있다.

㉢ **대응전략** : 추가적인 성장가능성이 있으므로 성장전략이 요구되며, 막대한 투자자금이 소요되는 전략이 필요하다.

② Question Mark(물음표)

㉠ **상황** : 시장성장률은 높으나 시장점유율은 낮음

㉡ **주요내용** : 시장이 커지고 있어 현재 높은 시장성장률을 보이고 있지만 경쟁력 약화로 시장점유율이 낮아 수익창출이 저조한 상태이기 때문에 집중적인 투자로 시장점유율을 높여야 할지 시장에서 철수해야 할지 많은 고민이 상존하는 단계이다. Question Mark 영역이 많아 질수록 경영이 불투명해질 가능성이 높기 때문에 신속한 전략적 의사결정이 필요하다.

㉢ **대응전략** : 기업차원에서 경쟁력이 확보될 수 있으며, 새로운 성장동력 영역으로 판단될 경우 전략적 집중투자가 필요한 반면, 나머지는 과감한 철수전략이 필요하다.

③ Cash Cow(현금젖소)

㉠ **상황** : 시장점유율은 높은 반면 시장성장률은 낮음

㉡ **주요내용** : 현재 상황에서 현금유출이 적으면서도 많은 현금이 창출되는 영역이다.

㉢ **대응전략** : 기업의 입장에서는 시장이 더 이상 커지지 않으므로 현상유지전략이 필요하다. 즉, 현재의 시장점유율을 유지하는 수준에서 신규투자를 하고 수익을 높여 현금을 회수하는 전략을 수립한다.

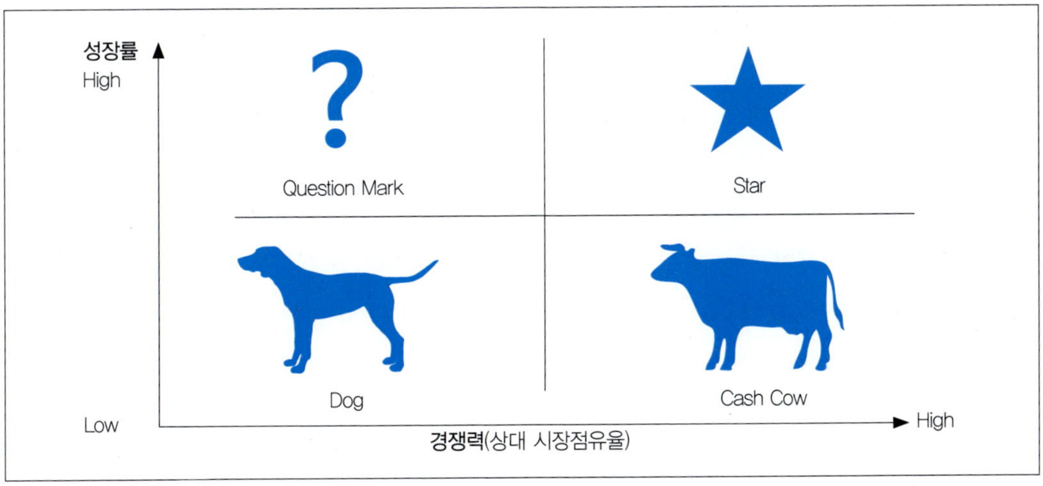

그림 6-5 BCG 매트릭스

④ Dog(개)

㉠ **상황** : 시장점유율도 낮고 시장성장률도 없음

㉡ **주요내용** : 기업의 입장에서는 아주 작은 현금유입과 작은 현금유출로 시장이 커질 가능성도 없고 수익도 기대할 수 없는 영역이다.

㉢ **대응전략** : 빠른 시간내에 사업에서 철수하는 전략이 필요하다. 다만, Dog에 표시된다 하더라도 기업 그룹차원 전략에 따라 발을 빼면 안 될 사업도 있다. 예컨대 종합제철의 성과가 뛰어나지 않다 해도 이것을 보유하고 있는 것이 자동차 그룹에게 이득일 수 있고 계열사에게 저가로 시공해주는 건설/중공업이 Dog일 수도 있다. 즉, BCG 매트릭스는 시너지 효과(전방연쇄효과, 후방연쇄효과 등)에 대한 고려를 하지 않고 있기 때문이다.

(3) BCG 매트릭스와 의료시장

이와 같이 BCG 매트릭스를 이용하여 간략하게나마 각 영역별로 상황과 주요내용 그리고 대응전략을 살펴보았다. 의료시장의 측면에서 보면, 병원의 각 진료과 기준으로 시장성장률과 상대적 시장점유율을 분석해 보면, 현재 그리고 미래에 어떤 방향으로 병원을 운영해야 하는지에 대한 판단을 할 수 있으며, 오늘날과 같이 저성장 기조 속에서 경영환경이 예측가능하기 어려운 시기에는 재무구조를 튼튼하게 다져놓는 방향으로 전략을 수립해야 될 것이다. 그러나 BCG 매트릭스가 갖는 한계점에서 보듯이 의료시장에서 시행되고 있는 정책과 환경적 측면을 감안하여 실행해야 할 것이다. 예를 들면, 안과 전문병원의 입장에서 Dog 영역에서의 시각에서 보면 안과와 협진을 하고 있는 내과가 수익이 낮다고 해서 내과를 철수하게 되면 의료의 질적인 측면에서 전문안과병원의 기능을 수행하기가 어렵게 된다. 산부인과 전문병원 등과 같은 전문병원의 특성화를 시도하는 병원들이 유사한 실정이다. 특히 대학병원은 전공의 수련기관이기 때문에 내과, 소아청소년과, 외과, 산부인과가 필수적인 진료과목이 되므로 수익이 낮은 산부인과나 소아청소년과를 폐과할 수도 없다. 따라서 BCG 매트릭스의 한계점으로 지적되고 있는 ▲ 매출을 지나치게 강조하여 질적 측면을 간과하는 사항 ▲ 성장률에만 의존하여 투자하는 사항 ▲ 사업영역의 포기를 너무 빠르고 빈번히 하게 하는 사항 등이 의료기관에 대한 BCG 매트릭스 분석 시 신중을 기해야 하는 이유이다.

3) 맥킨지 매트릭스(McKinsey Matrix)

(1) 개요

맥킨지 매트릭스는 기업의 전략적 사업단위에 대한 비즈니스 포트폴리오 분석을 수행하는 모델이다. 맥킨지 매트릭스의 동의어로는 GE(General Electric) 매트릭스, GE 사업스크린(사업심사법, GE Business Screen) 등이 있다. 전술한 BCG 매트릭스 기법은 적용이 간편하고 쉽지만 하나의 제품이나 시장을 그 대상으로 하고 있어 기업들이 여러개의 제품이나 시장을 대상으로 하고 있기 때문에 맥킨지 매트릭스가 개발된 것이다. 즉, 기업의 현재 다양한 사업포트폴리오를 분석하고, 어떠한 전략적 사업단위에 더 많거나 적은 투자를 해야 하는지를 결정한다. 포트폴리오에 새로운 제품과 사업을 추가하기 위한 성장전략을 개발하거나 어떤 사업 또는 제품을 철수할 것인지를 결정하게 된다. BCG 매트릭스 기법보다 좀 더 정교하고 진보된 기법으로 이해하면 된다.

(2) 맥킨지 매트릭스의 기본체계도

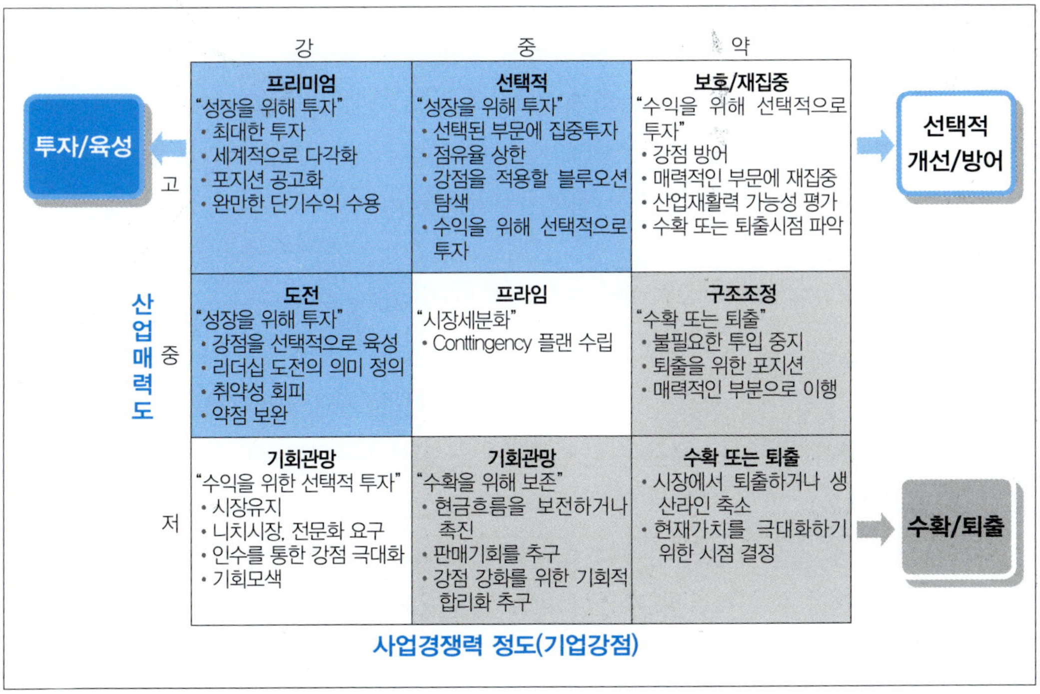
강
중
약
투자/육성
선택적 개선/방어
수확/퇴출
고
중
저
산업매력도
프리미엄
"성장을 위해 투자"
• 최대한 투자
• 세계적으로 다각화
• 포지션 공고화
• 완만한 단기수익 수용
선택적
"성장을 위해 투자"
• 선택된 부문에 집중투자
• 점유율 상한
• 강점을 적용할 블루오션 탐색
• 수익을 위해 선택적으로 투자
보호/재집중
"수익을 위해 선택적으로 투자"
• 강점 방어
• 매력적인 부문에 재집중
• 산업재활력 가능성 평가
• 수확 또는 퇴출시점 파악
도전
"성장을 위해 투자"
• 강점을 선택적으로 육성
• 리더십 도전의 의미 정의
• 취약성 회피
• 약점 보완
프라임
"시장세분화"
• Conttingency 플랜 수립
구조조정
"수확 또는 퇴출"
• 불필요한 투입 중지
• 퇴출을 위한 포지션
• 매력적인 부분으로 이행
기회관망
"수익을 위한 선택적 투자"
• 시장유지
• 니치시장, 전문화 요구
• 인수를 통한 강점 극대화
• 기회모색
기회관망
"수확을 위해 보존"
• 현금흐름을 보전하거나 촉진
• 판매기회를 추구
• 강점 강화를 위한 기회적 합리화 추구
수확 또는 퇴출
• 시장에서 퇴출하거나 생산라인 축소
• 현재가치를 극대화하기 위한 시점 결정
사업경쟁력 정도(기업강점)

그림 6-6 맥킨지 매트릭스의 기본체계도

[그림 6-6]에서 보는 바와 같이 맥킨지 매트릭스는 사업경쟁력의 정도와 산업의 매력도

를 대응시켜 전략을 수립하는 기법이다. 산업매력도에 영향을 미치는 요인은 상대적 매력도에 따라 3개의 수직 열 중 하나에 배치되며, 보통 고–중–저의 등급이 부여된다. 이는 절대적 시장규모, 시장잠재력, 경쟁구조, 재무/경제/기술/사회/정치적 요인과 같은 광범한 요인에 의해서 결정된다. 기업강점이라고 할 수 있는 사업경쟁력 정도에 영향을 미치는 요인도 마찬가지로 3개의 부문으로 구성되며 강–중–약으로 표시된다. 이는 여러 분석기법을 사용하여 사업부문의 규모, 시장점유율, 기술적 위치/경쟁우위 등이 고려된다.

표 6–2 산업매력도와 사업경쟁력 강도에 따른 영역

우월한 사업 [성장추구]	우월한 사업 [성장추구]	물음표 [성장추구?]
우월한 사업 [성장추구]	평균적인 사업 [계속유지]	실패한 사업 [철수/ 매각]
수익창출사업 [계속유지]	실패한 사업 [철수/ 매각]	실패한 사업 [철수/ 매각]

위 표에서 보는 바와 같이 산업매력도와 사업경쟁력 정도 두 지표를 대응시켜 9개의 영역을 만들면 각 사업단위는 해당 산업내에서 우월한 사업, 물음표, 평균적인 사업, 수익창출사업, 실패한 사업으로 분류할 수 있게 된다. 우월한 사업과 물음표는 투자가 지속되는 사업전략이 평균적인 사업과 수익창출사업은 현상유지 또는 선택적 개선/ 방어 사업전략이 또한 실패한 사업은 철수를 고려한 전략이 수립된다.

4) 제품수명주기 방법(PLC, Product Life Cycle)

(1) 개요

제품수명주기 방법이란 제품 · 상품이 생겨나서부터 없어질 때까지의 일생을 말한다. 제품에는 모두 수명이 있다. 제품은 신제품개발을 위한 아이디어의 탐구 · 연구개발 · 시험 · 제품화의 과정을 거쳐 시장에 등장한다. 그리고 판매촉진활동 등의 도움을 받아 시장으로 보급 · 발전함으로써 성숙 단계에 도달한다. 그러나 소비자의 요구는 부단히 변화하고 있으므로 새롭고 보다 훌륭한 제품이 계속 개발되고, 성숙단계에 이른 제품은 신제품으로 대치됨으로써 쇠퇴단계에 들어가 버리는 것이다. 즉, 제품은 시장에 나타난 후 '도입기 – 성장기 – 성숙기 – 쇠퇴기'의 단계를 거쳐 시장에서 사라진다는 것이다. 제품수명주기 방법은 이러한 제품수명주기 이론을 전략수립에 적용하여 각 단계에 적합한 전략을 구사해야 한다는 사업전략수립방법이다.

최근, 일반적인 제품의 라이프 사이클이 점점 단축화되고 있다고 할 수 있다. 예를 들면, 우리가 쉽게 접할 수 있는 휴대전화기에서 자동차에 이르기까지 다양한 제품들의 수명주기가 짧아지고 있다. 1년만 지나도 새로운 디자인의 제품이 시장에 출시되기 때문에 변화에 민감한 젊은 계층의 소비자들의 욕구에 제품은 시장을 선도하기 위하여 아니면 소비자의 욕구에 부응하기 위하여 제품의 수명주기는 짧아지고 있다.

기업은 영속성을 원하는 만큼 제품의 라이프 사이클에 지대한 관심을 갖지 않을 수 없다. 현재의 제품이 성숙기 또는 쇠퇴기에 달하기 전에 동향을 잘 파악하여 그 제품의 이익감소분을 보충하여 성장해가야 하는 것이다. 그래서 그 대책으로서 신제품의 계획적 추가와 구제품의 계획적 폐기가 요청되고, 동적인 시장수요에 맞추어 적정 제품구성을 확립할 필요가 있다. 또 라이프 사이클은 산업에도 적용되는 것으로 산업면에서의 검토도 필요하다.

(2) 제품수명주기 각 단계별 전략

제품수명주기 이론에 의하면, 일반적으로 제품의 수명은 [그림 6-7]과 같이 제품개발을 시작하여 도입기 - 성장기 - 성숙기 - 쇠퇴기의 4단계를 거친다.

단계별 내용은 아래와 같다.

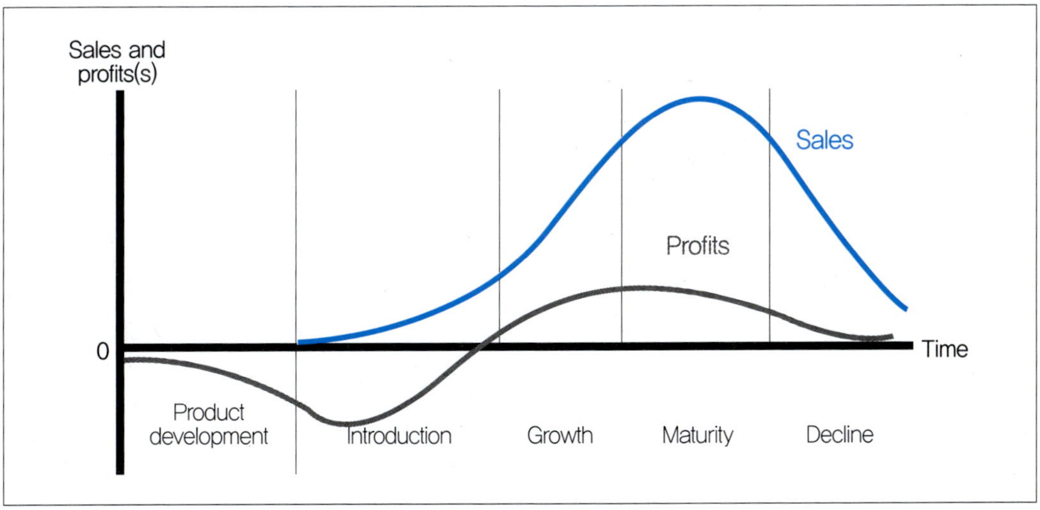

그림 6-7 제품수명주기 이론

① 도입기(Introduction)

도입기는 신제품이 처음으로 시장에 출시되어 소비자들의 구매의 대상이 되는 시기를 말한다. 도입기에는 원칙적으로 신제품이 제품으로서 본격적인 수요를 불러일으키기까지에는 상당한 시간이 소요되기 때문에 [그림 6-7]에서 보듯이 제품개발단계에서 도입기까지는 자금이 투입되는 상태로 매출증가율도 미미하고 적자 상태임을 알수있다. 그래서 사업의 위험이 큰 이유이다. 반면에 MP3나 아이폰같은 혁신적인 제품이 세상에 나오게 되면, 기존에 없던 새로운 시장이 열리게 되며, 새로운 시장은 경쟁자가 없는 독점적인 상태가 된다. 도입기의 기업들은 제품에 대한 인지도를 높이고 사용법을 교육하기 위한 광고를 만들고 수익은 마케팅과 제품개발에 재투자를 하게 된다. 이 시기의 마케팅 목표는 제품인지도를 높여 새로운 잠재적 구매수요를 유효화하는데 있다.

② 성장기(Growth)

성장기에는 일반적으로 수요가 급증하고 새로운 경쟁자들이 시장에 진출하기 시작함에 따라 유통경로가 확대되고 시장규모도 커지기 시작하는 시기이다. 소비자는 제품의 인지도가 높아지면서 제품카테고리를 인식하게 되며, 제품의 매출이 급격하게 상승하면서 경쟁기업들의 제품이 시장에 진입하게 되는데 성장기의 기업들은 재투자를 통해 시장을 확대시키면서 잠재적인 경쟁자들의 시장진입을 막게 된다. 기존 제품에 확실한 차별화 포인트를 만들고 소비자들에게 각인시키며, 대량생산으로 인한 규모의 경제로 원가를 절감하여 가격경쟁이 가능해 진다. 이 시기의 마케팅 목표는 시장점유율의 극대화에 집중된다.

③ 성숙기(Maturity)

성숙기의 시장은 수많은 경쟁기업의 진출로 경쟁자가 많아진 상태로 시장의 수요가 포화상태에 이르기 시작하기 때문에 기업은 시장점유율 확대를 위해 가격인하정책이나 마케팅비용의 증가 등을 통해 격심한 경쟁을 벌이게 된다. 경쟁제품들간의 판매량과 소비자 인지도가 결정되어 있으므로 시장은 거의 성장하지 않고 정체되어 있으며, 시간이 지날수록 제품들간의 차별화 포인트가 줄어든다. 기업은 브랜드 확장에 고민을 하게 되며 차세대 제품개발에 주력하기 위하여 연구개발비용이 증가하게 된다. 또한 기업들은 성숙기가 장기간 지속될 수 있도록 시장점유율 유지에 총력을 기울이게 된다. 따라서 경쟁력이 약한 기업은 시장에서 퇴출하게 되고 경쟁력우위를 점한 기업만이 그 산업에 살아남게 된다. 이 시기의 마케팅은 이익의 극대화와 시장점유율 유지(방어)에 집중하게 된다.

④ 쇠퇴기(Decline)

이 시기의 제품판매량은 눈에 띄게 줄어들게 된다. 소비자들은 줄어들고 기술은 진부화된다. 기존 제품의 새로운 용도나 가치의 발견에 노력하며 더 이상의 광고는 하지 않는다. 이 시기의 마케팅 목표는 비용의 절감과 상표가치의 증진으로 남아 있는 잔존수요에 대해 수확을 극대화하는데 집중하게 된다.

토론

제6장

인제대 서울백병원은 왜 폐업했는가?

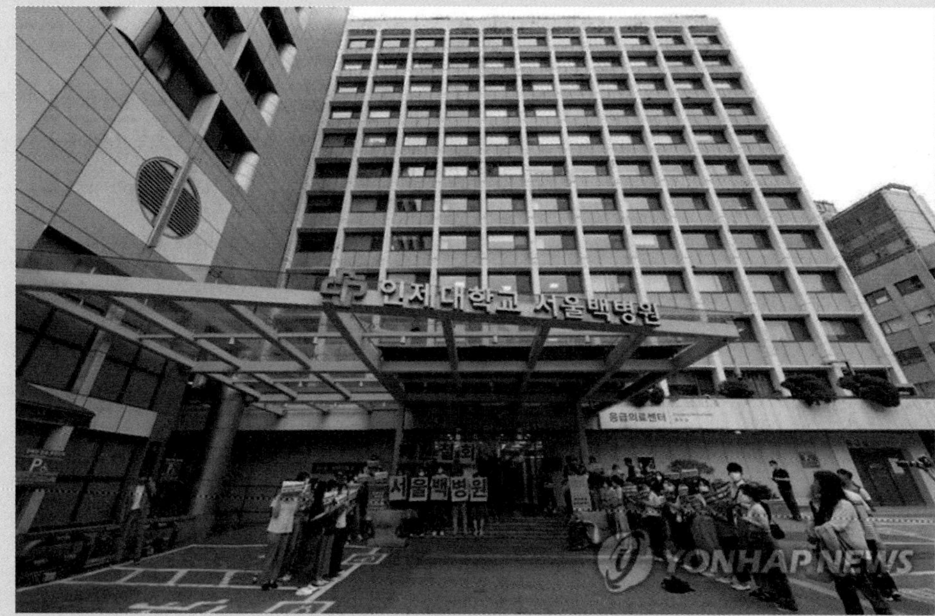

『1941년 백인제 외과병원으로 시작한 서울백병원이 2023년 8월 31일 진료를 중단하고 폐원했지만 이 과정에서 제기된 논란이 가라앉지 않고 있다.』

(사진 데일리팜)

토론방법

1. 조를 편성하되, "폐원이 타당하다"는 조와 "폐원을 안 해도 된다"라는 조로 나누어 편성한다.
2. 서울백병원의 "폐업 원인과 환경을 분석"하고 그 동안 재단이 실행한 "병원 경영전략이 무엇"이었는지 "실패한 원인이 무엇"이었는지, 또한 "병원경영의 정상화 가능성"에 대한 조사를 통하여 조원들과 충분한 논의를 한 후 발표를 한다.
3. 2개조 모두 정리된 자료를 가지고 발표를 하고 질의와 응답시간을 갖는다.
4. 발표한 자료는 정리하여 교수님에게 제출한다.

제7장

조직화

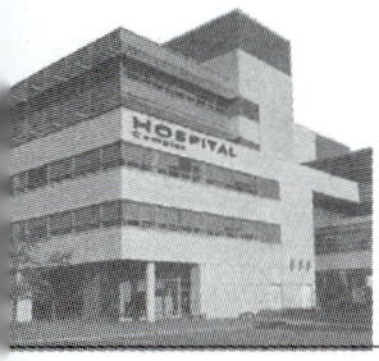

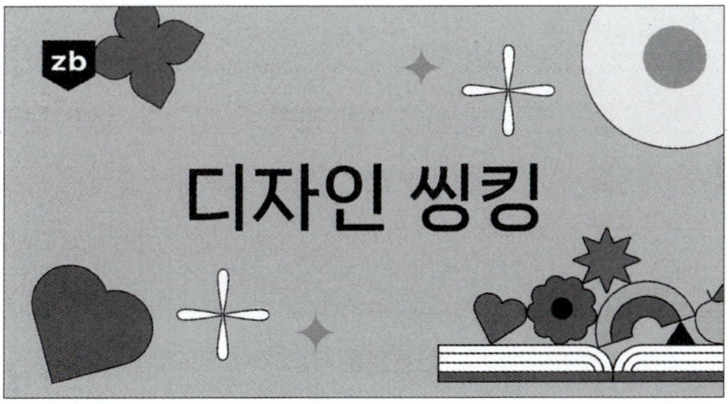

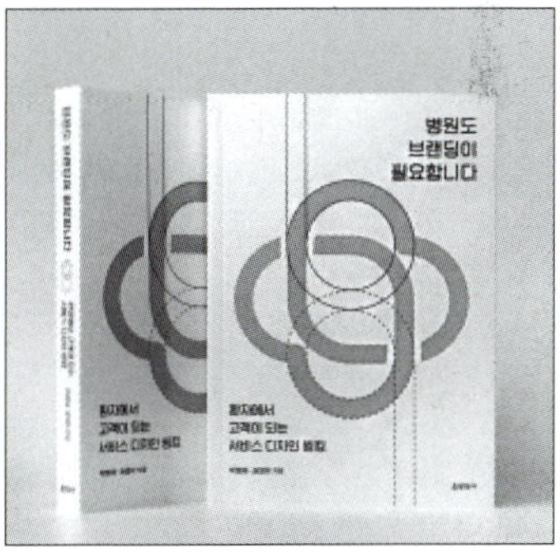

불확실하고 빠른 변화 속에서 중심을 잡고 병원을 운영하기 위해서는 고객인 환자의 입장에서 생각하고 의학적 관점뿐 아니라 서비스 관점까지 종합적으로 고려하는 환자중심성이 이뤄져야 한다. 또한 병원의 서비스를 개선하고 혁신하기 위해서는 병원 구성원의 시각만으로 해결하는 것은 한계가 있고, 내외부 시각을 모두 포함한 보이지 않는 고객의 요구까지 파악해 서비스를 개선할 수 있는 새로운 접근이 필요한데, 이러한 새로운 방법론이 '디자인 씽킹(Design thinking)'과 '서비스 디자인(Service design)'이며, 권위적이고 비효율적인 공간에서 환자중심적인 공간으로 병원을 재설계하는 서비스 "디자인 씽킹"을 통해 환자 경험을 높이고 궁극적으로는 병원 브랜딩까지 높여 지속가능성을 높이는 것이 필요하다(박병태, 병원도 브랜딩이 필요합니다, 2024).

제1절 조직화의 개요

1 조직화(organizing)의 정의

조직(Organization)의 관리과정은 목표와 계획을 수립한 다음, 그 계획을 수행하고 목표를 달성하기 위하여 조직화라는 단계로 이행하게 된다. 즉, 조직의 구성원들은 목표를 달성하기 위하여 수립된 계획에 따라 효과적이고 효율적으로 직무를 수행할 수 있도록 조직 설계되고, 유지되어야 하는 것이다. 이와 관련된 관리활동이 조직화직능이다.

조직화단계를 그림으로 보면 다음과 같다.

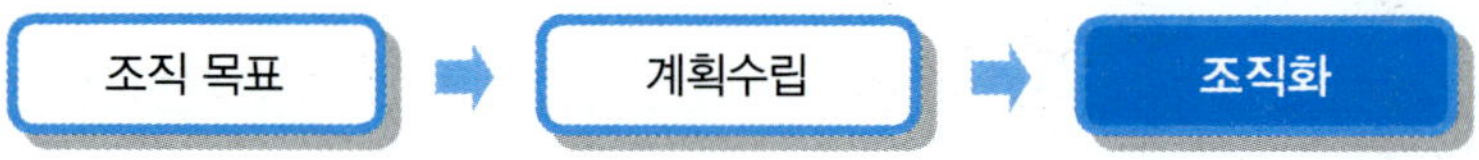

조직화란, 조직구성원들이 기업의 목적을 달성하기 위하여 부서별, 개인별로 가장 효과적으로 상호 협력하면서, 수행하여야 할 업무들 즉, 직무의 내용을 명확하게 편성하고 또 그 직무수행에 관한 권한과 책임을 적정하게 규정함과 아울러 직무를 위양하여 상호관계를 설정하는 과정으로 정의할 수 있다.

이와 같은 조직화는 순환과정의 체계를 이루는 관리과정의 두 번째 단계로서, 계획과정에서 수립된 계획을 실행에 옮기는 활동이다. 계획과정에서 목표가 제시되면 경영자는 목표달성을 위하여 조직화의 과정으로서 먼저 조직내에 기능적 측면에서의 조직화를 실시하게 되며 이를 통하여 직무파악을 하고 직무에 따른 조직구조결정과 직위를 결정하게 된다. 이어서 조직활동이 수행될 수 있도록 조직구성원의 인적 측면에서의 조직화를 하게 된다. 즉, 인적자원의 적절한 업무의 통합과 조정이 이루어진다.

이를 그림으로 보면 다음과 같다.

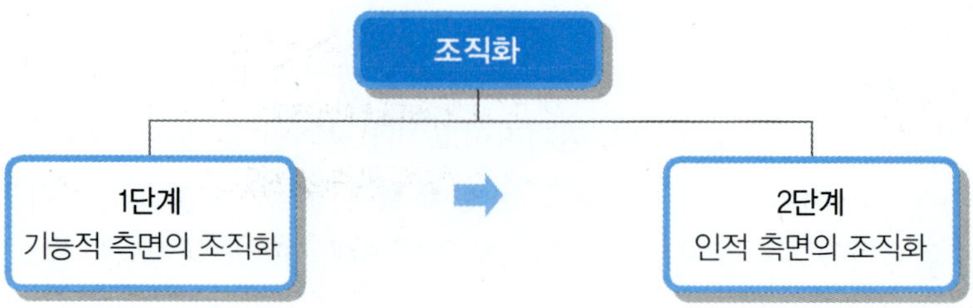

또한, 모든 조직의 구성원들이 기업의 목표를 위하여 능률적으로 일할 수 있게 하기 위해서는, 경영자는 직무구조를 설계하고 이를 유지할 필요가 있다. 이러한 활동이 조직화라는 경영관리의 직능이며, 조직화의 결과가 조직구조이다. 조직은 경영자의 조직화 기능의 수행결과로서 형성된 것이며, 반면에 조직화는 조직의 형성과 유지를 위한 관리과정상의 기능으로 조직과 조직화의 의미는 다르다. 따라서 조직화(organizing)는 동태적인 표현으로서 다분히 기능적인 의미를 내포하고 있는 반면에, 조직(organization)은 정태적 표현으로서 형태나 구조의 의미를 갖게 된다.

2 조직화의 형성요소

위의 정의에서 보듯이 조직화에는 직무와 권한 및 책임이 있음을 알 수 있다. 그런데 이 밖에도 이와 같은 직무, 권한, 책임이 구체적으로 규정되어 조직의 각 구성원인 개인에게 할당됨으로써 형성되는 조직의 기본단위인 직위와 각 직위간의 상호관계 설정까지 포함하면, 5가지 기본요소가 있다고 할 수 있다. 이를 구체적으로 보면 다음과 같다.

1) 직무(job)

직무란 조직 구성원 개인이 목표달성을 위해 수행해야 할 과업의 단위이다. 직무는 직능이라고도 하며 이는 조직의 구성원에게 각 각 분장된 업무의 기술적 단위를 말하기 때문에 직무단위의 명확화가 필요하며 또한 직무에는 필연적으로 업무수행을 위한 권한과 책임이 따라온다.

2) 권한(authority)

권한이란, 일정한 직무를 스스로 수행하거나 또는 타인으로 하여금 수행하도록 하는데 필요한 공식적인 힘 또는 권리(right)를 말한다. 이를 구분해서 살펴보면 다음과 같다.

① 권한은 직무를 수행하기 위한 것이므로 직무 없는 권한이나 권한 없는 직무는 생각할 수 없다. 이러한 권한이 어디에서 발생되는가 하는 권한의 원천은 업무수행 과정에서 중요한 의미를 가진다.

② 권한은 또한 스스로 직무를 수행할 수 있는 힘일 뿐만 아니라 자신의 결정에 타인을 따르게 할 수도 있는 힘이다.

③ 권한은 조직내에서 공적으로 보장된 것이어야 한다.

3) 책임(responsibility)

책임이란 특정 직무를 주어진 권한 내에서 일정한 기준에 따라 수행해야 할 의무이다. 이와 같은 의무는 단순히 마음속으로 의무감으로서 느끼는 것이 아니라 조직목표의 달성에 기여할 수 있도록 구체적으로 일정한 권한을 행사하여 직무를 수행해야 할 의무를 말한다. 의무는 적절한 권한위양과 함께 하위자에게 위양될 수 있지만 책임은 위양될 수 없다는 것을 주의해야 한다. 즉, 상위자가 권한과 함께 의무를 하위자에게 위양한다고 하더라도, 그 상위자 자신의 책임이 감소되는 것은 아니다. 오히려 권한을 위양한 상위자의 책임은 증가되는 것이다. 그 이유는 직무가 달성되고 있는가를 살펴보아야 할 책임이외에도 그 상위자로부터 권한을 위양받은 하위자를 지휘, 감독해야 할 책임도 져야 하기 때문이다.

4) 직위(position)

직위는 직무 수행과 관련하여 특정 개인이 갖게 되는 조직상의 지위로서 수행해야 할 일정한 직무가 할당되고, 그 직무를 수행하는 데 필요한 권한 및 책임이 구체적으로 규정되게 된다. 따라서 직위는 앞서의 직무, 권한, 책임을 조식상의 각 구성원의 활동과 관련시킬 때 발생한다.

5) 상호관계의 설정

이와 같은 개개의 직위를 개별적으로 규정하고 여기에 일정한 권한을 부여하게 되면, 직위상호간에 있어서 직무의 범위, 권한의 정도 등에 있어서 중복, 갈등이 생기게 된다. 따라서 조직이 합리적으로 편성되기 위해서는 각 직위의 직무범위와 권한을 규정해야 할 뿐만아니라 직위상호간의 복잡하고 다양한 관계를 합리적으로 설정해야 할 필요가 있다. 예를 들면, 라인(line)관계로서 이는 직속의 상사와 부하간의 관계와 같이 상하의 관계에서 형성되는 관계에서 발생하는 관계와 스탭(staff)부문과 라인부문과의 관계 또는 스탭부문과 스탭부문간의 관계에서 형성되는 문제점들이 나타날 수 있다. 특히 의료기관과 같은 라인조직과 스탭조직이 상존하는 조직에서는 상호관계를 합리적으로 설정해야 될 것이다.

3 공식조직과 비공식조직(informal organization)

1) 공식조직(formal organization)과 병원조직모형의 발전과정

공식조직은 전통적인 행정조직으로써 그 성질상 대체로 권한의 집중화, 논리적 구조, 직무와의 필수적 관련성, 구성원의 계층화 등을 기초로 하는 강력하고도 정확한 조직으로 법률, 법규나 직제에 의하여 명문화된 제도상의 조직을 말한다.

즉, 공식조직은 인간의 인격과는 독립된 별도의 비인간적 요소, 각 부서의 업무내용, 일의 분담, 명령계통, 각 직위의 권한, 책임, 일의 순서 등을 명백히 한 것이다. 다음과 같은 예에서 보면 쉽게 이해가 될 것이다.

어떤 회사의 건물에 들어섰을 때 보이는 층별 안내판을 보면, 사장실은 5층, 전무 및 상무를 포함한 임원실은 4층, 인사부, 총무부, 경리부는 3층, 기획관리부는 2층, 영업부는 1층과 같이 표시되어 있다. 안내판에 나타나 있는 다양한 직위들과 부서들은 그 회사의 목표를 달성하기 위하여 필요한 업무의 분담과 책임관계를 공식적으로 명확하게 표시해 놓은 것으로서 보통 조직도로 알 수 있는 것이다(신유근, 2000).

조직도를 통해서 경영조직의 특성을 파악할 수 있다.

① **직무의 분할** : 조직도를 보면, 조직업무가 분할되어 형성되는 직무단위가 있으며, 직무가 부여되고 개인이나 집단의 과업이 이루어지는 직위가 나타난다.

② **상하관계** : 조직도를 보면, 상사와 부하간의 연결시키는 권한관계가 나타난다.

③ **과업종류** : 조직도 내의 직위명은 그 직위담당자에게 할당된 과업의 성격을 알 수 있다.

④ **하부단위** : 조직도는 여러 직위들이 각 경영자 아래에서 어떻게 집단화되어 하부단위를 형성하는지를 보여준다. 이러한 하부단위를 일반적으로 부문 또는 부서라고 부른다.

⑤ **관리단계** : 완전한 조직은 전체적인 권한단계에서의 관리적 체계를 갖는다. 이러한 것은 상사-부하관계에 따라 직무가 부과되고 지휘 · 통제가 이루어지는 관리계층을 형성하게 된다. 결국 전형적인 조직도는 조직의 기본적인 분업체계의 기본요소와 그것들을 서로 연결시키는 공식적 권한체계를 보여준다. 따라서 조직도는 조직의 공식적 구조를 나타내게 되는 것이다(윤종훈, 2007).

이와 같이 조직도는 기업조직 내에 직무의 내용과 일하는 사람의 역할과 책임을 나타내는 것이다. 일반적인 사례로 종합병원급 공식 조직도를 일반 영리기업조직도와 비교한 후 병원조직의 초기모형에서 현재의 모형에 이르기까지의 과정을 살펴보도록 하겠다.

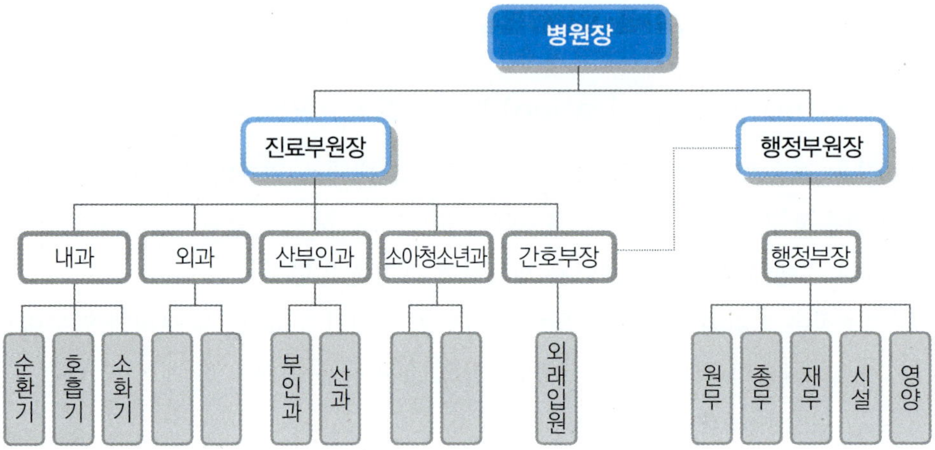

[일반적인 종합병원 조직모형]

위 조직도는 병원에서의 조직구성원들의 권한과 책임, 일의 배치, 자원의 배치를 표시하고 있으나 의료기관의 특성상 간호부장의 조직도상의 성격이 애매하다. 대학병원의 경우에서는 간호부원장조직도가 있으나 종합병원급의 중소병원에서는 진료부원장에 속하면서도 행정부원장 라인에 속하기도 하는데 예산이나 인력의 결재가 필요시에는 행정부원장에게 요청하며, 업무적인 측면에서는 진료지원으로 진료부원장의 지휘를 받기도 한다. 약국과 적정진료실의 경우와 의무기록부서도 조직도상에서는 애매하게 되는 경우가 많다. 행정부원장의 라인에 속해있으면서도 진료부원장의 지시를 받기도 한다. 일반 영리기업체의 경우 공식적 조직도를 살펴보면, 다음과 같다.

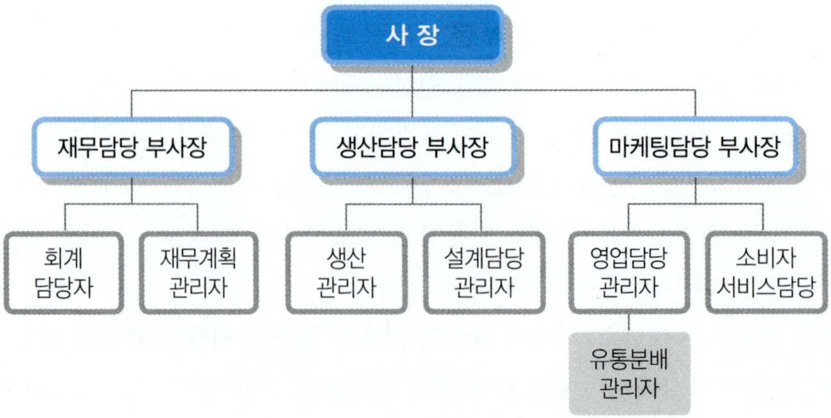

위 그림과 같이 제조업에 적용되는 일반적인 조직도를 병원조직도와 비교해 보면, 병원

의 간호부서와 같은 애매한 조직이 없이 업무의 분담과 책임관계가 명확한 반면, 병원은 간호부서와 약국 등의 조직이 행정부문 라인과 진료부문 라인에 중첩되어 조직도상의 업무분담과 책임관계가 명확하지 않은 것이 특징이라고 할 수 있다.

(1) 병원조직도 발전

병원조직도의 발전관계를 업무의 분할단계와 비교하여 볼 때 다음과 같이 정리될 수 있다.

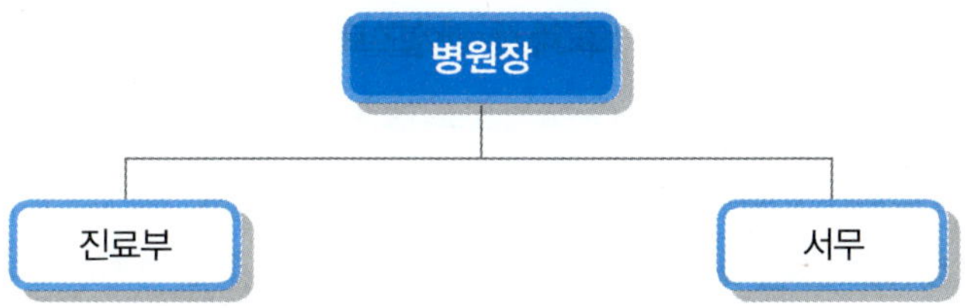

[초기의 병원조직도 : 일제강점시대의 초기적인 조직도 모형]

초기의 조직모형에서는 병원장이 직접 진료하는 형태 또는 수 명의 의사가 운영하는 형태의 조직모형으로 행정부서도 서무적인 성격이며, 간호부서는 조직도에 없고 진료보조로서 직제가 없다. 약국과 영양급식은 서무에 속해 있다.

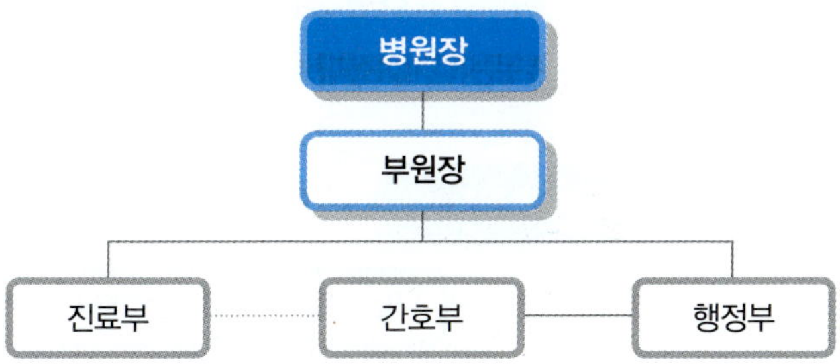

[2단계 발전 조직모형 : 일반적으로 행정체계를 갖추어 가고 있는 형태의 조직모형]

2단계 조직모형에서는 병원장 밑에 진료담당 부원장이 있으며 그 밑에 진료부와 행정부가 있다. 간호부는 행정부서에 편입되어 있으면서 일은 진료부서에 속해 있었다.

3단계 조직모형에서는 행정체계가 갖추어진 형태로 의료보장제도가 시작되면서 행정업무가 폭증하고 병원경영이 대두되었다.

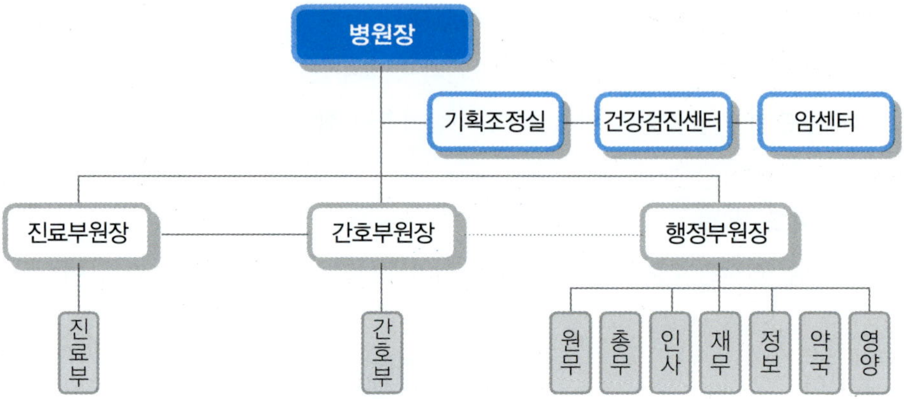

[3단계 발전 조직모형]

3단계 조직모형에서는 성장단계로 행정체계가 완전히 갖추어져 있었으며, 의료보장제도의 실시로 경영이 어려워진 병원들이 기획조정실이 필수적으로 설치되고 건강검진센터, 암센터 등 병원조직이 수직적 수평적 분화하는 시기라고 할 수 있다. 이 시기의 간호부서는 간호부원장 시대가 막을 올렸으며, 진료부원장도 제1, 제2부원장과 치과부문의 부원장(제3)부원장으로 세분화되었다.

4단계 조직슬림화 시기의 조직모형에서는 3단계에서 보였던 조직형태가 비대해지면서 병원경영환경이 열악해지고 구조조정이 필요하여 전문화, 특성화 전략으로 조직의 슬림화가 이루어지는 시기로 볼 수 있다.

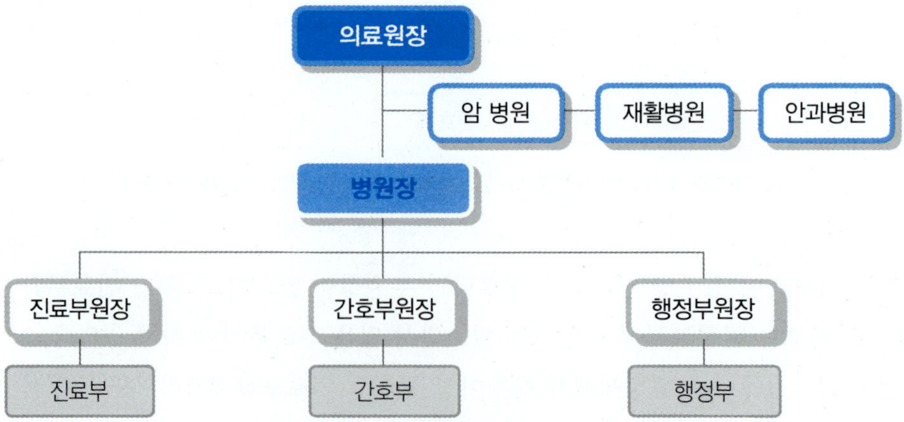

[4단계 발전 조직모형 : 조직슬림화 시기의 조직모형]

이 시기의 병원조직은 통합과 슬림화가 특성이다. 예를 들면, 병원속의 병원으로 암병원, 재활병원, 안이비인후과병원 등이 만들어 졌으며, 의료원 산하의 구매부서가 통합되어 필요인원만 있고 통합운영하게 되었으며, 홍보부서도 이와 같이 운영되어 조직의 슬림화를 기하였다. 즉, 진료부서는 특성화와 전문화를 기하였으며, 행정부서는 통합과 슬림화를 실행하는 시기였다.

(2) 병원조직구조의 혁신과 주요과제

혁신(革新, Innovation)은 새가 자신의 부리를 쪼아서 부셔버리고 새로운 부리를 만들어 내는 힘든 과정을 말한다. 힘든 과정을 마다하고 병원조직은 왜 혁신하려고 하는가? 병원경영을 하는데 있어서 혁신은 필요한 것일까? 일반적으로 "병원은 환자들이 아파서 오는 곳이고 병원의 역할은 그런 환자를 잘 치료해서 가정과 사회에 복귀시키면 되는 것이 아닌가?"라는 생각을 할 수 있다. 그러나 "시대가 변화하고 있다."

병원에 요구되는 역할, 필요역량, 의료소비자들의 욕구수준의 향상과 병원간 경쟁의 심화 등이 병원경영환경을 변화시키고 있다. 병원마다 조직의 구조를 바꾸고, 프로세스를 바꾸며, 사람을 변화시키기 위한 각종 교육을 실시하고 있다. 모두 고객에게 더 나은 서비스를 제공하고 조직의 경쟁력을 높이기 위한 몸부림이다. 지금까지 운영하던 조직과 프로세스로는 더 이상 치열한 경쟁에서 생존하고 번영하기 어렵다는 인식이 병원들로 하여금 조직 혁신에 매달리게 만드는 것이다. 병원조직의 구조와 운영방식의 표준을 마련하고 그것을 준수하도록 만들어 의료의 질을 향상시키고 환자 안전을 확보하고자 하는 의료기관 인증제도의 도입도 병원조직의 혁신을 유도하는 동기가 되고 있다.

또한, 병원조직은 속성상 어디서든 혁신이 일어날 수 있는 구조를 가지고 있으나 구성원들이 전문직이라는 요인으로 모두의 머리 속에서 생각하는 혁신 분야가 다 다르기 때문에 병원마다 혁신에 대한 정의가 필요하다. 그래서 병원의 혁신이 어려울 수 밖에 없다.

병원조직구조 혁신을 위한 주요 과제로 다음과 같이 들 수 있다(김영훈, 2018).

① 통합과 조정의 원활화

병원은 규모에 비하여 분화의 정도가 매우 높은 조직으로서, 우선 관리부서와 진료부서로 나누어지고 진료부서는 의학의 전문화 추세에 따라 세분화된다. 그럼에도 불구하고 병원의 모든 업무는 환자로부터 발생하기 때문에 이들은 서로 연관성이 높아 원활한 조정이 이루어져야만 병원의 핵심적 기능인 진료가 차질없이 수행될 수 있다. 다시말해 전문화로 인하여 통합조정이 어려운 상황이지만 동시에 업무의 성격 때문에 그 필요성이 크다는 것이다. 이러한 사실은 관리부서와 진료부서 사이에도 긴밀한 조정이 있어야 함을 뜻한다.

② 전문직의 요구와 조직의 조화

전문직은 자율성에 대한 요구가 매우 크며, 이 요구를 정당화하려고 하는 경향이 많다. 이는 정당한 자율성의 제한에 저항할 수 있음도 의미한다. 따라서 전문직의 재량권을 제한할 때에는 그들이 납득할 수 있는 논리로 상호토론을 거쳐서 합의에 의한 결정을 바탕으로 해야 한다. 전문직은 흔히 조직내의 직위보다도 자신의 영역에서 능력을 인정받는 것이 경력발전에 더욱 중요하다고 생각하는 만큼, 조직에 대한 귀속감이 비전문직 구성원에 비하여 미약한 경향이 있다. 이것은 구조적 측면에서도 전문직의 조직 내 근무여건을 어느 정도 만족스럽게 조성하는 배려가 있어야만 유능한 전문직 구성원을 확보할 수 있음을 시사한다. 따라서 병원조직구조를 전문직의 요구를 무시한 채 효율에만 초점을 맞추어 설계, 관리하는 전략은 장기적으로 비효과적일 수도 있음을 주의해야 한다.

2) 비공식조직(informal organization)

비공식조직이란 현실적인 인간관계를 토대로 자연발생적으로 형성되는 조직을 말한다. 비공식조직은 1930년대 이후 리더십, 사기, 의사소통 등의 문제와 더불어 가장 중시되어 온 분야가 되었다. 이는 조직의 구성원간에 존재하는 실제의 개인적 관계이며 제도상의 조직도에는 전혀 표현되지 않거나 불충분하게 표현된 상호관계라 정의한다.

원래 비공식조직의 존재는 호손실험이 이루어질 무렵에 과학적으로 파악되었다. 그러나 아직 이에 대한 충분하고 명확한 개념규정이 이루어진 것은 아니다. 즉, 복수의 행위자의 상호작용의 관계를 사회시스템이라 하고 이러한 사회시스템 중 의식적으로 조정된 복수의 사람들의 상호작용의 관계를 공식조직이라 하며, 사회시스템 중 공식조직을 제외한 부분이 비공식조직이라 할 수 있다. 따라서 비공식조직은 기업에 속하는 구성원들이 공식조직과는 관련없이 다른 사람과 대면적 접촉을 함으로써 상호작용을 하는 관계를 말하는 것이다.

이러한 비공식조직은 무의식적인 사회과정이지만 거기에 속하는 각 개인에게는 점차 공통적인 태도나 관습이 형성되며, 이러한 사태의 진행은 마침내 반대로 각자에 대한 행동의 자유를 제한하게 되는 특성을 가지고 있다. 그런데 이와 같이 하여 형성된 태도나 관습은 한편에서는 동시에 자칫하면 인간의 개성을 무시하게 하는 공식조직의 소극적인 효과에 대해 각 자의 전인적인 개성을 보전시켜주는 적극적인 기능도 수행하게 된다.

(1) 비공식적 조직구조의 이점

비공식적 조직구조는 공식적 조직구조에 매우 긍정적인 지원을 제공할 수 있다. 공식적 조직구조가 아무리 잘 구조화가 되었다 하더라도 완벽하게 문제들을 예측하고 해결될 수 있도록 계획될 수는 없다. 비공식적 조직구조는 공식적 조직구조에게 다음과 같은 이점을 제공해 준다.

① 수행하기 어려운 과업을 달성하게 한다.
② 조직내의 의사소통을 원활하게 한다.
③ 조직에 대한 일체감과 소속감을 형성시켜준다.
④ 개인의 사회적 욕구를 충족시켜 준다.

(2) 비공식적 조직구조의 문제점

비공식적 조직구조는 공식적 조직구조에 비하여 다음과 같은 문제점을 가지고 있다

① 공식적 조직구조의 책임자가 조직구성원 중에서 일부 사람만을 특히 신임하여 이들과 더불어 중요한 문제를 의논하고 이들이 제공하는 정보에 의존하고 지원해 주는 사적 조직화로 조직분위기가 와해되는 경향이 있다
② 비공식적 조직구조는 공식적 조직구조 권한체계밖에 존재하기 때문에 그것은 독립적이며, 때때로 조직 전체의 최상목표와 반대로 작용하는 경향이 있다
③ 구성원들이 비공식적 조직구조를 형성하여 활동하면서 공식적 조직구조의 권한과 의사소통 경로로부터 벗어나서 클럽과 파벌을 형성하는 경우가 있다

(3) 비공식적 조직의 통제 방법

① 비공식적 조직의 목적과 이익을 공식적 조직의 목표와 일치하게 한다.
② 자생집단의 존재를 이해하여 줌으로써 공식적 조직과의 대립 알력을 해소하고 조직구성원의 불안감을 제거하여 그들이 안정감을 갖도록 여건을 조성해 준다.
③ 민주적 리더십을 발휘하여 직무에 대한 만족감과 공식적 조직에 대한 자부심을 갖도록 한다.
④ 자생집단의 리더를 찾아내어 공식적 조직의 목적을 이해시키고 이에 협조하도록 유도한다.

제2절 조직화의 원칙과 조직의 분화

1 조직화의 원칙

1) 고전적 제 원칙

기업은 그 목표를 달성하기 위하여 각 부서와 구성원들이 직무를 효과적으로 수행하여야 하며 이를 위해서는 일정한 원칙에 의하여 조직을 합리적으로 편성, 운영하여야 한다. 이를 조직화의 원칙이라고 한다. 조직화의 원칙에 관하여 여러 학설이 있으나 여기에서는 고전적 원칙을 중심으로 설명하고자 한다.

(1) 분업의 원칙

분업의 원칙이란, 조직의 각 구성원이 가능한 한 단일화된 업무를 수행하도록 일을 분담시켜야 한다는 원리로 단일의 업무를 전문적으로 담당할 때 경영활동의 능률을 높일 수 있다는데에 근거한 것으로 전문성의 원칙이라고도 한다. 즉, 조직의 다양한 업무는 가급적이면 업무의 전문성과 종업원의 전문적인 기술 및 지식에 적합하도록 기능적인 측면을 고려해서 조직을 형성해야 한다는 원칙을 의미한다. 일반적으로 업무의 전문화는 제품별, 지역별, 공정별, 거래처별로 이루어지고 업무 수행자의 정신적, 육체적인 조건에 따라 분류, 수행된다. 분업에 의하여 조직의 각 구성원은 직무의 수행에 필요한 전문적 지식을 쉽게 얻고 또 쉽게 숙련될 수 있으므로 조직의 능률은 촉진된다고 할 수 있다.

이 분업의 원칙은 의료기관에서 중요한 원칙이 된다. 왜냐하면, 의료기관은 수 많은 자격증(면허)에 의한 분업에 의하여 운영되고 있기 때문이다. 의사, 간호사, 약사, 의무기록사 및 다양한 의료기사들이 자신의 전문영역에서 직무를 수행하고 있기 때문에 자격증이나 면허가 다른 전문직종이나 관리자가 업무를 대체하여 수행할 수 없는 필연적인 특성 때문이다.

(2) 권한과 책임의 원칙

권한과 책임의 원칙이란 개인에게 할당된 직무와 관련하여 책임과 권한관계를 명확히 하여야 한다는 원칙이다. 개인에게 할당된 직무에는 반드시 직무수행의 권한이 주어져야 하고, 권한행사의 결과에 대한 책임이 수반되어야 한다는 것이다. 즉, 권한과 책임은 서로 적절히 대응하여야 조직활동이 원활해질 수 있다는 의미에서 '권한과 책임의 대응(일치) 원칙'이라고도 한다.

또한 직무와 관련하여 볼 때, 직무를 수행하기 위해서는 필연적으로 권한과 책임이 부여되어야 하며, 이를 수행한 담당자는 직무수행결과에 대한 보고의무를 가져야 한다. 즉 권한과 책임 그리고 보고의무가 밀접하게 대응해야 한다는 의미에서 직무의 '삼면등가의 원칙'이라고도 한다.

의료기관에서의 권한과 책임의 원칙이 애매한 경우가 많다. 왜냐하면 의료기관의 조직 속성상 라인조직과 스탭조직이 복합적으로 운영되다 보니, 라인조직이 아닌 진료부서의 의료진들이 요구하는 사항들에 대해 조치하지 않을 수 없는 상황이 발생하며 이로 인한 권한과 책임문제가 발생하므로 관리자들은 이점에 있어 주의해야 한다.

(3) 권한위양의 원칙

권한을 갖고 있는 상위자가 하위자에게 일정범위의 직무를 수행하도록 위임할 경우, 그 직무를 효과적으로 수행할 수 있도록 직무에 수반되는 권한도 동시에 위양해야 한다는 원칙이다.

직무수행의 위임시에 수반된 권한이 위양되지 않을 때에는 효과적인 직무수행이 불가능할 뿐만 아니라 수행과정에서 창의성과 혁신성 및 의욕적인 능률성을 기대할 수 없게 되므로, 직무에 수반되는 권한은 동시에 같은 비중으로 위양되어야 한다.

기업이 대규모화되어 조직이 확대되었을 때 만일, 상위자에게 권한이 집중되고 하위자에게는 권한이 없다면, 하위자는 상환변화에 따라 업무를 신속히 처리하지 못하게 된다. 또한, 상위자로 하위자로부터 일일이 결재를 받아야 하므로 일상적이고 세부적인 일 속에 파묻혀 버리게 된다. 그러므로 상위자는 가급적 권한을 위양해야 할 필요가 있다. 권한이 적절히 위양되면 하위자는 그들이 위양 받은 범위내에서 자유롭게 권한을 행사하여 창의적으로 업무를 수행할 수 있다. 그리고 의욕을 가지고 일을 하게 되며, 업무수행결과에 대한 책임도 무겁게 지게 된다. 또한 상위자는 일상적인 업무에서 해방되어 그들 상위직위에 맞는 중요한 업무에 집념할 수 있게 된다. 이를 예외의 원칙이라고도 한다.

이와 같이 권한위양의 원칙은 예외의 원칙과 내용상의 관련성을 갖게 되는데, 예외의 원칙은 과업 수행상 반복적으로 발생하는 일상 업무는 하위자에게 위양하고, 상위자는 중요하고 일상성이 낮은 예외적인 업무에 전념하여, 직무 수행의 효율을 높여야 한다는 원칙이다.

조직화가 되면 기본적으로 직제규정과 직무분장 규정이 만들어지며, 위임전결규정이 만들어지게 되는데 이 위임전결규정이 권한위양의 한 부분으로 보면 된다.

(4) 계층제의 원칙

계층제의 원칙은 대규모조직에 있어서는 그 전체구조가 피라밋형의 계층제를 형성해야 한다는 원칙이다. 여기서 계층제란 상위자와 하위자의 역할이 상하의 계층에 따라 차례로 배열되는 역할체계를 말한다. 원래 계층제란 용어는 교회제도에서 유래된 용어인데, 오늘날은 군대조직이나 관료조직과 같은 대규모조직이 특징되고 있다. 계층제의 원칙으로부터 파생되는 원칙이 명령일원화 원칙과 감독범위의 원칙이 있다.

① 명령일원화의 원칙

명령일원화의 원칙은 각 구성원에게 분담된 업무가 조직의 공통목표에 결부되고 또 조직질서를 유지하기 위하여 한 사람의 하위자는 항상 한사람의 직속상관으로부터 명령 · 지시를 받아야 한다는 원칙이다. 만일 명령계통이 일원화되지 못하고 중복된다면 명령에 복선이 생겨서 조직은 불안정해지고 상위자와 하위자의 관계는 불명확하게 되며 나아가서는 각 구성원의 책임이 모호해지게 되어 조직능률은 저하되고 말 것이다. 따라서 명령은 직접 한 사람의 상위자로부터만 받도록 되어야 한다.

② 감독범위의 법칙

감독범위의 법칙은 능률적인 감독을 보장하기 위해서는 한 사람 또는 하나의 상위직위가 통제하는 하위자 또는 하위직급의 수를 적정하게 제한해야 한다는 원칙이다. 감독의 범위가 너무 넓어지면 의사소통 및 감독과 조정이 곤란해져서 조직능률은 저하되고 나아가서는 관리상의 실패를 가져올 우려가 있다. 반대로 감독의 범위가 너무 좁아지게 되면, 지나친 감독으로 인하여 하위자의 창의와 자주성의 발휘가 방해된다. 그런데 감독의 최적범위에 대해서는 보편적인 타당성을 가지는 일정한 기준이 있는 것은 아니다. 그것은 관리자의 개인적 능력차이, 직무내용, 하위자의 능력, 의사소통의 난이도 등과 같은 구체적인 여건에 따라 결정되어야 한다. 일반적으로 말하자면, 감독범위는 하위직위나 정형화된 단순한 업무를 수행하는 경우에는 보다 넓어질 수 있다. 이와 반대로 상위직위나 비정형적이고 복잡한업무를 수행하는 경우에는 보다 좁아질 수밖에 없을 것이다.

(5) 계층단축화의 원칙

계층단축화의 원칙은 조직의 효율을 높이기 위하여 조직의 계층을 가능한 적게 해야 한다는 원칙이다. 상하의 계층이 길어지게 되면, 감독자의 수가 많아지게 되고 인건비와 관리비도 많이 소요될 뿐만아니라 의사소통도 불충분하게 되고 명령하달도 늦어지기 쉽다. 따라서 이와 같은 폐단을 없애기 위해서는 조직의 계층은 가능한 한 단축시킬 필요가 있는 것이다. 이 원칙은 근본적으로 감독의 범위를 넓히라는 의미와 그와 같은 조건이 충족될 수 있도록 권한을 하위직급에 위양하기 쉬운 조직형태를 만들라고 하는 의미를 함축하고 있다고 할 수 있다.

(6) 스탭조직의 원칙

스탭조직의 원칙은 상위관리자의 관리능력을 보완하고 전문적 감독을 촉진하기 위해서 스탭조직을 따로 구성하고 이것을 라인조직과 구별하여야 한다는 원칙이다. 즉, 라인과 스탭을 명확하게 구별함으로써 계층제내의 명령계통에 혼란이 일어나지 않게 함과 동시에 스탭은 자료수집, 연구, 계획 등의 업무를 수행함으로써 상위관리자의 조정, 통제를 도와줄 수 있게 되는 것이다.

(7) 조정의 원칙

조정의 원칙은 조직의 각 구성원들이 분담하는 업무가 기업전체의 관점에서 가장 효과적으로 수행될 수 있도록 상호통합되어야 한다는 원칙이다. 즉, 조정은 조직의 목표달성을 위하여 많은 사람의 노력을 집결하는 것을 말한다. 조직은 '분업의 원칙'에 의하여 직무를 각 구성원에게 할당함으로써 성립되기 때문에 분업은 분업만으로는 그 의의가 없으며, 반드시 노력을 집결하기 위한 조정이 필요하다. 만일 이와 같은 조정의 원칙이 확립되지 않는다면 조직전체로서의 통제와 균형적인 조화를 이룩하기가 어려울 것이다.

2) 고전적 조직화의 원칙에 대한 비판

고전적 원칙을 철저하게 적용하게 되면 고도로 집권화되고 경직화된 계층제를 초래하게 되는데 이러한 계층제에 대한 비판은 다음과 같이 요약할 수 있다.

① 조직의 운영을 경직화시키고 발전을 저해한다.

② 조직구성원의 자기실현, 자율규제적 노력, 창의성 발휘를 저해하고 조직구성원을 상위자의 명령에 복종만하는 피동적 존재로 전락시킨다.

③ 각 계층의 상위자들이 의사소통을 일방통행적으로 독점하기 때문에 조직내의 원활한 의사소통을 저해한다.

④ 공식적 요인만을 중요시하고 비공식적 요인은 무시한다.

⑤ 인간과 조직의 구조를 기계화하고 구조의 유기적 관계와 인간관계를 무시한다.

2 조직의 분화

1) 조직분화의 의의

기업은 목표를 달성하기 위해서 수행하게 될 업무활동을 분화하고 부서를 설치하고 직책과 직위를 부여하며, 업무를 구성원들에게 분담시키는 과정을 진행해 간다. 이와 같은 조직화의 과정을 거치면서 구성원 직위상호간의 관계가 성립되는 것이다. 따라서 조직화는 업무활동을 분화하는 것으로부터 시작하여야 한다. 조직이 수행해야 할 업무를 파악하여 이를 유사하거나 상호관련이 있는 것끼리 묶은 다음 이 묶음간의 관계를 설정하게 되는 데 이를 조직의 분화라고 한다. 경영조직은 경영기능의 분화에 따라 구성된다. 경영기능은 '수직적 분화'와 '수평적 분화' 두 가지가 있는데 이는 각자 따로 분화되어 나가는 것이 아니라 동시에 병행되고 복잡한 입체적 구조를 형성하게 된다. 그래서 '어떻게 합리적으로 편성하는가'가 중요하다고 할 수 있다.

2) 수직적 분화와 수평적 분화

(1) 수직적 분화

① 의의

상품의 제조와 판매에서 뺄 수 없는 일은 원자재를 구입하고, 원재료에 가공하고, 제품을 판매하는 일 등이 있다. 이와 같은 과정은 어느 것이나 작업이 중심이 되며, 이를 작업기능이라고도 한다. 이러한 작업기능을 여러 사람들이 분담하여 수행할 경우에는 작업과는 다른 일, 즉 작업을 정비하는 일이 필요하게 되는데 이것이 관리기능이다. 경영기능의 수직적 분화는 [그림 7-1]과 같이 먼저 작업기능과 관리기능으로 양분되고 이어서 관리기능이 다시 세분화되는 방향으로 나가게 된다. 수직적으로 분화된 경영기능을 살펴보면 [그림 7-1]과 같다.

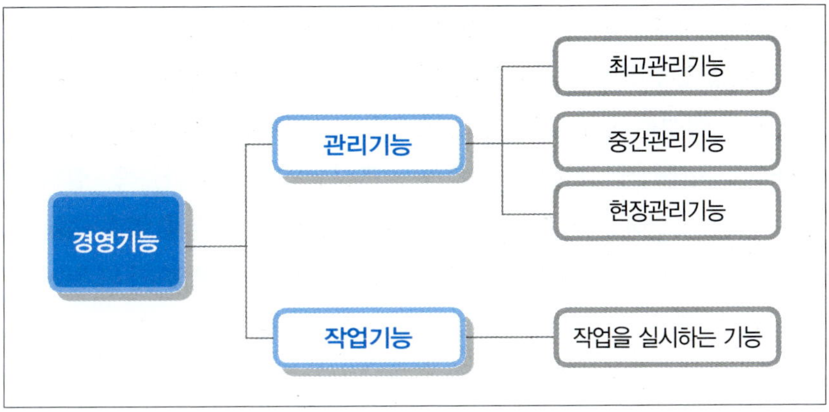

그림 7-1 경영기능 도표

② 수직적 분화에 따르는 계층적 조직

경영기능이 수직적으로 분화하게 하면 그와 동시에 각 경영기능을 분담할 계층이 있게 된다. 경영조직은 이 각 계층마다 계층조직을 쌓아 올리는 형으로 만들어지게 되는데 그것은 다음과 같다.

㉠ **최고관리 기능** : 최고관리조직 기능은 최고관리기능을 분담하는 최고경영자의 조직을 말한다. 이에는 사장, 부사장, 전무이사, 상무이사 등이 포함되며, 기업 전체의 관점에서 기업목표를 설정하고 그에 따라 기본방침과 종합적인 계획을 수립하고 수행결과를 통제하는 최고관리직능의 분화를 말한다. 최고관리직능은 신탁직능과 전반관리직능으로 세분된다.

신탁직능은 주주총회에서 주주들의 재산이 효율적으로 운영되도록 신탁을 받아 전반적으로 관리하는 직능으로서 이에 의해 수탁경영층이 형성되며, 이 부문이 이사회를 말한다.

또한 전반관리직능은 신탁부문에 의해 결정된 기본방침하에 기업경영전반에 관한 종합적인 계획을 수립하고 실행하고 통제하는 직능으로서 전반관리직능의 분화에 의해 전반관리층이 형성된다.

㉡ **중간관리 기능** : 부문관리직능의 분화로 최고 경영층에서 수립된 기본방침 및 종합계획에 따라 해당부문에 대한 실행방침을 정하고 실행계획의 수립, 필요조직의 편성, 실행결과의 통제직능을 수행하는 부문관리직능의 분화이다. 기업의 특정부문과 직접적으로 관련되며 중간관리층이 형성된다.

㉢ **현장관리 기능** : 중간관리층에 의하여 수립된 실행계획, 방침에 따라 실제 현장에

서 적용되는 계획, 조직, 지휘, 통제활동을 실시하는 현장관리직능의 분화형태로서 실제적인 업무진행과정과 관련하여 요구되는 감독기능이 강조된다. 이에는 하위관리층이 형성된다.

㉣ **작업조직** : 이는 작업기능을 분담하는 구성원의 조직이다. 즉, 실제 현장에서의 작업을 중심으로 하는 직능의 분화로서 제조업의 경우 원재료의 구매, 제조, 마케팅 등의 개개 작업을 말한다. 작업조직의 분화는 실제로 작업을 실시하는 종업원 개개인을 의미한다.

(2) 경영기능의 수평적 분화

경영기능의 수평적 분화는 업무 활동을 수행할 부문을 설정하는 부문화를 하여야만 하는데, 제조업의 예에서 설명하면 다음과 같다.

① 과정적 분화

경영활동은 구매, 제조, 판매라는 활동을 반복하게 된다. 이 순환적 과정은 기업 경영활동의 기간이 된다. 경영기능은 이에 준하여 구매, 제조, 판매로 분화되고 그 기간적 기능의 분화에 따라 구매부, 제조부, 판매부라는 기능부문을 형성하게 된다. 과정적 분화에 따라 발생한 경영기능을 라인기능이라 하고 그 기능부문을 라인부문이라 하며 이를 1차적 분화라고 한다.

② 요소적 분화

요소적 분화는 기업의 경영활동은 사람, 기술, 자본 등의 생산요소에 의하여 결정된다. 경영기능은 이와 같은 요소에 의거해서 분화되는데 인사, 총무, 경리 등 요소적 기능의 분화가 이를 말한다. 이에 따라 인사부, 총무부 경리부 등의 직능부문이 형성된다. 요소적 분화에 의해서 형성되는 경영기능을 전문스탭기능이라고 하고 그 직능부문을 전문스탭부문이라고 하며 이를 2차적 분화라 한다.

③ 부문적 분화

부문적 분화는 과정적 분화와 요소적 분화에 의해서 형성된 각 기능부문에서 공통적으로 수행되는 경영기능이 있는데 그것이 곧 관리기능이다. 관리기능을 구성하는 요소는 일체가 되어 분할할 수 있으나 각 기능을 측면으로부터 강화, 보완할 수는 있다. 여기에 계획, 조직화, 통제 등에 대한 관리기능의 수평적 분화가 일어나고 이에 따라 기획부, 관리(조정)부, 통제부 등의 기능부문이 형성된다. 부문적 분화에 의해서 형성되는 스탭을 관리스탭이라 하고, 그 부문을 관리스탭부문이라 하며, 이를 3차적 분화라고 한다.

④ 단위적 분화

과정적 분화, 요소적 분화, 부문적 분화의 분화 방법은 단일 사업체에 있어서 경영기능상의 분화이나 단위적 분화는 이것과는 차원이 다른 분화방법으로서 하나의 사업체를 수개의 독립된 사업부로 분할하는 방법을 말한다. 즉, 각 조직이 독자적인 수행능력을 유지하는 구성단위별로 분화하는 것으로 구체적으로 지역별, 제품별, 고객별로 업무를 분화하는 것을 단위적 분화라 한다. 이에 따라 형성되는 사업부제 조직이 여기에 속하는 형태이다.

조직의 수평적 분화과정은 다음과 같은 두 가지 점을 제시한다(윤종훈, 2007).

첫째, 조직규모의 확대에 따라 조직의 분화과정을 나타내는 업무분화과정을 제시한다. 즉, 조직은 초기단계에서는 가장 기본적인 기능의 수행만을 필요로 하므로 직능적 분화에 의한 업무분화가 발생한다. 따라서 이를 1차적 업무분화과정이라 할 수 있다. 다음 단계로 조직규모가 확대되면 구성요소별로 더욱 전문적으로 관리할 필요가 있으며, 이에 따라 조직의 2차적 업무분화인 요소적 분화가 발생되며 그 다음으로 관리과정의 더욱 효과적인 운용을 위해 3차적인 업무분화인 과정적 분화가 발생한다. 조직규모가 더욱 확대되면 각 조직은 독자적인 업무를 수행하면서 각 사업부별 특성에 따라 구분하여 운영하는 단위적 분화 현상을 볼 수 있을 것이다.

둘째, 라인부문과 스탭부문의 발생과정을 볼 수 있다.

1차적인 업무분화 과정인 직능적 분화과정에 의해 형성되는 부문을 라인부문이라고 한다. 스탭은 라인의 기본적 활동에 대하여 조언 및 조력을 하는 역할을 하는데, 2차적 분화인 요소적 분화는 구성요소에 따라 전문적 기술을 라인에게 제공하므로 전문스탭부문을 형성해 주며, 3차적 분화인 과정적 분화는 관리과정과 관련하여 라인을 보좌하므로 관리스탭부문을 형성해 준다. 이처럼 조직의 분화과정은 다음과 같이 라인부문과 스탭부문이 형성되는 과정을 말해준다.

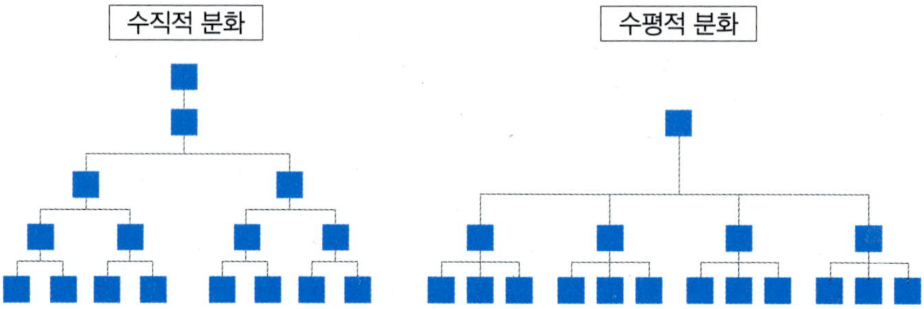

[조직의 수직적 분화와 수평적 분화]

경영기능을 분화하는 목적은 첫째로 업무를 기능별로 분할하여 알맞게 분담시키며, 둘째로 분담된 부서에 적절한 업무를 합리적으로 배정하는 것에 있다. 따라서 부문화와 업무할당을 함에 있어서는 ▲ 전문화의 이점을 살려야 하며, ▲ 통제가 쉽고, 조정을 하는데 효과적이어야 한다. ▲ 기업의 규모와 현장의 상황을 충분히 고려하여야 하며, ▲ 특히 비용을 최소화하는데 노력해야 한다.

3) 집권화와 분권화(Centralization and Decentralization)

집권화란 조직 내에서의 권력배분에 관한 것으로 그 권력의 소재가 관료제 계층상의 상층부에 있는 것을 말한다. 즉, 의사결정의 권한이 어느 지점에 집중되어 있는 정도를 의미하며 조직에 따라 고도로 집권화된 경우와 분권화된 경우로 구분된다.

집권화란 상급계층에서 대부분의 결정권한을 가진 상태를 말하며 의사결정자의 지위가 높을수록, 의사결정에 대한 참여가 적을수록 집권화 수준이 높은 것이다. 즉, 의사결정은 권한을 가진 상급계층에서 이루어지며 의사결정이 하급계층으로 미루어져 하급관리자나 일반 직급에서 결정하게 되었을 경우에 분권화된 것이다.

분권화는 하위계층에 업무를 위임하는 것을 말한다. 분권화는 권한의 위임정도와 의사결정 과정에서의 참여 정도에 따라 수직적 분권화와 수평적 분권화로 구분된다. 수직적 분권화는 공식적 의사결정 권한이 계층 구조에 따라 위에서 아래로 분산되는 것을 의미하고 수평적 분권화는 모든 사람이 동등하게 의사결정에 참여할 때 완성 단계에 이르는 것을 의미한다.

집권화는 조직 구성원들의 직무만족이나 조직몰입에 부정적인 영향을 주고, 이에 반대로 분권화는 직무만족이나 조직몰입에 긍정적인 영향을 준다. 하지만 일부 학자들은 집권화가 직무만족이나 조직몰입에 항상 부정적인 영향을 주고, 분권화가 항상 긍정적인 영향을 주는 것은 아니라고 주장하고 있다. 최근에는 권한을 위임하는 것 뿐만 아니라 목표성취를 적극 지원하고 고무하는 임파워먼트에 관한 관심이 높아지고 있다.

(1) 집권화와 분권화의 결정요인

① 의사결정의 중요성

하위계층에 위임할 수 없을 정도로 의사결정내용이 중요한 업무일 경우에는 집권화가 필수적이며, 일상적이고 반복적으로 발생하는 중요도가 낮은 업무는 분권화가 되는 경향이 있다.

② 업무의 유동성

업무의 특성이 동적이고 유동성의 정도가 클수록 분권화가 되는 경향이 있다.

③ 관리능력과 권한위임

조직의 관리역량이 낮고 권한 위임이 낮은 정도에서는 집권화되는 경향이 있다. 경영자의 관리역량이 우수한 경우에는 비록 분권화되더라도 어려움이 없으므로 분권화된다.

④ 부서의 독립성과 연관성 평가

성장추세의 기업과 부서의 관리역량이 우수하여 독립성이 강한 경우에는 관리내용이 복잡해지므로 전문화의 원칙이 적용되어 분권화의 경향이 있다.

(2) 집권적 관리조직 또는 분권적 관리조직의 장단점

조직의 권한이 상층부에 집중되는 집권적 관리조직과 반면에 권한이 하위계층에 위임되는 분권적 관리조직의 장단점을 살펴보면 다음과 같다.

① 집권적 관리조직의 장단점

㉠ 장점

ⓐ 경영자의 개인리더십이 필요한 중소기업이나 초기의 발전적 기업에서는 경영자 개인의 경험이나 지식을 충분히 발휘하여 경영활동의 통합화나 단일화를 쉽게 행할 수 있어 경영의 능률을 증진시킬 수 있으며 긴급사태에 필요한 조치가 용이하다.

ⓑ 일관성 있고 통일된 정책과 방침을 유지하므로 표준화의 이익을 기대할 수 있다.

㉡ 단점

ⓐ 권한 배분이 최고경영자에 집중되어 있어 조직이 관료화되어 구성원들의 창의력

발휘가 어렵다.

ⓑ 최고경영층과 하위경영층간의 거리가 멀어져 의사소통이 업무수행에 지장을 초래할 수 있다.

② 분권적 관리조직의 장단점

㉠ 장점

ⓐ 의사결정이 신속하게 이루어진다.

ⓑ 구성원의 사기진작이 용이하다.

㉡ 단점

ⓐ 부서간의 이해충돌이 발생할 수 있다.

㉡ 비용의 중복으로 비용이 과다하게 발생할 수 있다.

4) 공식화(Formalization)

공식화란 조직이 어떠한 일을, 누가, 어떻게 수행해야 하는 가에 대한 공식적 규정의 정도를 말하며 공식화의 정도는 구체적으로 문서화된 규칙, 절차, 지시, 명령에 의해 나타난다. 즉 공식화는 조직 내 직무에 대한 규칙 설정의 표준화 정도와 이에 대한 문서화를 의미한다. 문서화된 규칙의 수가 많을수록, 그 규칙이 엄격히 수행될수록 공식화의 수준은 높게 측정된다. 조직구조에서 공식화가 이루어지면 조직 내의 직무가 표준화되고 그 결과 직무담당자는 무엇을, 언제, 어떻게 할 것인가에 대한 자율권이 줄어든다.

공식화 정도가 큰 조직은 명확한 직무 기술서, 조직 내에서의 여러 가지 규칙, 명확히 규정된 작업절차를 가지고 있고, 이에 비해 공식화 정도가 작은 조직은 비 표준적 규칙을 가지게 된다. 따라서 공식화는 표준화의 정도로서 표현될 수 있고 표준화의 정도가 클수록 자기 직무에 대한 자율권이 줄어든다.

공식화는 조직 구성원들의 직무만족과 조직몰입에 긍정적, 부정적 영향을 모두 미친다. 공식화는 명확한 규정과 절차를 중요시하기 때문에 해당 업무에 대한 역할모호성과 불확실성을 감소시키고, 승진이나 보상 등에 대한 객관적인 지표를 제시하여 직무만족과 조직몰입에 긍정적인 영향을 미치는 반면, 개인이 담당하고 있는 업무에 대한 자율성과 재량을 감소시키고 통제 중심의 관리방식이 이루어지게 하므로 직무만족과 조직만족에 부정적인 영향을 미친다.

의료기관의 경우 대고객 접점부서인 원무부서에서는 고객응대법에서 접수창구의 장애 발생시(예를 들면, 전산장애시, 카드단말기 장애발생시, 의료사고 발생시 등) 행동해야 하는 매뉴얼이 상황에 맞게 작성되어 있으며, 전화응대시에도 매뉴얼화가 되어 있는 공식화가 높은 조직이 의료기관이라고 할 수 있다.

3 조직구조의 종류

1) 기능별 조직(Functional organization)

(1) 개념

기능식 조직이란 과학적 관리법의 창안자인 테일러(F.W.Taylor)에 의해 제창된 것으로서 직계식 조직의 수직적 제도와는 달리 수평적 분업관계에서 연결되는 여러 전문기능별 직장들이 각기 그 전문적 입장에서 모든 작업자를 지휘, 감독하는 조직체계이다. 즉, 기능적으로 서로 관련이 있거나 동일한 업무를 담당하는 사람들을 한 부서에서 근무하게 하는 것으로 가장 일반적인 유형이다. 기능별 조직은 효과적으로 운영될 때 분업화와 조직원의 전문화를 높일 수 있을 뿐만 아니라 리더의 명령에 따라 조직이 일사분란하게 움직일 수 있다는 장점이 있어 중소기업에 적합한 반면, 조직이 지역적으로 확장되거나 생산품목이 늘어나서 규모가 커지면 기능별 조직으로는 한계가 있다.

장단점을 비교해 보면 다음과 같다.

표 7-1 기능별 조직의 장 · 단점

장점	단점
첫째, 관리자들 사이의 전문가적 분업으로 말미암아 경영면에서 기술적 향상이 촉진된다. 둘째, 리더의 명령에 일사분란하게 움직일 수 있다. 셋째, 조직의 효율성이 강화될 수 있다. 넷째, 창의성을 충분히 발휘할 수 있어 구성원들의 만족도가 비교적 높다. 다섯째, 구성원들이 적극적으로 참여하고 자율적으로 업무할 수 있다.	첫째, 이질화로 인해 부서 사이의 의사소통이나 조정에 심각한 갈등이 발생할 수 있다. 둘째, 전문가 직능의 합리적 분할이 실제상 용이하지 않아 권한다툼이나 책임전가가 발생할 우려가 있다. 셋째, 조직이 관료화되는 경향이 있다. 넷째, 업무처리 능력을 갖춘 전문경영자 양성이 어렵다. 다섯째, 부서간의 유기적 협조체계가 부족하고 변화에 신속히 적응하지 못하는 문제점이 있다.

(2) 기능별 조직의 조직구조

기능별 조직의 조직구조를 살펴보면 일반적인 유형으로 예를 들면, 그림과 같이 경영지원본부, 영업본부, 생산본부, 개발본부 등으로 나누는 방식이다.

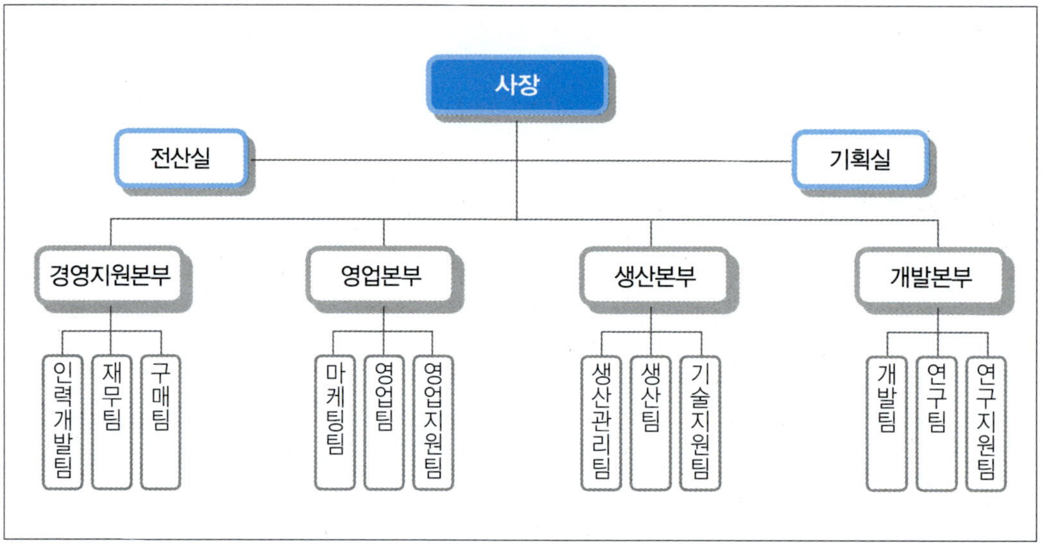

그림 7-2 기능별 조직

2) 사업부제 조직과 매트릭스 조직

(1) 사업부제 조직(divisionalized organization)

① 개념

기업의 규모가 확장되면서 다양한 제품을 생산하게 되거나 많은 고객을 갖게 되면 시장환경에 대응할 수 있는 조직으로 대두된 것이 사업부제 조직형태이다. 사업부 조직은 단위적 분화의 원리에 따라 사업부 단위를 편성하고 각 단위에 대해 생산, 마케팅, 재무, 인사 등의 독자적인 관리권한을 부여함으로써 제품별, 시장별, 지역별로 이익중심점을 설정하여 각 부서가 마치 하나의 독립적 경영을 하는 분권적 조직이다.

사업부제 조직구조는 고객, 시장욕구에 대한 관심을 제고하고 사업부 간의 경쟁에 따른 단기적 성과 및 목표달성에 초점을 둔 책임경영체제를 실현할 수 있다. 그렇기 때문에 변화가 심하지 않은 조직에 적합하며, 사업부 구조는 불확실한 환경 속에서 비일상적인 조직기술을 활용할 때, 기능 내 부서간의 상호의존성이 높거나 외부 지향적 목표를 가진 조직 또는 성과중심의 업무를 분담해야 하는 경우에 주로 사용된다.

장단점을 비교해 보면 [표 7-2]와 같다.

표 7-2 사업부제 조직의 장 · 단점

장점	단점
첫째, 여러 기능부서가 한 부서내에 있기 때문에 업무수행에 대한 통제와 평가를 용이하게 할 수 있다. 둘째, 각 사업부서는 독립성이 있어 시장이나 기술 등의 환경변화에 대해 기민한 적응력을 가진다. 셋째, 목표달성에 초점을 둔 책임경영체이면서 통제와 평가가 용이하다. 넷째, 조직구성원의 동기부여와 관리자의 능력개발이 용이하다.	첫째, 모든 사업부서마다 기능을 갖추어야 하므로 비경제적일 수 있다. 둘째, 사업부간 자원의 중복으로 능률이 저하될 수 있다. 셋째, 기술의 전문화와 표준화가 곤란하여 경쟁력이 약화될 수 있다. 넷째, 사업부간 과당경쟁으로 조직전체의 목표달성에 저해가 될 수 있는 조직이기주의가 나타날 수 있다.

② 사업부제 조직구조

사업부제 조직구조는 [그림 7-3]과 같이 표시될 수 있다. 즉, 각 부서(본부)별로 부서에서 모든 업무를 관장할 수 있도록 각 부서가 설치되어 있다.

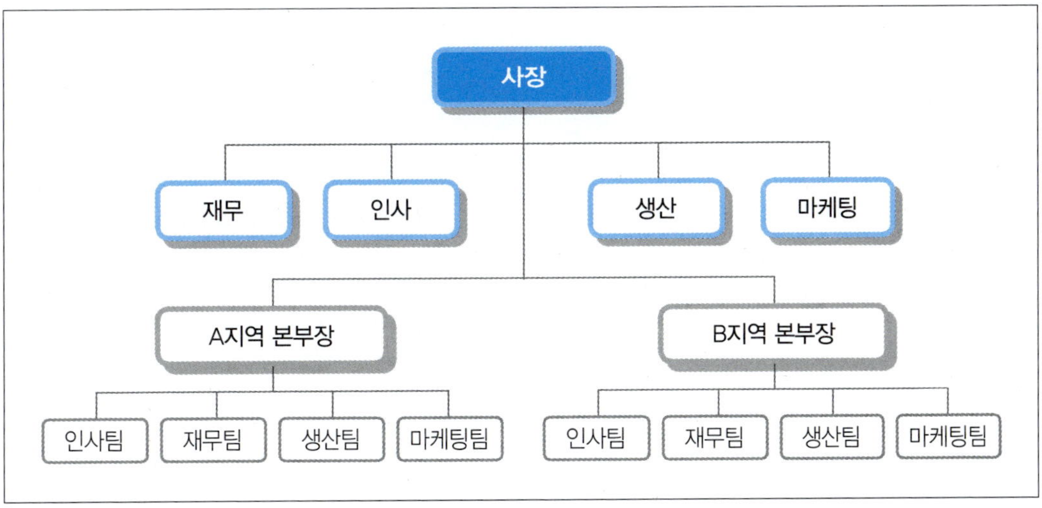

그림 7-3 사업부제 조직구조

(2) 매트릭스 조직(matrix organization)

① 개념

매트릭스 조직은 업무의 할당은 프로젝트 관리자에 의해 수행되고, 업적평가는 기능관리자에 의해 수행됨으로써 프로젝트 관리자의 권한은 상대적으로 제한되어 있긴 하지만 인력활용에 있어 더 효율적으로 인력을 활용할 수 있다. 매트릭스 조직은 다른 모든 구조들과의 결합으로 이루어져 기능적 구조와 프로젝트 구조의 장점을 극대화하고 단점을 줄이기 위해 고안된 절충형 구조이다. 프로젝트 위주로 사업을 하는 기업조직에서 가장 널리 사용되며 이상적인 조직형태로서, 두 명 이상의 책임자들로부터 명령을 받는다고 하여 이중지휘 시스템이라고 한다.

조직론 관점에서 조직을 설계하는 단계 중 직무를 묶는 기준에 따라 기능중심의 부서, 고객중심의 부서 두 가지로 구분한다. 기능중심의 부서는 기능의 유사성에 따라 나뉘게 되고, 고객중심의 부서는 고객, 지역, 상품 업무 프로세스 등에 의해 나뉘게 된다. 기능중심의 부서는 고객의 보다 세부적인 욕구를 더 빠르게 충족시켜줄 수 있고, 고객중심의 부서는 고객의 요구에 더 부합한 조직으로서 보다 빠르고 정확하게 생산 공정을 통제할 수 있게 된다. 즉, 매트릭스 구조는 동일한 구성원이 기능중심 부서 책임자의 명령과 고객중심 부서 책임자의 명령을 동시에 수행하게 함으로써 기능중심 조직의 장점과 부서중심 조직의 장점을 동시에 누릴 수 있게 하는 조직이다.

매트릭스 조직구조의 장 · 단점은 다음과 같다.

표 7-3 매트릭스 조직구조의 장 · 단점

장점	단점
첫째, 자원을 효율적으로 이용할 수 있다. 둘째, 시장의 새로운 변화에 대해 융통성 있게 대처할 수 있다. 셋째, 높은 수준의 질의 기술적 문제해결책 개발을 촉진한다. 넷째, 권한위양으로 최고경영자는 장기계획에 집중할 수 있다.	첫째, 두 개 이상의 권한계통이 중첩되는 이중 권한구조를 가지고 있어 권력갈등의 가능성이 존재한다. 둘째, 팀 목표를 지나치게 강조하여 조직전체의 목적달성에 장애가 될 수 있다. 셋째, 한 종업원이 두명의 상사에게 지시와 보고관계가 있어 상사의 권한문제와 종업원의 갈등과 혼란이 우려된다. 넷째, 의사결정과정에 시간이 오래 걸린다.

② 매트릭스 조직구조

매트릭스 조직구조는 [그림 7-4]와 같이 나타날 수 있다. 즉, 기능별 조직 또는 부문별 조직구조 형태에 프로젝트 조직을 결합한 것으로 기본이 되는 조직에서 특정 프로젝트를 수행하기 위하여 사람들을 차출하여 새롭게 묶는 형태로 구성된다. 따라서 이 매트릭스 조직은 최소한 두 개의 부서에 속하게 된다. 하나는 기본적으로 수행하는 부서로 그림에서 수직으로 표시된 부분이고 다른 하나는 특정 프로젝트팀에 속하게 되는데 이는 [그림 7-4]에서 수평으로 표시되어 있다.

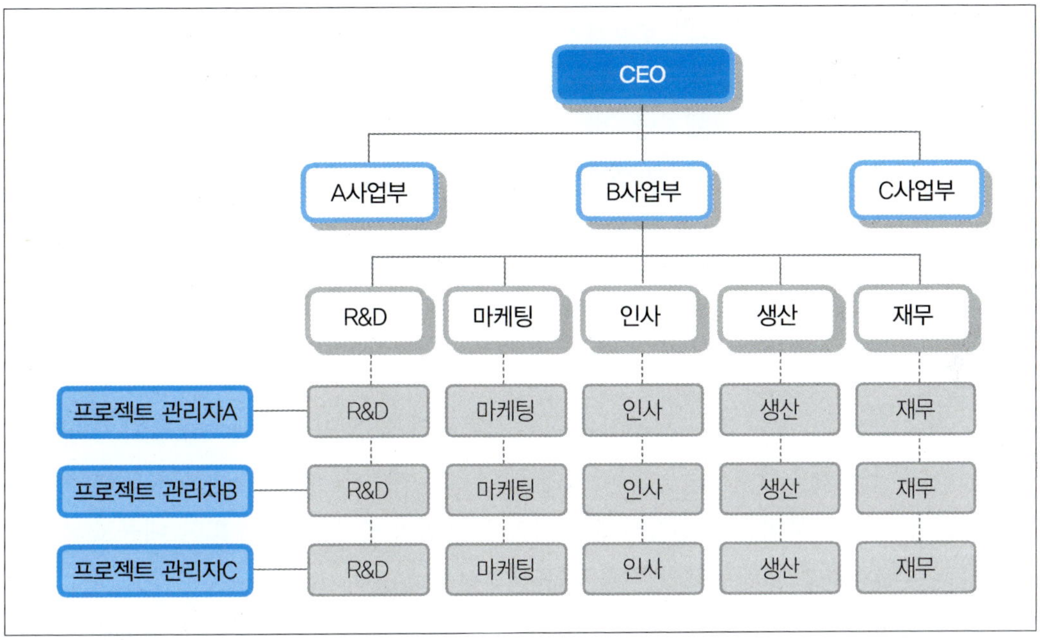

그림 7-4 매트릭스 조직구조

3) 팀과 팀제조직

(1) 개념

팀이란, 공동으로 책임질 수 있는 공동의 목적, 업무수행목표 그리고 추진방법에 전념키로 한 소수의 상호보완적인 기술을 가진 사람들의 집단을 말한다. 최근의 조직혁신은 조직의 위계적 구조를 평평하게 하고, 하위계층에 더 많은 책임을 부여하며, 임시의 사명을 띤 팀 그룹의 혁신을 촉진하며, 규율지향적인 부서를 없앰으로써 수평적 조직구조를 구축하는데에 초점이 맞추어져 있다.

팀 조직은 공유된 목표를 달성하기 위하여 공동의 책임을 지고 정기적으로 상호작용하는 사람들로 구성된 사회적 집합체로서 새로운 조직구조 중 하나이다. 작은 기업체에서 팀 조직은 전체 조직을 정의할 수 있다. 조직은 새로운 차원을 달성하기 위해 개인 역량이 시너지 효과를 발휘하는 사람들로 이루어지지만 조직구조의 품질은 전체적으로 팀 역량을 중심으로 이루어진다. 팀으로서의 특성을 생각해보면 우선 팀 구성원은 소수 정예로 서로 간의 의사소통을 원활히 해서 공통의 목표를 이루어나가기 때문에 원활한 의사소통과 협동을 위해서 소수의 인원으로 구성되어야 한다. 그리고 구성원들 간 공유된 합의 역시 필요하다. 팀 구성원들 간에 상호 협력이 중요시되는 팀 조직에서 한 사람의 무리한 목표 설정보다는 모든 구성원들이 공감하고, 동기화될 수 있는 목표가 필요하다. 또한 직무 수행 결과에 대한 책임을 상호 공유해야 한다. 과거의 조직에서는 수행에 대한 모든 책임을 상위 층의 담당자가 부담했지만, 팀 조직에서는 팀 구성원 모두가 책임의식을 가지기 때문에 과업에 보다 더 성실할 수 있게 한다. 마지막으로, 팀 조직을 이끌어가는 팀장은 과거의 권위주의식의 지시나 통제 위주보다는 과업수행에 대해 조직구성원을 보다 동기화시키고, 구성원의 어려운 점에 대해 조언을 해주며, 구성원 간 불화를 조정해주는 조정자로서의 역할이 요구된다.

팀 조직의 도입 이유는 대규모 조직에서 환경변화와 고객요구에 신속하게 대처하기 위해서는 전통적인 계층조직으로는 효과성이 떨어졌기 때문에 이를 해결하기 위해 소수의 전문가들이 권한을 부여받고 신속하게 대처할 필요성이 증대되었다. 또한 대규모 조직의 매너리즘을 탈피하고 구성원들의 적극적인 창의성을 유도하기 위해서는 단위조직에 자율성과 이에 따른 책임의식을 고취시킬 필요가 있었다. 따라서 불확실성에 대처하고 조직의 역동성을 높이기 위해서는 팀 조직 도입이 필연적인 선택이었던 것이다.

팀제조직의 장 · 단점은 다음과 같다.

표 7-4 팀제조직의 장 · 단점

장점	단점
첫째, 높은 성과를 이룰 수 있다(시너지 효과). 둘째, 관리계층의 축소를 가져와 조직의 유연성을 제고할 수 있다. 셋째, 인력활용의 효율성을 도모할 수 있다. 넷째, 창의성 발휘 및 정보교류 활성화를 기할 수 있다.	첫째, 팀 의존도가 팀장에게 쏠림현상이 나타날 수 있다. 둘째, 직급중심의 전통적 조직문화와 괴리현상이 나타날 수 있다. 셋째, 조직중심의 마인드보다 일 중심으로 연결되어 소속감이 결여될 수 있다. 넷째, 팀 조직 운영 미숙시 조직의 비대화를 초래할 수 있다.

(2) 팀제조직의 조직구조

팀제조직은 일반적으로 [그림 7-5]와 같이 부서를 팀 단위로 구분하고 팀내에서는 파트로 구성된다. 즉, 원무팀 내에 입원파트, 외래파트, 미수금파트 등으로 구분되어 진다.

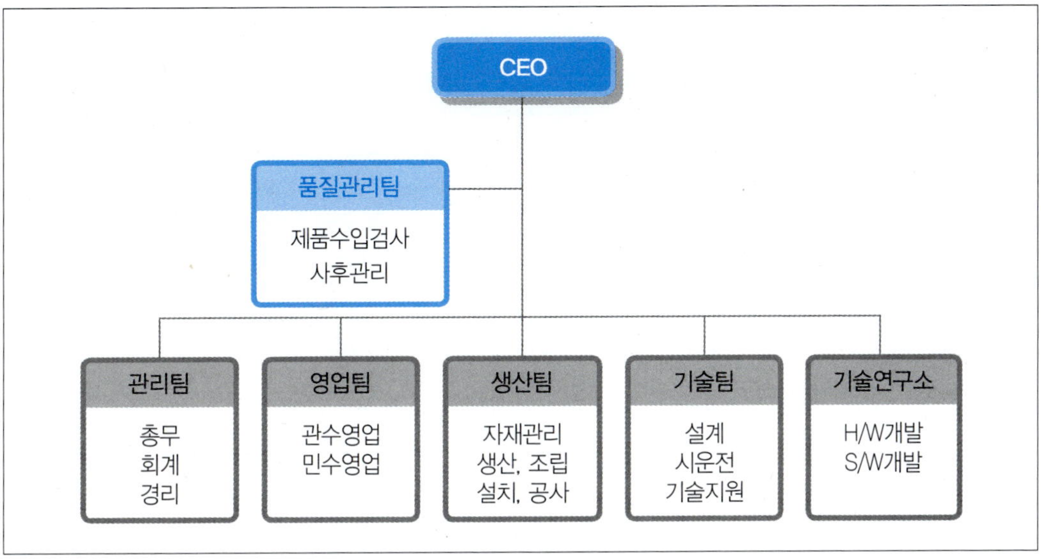

그림 7-5 팀제조직 조직구조

4) 가상조직·네트워크 조직

(1) 개념

가상조직(Virtual organization)은 가상공간 즉 컴퓨터 연결망 상에 존재하는 조직을 말한다. 전통적인 조직이론에서 말하는 조직의 구성요소인 인간적 요소, 공동의 목표, 합리성의 지배를 받는 공식적 구조와 과정, 경계확정 및 환경과의 교호작용 등의 요소는 모두 가지고 있지만 조직의 물리적 측면, 즉 공동의 물리적 공간의 공유, 대면적 접촉과 의사소통 등을 결여하고 있다는 점에서 가상조직은 기존의 조직과 개념적으로 구별된다. 달리 말하면, 기존의 조직 개념에서 조직의 물리적 차원들을 사상해 낸 것이 가상조직이라고 할 수 있다. 흔히 네트워크 조직(Network organization) 또는 모듈형 조직(Modular organization)으로도 불리는 가상조직은 주요 기능을 외주화하고 핵심영역만 남아 있는 소규모 조직을 말한다. 구조 측면에서 볼 때 가상조직은 매우 집권화되어 있지만 부서는 거의 없거나 부서화되어 있지 않은 경우가 대부분이다.

즉, 이러한 조직의 가상화는 조직의 규모에 관계없이 공통적으로 시행되고 있으며, 정태적 조직은 조직을 움직이기 위한 모든 자원을 조직내에 두나 가상조직은 핵심적이라고 할 수 있는 부분만을 자체조직 내에 남겨두고 나머지는 모두 조직외에 네트워크를 형성하여 아웃소싱(outsourcing)한다.

가상조직의 장 · 단점은 다음과 같다.

표 7-5 가상조직의 장 · 단점

장점	단점
첫째, 조직의 슬림화로 비용적인 측면과 조직운영의 유연성을 갖출 수 있다. 둘째, 협력관계를 맺은 기업간의 첨단 정보통신기술을 활용하여 정보를 공유함으로써 저렴하게 신기술을 개발할 수 있다. 셋째, 가상조직을 자원준거 관점에서 볼 때 상호의존적인 기업들의 핵심역량을 모아 놓은 것으로 업무수행역량이 우수하다.	첫째, 책임소재의 불명확성이 우려된다. 둘째, 구성원들 간의 낮은 상호작용으로 인해 조직문화나 목표에 대한 공감대가 낮다. 셋째, 혁신과 반응의 속도가 느려질 수 있다.

(2) 가상조직구조의 예

예를 들어, 가상조직의 가장 큰 장점은 조직의 슬림화이다. 이와 같은 조직의 슬림화는 비용적인 측면과 조직운영의 유연성 등 많은 이점을 누릴 수 있다.

병원의 경우를 들어보자, 원무팀을 포함하여 거의 모든 부서가 소수인원을 제외하고 아웃소싱을 하고 있다. 병원에 치과가 렌탈로 들어와 있는지는 오래되었으며, 심지어 외래진료의 간호업무 자체를 아웃소싱하기도 하며, 전산실, 구매부서, 홍보실, 보험심사실, 미화(청소), 경비, 주차관리, 조경 등을 전문업체에 위탁하고 있다. 그렇지만 일반 고객들은 모든 직원들을 병원소속으로 이해하고 있다. 이와 같이 병원을 중심으로 청소용역, 간호인력, 원무인력, 전산개발, 구매부서(물류업체가 병원구매부서 역할을 하고 있다) 등 전문업체가 병원과 상호작용하면서 업무를 수행하고 있다.

5) 조직화의 새로운 경향

(1) 글로벌 조직화

글로벌 조직화란 종래의 기업활동을 세계 전체로 확장하면서 조직을 글로벌화한 것이다. 예를 들면 본사는 한국에 위치하고 연구개발은 미국에서 하며, 생산공장은 중국에 두는 형태의 조직화이다. 이와 같은 글로벌 조직화는 전 세계의 경영자원을 효율적으로 결합할 수 있다는데 큰 잇점이 있으며, 세계 유수의 기업간 전략적 제휴를 통하여 사업을 확장할 수 있다. 또한 글로벌 조직화는 현지인을 존중하는 방향에서 조직구조를 설치해야 하는데 자칫하면 갈등을 유발할 수 있다. 이러한 갈등은 사업철수까지 나타날 수 있으므로 신중을 기하여 현지인들이 상사의 업무지시에 얼마나 수용하는가, 현지인 관리자에게 얼마나 권한위양을 할 것인가 등의 문제에 대하여 현지사회의 문화적 가치와 관습 등을 참고하여 진행해야 한다.

글로벌 조직구조를 보면, 한국에 본사를 두고 연구개발은 미국에서 생산공장은 중국에 두며 홍보마케팅은 프랑스에서 위탁판매는 브라질에서 시행한다고 가정하면 [그림 7-6]과 같이 나타낼 수 있다.

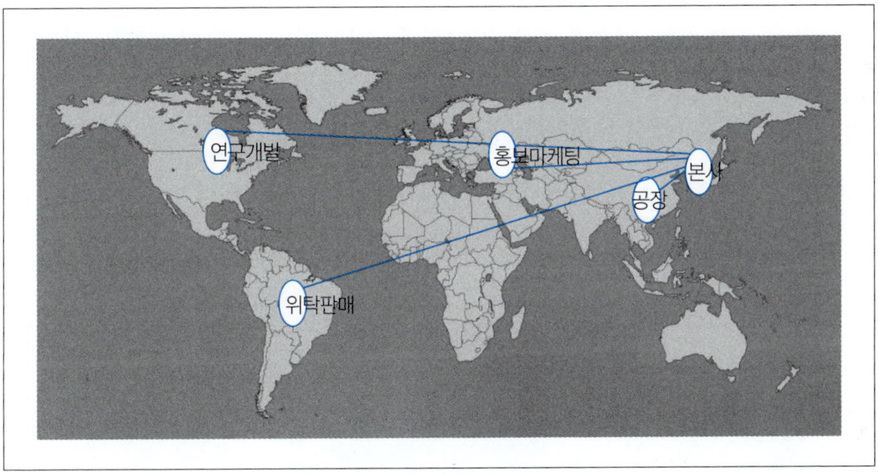

그림 7-6 글로벌 조직구조

(2) 분권적 조직화

최근 사회적 성향이 권력공유와 권력의 평등화를 추구함으로써 조직에서도 분권적 조직화의 추세가 나타나고 있다. 즉, 신속한 의사결정과 생산과 동시적인 품질관리, 판매와 동시적인 서비스 제공 등을 요구하고 있는 시장환경의 성격변화는 의사결정권한을 일선부서에 위양하고 최고경영층과 일선부서에 이르는 의사소통단계를 축소시킬 것을 요구하고 있다. 이와 같은 분권적 조직화가 심화되고 있는 예로서 심포니오케스트라형 조직과 사내벤처 분사조직에 대해 설명하도록 하겠다.

① 심포니오케스트라형 조직

심포니오케스트라(symphony orchestra)형 조직은 구성원들의 고도의 자율성과 팀워크를 기반으로 수평적이고 슬림화된 조직으로 마치 심포니 오케스트라를 연주할 때와 같은 모습을 보이는 조직이다. 오케스트라단이 훌륭한 연주를 하기 위해서는 단원 모두가 동등한 입장에서 함께 조화를 이루어야 최고의 연주를 하는 것처럼 심포니 오케스트라에서는 부서 또는 구성원이 협동하고 동등한 지위와 책임을 지며 경영자들도 단원들 위에 군림하지 않고 함께 연주를 만들어 가는 오케스트라의 지휘자처럼 지원과 후원 역할을 한다.

이러한 심포니오케스트라형 조직이 성공하기 위해서는 구성원들이 경영조직의 바람직한 가치 및 규범, 규율을 공유하도록 해야 한다. 이와 같이 심포니 오케스트라 조직은 높은 분권화, 낮은 복잡성, 낮은 공식화, 더욱 평면적이고 꼭 필요한 부문만으로 이루어진 조직으로서 급변하는 경영환경에 적합하며, 자율경영과 참여경영을 실현하고 효율성과 유연성을 모두 달성할 수 있는 조직이라는 장점이 있는 반면, 고도의 자율성을 갖추기 위해서는 구성원들의 능력향상과 조직내 공정성과 같은 바람직한 윤리적 가치가 밑바탕을 갖추어야 한다.

심포니오케스트라형 조직도를 보면 [그림 7-7]과 같다.

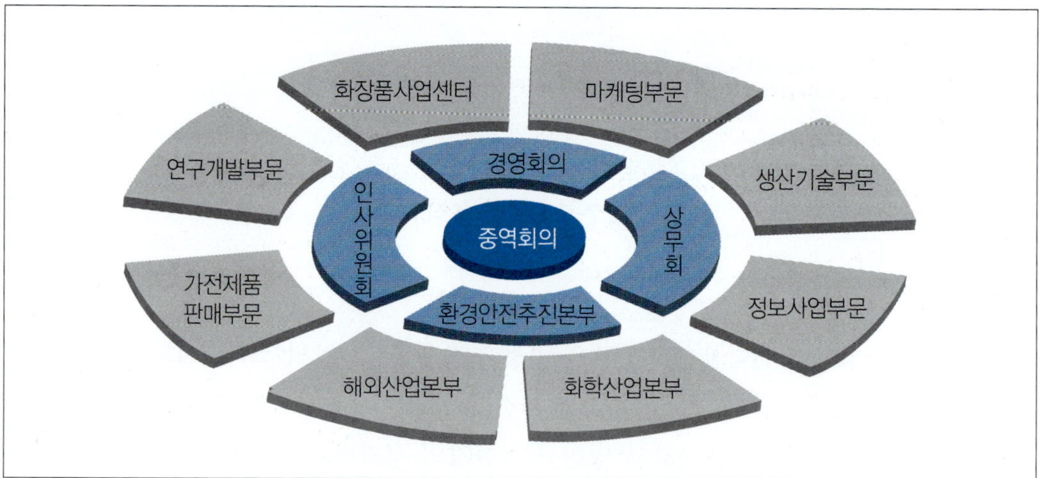

그림 7-7 심포니오케스트라 조직도

② 사내벤처 분사조직

사내벤처 분사조직은 조직 구성원들로 하여금 기업가 정신을 고취시키기 위하여 조직의 내부 또는 외부에 자율적인 사내기업을 설치, 운영하여 지속적인 경영혁신과 조직변화를 촉진하려는 분권적 조직형태이다.

원래, 대기업 위주의 경제구조를 가지고 있는 우리나라에서도 최근 산업변화의 폭이 넓어지고 다양해지면서 신사업에 대한 불확실성이 높아짐에 따라 기업들은 사내벤처를 통해 새로운 비즈니스모델을 모색하고 있다. 이에 정부에서도 '제2의 벤처창업 붐' 조성

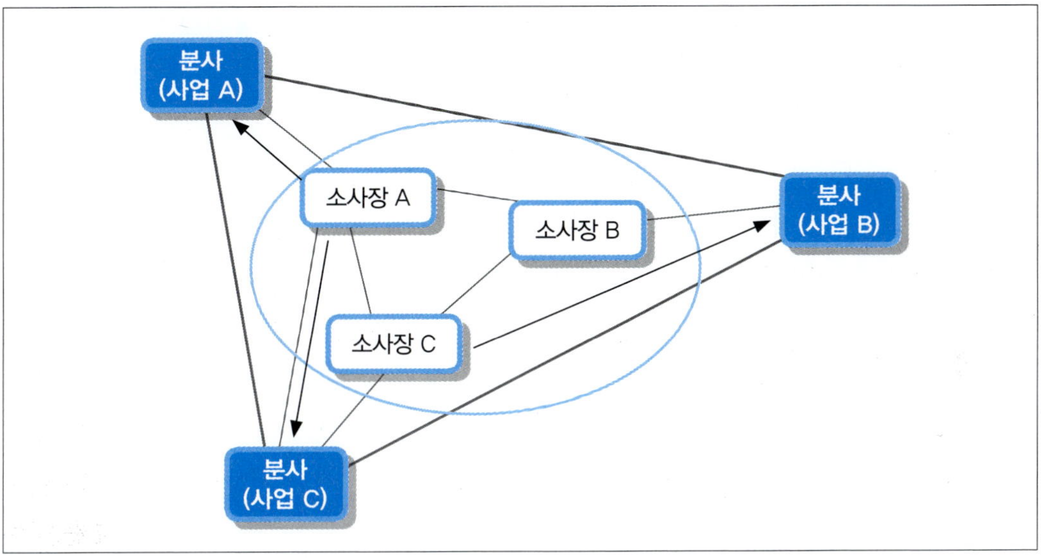

그림 7-8 사내벤처 분사조직구조

을 위해 '17년 "혁신창업 생태계 조성방안"을 통한 사내벤처와 분사창업기업 활성화 지원 방안을 발표하였고, 기업들은 사내벤처 육성을 위한 자체 제도를 운영하기 시작하였다.

이와 같은 사내벤처 분사조직은 중소기업의 장점과 대기업의 장점을 통합할 수 있는 조직이다. 중소기업은 혁신적이며 의사결정이 신속하다는 장점이 있는 반면, 자금력과 인력난이 있다는 약점을 가지고 있다. 이러한 장단점을 모두 해소하고 보완하면서 조직의 혁신성과 창의성을 촉진할 수 있는 조직형태가 사내벤처 분사조직이다.

[그림 7-8]과 같이 사내벤처 분사조직으로는 조직내부에 사내벤처 소사장제가 있으며, 조직외부로는 독립법인인 분사가 있다. 소사장제도는 동일 사업장 내에서 생산라인별 또는 공정별 책임자가 기업주로부터 도급을 받아 각각 독립된 자격으로 자기 책임하에 생산하는 조직형태이다.

사내벤처 분사조직이 성공하기 위해서는 모기업의 '자금조달, 전략개발, 본사자원 활용, 운영참여, 비즈니스 시너지' 등을 통해 지원되어야 사내벤처가 육성되며, 실패요인으로는 모기업의 '전문성 부족, 프로세스 비효율성, 복잡한 권력구조, 자원부족, 상충된 목표' 등의 방해요소를 들 수 있다.

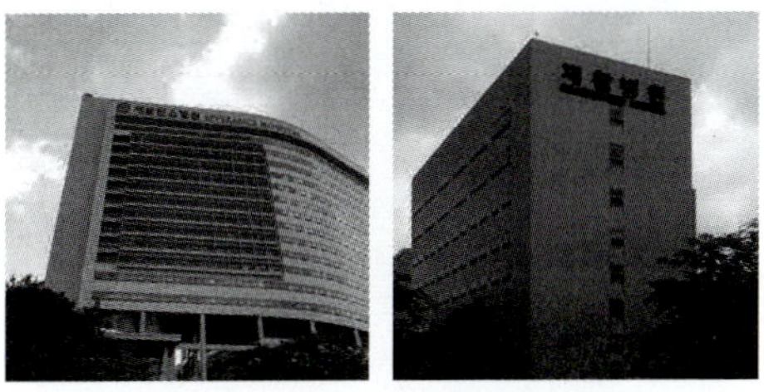

세브란스 병원과 세브란스 재활병원

의료기관의 경우 소위 '병원속의 병원'이라고 하는 조직이 있다. 예를 들면, 세브란스병원의 재활병원, 삼성서울병원의 암센터병원 등이 병원이라는 명칭을 사용하고 있는데 영리기업에서 사용하고 있는 사내벤처의미는 아니다. 즉 예산과 인사권 등이 병원본부에서 가지고 있기 때문에 표현상의 병원속의 병원이다.

(3) 고객지향형 조직화

고객지향형 조직화는 기업의 모든 활동에 고객의 욕구와 가치를 중시하도록 조직을 설계하는 것을 말한다. 즉, 기업이 추구해야 할 지향가치로서 고객의 욕구를 충족시킬 수 있는 새로운 제품과 서비스의 개발 등을 통해 고객생활의 질 향상을 지향하는 조직을 설계하고 운영하는 것이다.

고객지향성 조직화에 해당하는 형태로 역피라미드 형 조직과 아메바형 조직을 들 수 있다. 이들을 살펴보면 다음과 같다.

① 역피라미드형 조직

역피라미드형 조직(upside-down structure)이란, 경영조직이 상하위계의 명령보다 고객의 요구에 따라 설계되고 운영되는 조직형태이다. 역피라미드 조직은 조직도를 그릴 때 고객을 최상층에 두고 고객과 접하는 일선업무 담당자를 고객 바로 아래에 관리자를 그 아래에 그리고 최고 경영층을 맨 밑에 두는 것이다. 현대사회는 고객 욕구가 빠르고 다양하게 변화함에 따라 고객만족이 기업 생존을 좌우하는 핵심과제가 되었다. 이로인해 종래 조직의 외부자로 인식해 왔던 고객을 내부자로 인식하도록 조직도표를 재개념화한 것이 바로 역피라미드형 조직이다.

역피라미드형 조직구조는 위에서 설명한 바와 같이 맨 위층에 고객을 두고 맨 아래에 경영층을 둔 조직형태이며 그림과 같이 나타낼 수 있다.

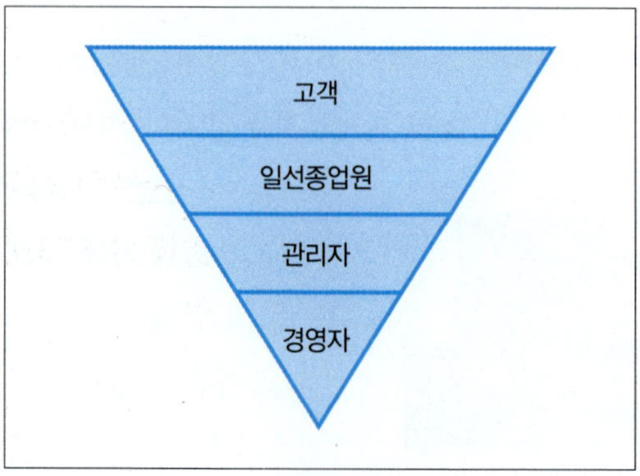

그림 7-9 역피라미드형 조직구조

② 아메바형 조직

아메바 조직은 '큰 기업을 작은 기업의 집합체처럼 운영한다'는 기본발상을 가지고 조직구성원 개개인을 존중하여, 전 조직원이 각자의 개성, 능력, 가능성을 최대한 개발하고 발휘하게 한다. 즉, 아메바형 조직은 정규화된 규정, 계획, 그리고 구조에 따라 질서있게 움직이는 전통적 조직과 정반대의 형태로 환경변화에 따라 그때그때 과업이나 임무를 위해 임시변통적으로 아메바처럼 움직이는 조직이다. 이러한 아메바조직은 자율성과 유연성을 기본원칙으로 하여 조직편성의 변경, 분할, 증식이 수시로 일어난다. 즉 어떤 아메바이든 하나 이상의 기능이나 목적을 가질 수 없다는 원칙을 유지하며 만약 어떤 아메바가 활동중에 새로운 기능이나 목적이 추가되면 또 다른 아메바를 분열, 증식하게 된다. 아메바 조직모형을 그림으로 보면 다음과 같다.

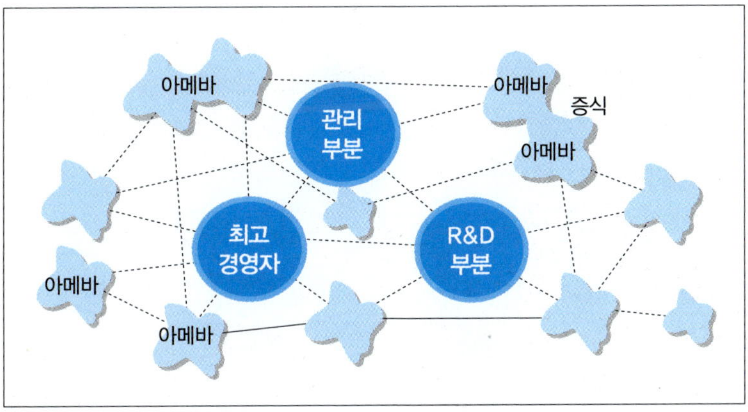

그림 7-10 아메바형 조직구조

이와 같은 아메바 조직에서의 조직운영은 다음과 같이 일어난다.

㉠ 조직운영에 대한 모든 권한이 아메바 자체에 위양되어 있다.

㉡ 독립채산제로 운영된다.

㉢ 아메바들간의 여러 가지 문제로 의견이 대립될 때에는 상부에서 조정하지 않고 자유로이 경쟁시켜 강한쪽의 의견을 따르게 한다.

㉣ 아메바의 크기는 구성원이 2명부터 많은 경우 수십명까지 구성되나 보통 10명 정도로 구성된다.

아메바형 조직은 다양한 아메바들이 생겨나 분열증식하는 모습을 보인다.

토론

제7장

종교병원의 병원문화는 일반병원의 문화와 어떻게 다른가?

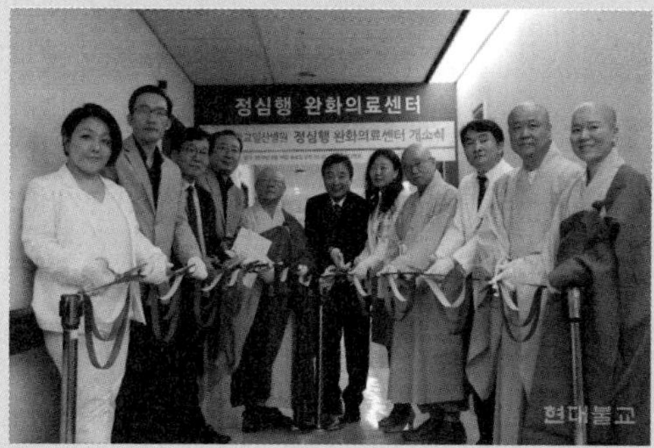

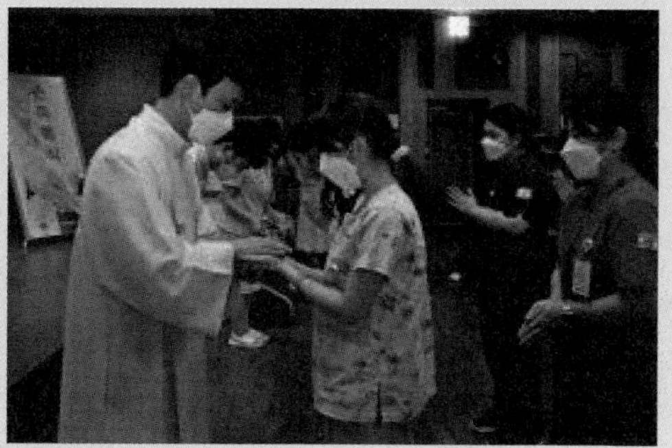

(사진출처 : 네이버 이미지)

대한민국처럼 다양한 종교가 큰 분쟁 없이 공존하는 나라도 드물 것이다.

4대 종교(개신교, 불교, 원불교, 천주교)는 의료계와도 관련이 있는데, 그들 모두 의과대학과 병원을 소유하고 있기 때문이다. 이들 종교가 운영하는 병원은 그 주인은 다르지만, 유사한 면이 많다. 주요 사안에 관한 결정권을 갖는 병원(혹은 의료재단) 이사회는 종교인으로 이루어졌고, 병원장도 이들이 결정한다.

그런 구조적 특징이 여타 병원에서 시도하지 못한 신선한 의료를 보여주기도 하지만, 의료인과 구성원들을 곤혹스럽게 하는 경우도 많이 있다.

종교가 되었든 기업이 되었든 병원업에 진출하여 더 많은 사회봉사를 한다면 더할나위 없이 좋을 것이다. 이들이 사회에 미치는 영향은 크고 해당 종교나 기업의 이미지는 크게 좋아질 것이다.

토론방법
1. 조를 편성하고
2. 각 조별로 특정종교의 병원문화를 조사하고 일반병원의 문화와 비교한 내용을 발표한다. 가능하면, 조 편성을 할 때 개신교, 불교, 가톨릭, 원불교 등의 종교문화를 분담하여 조사 발표할 수 있다. 일반병원은 조별로 무작위 선정하여 할 수 있다.
3. 발표한 자료는 정리하여 교수님에게 제출한다.

제8장

지휘와 리더십

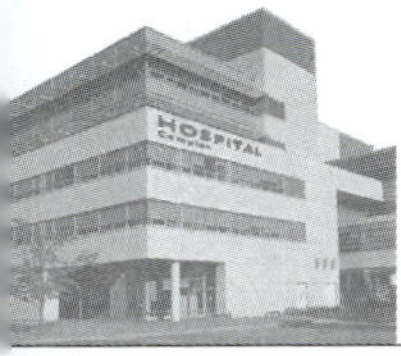

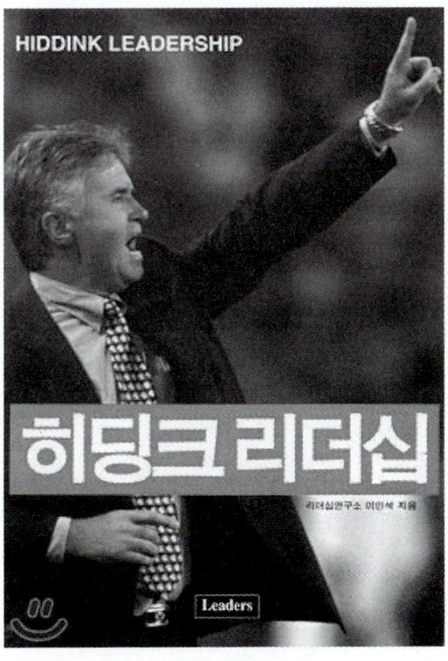

『승리를 부르는 히딩크의 리더십』

이영표 선수는 "그라운드 위에서 히딩크를 위해 죽어야겠다는 생각이 들었다"며 "얼마나 지도자가 선수의 마음을 얻어서 매 경기 100%를 할 수 있도록 만드는 것이 지도자의 핵심이라 생각한다"고 말했다.

히딩크의 리더십은 세 가지로 요약된다.

▲ 설득과 합의 ▲ 맞춤형 동기부여 ▲ 불필요한 위계는 제거하고 효율적 소통과 몰입

히딩크가 체력훈련에만 집중하는 히딩크식 훈련방식에 많은 사람들은 의문을 제기했다. 힘든 체력 훈련에 대해 불만을 갖는 선수들도 있었다. 그러나 과학적인 수치를 제시하며 모든 사람들을 설득하고 합의를 도출해 냈다. 또한, 히딩크 감독은 선수의 심리를 이용하는 능력이 탁월했다. 특히 구성원들의 개성과 성향을 파악하고 그에 맞는 동기부여를 했는데 다루기 힘들었던 안정환, 내성적인 박지성 선수의 길들이기에 성공했다. 아울러 불필요한 선후배 문화나 제도를 모두 없앴다. 특히 선배 선수가 후배 선수에게 일방적으로 지시하는 것을 경계시켰으며, 젊은 선수들과 고참 선수들이 더 자주 소통하며 훈련을 받게 했고, 선후배가 모두 섞여 앉아 밥을 먹게 했다. 이러한 소통은 선수들이 한 팀이 되도록 했고 결국 4강 신화를 썼다. 다양한 인적자원으로 구성된 병원조직은 특히 관리자의 리더십이 중요하다.

제1절 지휘의 의의

지휘란 사전적 의미를 보면, '단체를 통솔하기 위해 하는 행위로 그 중에서도 주로 어떤 목적을 달성하기 위해 하는 통솔을 의미'한다. 조직이 목표를 확립하고 추진계획을 세운 다음 조직화가 완료되면, 이를 효과적으로 수행해 나가기 위해 지휘활동이 요구된다. 여기에서 지휘란 조직 구성원들이 조직의 목표달성에 보다 적극적으로 매진할 수 있도록 도와주는 활동을 말한다. 우리주변의 수많은 조직들을 관찰해 보면, 경영자의 지휘능력에 따라 경영성과가 천차만별인 것을 알 수 있다.

기업에 있어서, 경영자가 어떠한 자질과 능력을 갖추고 구성원들을 지휘해 나가느냐에 따라 기업의 성과가 크게 달라진다. 이러한 원리는 군대조직이나 행정부서, 대학교, 시청과 같은 비영리조직의 경우에도 마찬가지로 적용된다.

그러면 이토록 중요한 지휘기능을 경영자가 효과적으로 수행해 나가기 위해 수행해야 하는 일은 무엇일까? 대체로 리더십(leadership), 동기유발(motivation), 의사소통(communication)의 세 가지 활동이 제안된다.

'삼국지 경영학' 고전에서 배우는 리더십과 인재 활용법을 통하여 탁월한 지도자를 그려낸 기사의 내용을 인용해 보기로 한다.

여기에서는 많은 인생의 교훈을 주는 고전의 대표적 작품인 〈삼국지〉를 경영학적 관점에서 조명한 책으로 저자는 〈삼국지〉의 세 주인공인 조조, 유비, 손권이 보여준 행적에 담긴 경영학적 의미를 풍부한 경험과 예리한 안목으로 짚어내고 있다.

중국의 후한 말 수많은 영웅들이 나타났다 사라지는 상황에서도 조조, 유비, 손권 세 영웅은 살아남았고, 결국 이들은 해냈으며, 어떤 승부수를 띄웠는지를 명쾌하게 설명하고 있다.

조조, 유비, 손권 세 영웅은 현대까지 훌륭한 리더로 손꼽히게 되는 그럴만한 이유가 분명히 있다는 것을 알려 주고 있다. 먼저 조조는 몸소 전장을 누비며 싸움을 주도했다는 점을 배워야 할 것이다. 일반적으로 많은 리더들은 자기는 뒤에서 명령만 내리고 앞장서지 않았으나, 조조는 솔선수범하여 선두에서 지휘를 하였다는 점에서 리더의 참된 모습을 보여주고 있는 것이기 때문에 조조를 위대한 CEO라 칭할 수 있다.

삼국지에 나타난 조조의 모습은 어떤 땐 정면승부를 하였고, 어떤 땐 꾀와 외교로, 또 어떤 땐 거짓된 계략과 속이는 전술로 적을 제압하는 장면이 나오는데, 이런 모습 속에서 조조를 간신이라고도 하지만, 그는 분명히 문무를 겸한 훌륭한 CEO라는 것을 알 수 있다.

조조 진영에는 싸움 잘하는 무장, 꾀가 많은 모사꾼, 병참 보급에 뛰어난 경제 관료, 글솜씨가 좋은 선비, 유능한 사법 관리, 명령만 내리면 돌진하는 행동파에서 대외용으로 모양 좋은 명사 그룹에 이르기까지 그야말로 국가 경영에 필요한 온갖 유형의 인재들이 즐비하였다.

조조는 이들의 특성을 잘 파악하고 있었기 때문에 필요한 때, 필요한 곳에 그런 인재를 잘 등용하여 활용하였을 뿐만 아니라 그는 사람의 잠재력을 재빨리 간파하여 적정한 경력관리를 통해 인재를 육성하기도 하는 등 인재활용에 탁월한 능력을 보여주고 있다.

유비에게서는 위대한 경영자의 이미지를 찾을 수 있을 것이다. 일반적으로 위대한 경영자는 당장 손해를 보더라도 이상과 원칙을 지키는 배짱과 확고한 의지가 필요하다. 적당히 타협하면 보통의 경영자는 될 수 있을지 몰라도 위대한 경영자는 될 수가 없는 것이다. 〈삼국지〉를 읽다보면 유비는 제갈공명이나 방통 같은 참모가 좋은 계책을 건의해도 유비는 이를 받아들이지 않거나 거절하여 애를 먹거나 답답해하는 장면이 많이 나온다. 하지만 말미에 가게 되면 유비의 판단이 옳은 경우가 많았던 사실을 발견할 수 있다. 유비는 마음대로 판단하고 행동해도 이치에 맞는 것이었으며, 지혜롭게 해결하는 능력을 갖춘 타고난 CEO라 할 수 있다.

유비의 리더십은 제갈공명을 자기 사람으로 만드는 삼고초려에서 알 수가 있는데, 훌륭한 사람이라면 자기 사람으로 만들기 위해 지극한 정성을 다하는 모습을 배울 수 있다. 유비와 제갈공명은 공식적으론 임금과 신하의 관계이지만, 실질적으론 같은 이념을 가진 동지요, 가족이며, 공동운명체라고 할 수 있다. 또한 둘은 맨주먹으로 촉나라를 세운 창업동지이기도 하는데, 대개의 경우 창업 동지도 어느 정도 발전을 하게 되면 나중에 안 좋게 헤어지기 쉽다.

하지만 이 둘은 끝까지 아름다운 관계를 유지할 수 있었던 것은 유비의 훌륭한 인재에 대한 정성이 있었기 때문일 것이다. 삼고초려와 같이 좋은 사람을 자기 사람으로 만들기 위해 윗사람이 지극 정성을 다하는 모습이 있어야 하며, 아랫사람은 좋은 주인을 정했으면 목숨을 바칠 각오로 충성해야 된다는 것을 보여주는 교훈이라 생각한다. 유비의 이런 면을 오늘날 많은 CEO들이 배워야 할 덕목이라 생각한다. 아무리 지위가 높다고 하더라도 훌륭하고 기업에 필요한 인재라면 CEO가 직접 자기 사람으로 만드는데 정성을 다해야 할 거라는 메시지이다.

한편, 기업을 창업하기도 힘들지만 창업한 기업이 성장하는 것도 그에 못지않게 어려울 것이다. 하지만 오나라의 손권은 뛰어난 능력으로 국가를 발전시키고 지키는데 성공한 명

CEO라고 할 수 있다. 그는 통이 크고 신중한 성격으로 물려받은 인적 자원을 잘 관리했을 뿐만 아니라 좋은 사람을 많이 초빙하고 육성하였던 CEO라 할 수 있다. 또한 실사구시(實事求是)적 성격에다 생각이 유연했던 인물이라 평가되고 있다.

손권은 원칙 때문에 손해 보는 일은 절대로 하지 않았으며, 실리를 위해서라면 체면에 별로 구애받지 않고 자유롭게 행동하였다는 점에서 특히 외교 감각이 탁월하여 당시 물고 물리는 삼국 관계에서 항상 최선의 선택을 했기 때문에 오나라의 3대째 CEO로서는 가장 이상형이라는 평가를 받고 있는 것이다. 유비에게 제갈공명이 있었다면 손권에게는 육손이 있었다. 손권은 육손을 발탁하는데 있어서 중신들로 하여금 육손을 추천하도록 유도하여, 중신들의 위상을 높여 주었고, 젊은 육손의 위신도 세워주기 위해 세심한 정지작업도 하였다는 점을 배워야 할 것이다. 특히 육손의 임명식을 성대하게 거행해 주었고, 자신의 보검을 직접 풀어 주며, 누구든지 명을 어기면 먼저 참하고 후에 보고하라는 명을 내리는 모습을 보여주고 있는데, 이것은 자신이 믿는 부하에게 전폭적인 신뢰와 권한을 주어 소신껏 능력을 발휘할 수 있도록 해준다는 교훈을 얻을 수 있다. 오늘날 많은 기업의 오너들이 전문경영인을 채용하여 기업을 경영하고 있는데, 손권의 이런 면을 배워야 할 것이다. 사장에게 일을 맡기고도 안심이 되지 않아 의구심을 갖거나 간여하게 되면 사장의 힘이 약해져서 제대로 일을 할 수가 없을 것이다. 일하는 방식은 사람마다 다르기 때문에 일단 맡겼으면 끝까지 믿음을 져버려서는 안 될 거라는 교훈이다(데일리안, 전형구 독서경영 컨설턴트).

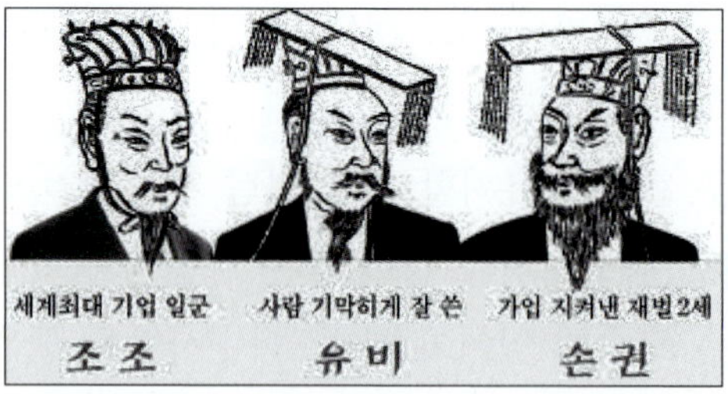

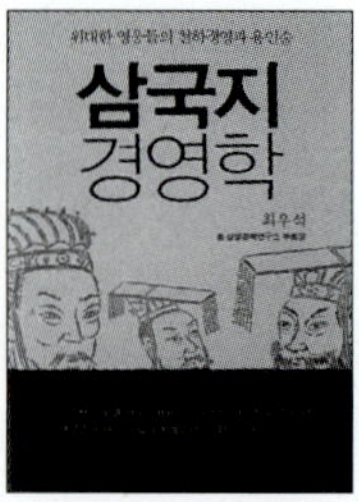

〈삼국지〉라는 책이 워낙 유명한 고전이기 때문에 그 내용은 많이들 알고 있겠지만 세 영웅들의 경영자로서의 평가는 제대로 이해하지 못했을 것이다. 하지만 〈삼국지 경영학〉에서 명쾌하게 그 답을 찾을 수 있다. 기업경영에는 창업을 하는 창업자와 2세 경영을 하는 수성의 경영자가 있다. 조조와 유비는 창업의 CEO이며, 손권은 수성의 CEO이다. 누구보다 뛰어난 능력으로 위나라를 경영한 위대한 CEO 조조, 어진 인품으로 인재를 보물로 여긴 깊고 큰 그릇의 CEO 유비, 실리 외교와 인재 관리로 오나라를 발전적으로 수성에 성공한 수성의 지도자 CEO 손권에게서 오늘날 국가경영과 기업경영에 필요한 지도자의 노하우를 배울 수 있을 것이다.

제2절 리더십(Leadership)

1 의의

오늘날 조직의 성과와 리더십의 질은 밀접하게 관련되어 있다는 것이 여러 가지 연구결과로 이어지고 있다. 유능한 리더십이 성공적인 경영활동을 보장해 주는 것은 아니지만, 중요한 요소인것만은 사실이다. 무능한 지도자는 조직구성원의 사기를 파괴하고 또 능률을 저하시키고 말 것이다. 반면에 성공적이고 강력한 리더십을 가진 경영자는 무기력한 조직을 강하고 성공적인 조직으로 바꿀 수 있는 것이다.

경영자는 리더십을 통하여 조직구성원의 협동을 확보할 수 있다. 또 경영자는 리더십을 통하여 조직구성원들에게 동기를 부여하고 그들을 활용함으로써 조직의 목표를 달성할 수 있게 하는 것이다. 이와 같이 경영자가 가진 리더십의 능률 여하가 조직의 성과를 좌우하는 중요한 요소라는 관점에서 살펴볼 때, 훌륭한 리더십을 가진 경영자를 확보하고 양성하며, 그들에게 효과적인 리더십의 기술을 습득시킨다고 하는 것은 현대조직으로서 매우 중요한 일이라 하겠다.

따라서 리더십이란, '일정한 상황하에서 조직의 목표 달성을 위하여 개인 혹은 집단행동에 영향력을 행사하는 과정'이라고 정의할 수 있다.

2 리더십 이론의 접근방법

리더십에 관해서는 그 동안 수많은 연구들이 진행되어 왔다. 이러한 리더십연구의 접근방법은 그 배경과 흐름에 따라서 지도자의 특성에 착안한 접근방법, 지도자의 행동에 착안한 접근방법 및 상황에 착안한 접근방법으로 구분할 수 있는데 다음과 같이 설명할 수 있다.

첫째, 지도자의 '특성'에 착안한 접근방법(trait approach)

'어떤 (특성을 가진)사람이 리더십이 있을까?'라는 의문에 접근하는 방법을 말한다.

둘째, 지도자의 '행동'에 착안한 접근방법(behavioral approach)

'지도자의 어떤 행동으로 인하여 리더십이 나오는 것일까?'라는 의문에 접근하는 방법을 말한다.

셋째, '상황'에 착안한 접근방법(situational approach)

'어떤 상황에서 리더십이 나오는 것일까?'라는 의문에 접근하는 방법을 말한다.

1) 지도자의 특성에 착안한 접근방법(Trait approach)

리더십 이론은 이와 같은 접근방법에 대한 의문을 답하고자 하는 방향에서 전개되어 왔다. 초기의 리더십 연구는 '지도자의 특성에 착안한 접근방법으로 어떤 특성을 가진 사람이 리더십이 있는가'를 연구하는데에 중점을 두었다. 이러한 연구방법을 리더십의 특성이론(trait theory)이라고 한다.

이 접근방법을 따르는 사람들은 지도자의 특성이 리더십의 성공여부를 결정짓는 핵심적인 요소라고 전제하였다. 즉, 훌륭한 지도자가 되는 데 필요한 특성을 가진 사람은 상황의 변화에 관계없이 성공적인 지도자가 될 수 있다고 전제한 것이다. 이 접근방법에서는 지능이나 기술, 심지어 신체적 조건, 사회학적 요인(몸무게, 키, 나이 등) 등이 성공적인 리더의 조건으로 논의되었다. 특성이론은 위인이론(great person theory)이라고도 한다.

그러나 특성이론의 연구들이 일관성이 없이 동일한 특성을 어떤 연구자는 성공적인 지도자의 특성으로 지적한 것을 다른 연구자들이 실패한 지도자의 특성으로 지적하기도 하였다. 또한, 이들은 지도자가 이들 특성을 얼마나 가지고 있어야 할 것인가, 이러한 여러 가지 특성들과 실제 리더십과의 상관관계가 있는지 제시하지도, 밝혀내지도 못하였으며, 지도자가 갖추어야 할 보편적인 특성을 파악하는 데 실패하고 만 것이다. 따라서 일반론적으로 적용하기에는 무리가 많았다. 그래서 뒤이어 연구되기 시작한 이론이 지도자의 행동에 착안한 접근방법인 리더십의 행위이론이다.

2) 지도자의 행동에 착안한 접근방법(Behavioral approach)

지도자의 내부특성 규명에 실패한 연구자들은 이번에는 외부로 나타나는 지도자의 행동을 관찰하는 방법을 연구하는 것으로 진행했다. 즉, 성과와 성과를 산출하는 지도자의 행동양식 간의 관계를 규명하고자 한 것이다.

지도자의 행동에 착안한 접근방법은 (사람중심) 사람에 대한 관심 차원과 (업무중심) 생산에 대한 관심차원의 두 가지로 구분하고 리더가 어느 차원에 더 관심을 갖는지에 따라 리더십 유형을 구분하고자 하였다. 사람중심의 사람에 대한 관심이 큰 리더는 조직구성원을 신뢰하고 인간적인 관계를 유지하기 위하여 노력하는 리더이며, 업무중심의 생산에 대한 관심차원의 리더는 성과달성 등 과업중심의 리더이다. 초기의 지도자의 행동에 착안한 접근방법은 인간중심의 리더가 과업중심의 리더보다 더 성과가 우월하다고 주장했으나 후에는 과업 및 인간 모두에게 관심을 갖는 리더가 우수한 리더인 것으로 바뀌게 되었다.

근로자 지향적인 리더십을 보여준 「Rensis Likert」의 '관리시스템(management system)'과 개인적 욕구와 조직적 욕구의 공존문제에 집중한 Cris Argyris의 '미성숙 – 성숙의 연결선모형'이 제시되었으며, 가장 많이 알려진 이론이 Blake & Mouton의 '관리모형도(managerial gride)'이다. '관리격자 모형이론'이라고 하는 이 이론에서는 생산중심과 인간중심의 두 가지 리더십 차원을 각각 9등급으로 세분하여 전체 81개의 리더십의 종류로 구분하고 있다. 아래 [그림 8-1]에서 기본적인 리더 유형인 다섯 가지를 설명하면 다음과 같다.

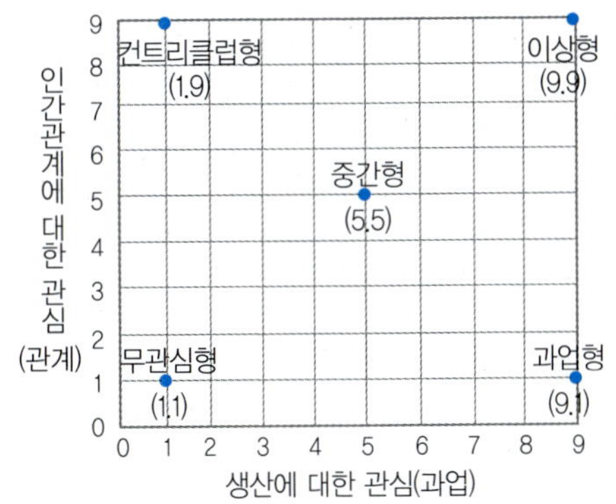

그림 8-1 기본적인 리더 유형

(1) 무기력형 리더(impoverished : 1.1)

'무관심형 리더'라고도 하며, 관리자의 생산에 대한 관심이 인간에 대한 관심과 최소수준에 머무르는 리더십형이다. 이 경우의 관리자는 상위자로부터 하위자로 정보를 전달하는 사람에 불과하다.

(2) 컨트리클럽형 리더(country club. 1.9)

'컨트리클럽형 리더'라고도 하며, 관리자의 생산에 대한 관심은 매우 낮으나 인간에 대한 관심은 매우 높은 리더십형이다. 컨트리클럽에서 골프치면서 인간관계를 도모해 나가는 사람으로 보면 된다.

(3) 과업형 리더(task. 9.1)

'능력지향형 리더'라고도 하며, 관리자의 관심은 업무중심의 의사결정과 과업의 성과에만 있으며, 인간에 대한 관심을 가지고 있지 않은 리더를 말한다.

(4) 팀형 리더(team. 9.9)

'단합형 리더'라고도 하며, 생산과 사람 모두에 관심이 매우 높은 유형의 리더를 말한다.

(5) 중간형 리더(middle of the road. 5.5)

'절충형 리더'라고도 하며, 관리자는 생신과 인간에 대해서 질반씩의 관심을 갖는 리더십 유형이다. 따라서 그는 기업의 생산에 있어서의 요구와 개인의 요구를 모두 충족시키는 타협을 추구하며, 중간수준의 생산과 중간수준의 만족도로 현상유지를 하는 것이다.

지금까지 지도자의 행동에 착안한 접근방법에 의하여 리더십 유형을 살펴보았으나 리더십의 유효성 측면을 설명해 주지 못하고 있다는 문제점이 제기되었다. 즉, 어떤 상황에서는 특정한 리더십 유형이 유효한 것으로 나타나지만, 다른 상황에서는 반대되는 연구결과들이 나타나고 있기 때문이다. 따라서 리더십 유형을 상황과 연결시키려는 '상황에 착안한 접근방법'이 등장하게 되었다.

3) 상황에 착안한 접근방법(Situational approach)

이와 같이 리더십에 대한 행위이론으로도 바람직한 리더 또는 리더십에 대한 유효한 측면의 결론을 얻지 못하자 연구자들은 리더의 행위와 조직의 상황을 연계시켜 특정상황에서 보다 유효한 리더십을 찾고자 노력하게 되었다. 이러한 접근방법을 '상황에 착안한 접근방법' 또는 '리더십 상황이론'이라고 한다. 여기에서는 어떤 상황에서나 유효한 최선의 리더십 유형은 없는 것이며, 리더의 행태가 구체적인 상황에 가장 잘 부합할 때 리더십은 효과적인 것이 될 수 있다고 생각한 것이다. 즉, 효과적인 리더십 유형은 상황에 따라 결정되어야 한다고 하는 것이다. 이와 같은 상황에 착안한 접근방법 중 대표적인 것으로서는 F.E. Fedler의 '상황적응적 이론'을 들 수 있는데 이를 소개하면 다음과 같다.

(1) 상황적응적 이론 개념

F.E. Fedler의 '상황적응적 이론'은 지도자의 특성에 착안한 접근방법을 결부시킨 것으로 이해할 수 있다. 즉, 유효성은 지도자가 가지고 있는 특성과 그가 속해 있는 상황에 따라 결정된다는 것이다. 따라서 상황이론에서는 특정상황에 적합한 리더 유형을 결정하기 위해서는 리더가 특정상황을 얼마나 통제가능한가가 중요한 문제가 된다. F.E. Fedler는 지도자의 리더십 유형의 효율성에 대해 영향을 미치는 상황의 결정변수를 발견하게 되었다.

(2) 상황변수

특정상황에 대하여 리더가 어느 정도로 통제할 수 있는가를 파악해야 하는데 이를 위해서는 상황변수를 분석해야 하는 것으로 F.E. Fedler는 이를 세가지 변수로 보았다.

① 직위권력의 크기(position power)

이는 지도자의 직위로부터 나오는 권력이 집단구성원들로 하여금 지도자의 지시를 어느 정도 따르도록 만들 수 있느냐에 관한 변수이다. 리더의 지위가 부하직원들에게 권한을 얼마나 갖고 있는가로 측정한다. 권한은 주로 부하직원에 대하여 어느 정도로 보상 또는 처벌할 수 있는가 하는 정도로 파악할 수 있으며 강하거나 약한 것 두 가지로 나타낸다.

② 과업구조화 정도(task structure)

이것은 과업이 어느 정도 명확하고 구체적으로 규정되어 있는가에 관한 변수이다. 과업이 명확하게 규정되어 있으면 과업이 명확하지 못한 경우보다 성과수준은 보다 쉽게 통제될 수 있으며, 또 집단구성원들은 성과에 대하여 보다 명확하게 책임을 부담할 수 있게 된다. 따라서 과업의 목표, 과정, 가이드라인이 얼마나 명확한가의 정도로 측정하며 구조화의 정도에 따라 높음과 낮음 두 가지로 나타낸다.

③ 리더와 구성원간의 관계(leader-member relations)

이것은 구성원들이 리더를 어느 정도 신뢰하고 좋아하는가에 관한 변수이다. 즉, 구성원이 속한 집단이 리더에 대하여 어느 정도로 협력적 또는 지원적인가로 측정하며, 협력정도에 따라 두 당사자간의 관계가 좋음과 나쁨 두 가지로 나타낸다.

이와 같은 3가지 결정변수의 조합이 지도자들에 대한 상황의 유효성을 결정하게 한다. 유효성이란 일정한 상황이 지도자들로 하여금 집단에 대하여 영향력을 행사할 수 있게 하는 정도를 말한다. F.E. Fedler는 이와 같은 3가지 결정변수의 조합에 따라 상황을 3가지로 분류하였다.

① 가장 불리한 상황으로서 이것은 직위권력이 매우 약하고 과업구조는 매우 명확하지 못하며, 지도자-구성원 관계가 매우 양호하지 못하는 경우를 말한다.
② 가장 유리한 상황으로서, 이것은 직위권력이 매우 강하고, 과업구조는 매우 명확하며, 지도자-구성원 관계가 매우 양호한 경우이다.
③ 중간정도의 경우로 불리 혹은 유리한 상황으로서 이것은 3가지의 각 결정변수가 모두 중간적인 경우이다.

이러한 세 개의 변수를 조합하면, 8가지 상황이 도출되며 이를 지도자의 입장에서 얼마나 상황이 우호적인가의 정도에 따라 높은 것부터 낮은 것으로 나열한 예시를 보면 [그림 8-2]와 같다.

리더와 구성원과의 관계가 좋으며 집단의 과업구조화 정도가 높고 리더가 직위권력을 행사할 수 있을 때 조직 내에서 리더의 입장과 상황이 가장 유리하다. Fedler에 따르면, 상황호의성이 중간정도 일 때에는(IV, V, VI 상황들) 보다 관용적이고 관계지향적인 리더십 스타일이 최적이라고 한다. 즉, 하급자들이 리더를 보통정도 호의적으로 대해주고 리더가 어느 정도의 권력을 갖고 있으며 하위자들이 수행하는 과업이 약간 애매한 상황에서는 관계중심적 리더십이 최선의 결과를 낳는다는 것이다. 반대로, 상황의 아주 호의적이거나(상황, I, II, III) 또는 비호의적일 때(상황 VII, VIII)에는 과업중심적 리더십 스타일이 최선의 성과를 가져다준다고 본다.

즉, 상황 I, II, III, VII, VIII 에서는 LPC(least preferred co-worker : LPC, 가장 바람직스럽지 못한 동료)와 성과가 부(-)의 상관관계를 가지므로 LPC 점수가 낮을수록, 리더가 과업지향적일 때 성과가 높아지며, 상황 IV, V, VI에서는 높은 LPC 점수를 보이는 관계중심적 리더십이 높은 성과와 관련된다는 것이다.

결론적으로 지도상황에 있어서 지도자와 조직 구성원과의 관계가 우호적이고 업무가 구조화되어 있고 지위에 따른 권한이 많이 부여되어 있는 그러한 유리한 상황이거나, 반대로 지도자와 조직구성원 간에 서로 불신하는 비우호적인 관계에 있거나 업무가 비구조적이고 예측하기 어려우며 지도자의 권한이 약한 그러한 불리한 상황에서는 업무지향형이 효과적이라는 사실과 그리고 유리하지도 불리하지도 아니한 중간 정도의 상황에서는 관계지향형이 효과적이라는 사실을 알 수 있다. 그러나 피들러(Fedler)의 이론은 실증연구에 바탕을 둔 것으로서 실천 지향적이기는 하나 "LPC점수의 의미가 명확하지 않을 뿐 아니라, 리더십의 유효성에 대한 이론적 설명이 결여되어 있다"는 비판을 받고 있다.

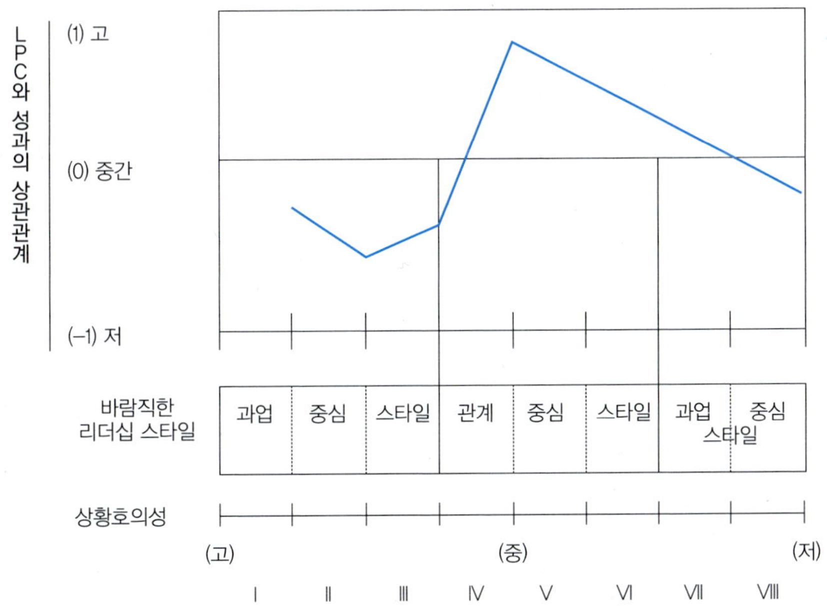

상황변수들	I	II	III	IV	V	VI	VII	VIII
리더–성원관계	좋음	좋음	좋음	좋음	나쁨	나쁨	나쁨	나쁨
과업구조	고	고	저	저	고	고	저	저
리더의 직위권력	강	약	강	약	강	약	강	약

그림 8–2 리더십 유형에 따른 상황변수와의 관계

제3절 동기부여 이론(Motivation theory)

1 동기부여의 개념

관리자는 조직에 속해 있는 개개의 구성원들의 직무수행이 공통의 목적의 달성을 향하여 나아갈 수 있도록 환경을 관리하고 유지하여야 하기 때문에 관리자는 무엇이 구성원들에게 동기를 부여해 주는 것인지 알지 못하면 업무를 수행할 수 없다. 왜냐하면, 관리자의 주요 직무는 구성원들이 기업 혹은 어떤 조직의 목표를 효율적으로 달성할 수 있도록 도와주는 활동을 하는 것이기 때문이다.

인간의 동인(motive)은 의식적이건 무의식적이건 욕구(needs)에 기초를 두고 있다. 어떤 욕구는 음식, 물, 수면, 성욕 등 1차적인 욕구이며, 어떤 욕구는 안전, 교육, 지위 등과 같은 2차적 욕구일수도 있다. 이들 욕구는 개인과 환경, 시간에 따라 그 강도가 다르게 나타난다.

동기부여는 '움직이게 하다'라는 'movere'라는 라틴어에서 유래되었으며, '욕구, 희망 및 이와 유사한 힘을 총칭'하는 일반적 개념으로 '목표를 향한 자발적인 행동을 이끌어 내고 충동질해서 계속하게 하는 심리적 과정'으로 정의될 수 있다.

이와 같이 '어떤 목적을 달성하기 위하여 특정방향으로 행동하도록 유도하는 것' 또는 조금 더 구체적으로 '어떻게 하면 내가 원하는대로 상대방을 움직여서 목표를 달성할 수 있을까'를 연구하는 것이 '동기부여 이론'이다.

동기부여 이론은 크게 내용이론(content theory)과 과정이론(process theory) 그리고 강화이론(reinforcement theory)으로 구분할 수 있다. 내용이론은 어떤 것(what) 때문에 동기가 부여되는지를 연구한 이론으로서, 인간이 어떤 욕구를 지녔으며 욕구를 자극하는 유인이 무엇인가, 즉 동기를 유발시키는 인간내부적인 실체규명에 초점을 둔다. 과정이론은 동기가 어떻게(how) 유발되는가를 설명하는 이론으로서 인간들이 어떤 방법으로 그들의 욕구를 충족시키고 욕구충족을 위해 여러 가지 행동대안 중에서 어떤 행동선택을 하는가에 연구 중점을 둔다. 강화이론은 주요한 보상원천으로서의 환경과 그 환경이 인간의 행동에 어떤 영향을 미치는지를 연구 중점을 둔다.

2 동기부여의 내용이론

동기부여의 내용이론은 동기를 유발시키는 인간내부적인 실체규명에 연구 초점을 두는 이론으로 인간의 욕구와 욕구에서 비롯되는 충동, 욕구의 배열, 유인 또는 달성하려는 목표 등을 설명한다. 따라서 리더는 구성원들의 욕구가 무엇인지, 욕구의 내용이 무엇인지, 어떤 것 때문에 동기부여되는지를 알아야 한다는 주장이 '동기부여의 내용이론'이다. 이 동기부여 내용이론은 매슬로의 연구에서 출발하였다. 아래에서는 내용이론의 대표적인 매슬로의 욕구단계론과 알더퍼의 ERG이론을 중심으로 살펴보기로 한다.

1) 매슬로의 욕구단계론(Maslow's hierarchy of needs)

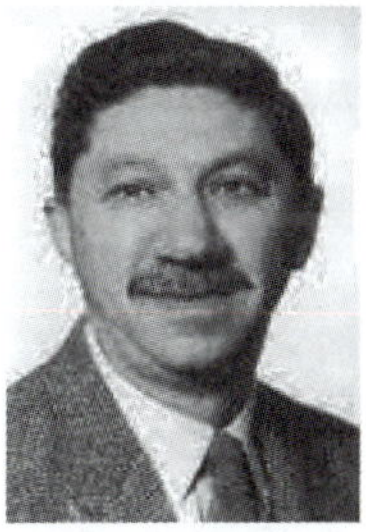

A. Maslow

1954년 발표된 A. Maslow의 욕구단계론은 인간의 욕구가 그 중요도별로 일련의 단계를 형성한다는 동기 이론 중 하나다. 하나의 욕구가 충족되면 위계상 다음 단계에 있는 다른 욕구가 나타나며 이를 충족하고자 한다. 가장 먼저 요구되는 욕구는 다음 단계에서 달성하려는 욕구보다 강하고 그 욕구가 만족되었을 때만 다음 단계의 욕구로 전이된다. 욕구단계론에는 생리적 욕구, 안전의 욕구, 애정과 소속의 욕구, 존중의 욕구, 자아실현의 욕구가 있다.

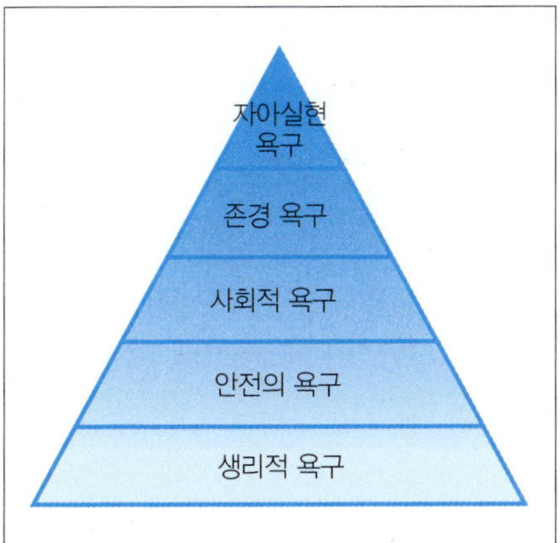

그림 8-3 매슬로의 욕구단계론

① 생리적 욕구(physiological)

허기를 면하고 생명을 유지하려는 욕구로서 가장 기본인 의복, 음식, 가택을 향한 욕구에서 성욕까지를 포함한다.

② 안전의 욕구(safety)

생리 욕구가 충족되고서 나타나는 욕구로서 위험, 위협, 박탈(剝奪)에서 자신을 보호하고 불안을 회피하려는 욕구이다.

③ 애정 · 소속 욕구(love/belonging)

가족, 친구, 친척 등과 친교를 맺고 원하는 집단에 귀속되고 싶어하는 욕구이다.

④ 존중의 욕구(esteem)

사람들과 친하게 지내고 싶은 인간의 기초가 되는 욕구이다. 자아존중, 자신감, 성취, 존중, 존경 등에 관한 욕구가 여기에 속한다.

⑤ 자아실현 욕구(self-actualization)

자기를 계속 발전하게 하고자 자신의 잠재력을 최대한 발휘하려는 욕구이다. 다른 욕구와 달리 욕구가 충족될수록 더욱 증대되는 경향을 보여 '성장 욕구'라고 하기도 한다. 알고 이해하려는 인지욕구나 심미욕구 등이 여기에 포함된다.

후에 매슬로는 자아실현의 단계를 넘어선 자기초월의 욕구를 주장하기도 하였다. 자기초월의 욕구란 자기 자신의 완성을 넘어서 타인, 세계에 기여하고자 하는 욕구를 뜻한다.

2) 알더퍼(C.P.Alderfer)의 ERG이론

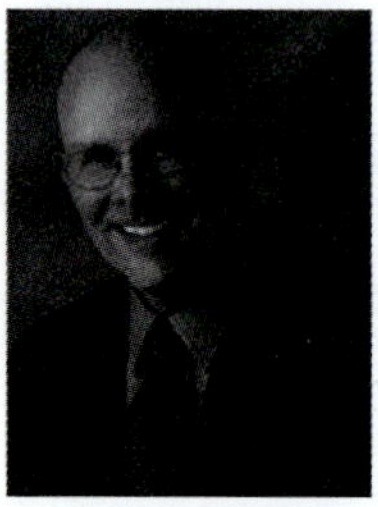

C. Alderfer

ERG 이론은 1972년 심리학자 C. Alderfer가 인간의 욕구에 대해 매슬로의 욕구단계설을 발전시켜 주장한 이론이다. 인간의 욕구를 중요도 순으로 계층화했다는 점에서는 매슬로의 욕구단계설과 동일하게 정의하지만, 그 단계를 5개에서 3개로 줄여 제시하였다는 점과 직접 조직 현장에 들어가 연구를 실행했다는 점에서 차이를 보인다.

ERG 이론에서는 한 가지 이상의 욕구가 동시에 작용할 수 있다는 점과 인간의 행동은 욕구들의 복합적 성격을 추구하고 있다는 점이 특징적으로 나타나고 있다. C. Alderfer의 ERG이론의 기본원리는 욕구좌절, 욕구강도, 욕구만족 세 가지로 설명할 수 있다. ERG 이론에서의 욕구는 존재욕구, 관계욕구, 성장욕구의 세 가지로 나뉜다.

(1) 존재욕구(Existence needs)

기본적인 욕구로 음식, 공기, 물, 임금 그리고 작업조건과 같은 것에 대한 욕구를 말한다. 예를 들면, 배고픔, 갈증, 안식처 등과 같은 생리적, 물질적 욕망으로서 봉급과 쾌적한 물리적 작업 조건과 같은 물질적 욕구가 이 범주에 속한다. 이 존재욕구는 매슬로의 생리적 욕구와 물리적 측면의 안전욕구에 해당한다고 할 수 있다.

(2) 관계욕구(Relatedness needs)

의미있는 사회적, 개인적 인간관계 형성에 의해서 충족될 수 있는 욕구를 말한다. 예를 들면, 직장에서 타인과의 대인관계, 가족, 친구 등과의 관계와 관련되는 모든 욕구를 포괄한다. 관계욕구는 매슬로의 안전욕구와 사회욕구, 그리고 존경욕구의 일부를 포함한다고 볼 수 있다.

(3) 성장욕구(Growth needs)

개인의 생산적이고 창의적인 공헌에 의해서 충족될 수 있는 욕구를 말한다. 예를 들면, 개인의 창조적 성장, 잠재력의 극대화 등과 관련된 모든 욕구를 가리킨다. 이러한 욕구는 한 개인이 자기 능력을 극대화할 뿐만 아니라 능력개발을 필요로 하는 일에 종사함으로써 욕구충족이 가능한 것이다. 이 성장욕구는 매슬로의 자아실현 욕구와 존경욕구에 해당한다고 할 수 있다.

매슬로의 욕구단계설은 생리적 욕구, 안전의 욕구, 사회적 욕구(애정과 소속의 욕구), 존경의 욕구, 자아존중과 자아실현의 욕구까지 5가지로 나뉜다. ERG 이론은 이를 3차원인 존재욕구(Existence needs), 관계욕구(Relatedness needs), 성장욕구(Growth needs)로 축약시켰다. 존재욕구는 매슬로의 생리적 욕구와 안전의 욕구의 일부, 관계욕구는 안전 욕구의 일부, 사회적 욕구와 존경의 욕구, 성장욕구는 매슬로의 존경 욕구의 일부(자아존중)와 자아실현의 욕구로 각각 대응된다. 예를 들자면 연금제도, 보수, 후생 복지 제도, 근무환경에 관한 욕구가 존재욕구에 해당하고 동료 및 상사와의 소통에 대한 욕구가 관계욕구에 해당하며, 능력 발전이나 직업에 대한 자긍심에 대한 욕구 등이 성장욕구에 해당한다.

ERG 이론에 따르면 상위에 있는 욕구를 충족시키지 못하면 보다 하위의 욕구가 더욱 증가하여 이를 충족시키려면 기존의 몇 배나 더 노력을 해야 한다는 것이다.

즉, 욕구를 단계적인 계층적 개념이 아닌 욕구의 구체성 정도에 따라 분류한 것이기 때문에 욕구 간의 순서가 있는 것이라고 파악하는 것이 아니다. 또한, 개개인 마다 세 가지 욕구의 상대적 크기가 서로 다를 수 있으며 개인의 성격과 문화에 따라 달라질 수 있다고 한다.

아래 그림을 통하여 매슬로의 욕구단계론과의 차이점을 설명하면 다음과 같다. 매슬로의 욕구단계론은 만족–진행의 과정만을 갖지만 ERG이론은 좌절/ 퇴행의 과정도 보인다. 즉, 욕구단계론은 하위욕구가 충족되면서 상위욕구로 진행되는 반면 ERG이론은 상위욕구가 충족되지 않을 때에는 하위욕구가 커진다고 보았다. 또한 욕구단계론은 한 사람의 욕구는 단계적으로 한 단계에 대한 욕구만 강조되나, ERG이론은 동시에 둘 이상의 욕구도 추구한다고 보았다.

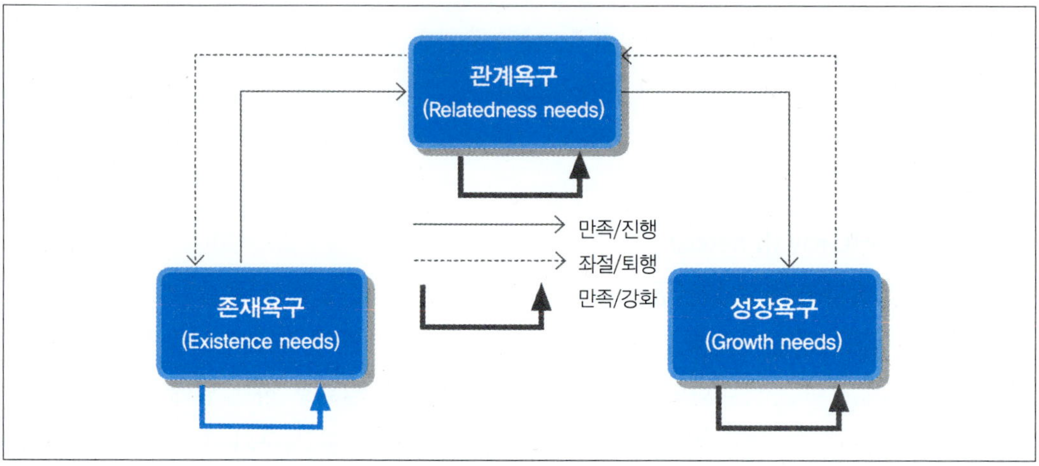

그림 8-4 ERG이론

3) 다른 동기부여 내용이론 요약

위에 매슬로의 욕구단계론과 알더퍼의 ERG이론을 설명했으나 이외에 주요한 동기부여의 내용이론으로 첫 번째 허즈버그(Herzberg)의 동기-위생이론(Herzberg's motivation-hygiene theory) 또는 2요인 이론(two-factor theory)을 들 수 있다. 허즈버그는 환경에 관계된 첫 번째의 욕구범주는 불만을 예방할 수 있는 작용을 한다고 생각했기 때문에 이를 위생요인(hygiene factors)이라고 하였으며, 또 그는 직무 그 자체에 관계된 두 번째의 욕구범주는 보다 높은 업적을 위하여 인간을 동기부여하는데 유효한 작용을 한다고 생각했기 때문에 이를 동기부여요인(motivation factors)이라고 하였다.

위생요인, 즉 불만요인으로서 지위, 개인상호간의 관계, 회사방침과 관리, 감독의 질, 작업조건, 임금, 개인적 생활 등 8가지를 들고 있으며, 이들은 불만요인이지 동기부여요인은 아니다.

동기부여요인, 즉 만족요인은 모두 직무내용과 관련되어 있다. 작업에 관한 도전, 성취, 직무에 있어서의 성장, 책임, 발전, 인정 등 6가지를 들고 있다. 이들 동기부여요인의 존재는 사람들로 하여금 만족감 혹은 불만족이 아닌 무만족감을 느끼게 한다.

두 번째로 매클리랜드(D.C.McClelland)의 욕구이론(needs theory)이 있는데 학습된 욕구이론, 성취동기이론이라고 부르기도 한다. 매클리랜드는 기본적 욕구를 3가지 형태로 파악함으로써 동기부여를 이해하는데 기여하였다. 그는 이들을 권력욕구(need for power:매클리랜드는 이를 기호로 n/PWR로 표시하였다), 친교욕구(need for affiliation: n/AFF) 및 성취욕구(need for achievement: n/ACH)로 분류하였다. 이러한 권력욕구, 친교육구, 성취욕구는 관리에 관련되어 있다. 왜냐하면, 기업이 잘 운영되기 위해서는 이들을 인식해야만 하기 때문이다. 모든 기업과 그것의 모든 부문은 목표를 성취하기 위하여 함께 일하는 구성원 개개인들의 집단을 대표하고 있기 때문에 성취욕구가 가장 중요한 요인이라고 할 수 있다. 또한 욕구에서 권력이 강조된 점이 다른 동기부여 이론과의 차이점이라고 할 수 있다.

이외의 내용이론으로 맥그리거의 XY 이론, 머레이의 명시적 욕구이론, 합리적 경제적 인간모형 등을 들 수 있다.

3 동기부여의 과정이론(Process theory)

근대 심리학이 등장하며 주목받기 시작한 연구는 주로 동기부여의 내용, 즉 어떤 것(what) 때문에 동기부여 되는가에 대해 연구해왔으나 현대 심리학에 이르면서는 동기부여의 과정에 주목하며 외부적인 상황요소에 주목하기 시작했다. 즉, 인간의 motivation이 어떠한 과정을 거쳐서 이루어지는가에 초점을 두게 된 것이다. 내가 열심히 노력한 만큼(과정) 공정한 평가를 받고 있는지, 내가 열심히 직무를 수행하는 일에 대해서 뭔가 보상이 기대된다면 열심히 하려는 동기가 생길 것이다. 이러한 접근법이 '동기부여의 과정이론'이다.

현대 심리학으로 전환되며 시작된 동기부여의 과정에 대한 연구는 아직까지도 활발하게 진행중이며, 대표적인 연구로는 브룸(Vroom, V.)의 기대이론과 포터(Porter, L.)와 로울러(Lawler, E.)의 기대이론, 아담스(J.S.Adams)의 공정성이론 등이 있다. 동기부여의 과정이론은 최근 각종 기업체나 교육기관에서 직무 효율성 및 학업 제고를 위해 적극적으로 활용하고 있는데, 그 중에서도 국내에서 가장 활발하게 쓰이고 있는 아담스의 공정성이론에 대해 알아보자.

1) 아담스(J.S.Adams)의 공정성이론(Equity theory)

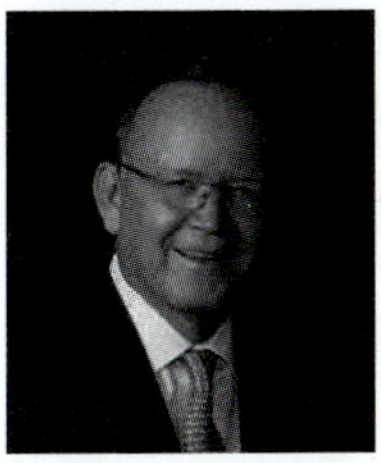
J.S.Adams 상원의원

공정성이론은 사람들은 자기 자신의 투입(input)대 산출(output)의 비율을 동일한 직무상황내에 있는 다른 사람들의 투입대산출의 비율과 비교한다는 것이다. 그리하여 이 두 비율들이 같을 때는 공정성이 지각되고, 이 두 비율간의 어느 한쪽이 크거나 혹은 작을 때는 불공정성이 지각된다. 즉 사람들은 『자신의 비율』을 『타인의 비율』과 상대적으로 비교한 후 그『결과에 대하여 반응』한다는 것이다.

예를 들어 A와 B가 있다고 가정해 보자.

A의 경우 투입을 Ip, 산출을 Op라 하고, B의 경우 투입을 Io, 산출을 Oo라고 가정한다면, 이 때의 가정은 다음과 같은 것 중의 하나가 될 것이다.

① : Op/Ip = Oo/Io

② : Op/Ip 〈 Oo/Io 또는 Op/Ip 〉 Oo/Io

①의 경우에는 공정성을 지각하지만, ②의 경우에는 불공정성을 지각하게 될 것이다. 불공정성이 지각되게 되면, 긴장감이 발생하므로 그 사람은 공정성을 회복하는 방향으로 행동하게 된다. 즉, 자기자신의 투입과 산출을 변경시키거나 혹은 타인의 투입과 산출을 변경시킨다든지 혹은 비교대상이 되는 타인을 다른 사람으로 선택하거나 심지어는 직장을 그만두기까지 한다는 것이다. 또한, 자신이 다른 사람에 비해서 과대한 보상을 받고 있다고 지각하게 되면 보다 열심히 일함으로써 자신의 투입을 증가시키려고 하고, 만일 과소한 보상을 받고 있다고 지각하게 되면, 노력을 줄인다든가 하여 투입수준을 감소시키게 된다고 한다.

따라서 이 이론은 기업이 금전을 동기부여요인으로 사용하기 위해서는 사람들의 성과를 정확히 파악하고 그들에게 성과 이상의 금전적 보상을 해줄 필요가 있음을 시사하고 있다.

또한, 업무 현장에서 개인이 지각하는 공정성을 '조직 공정성'이라고 하는데 이는 세 가지로 나눠볼 수 있다.

첫째, '분배 공정성'이란 결과의 공정성에 대한 개인의 인식으로 같은 조직 안에 있는 동료들 사이의 결과를 비교하며 공정성을 판단하게 된다.

이를 활용한 예시로는 프로 스포츠가 있는데, 스포츠 팀의 경우 팀 내 기여도에 따라 차등적으로 연봉을 계약함으로써 선수들 사이의 동기부여가 발생하게 한다.

두 번째로는 '절차 공정성'이 있다.

절차 공정성이란 결과가 도출되는 과정에 대한 공정성 인식으로서 결과의 공정성에 이의를 느낀 이들이 이의를 제기하는 데에 분배의 문제보다는 절차 공정성에서 문제를 찾는 경우가 더 많다. 기업체에서는 절차 공정성에 대한 개인의 인식을 끌어올리기 위해서 각 개인을 의사결정 과정에 참여시키고, 해당 과정의 규칙과 절차를 명확히 하며 의사결정의 단계를 공개적으로 진행해야 한다.

셋째, '상호작용 공정성'이 있는데 이는 개인이 조직 내에서, 혹은 조직 내의 구성원 사이에서 존중받고 있음에 대한 지각을 의미한다. 이는 단순한 결과나 과정을 떠나 대인관계적인 측면과 연결되는데, 타인을 상대할 때 일반적인 경우보다 많은 정보를 제공하고 타인에 대한 존중을 표현할 경우 타인이 현 상황이 공정성이 높다고 판단하게 된다.

2) 브룸(V.Vroom)의 기대이론(Expectancy theory)

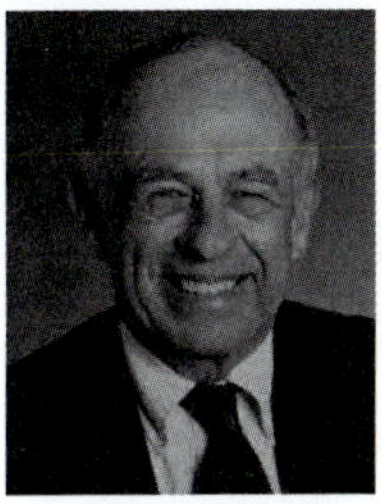

V.Vroom 예일대 교수

기대이론은 구성원 개인이 갖는 욕구의 정도인 '동기의 강도(motivation strength)'에 의하여 동기부여 정도가 업무에서의 행동양식을 결정한다는 이론이다. 동기의 강도는 '자신이 행할 행동이 가져올 결과에 대하여 인식하고 있는 가치'와 '그러한 결과가 실현가능할 것으로 인식하고 있는 가능성 정도'에 의하여 결정된다.

예를 들어 설명하면, 돈이 필요하여 아르바이트를 하려고 하는 어느 대학생이 식당의 배달알바를 제안을 받게 되었는데, 배달을 하루 10건 이상씩을 할 때 월 100만원을 받는다고 한다. 이 때 이 학생은 교통사고의 위험이 있는 배달일을 할 것인지 하는 동기의 강도는 다음 두 가지의 요인에 의하여 결정될 것이다. 하나는 '100만원의 가치를 어떻게 생각하고 있는가'이고 다른 하나는 '그 학생이 스스로 느끼고 있는 배달업무를 성공적으로 실현할 가능성'이다. 100만원의 가치를 높이 평가하고 음식점 배달업무를 사고없이 성공할 가능성이 높다고 판단할수록 이 아르바이트에 대한 욕구가 강해질 것이다.

동기의 강도 = 행동의 결과에 대한 인식의 가치 × 결과의 실현인식 가능성 정도

음식점배달 아르바이트 동기의 강도 = 100만원의 가치에 대한 인식 × 배달업무 성공가능성

4 동기부여의 강화이론(Reinforcement theory)

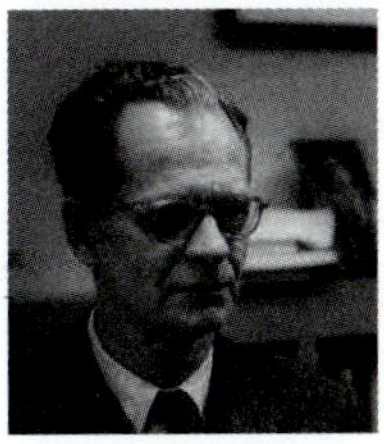

B.F.Skinner
하바드대 교수

전술한 동기부여의 내용이론이나 과정이론은 어떤 것(what)과 어떤 과정(how)에 의한 것이라면 강화이론은 인간의 행동이 환경적인 결과에 의하여 결정된다고 본다. 즉, 인간의 행동에 변화를 주기 위한 행동수정전략으로 다루어지는데 인간은 학습에 의해 그들의 행동을 바꾸고 지속시켜 나간다. 내용이론이나 과정이론은 동기부여나 인간의 행위를 설명하기 위하여 개인을 중심으로 연구하는 것이라면 강화이론은 외부적인 환경과 인간행위의 결과에 초점을 둔다. 강화이론의 기본전제는 효과의 법칙이라는 것이다. 이 법칙에 의하면 어떤 행동을 했을 때 그 결과가 즐거운 것이라면 그

행동은 반복될 가능성이 높다. 효과의 법칙(Law of effect)은 동물이 어떤 반응을 하였을 때 그 반응이 결과적으로 동물에게 즐거움을 초래할 경우 다음의 유사상황에 놓였을 때 그 반응이 일어나기 쉽다는 것이다. 이를 응용하여 조작적 조건화 개념을 도입하였다. 조작적 조건화는 예를 들면, 관리자가 부하직원에게 직무수행방법을 알려줬을 때 부하직원이 직무를 잘 수행하고 그로 인하여 관리자에게 칭찬을 받는 것을 말하는데 효과의 법칙이 조작적 조건화를 이루고 이를 경영학에서도 원용을 하여 조직의 행동수정(OB Mod : Organizational Behavior Modification)이라는 용어로 나타났다. 이 이론이 강화이론이다. 따라서 강화이론은 위 내용과 같이 체계적으로 조직구성원의 바람직한 행위는 강화시키고 그렇지 않은 행위는 제거하기 위하여 강화의 원칙을 적용하는 것이다. 원래 강화(reinforcement)는 「자극→반응→결과」에서 행동의 결과를 강화라고 하는데, 의미는 같은 행동이 반복해서 일어나게 하는 것 또는 학습자가 이미 갖고 있는 느낌이나 태도, 지식을 더 견고히 해 주는 것을 말한다. 조작적 조건화에서 사용되고 있는 강화전략은 바람직한 행동을 증가시키기 위한 강화전략과 바람직하지 못한 행동을 감소시키기 위한 강화전략으로 구분되며, 전자는 긍정적 강화와 소극적 강화가 있으며, 후자는 벌과 소멸이 해당한다.

1) 바람직한 행동을 증가시기키 위한 강화전략

(1) 긍정적 강화전략 또는 적극적 강화전략(positive reinforcement)

조직에 바람직한 행동이 일어난 후에 긍정적 자극을 주어 그 행동을 반복시키는 강화전략으로 칭찬, 금전 등의 보상을 하여 자신의 행동이 즐거운 결과를 가져왔다고 느끼게 함으로써 그러한 행동을 강화시키는 전략이다.

(2) 부정적 강화전략 또는 소극적 강화전략(negative reinforcement)

조직에 바람직한 행동이 일어난 후에 부정적인 자극을 제거, 감소시켜 그 행동을 반복시키는 강화전략이다. 즉, 종업원이 자신이 한 행동으로 인해 조직에 바람직하지 않은 결과가 야기될 것을 제거하게 함으로써 리더가 원하는 행동을 강화하려는 전략이다. 예를 들어 긍정적 강화전략과 부정적 강화전략을 비교 설명하면, 어느 대학생이 있고, 엄마가 원하는 것이 공부를 열심히 하는 것이라고 가정을 하자. 긍정적인 강화전략에 의하면 공부를 잘하는 자식에게는 칭찬을 해준다. 부정적 강화전략에 의하면 공부를 열심히 하는 자식에게는 잔소리를 하지 않는다. 잔소리를 듣기 싫으면 계속해서 열심히 공부할 것이다.

2) 바람직하지 못한 행동을 감소시키기 위한 강화전략

(1) 소멸(extinction)

조직에 바람직한 행동결과가 나타났을 때 예상되는 즐거운 결과인 칭찬이나 보상을 하였으나, 바람직하지 않은 행동이 일어난 후에는 이를 주지 않음으로써 좋지 않은 행동을 제거하거나 감소시키는 강화전략을 말한다.

(2) 벌(punishment)

조직에 바람직하지 않은 행동결과가 나타났을 때 부정적 자극을 주어 그 행동을 감소시키거나 제거시키는 강화전략을 말한다. 이러한 벌이 부정적 강화전략과 다른 점은 벌은 바람직하지 않은 행동을 감소시키려고 하는 것이고, 부정적 강화전략은 바람직한 행동을 증대시키고자 하는 것이다. 벌은 업무의 성과가 나쁜 종업원의 경우 성과급을 안준다든가 아니면 감봉징계를 하여 부정적 자극을 주는 것을 말한다.

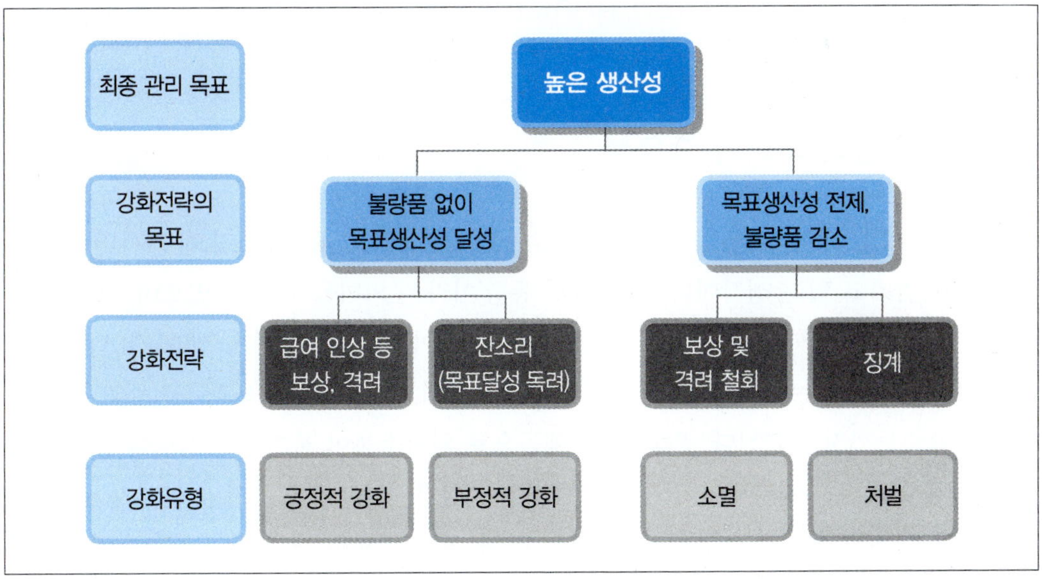

그림 8-5 강화이론의 예

[그림 8-5]에서 보면, 긍정적 강화와 부정적 강화의 목표는 '불량품없이 목표생산성을 달성하는 것'이다. 이를 위하여 긍정적 강화에서는 이 목표가 달성시에는 급여인상 등 보상, 격려(칭찬)를 한다. 부정적 강화는 이 목표를 달성하기 위해서 일을 잘하고 있을 때에는 잔소리를 하지 않는다. 반면, 소멸과 벌의 목표는 '목표생산성 달성이 전제된 상태에서

불량품 생산을 줄이는 것'이다. 이를 위하여 불량률이 높으면 성과급을 안주거나 감봉할 수 있다. 이와 같이 강화는 조직에 대한 개인의 바람직스러운 행동을 증가시키거나 바람직하지 못한 행동을 감소시킨다.

이러한 강화요인을 제공함으로써 개인의 행동을 유발시키거나 혹은 다른 행동을 중단시키려 할 때에는 강화스케줄을 작성해야 한다. 이 강화스케줄에는 행동이 일어날 때 마다 강화를 하는 연속적 강화와 부분적 또는 불규칙적으로 강화요인을 제공하는 단속적 강화가 있다. 단속적 강화에는 일정 간격마다 제공하는 강화요인인 고정간격법(예, 급여. 정기상여금 등), 일정량의 비율로 강화요인을 제공하는 고정비율법(예, 정기판매수당 등), 불규칙한 시간 간격으로 강화요인을 제공하는 변동간격법(예, 인센티브. 칭찬 등), 불규칙한 비율로 강화요인을 제공하는 변동비율법(예, 차별성과급–동기부여에 효과적) 등이 있다.

제4절 의사소통(Communication)

1 의사소통의 의의와 중요성

의사소통 또는 휴먼 커뮤니케이션(human communication)은 사람의 의사나 감정의 소통으로 '가지고 있는 생각이나 뜻이 서로 통함'이라는 의미를 지니고 있으며, 인간이 사회생활을 하기 위해서 가장 필수적으로 가지고 있어야 하는 능력이다. 상호 간 소통을 위해 사용되는 매체로는 구어와 문어는 물론 몸짓, 자세, 표정, 억양, 노래, 춤 등과 같은 비언어적 요소들까지 포함된다. 위와 같은 행동으로 의사소통이 불가능한 사람들을 위해 많은 도구와 치료법이 개발되어 있으며 일반적인 소통을 하는 데에는 거의 문제가 없다. 언어적 능력이 발달하지 않은 동물들의 경우 호르몬이나 변뇨의 냄새 또는 울음소리로 의사소통을 한다. 현대의 경우 인터넷의 발달로 직접적인 소통 외에도 네이버 · 다음 · 네이트와 같은 포털 사이트, 카톡, 페이스북 · 트위터와 같은 소셜 네트워크 서비스로도 불특정 다수와의 의사소통을 이룰 수 있다. 이와 같은 의사소통이 오늘날 특히 중요하게 되는 이유는 다음과 같다.

첫째, 경영규모가 확대되고 관리가 복잡화 되었다. 이에 따라 경영계층이 증가하고 스탭이 증가하게 되자 상하계층간 그리고 라인과 스탭간의 원활한 의사소통이 중요하게 되었다.

둘째, 노동조합을 중심으로 근로자들의 욕구가 분출되었으며, 노동조합을 통해서 활동이 강화됨에 따라서 이들에 대한 의사소통이 중요하게 되었다.

셋째, 관리에 있어서 인간관계가 보다 중요시됨에 따라 의사소통을 개선하여 종업원의 사기를 높여주어야 할 필요성이 더욱 증대하게 되었다.

넷째, 코로나 바이러스와 같은 환경변화와 개인간의 휴먼 커뮤니케이션의 증대로 카톡에 의한 결재가 가능해 지고 트위터와 같은 소셜네트워크로 인사통보가 이루어질 만큼 급속하게 사회의 변화가 진행되고 있으므로 다양한 의사소통의 필요성이 요구되고 있다.

2 의사소통의 목적

의사소통의 목적은 기업이 바람직한 행동을 취하도록 변화에 영향을 미치는 것이다. 기업은 제품의 가격, 경쟁사의 기술, 정부의 정책방향 등에 대해 정보를 필요로 하고 있다. 이와 같은 정보들은 기업의 정책결정에 필요한 의사결정을 수립하는데 중요한 기준이 된다. 정보를 수집하고 대응하는 것은 오늘날의 기업의 생존과 성장을 위해서 필수적인 것이 되고 있다.

이러한 의사소통의 목적은 기업내적 목적과 기업외적 목적으로 구분할 수 있다.

1) 기업내부의 목적

의사소통은 기업내의 다양한 관리직능을 통합시키기 위하여 존재하며, 또한, 이는 다음과 같은 사항들을 위하여 필요하다.

① 의사소통은 기업 목표를 설정하고, 설정된 목표를 구성원들에게 전달하기 위하여 필요하다.

② 의사소통은 기업 목표를 달성하기 위한 계획을 수립하기 위하여 필요하다.

③ 의사소통은 인적자원 및 기타 자원을 가장 효과적이고 효율적인 방법으로 조직화하기 위하여 필요하다.

④ 의사소통은 조직의 구성원들을 선발하고 인력을 개발하며, 평가하기 위하여 필요하다.

⑤ 의사소통은 사람들을 지휘하고 동기부여하고 또 그들이 자발적으로 공헌할 수 있는 환경을 창조하기 위하여 필요하다.

⑥ 의사소통은 개인과 조직의 성과를 평가하기 위하여 필요하다.

2) 기업외부의 목적

의사소통은 기업과 그 기업외적 환경을 연결시키기 위하여 필요하다. 관리자는 의사소통을 통하여 고객의 욕구, 공급자의 이용가능성, 주주의 요구사항, 정부의 정책, 법규 및 지역사회의 관심을 알 수 있게 된다. 그렇기 때문에 기업은 환경과 상호작용하는 개방시스템으로 구축되어야 하는 것이다.

3 의사소통이 이루어지는 과정

의사소통은 크게 4단계로 이루어진다.

1) **1단계** : 의사소통은 생각 또는 아이디어의 발신자(송화자, sender)로부터 시작한다. 그리고 이것은 수신자(수화자, receiver)가 이해할 수 있도록 암호화(기호화, encoded)하여 표시된다. 의사소통의 대표적인 형태는 언어이다. 발신자는 그 밖에도 몸짓, 표정 등을 사용하여 의사소통하기도 한다.
2) **2단계** : 발신자가 표현한 의사가 의사소통 경로를 통하여 수화자에게 전달된다. 의사소통의 통로는 필기한 메모, 전화, 컴퓨터, 전신, 텔레비전 등의 매개체를 통하여 전달된다.
3) **3단계** : 메시지의 수신자가 정보를 수령하는 것이다. 그리고 메시지를 생각으로 전환하는 해석과 이해가 이루어진다.
4) **4단계** : 의사소통의 결과로서의 변화로 실제로는 의사소통 경로의 밖에 위치해 있으나 넓은 의미에서 볼 때 의사소통의 목적은 변화에 영향을 미치는 것이다. 수신자는 발신자의 메시지가 원래 발신자가 전달한 의미인지 확인한다. 이를 의사소통의 피드백이라 하며 이 단계는 수신자가 필요한 경우에만 이루어진다.

의사소통과정에서 이를 방해하는 괴음(잡음)이 나오는데 이는 메시지를 수신할 때 주의를 기울이지 않는 것을 말하는데 의사소통의 유효성을 검증하기 위해서는 반듯이 피드백이 이루어져야 한다.

이를 그림으로 표시하면 [그림 8-6] 의사소통의 모형과 같다.

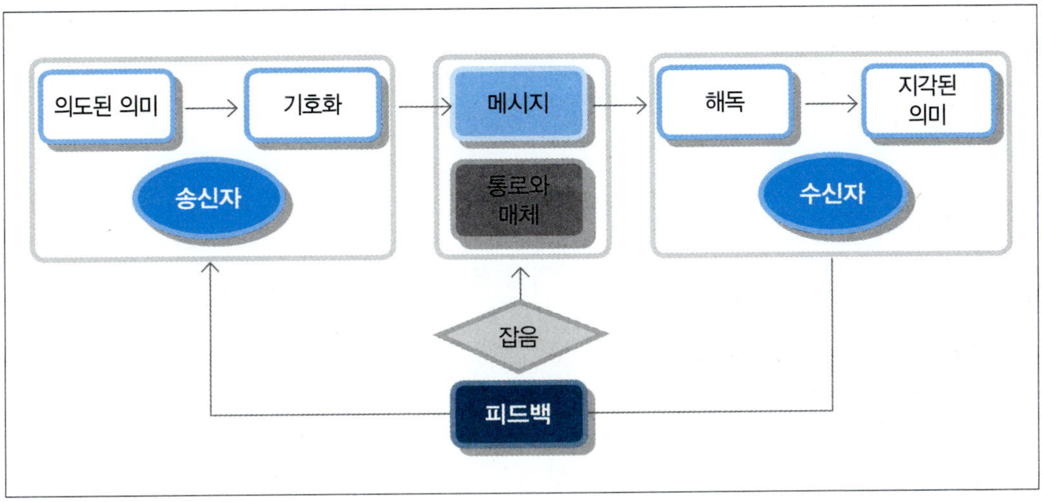

그림 8-6 의사소통과정의 모형

4 의사소통의 원칙

의사소통의 내용이 발신자의 의도대로 수신자에게 전달되려면 다음과 같은 원칙들이 갖추어져야 한다.

1) 명료성의 원칙

이것은 수신자가 이해하기 쉽게 전달할 내용을 간결한 문장과 평이한 언어를 사용해야 한다.

2) 일관성의 원칙

이것은 전달내용의 전후가 일관적이어야 한다는 것이다.

3) 적시성의 원칙

이것은 의사소통이 적절한 시기를 택해서 이루어져야 한다는 것이다.

4) 적량성의 원칙

이것은 전달내용이 과다하지도 과소하지도 않은 적정량이어야 한다는 것이다.

5) 분포성의 원칙

이것은 의사소통이 최고층에서 하위층에 이르기까지 관련된 수신자에게 꼭 전달되어야 한다는 것이다.

6) 적응성의 원칙

이것은 수신자가 구체적 상황에 따라 탄력적 행동을 취할 수 있도록 전달내용이 융통성을 가져야 한다는 것이다.

7) 수락성의 원칙

이것은 수신자가 전달내용에 대하여 타당성을 인정하고 이것에 대하여 적극적인 반응을 나타내야 한다는 것이다.

5 의사소통의 장애요인과 개선방안

1) 의사소통의 장애요인

의사소통은 여러 가지 원인 때문에 비효과적 혹은 불완전한 의사소통이 되는 경우가 많은데 이와 같은 장애요인을 살펴보면, 다음과 같다.

(1) 전달수단의 불완전성이다. 말이나 글, 몸짓 등의 결함으로 인하여 장애가 발생할 수 있다. 예를 들면, 의사소통 경로 중 문서를 이용하는 경로는 일반적으로 전달할 메시지의 내용을 쉽고 빠르게 확산시켜야 할 때 그리고 전달내용이 공식적이고 권위를 담아야 할 때 채택되는 의사소통 경로이다. 반면 구두경로는 설명하기 복잡하고 즉각적인 피드백이 요구되는 상황에서 유효하며, 보다 개인적이고 감정적인 의사소통이 필요할 때는 두 경로 모두를 충분히 활용하기가 쉽지 않다. 관리자는 상황에 알맞은 의사소통 경로를 적절히 활용하는 역량을 가져야 할 것이다.

(2) 수용태세의 미흡이다. 예를 들면, 어떤 사람이 다른 무엇인가에 집중되어 있을 경우 메시지가 전달될 경우 무의식적으로 처리하는 경우가 많다.

(3) 전문화에 의한 편견이다. 현대조직은 고도로 전문화되어 가고 있으므로 자기의 전문기능에 대해서 가지고 있는 고정관념 때문에 의사소통이 제약을 받게 된다.

(4) 지리적 거리이다. 지리적으로 먼곳으로부터의 의사소통은 정확성이 결여되기 쉽고

시간적으로 지연되는 경우가 많다.

(5) 비언어적 신호에 대한 잘못된 해석이다. 특히 요즘같이 SNS가 발달된 경우 언어도 아닌 언어 사용으로 상대방이 잘못된 해석을 하는 경우와 또는 손짓, 발짓, 얼굴표정, 눈짓 등 신체를 이용하는 제스처에 의한 의사소통이 그것이다.

2) 의사소통의 개선방안

이상과 같은 의사소통의 장애요인을 극복하고 그 효율성을 높이기 위해서는 다음과 같은 점이 고려되어야 한다.

① 인간관계를 개선하고 집단구성원간의 심리적 거리를 단축시켜 의사소통이 원활하게 이루어질 수 있는 분위기를 조성해야 한다.

② 전달수단의 정밀도를 높여야 한다. 이를 위해서는 언어는 가능한 명료하고 일관성이 있어야 하며, 계량화가 가능한 정보는 숫자로 표시하여 전달하는 방법이 바람직하다. 그리고 한 조직단위의 구성원들은 한 지역 및 한 건물에 집합되도록 시설을 개선해야 한다.

③ 조직내에 의사소통을 조정 · 통제하는 전문집단을 두고 이를 활용함으로써 의사소통의 누락, 부정확 등을 방지할 수 있다.

④ 의사소통 과정의 피드백을 강화함으로써 전달의 정확성을 확보해야 한다. 즉, 공식적인 조직에서는 피드백 활동이 각자 개인적으로 이루어지게 할 것이 아니라 전체 조직 차원에서 반드시 피드백이 이루어지도록 강제적인 피드백 체계를 구축해야 한다.

6 의료기관에서 이루어지는 의사소통 사례

1) 사례 1 - 환자중심 대화로 의료분쟁 감소 효과

의료진과 환자사이의 적절한 의사소통이 치료효과를 높이는 것은 물론이고 의료분쟁도 감소시킨다. 무엇인가 불안한 상태에서 병원을 찾아와 의사를 만나는 환자의 입장에서는 의사와의 원활한 의사소통 하나만으로도 마음의 안정을 찾고 치료효과를 얻을 수 있기 때문이다.

서울대 인문대 박용익 교수는 최근 중앙대병원에서 개최된 대한의료커뮤니케이션학회 봄철학술대회에서 "환자중심적 병력대화 수행평가 방법"이란 주제로 변화하는 의료현장에서 보다 나은 의사소통 환경을 위해서는 환자중심적 병력대화가 필요하다고 강조했다.

환자중심적 병력대화는 환자가 필요로 하고 선호하는 것을 환자수준에서 이해하고 적절히 반응하기 위한 대화법을 말하는 것으로 △환자권리 존중 △생의학 영역의 정신사회적 요인의 통합 △환자중심 진료모델의 발달 등에 의해 그 중요성이 더욱 강조되고 있다.

이 대화법은 △구체적으로 잘 모를 경우 확인질문을 하라 △이야기 전개가 원활하지 않을 경우 개입하라 △환자의 감정에 주의를 기울이라 △신뢰하고 검증하라 △침묵은 금이다 △자신의 불편한 점을 말할 수 있는 시간을 제공하라 △계속 말할 수 있도록 격려하라 등 수십 가지의 규범으로 구성돼 있다.

특히 기존 병력대화의 문제점으로 지적된 개인의 다양성과 편차를 무시한 천편일률적인 진행 그리고 지나친 통제와 의료적 문제에 성급하게 집중해 가설과 자신의 관심사를 말할 수 있는 능력을 제한하고, 환자의 견해를 무시하거나 유치한 것으로 치부 또는 환자의 관심을 고려하지 않던 점 등을 보완한 대화법을 말한다.

환자중심적 병력대화는 환자가 하고 싶은 이야기를 더욱 완성적인 형태로 말할 수 있으며 의사가 경청하고 생각할 수 있는 시간과 여유를 확보할 수 있다. 또 의료진은 더욱 효과적인 진단근거를 얻을 수 있고 환자는 만족도와 순응도는 물론 지식을 얻게 돼 의료진에 대한 재방문과 의료소송의 감소효과가 크다.

실제로 이 환자중심적 병력대화는 의료진과 환자 간의 원활한 의사소통을 도와 진료의 효율성과 치료효과를 높이며 의료분쟁 소지를 줄이는 것은 물론 혈압, 혈당 감소, 입원기간 감소, 위중한 환자의 임종개선 등의 직접적 치료효과가 있는 것으로 알려졌다.

우선적으로 의료진과 환자 간의 의사소통은 쌍방의 의사교환을 통해 이뤄져야 하며 무엇보다 환자의 의견을 경청하는 것이 중요하다고 할 수 있다.

의사소통 문제가 진료현장에서 중요한 문제로 부각되면서 이에 대한 관심이 집중되고 있어서 국내 현실에 맞는 의사소통 가이드라인의 필요성도 제기되고 있다.

의사의 말 한마디가 환자에게 미치는 영향이 적지 않다는 사실을 고려해 환자와 소통하려는 의사들의 환자중심 진료방식을 개발해야 할 때다. 이를 통해 신체의 병만이 아닌 마음의 병까지 치료할 수 있는 의사가 될 수도 있을 것이다(병원신문. 박현 기자. 2010.3.1).

2) 사례 2 - 의사소통문제 해결하기(골든와이즈닥터스 김용기 의료경영센터장. 2018.2.14.)

병원의 내부를 점검하는 차원에서 병원내부 및 외부와의 의사소통에 대한 점검 및 안정적으로 운영해 나갈 수 있는 방법에는 여러 가지 다양한 방법이 있겠지만 크게 두 가지로 나누어 본다면 첫 번째는 “병원의 내부업무 기획과 실행 프로세스”에 대한 부분이 그 하나이고, 두 번째는 "병원 내 · 외부 의사소통을 원활하게 하기"를 들 수 있을 것이다.

여기에서는 "병원 내 · 외부 의사소통을 원활하게 하기"위한 방안에 대해서 살펴보자.

(1) 환자에 관한 직원 간 의사소통 문재

환자가 병원을 방문하면 질병에 대한 두려움과 긴장 또는 병원의 시설 및 직원에 대한 불편한 사항에 대하여 이야기를 하고, 그 사항에 대해서 다음에 방문하였을 때에는 똑같은 상황이 일어나지 않기를 바란다. 그러나 실제로 병원에서는 환자에게 같은 실수를 반복하게 되고 그럴 경우 환자는 컴플레인(Complaint)을 하거나 다시 방문하지 않는 경우가 많다.

그렇다면 환자에 대한 정보를 공유하고 똑 같은 실수를 반복하지 않으려면 어떻게 해야 할까?

먼저, 직원들 간에 환자에 대한 정보를 나눌 수 있는 시간을 확보하는 것이다. 그 방법으로는 매일 업무 시작 전에 오프닝 미팅을 갖는 것이다. 이 시간을 통하여 그날 진료할 환자에 대해서 미리 환자 정보를 공유하고 주의사항에 대해서 구체적으로 이야기함으로써 같은 실수가 재발하지 않도록 하는 것이 중요할 것이다.

또한 업무 종료 후에는 클로징 미팅을 실시하여 당일 진료한 환자에 대한 특성 및 컴플레인에 대하여 공유하는 시간을 가지도록 하며 그날의 특이사항이나 컴플레인 내용은 해당 환자의 차트에 꼭 기재하도록 하여서 다음 환자가 방문하였을 때에는 오프닝 미팅 시 다시 한 번 확인 할 수 있도록 한다. 이와같은 프로세스를 만드는 것만으로도 의사소통에 관한 문제를 해결하고 아울러 병원의 신뢰도를 높일 수 있을 것이다.

(2) 병원과 직원간 의사소통 문제

일반적으로 병원 내부에서 발생하는 의사소통의 문제는 의외로 회의시간에 발생하는 경우가 많다. 일반적인 병원의 회의는 병원장의 일방적인 지시사항과 전달사항을 전하고 직원들이 병원장의 이야기를 받아 적는 형식으로 진행되는 경우가 많다. 이러한 회의는 회의에서 진행되었던 사항들이 "그날 회의로 끝나는" 경우가 대부분이다. 병원(조직)과 직원간 쌍방향 회의가 되도록 해야 한다.

이를 위해서는 먼저, 회의 체계 및 진행방법, 제대로 된 사후 관리를 명확히 함으로써 해결할 수 있을 것이다.

회의의 진행방법을 살펴보면 회의의 담당자를 정한 뒤 그날 진행할 회의의 안건을 가지고 회의에 참석하도록 하며, 회의의 진행은 담당자가 맡아서 진행하고 끝나면 반드시 회의록을 작성하도록 한다.

다음 회의에서는 지난번 회의에 대한 피드백을 실시하는데 이때 지난번 회의에서 이야기 되었던 부분이 잘 진행되고 있는지 혹은 잘되지 않았을 경우 왜 해결되지 않았는지에 대해 이야기함으로써 회의에 나왔던 안건들이 사장되지 않도록 한다.

이는 직원들이 의견을 제시했을 경우 확실한 피드백이 온다는 것을 알려줌으로 다양한 의견 제시가 가능해 질 것이다. 이와같이 양방향 회의를 실행함으로써 병원의 일방적 조회같은 회의가 아니라 병원과 직원간 의사소통을 위한 회의가 될 것이다.

(3) 병원내 직원간 의사소통 문제

병원 내에서 직원 간의 의사소통이 잘 이루어지지 않는 경우는 대부분이 부서간의 갈등에 의해서 발생한다. 부서간의 갈등은 업무 영역에 관한 내용과 권한과 책임에 관한 부분이 대부분을 차지하고 있다.

그렇다면 부서간의 갈등을 줄이려면 어떻게 해야 할까? 먼저 각 부서의 정확한 직무분장이 필요하다, 각 부서에서 정확하게 하는 일이 무엇인지 정리가 되어 있다면 부서간의 갈등을 상당부분 줄일 수 있을 것이며, 일에 대한 책임도 명확하게 정리할 수 있을 것이다.

물론 명확한 조직체계와 위임전결 시스템이 갖추어 진다면 좋은 효과를 볼 수 있을 것이다. 병원내 직원간 의사소통에 관한 문제는 많은 병원들이 가지고 있는 문제점이지만 쉽게 알지 못하고 또한 알고 있다고 하더라도 해결하기가 쉽지 않은 문제라고 생각한다.

그러나 지금처럼 경제성장이 둔화되고, 사회환경변화의 예측이 어려운 경우에는 미처 생각하지 못했던 내부의 문제들을 다시 한 번 점검해 보고 나타난 문제들을 효율적이고 체계적으로 바꾸어 놓는다면 병원은 사회환경변화에 크게 휘둘리지 않는 건실한 조직이 될 것이다.

토론

제8장

환자와 가족에게 웃음치료는 효과가 있는가?

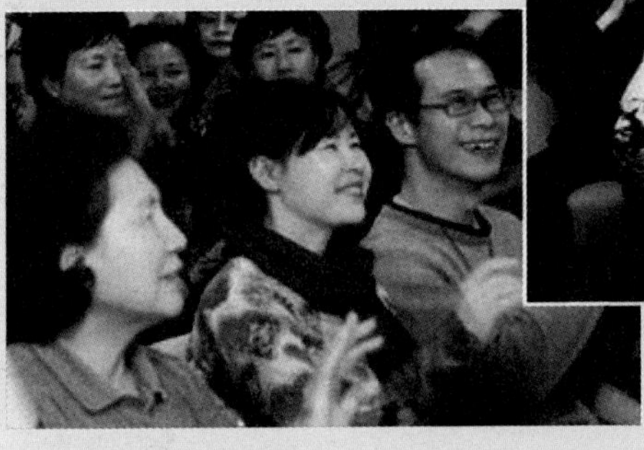

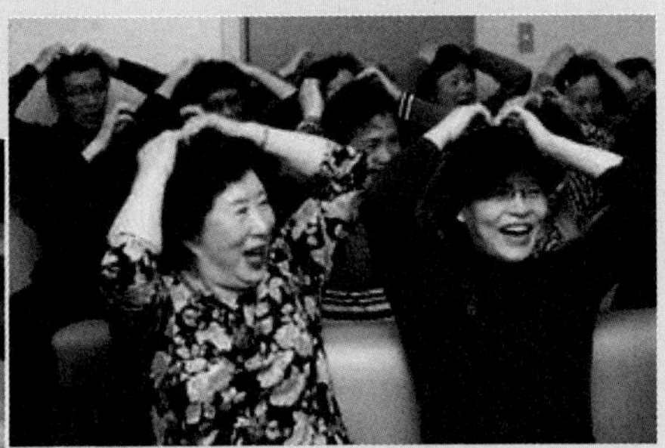

(사진 : 레이디경향)

『웃음이 병을 치료한다! 서울대병원 웃음치료교실』

"대부분 오랜 치료로 부정적 감정에 사로잡힌 분들이에요. 보호자들도 직접적인 고통은 없어도 환자 옆에서 오랫동안 간호를 하다 보면 지치고 우울한 상태에 빠지게 되고요. 그런데 '아파서, 힘들어서 죽을 것 같다'는 말을 달고 다니던 환자들이 이제는 '그래도 살 것 같다'고 해요. 그리고 병을 인식하고 받아들이기 시작하죠. 원래 환자들은 과거에 매달리는 성향을 보이는데 현재를 수용하고 미래를 생각하도록 인식을 바꾸는 것이 어렵고도 중요한 일입니다."

토론방법

1. 조를 편성하고
2. 각 조별로 병원의 웃음치료 사례를 조사한 후
3. 조별로 해당 병원의 웃음치료 프로그램과 신체적, 정신적 웃음치료 효과를 발표하고
4. 발표 후 에는 정리하여 교수님에게 자료를 제출한다.

제9장

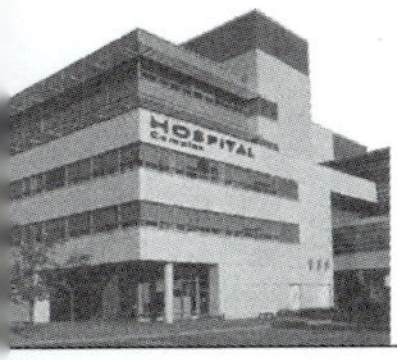

경영통제와 경영정보시스템

서울 및 수도권 소재 대형병원의 고객민원사항 평균 분포

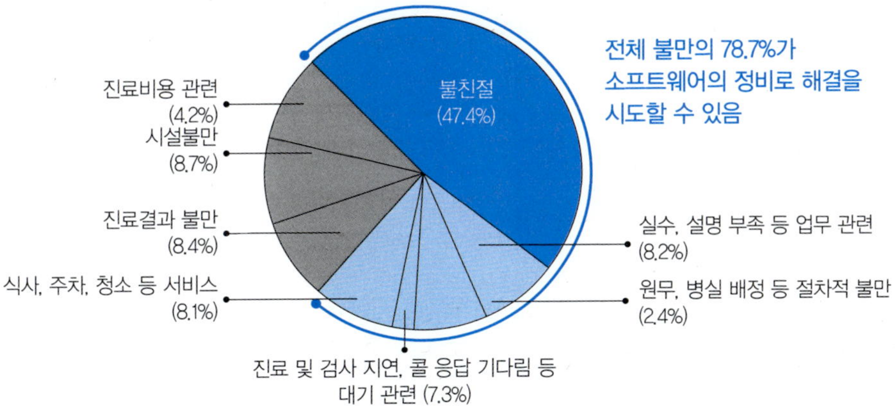

자료원 : 엘리오 의료경영DB

앨리오 의료경영 데이터베이스의 '서울 및 수도권 소재 대형병원의 고객민원사항 분포'를 보면 환자의 불만은 △불친절 47.4% △실수 및 설명 부족 8.2% △원무 및 병실 배정 절차 불만 2.4% △진료 및 검사 지연 등 대기 관련 불만 7.3% △진료비용 불만 4.2% △시설 불만 8.7% △진료결과 불만 8.4% △식사 및 주차 서비스 불만 8.1% 등이다.

즉, 전체 불만의 78.7%(불친절, 실수, 설명, 대기, 식사, 주차, 청소 등)가 소프트웨어를 정비하는 것만으로도 해결 가능하다는 의미다. 출처 : 병원신문(http://www.khanews.com)

제1절 경영통제란 무엇인가?

1 통제(Controlling)의 개념

통제란 '조직의 구성원이 설정된 목표를 달성하는데 필요한 활동들을 얼마나 효율적이고 효과적으로 수행했는지 평가하고 목표와 성과 간의 편차를 발견하여 원인을 규명하고 수정행동(corrective action)을 하는 과정'을 말한다. 경영통제는 '경영의 계획, 조직, 지휘 기능에 이어 경영자가 마지막으로 수행해야 할 기본적인 경영활동이며, 경영활동이 계획한 대로 수행될 수 있도록 조직구성원의 성과를 측정하고 그 원인을 밝히며 이의 시정조치를 취하는 과정으로서 관리의 순환과정을 이루는 중요한 활동'으로 정의할 수 있다.

즉, 계획이 수립되면, 성과를 측정하고 계획과 성과 사이의 편차를 발견하고 또 수정활동을 지시하기 위하여 통제가 필요한 것이다. 이와 같은 수정행동에는 리더십을 약간 변경하는 것과 같은 단순한 경우도 있으나 경우에 따라서는 새로운 목표달성을 위한 계획을 세우고 조직구조를 변경하고, 충원을 개선하고, 또 리더십의 기법을 대폭적으로 변경하는 경우도 있다. 통제는 계획과 성과의 편차를 측정하는 것 이상의 의미를 갖는다는 것을 주의해야 한다. 왜냐하면 진정한 의미에서의 통제는 수정행동에서 나오기 때문이다.

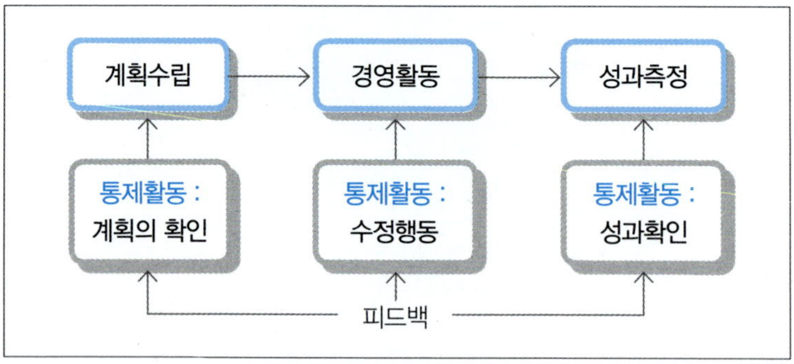

그림 9-1 통제의 개념

2 통제의 중요성

오늘날 경영환경은 급변하면서도 불확실하다. 이러한 환경 하에서는 일단 수립된 계획이라도 그 타당성을 재검토하여 잘못된 계획은 수정하여야 한다. 따라서 계획이 수정되면

이 계획대로 일이 진행되도록 통제할 필요가 있다. 또한, 통제활동은 과업을 수행하는데 있어서 제반 여건의 불확실성(uncertainty)과 복잡성(complexity), 인간능력의 한계(limit of human ability), 그리고 권한의 위임(delegation)과 분권화(decentralization)로 인하여 과업수행 결과에 대한 책임을 묻기 위한 통제수단이 필요하기 때문에 중요하다. 따라서 통제는 다음과 같은 경영활동의 측면에서 중요한 의미를 갖는다.

첫째, 통제는 경영의 순환과정인 계획－조직화－지휘에 이은 마지막 단계로서 순환과정을 마무리하고 다음 단계의 계획수립과정에 피드백해주는 중요한 관리활동이다.

둘째, 통제는 경영자로 하여금 통제기능을 통하여 재화나 용역에 변화를 발견하게 되며 그러한 변화로 인한 위협이나 기회에 대처하도록 행동하게 한다.

셋째, 통제는 적합하지 못한 부품이 주문되고, 잘못된 가격결정을 하고, 문제점들이 잘못 진단될 경우 경영자로 하여금 이러한 오류와 실수들이 심각한 문제로 악화되기 전에 발견될 수 있도록 해준다.

넷째, 통제는 기업의 규모가 커지고, 제품이 다양해 지고, 조직도 복잡해 지고 있기 때문에 조직의 모든 운영이 본사에 의하여 통제될 수 없으므로 분권화를 통하여 조직의 통제노력을 단순화할 수 있다.

다섯째, 통제는 부하가 위임받은 과업을 성취하고 있는지의 여부를 파악할 수 있는 시스템이다. 통제시스템이 없이는 경영자는 부하의 업무진행에 관하여 점검할 수 없으며, 오늘날같이 권한위양이 많이 이루어지고 있는 현대조직에서는 통제시스템이 중요해진다.

3 통제의 전제

경영자가 어떤 통제시스템을 설계하거나 혹은 유지하기 위해서는 다음 2가지의 중요한 전제가 갖추어져 있어야 한다.

1) 계획(Plans)

통제기법이 사용되거나 혹은 시스템이 설계되기 전에 통제는 계획에 기준을 두고 있어야 한다. 계획이 보다 명확하고, 완전하고 또 통합되어 있을수록 통제는 보다 효과적으로 될 수 있는 것이다. 만약 경영자들이 성과를 비교할 기준(계획)이 없다면 경영자는 조직단위에서 산출된 성과를 달성하였는지 여부를 측정할 수 없을 것이다. 경영자들이 계획을 수립하면, 그 계획은 조직이 바라는 바람직한 행동이 이루어졌는지를 측정하는 표준이 되며, 또 먼저 계획을 고려하지 않고 통제시스템을 설계하려고 하는 것은 무의미한 것이다. 따라서 통제의 전제로서 계획의 수립은 필수적이다.

2) 조직구조(Organization structure)

통제의 기본 목적은 행동을 측정하고, 계획이 달성될 수 있도록 수정행동을 취하는 것이므로 계획으로부터 편차가 발생한데 대한 책임이 조직의 어느 부문에 있었는지, 그 편차의 원천을 알아야 한다. 따라서 통제의 전제는 조직구조가 합리적으로 편성되어 있어야 한다는 것이다. 계획과 마찬가지로 조직구조가 보다 명확하고, 통합되어 있을수록 통제는 보다 효과적으로 될 수 있는 것이다. 따라서 합리적으로 편성된 조직구조는 계획의 수립 못지않게 통제의 전제가 된다.

제2절 통제의 절차와 유형

1 통제의 절차

통제의 절차는 성과측정단계, 표준과의 비교단계, 수정행동 착수단계 등 3단계 과정을 거친다. 물론 통제절차는 측정치와 비교할 표준이 있음을 전제로 한다.

1) 제1단계 : 성과측정 단계

성과에 대한 표준이 결정되면, 경영자는 일정 기간 동안의 실제성과를 측정하기 위하여 정보를 수집하여야 한다.

(1) 측정 방법

경영자는 관찰, 통계적 보고, 구두보고, 서면보고 등을 통하여 정보를 얻어 성과를 측정한다. 관찰을 통하여 기업은 종업원들의 얼굴표정, 목소리, 분위기 등을 살펴봄으로써 다른 방법으로는 쉽게 알아낼 수 없는 정보를 얻을 수 있다. 통계적 보고는 회계보고서, 도표, 그래프 등과 같은 계량적 보고서로서 객관적으로 성과를 측정할 수 있게 해준다. 구두보고는 회의, 대화, 전화 등을 통하여 이루어지고, 서면보고는 공식화된 문서를 통하여 정보를 전달한다.

(2) 측정 대상

통제 과정에서 측정 대상을 정하는 것이 측정 방법을 결정하는 것보다 더욱 중요하다. 측정 대상에 따라 구성원의 행동이 결정되기 때문이다. 예를 들면, 경영자가 판매부문의 성과를 매출액으로만 측정하면서 매출이익은 측정하지 않았다고 하자.

그러면 판매부문의 매출액은 증가하나 이익은 감소할 가능성이 있다. 성과를 측정할 때 표준설정 단계에서 사용하였던 단위 또는 평가기준을 이용하면 계획과 성과를 쉽게 비교할 수 있다. 측정단위는 주문처리 횟수, 노동투입시간, 제품산출수량, 시설투자액, 제품매출액 등과 같이 가능하면 구체적이어야 한다. 이 측정단위 결정의 용이도는 업종에 따라 다르고 동일한 업종 내에서도 업무에 따라 다르다. 병원의 경우 의사, 간호사, 관리직의 성과측정을 해보면 관리직의 경우가 단순한 반면 의사와 간호사의 성과측정 단위 설정과 측정이 어렵다. 의사와 간호사의 경우에도 진료과에 따라 성과측정방법이 달라진다. 예를 들어 양방의 정형외과 전문의와 한방의 침구과 한의사의 성과측정이 단순하게 비교하는 것에는 무리가 있는 것이다. 따라서 측정단위는 구체적이고 명확해야 한다. 그러면 관리자나 구성원들이 달성해야 할 목표가 명확해지고, 그들의 성과를 평가하거나 필요한 사후조치를 취하는 데 도움을 준다.

2) 제2단계 : 표준과의 비교

성과측정 후 표준(원래의 계획)과 비교 평가한다. 표준과 실적의 차이가 계산되면 그 차이의 원인을 분석해야 한다. 그 차이가 유리한 차이일 수도 있고 불리한 차이일 수도 있다. 불리한 차이는 실적이 목표에 미달하는 경우에 발생한다. 불리한 차이가 발생할 때에는 그 원인을 철저히 파악하여 목표를 달성하기 위해 필요한 수정조치를 취해야 한다. 유리한 차이에 대해서도 그 원인을 분석하여 기회를 좀더 적극적으로 활용할 수 있는 전략을 수립하는 것이 바람직하다. 또, 차이는 통제 가능한 차이일 수도 있고 통제 불가능한 차이일 수도 있다. 생산부서에 근무하는 종업원의 경우에 재료투입량의 과다로 인한 제품원가의 불리한 차이는 통제 가능한 차이일 것이나, 재료구입가격의 상승으로 인한 제품원가의 불리한 차이는 통제 불가능한 차이가 될 것이다.

3) 제3단계 : 수정행동의 착수

계획과 실적 간에 차이가 발생하면 경영자는 다음의 세 가지 중에서 하나를 선택하게 된다.

(1) 수정행동의 착수를 취하지 않음

차이가 허용 가능한 범위 안에 있거나, 경영자의 입장에서도 통제가 불가능한 차이라고 판단될 경우에는 특별한 수정조치를 하지 않는다.

(2) 수정행동의 착수를 함

불리한 차이가 발생하였고, 그 차이가 허용 가능한 범위를 벗어날 경우에 경영자는 계획한대로 목표에 도달할 수 있도록 필요한 수정행동을 취해야 한다. 수정행동 착수로는 전략수정, 임금보상체계의 조정, 교육훈련의 강화, 직무의 재설계 또는 인원의 재배치, 공정의 개선 등이 있다.

(3) 표준(원래의 계획)을 수정함

원래의 계획(표준)의 달성을 위하여 주어진 여건에서 최선을 다하였다 하더라도 계획(표준)이 비현실적으로 높게 또는 낮게 설정되었을 경우에 차이가 발생한다. 또, 통제 불가능한 원인에 의하여 지속적으로 큰 차이가 발생할 경우도 있다. 이때에는 현재의 경영활동에 대한 수정행동 착수보다는 원래의 계획인 표준 자체에 대한 조정이 필요하다.

2 통제의 유형

통제의 유형에는 경영자가 통제대상이 되는 활동이 시작되기 전에 통제를 실행할 수도 있고(사전통제, pre-control), 활동이 진행되는 중에 통제를 실행할 수도 있으며(진행통제, concurrent control), 활동이 끝난 후에 통제를 실행할 수도 있다(사후통제, feedback control).

1) 사전통제

사전통제는 업무의 실행이 시작되기 전에 계획단계에서 이루어지는 통제활동을 말한다. 여기에는 각종 통제시스템의 구축, 물적 · 인적자원의 확인, 교육훈련 등이 속한다.

2) 진행통제

진행통제는 동시적 통제라고도 하며, 업무가 수행되는 과정에서 이루어지는 통제활동을 말한다. 이 과정에서는 사전에 구축된 통제시스템에 의해 이루어지는 경우에는 실시간의 정보획득이 가능하므로 더욱 효과적이라고 할 수 있다. 여기에는 현장입회감독, 사전에 구축한 각종 정보시스템 등을 이용한 실시간 정보에 의한 확인 등이 속한다.

3) 사후통제

사후통제는 피드백 통제라고도 하며, 업무가 종료된 후에 이루어지는 통제활동을 말한다. 업무가 종료되었기 때문에 결과의 변경이 불가능하며, 피드백을 하여 다음 단계의 계획수립 시 반영되도록 한다. 여기에는 결과물의 확인이나 문제에 대한 조치 등이 있다.

3 경영통제의 기법

경영자들이 조직의 성과를 높이고 조직관리의 효율성을 향상시키기 위하여 활용하는 통제시스템과 기법들은 다양하다. 이는 모든 조직에 적용가능한 유일한 통제시스템은 없을 뿐만 아니라 조직의 규모나 통제의 목적, 업무의 성격 등에 따라 적절한 통제시스템이 적용되어야 함을 나타내는 것이다. 아래 그림은 경영조직에서 활용되는 주요 통제시스템이다. 재무통제는 최고경영층이 주로 사용하며, 재고통제 등은 관리자층이 많이 사용한다. 여기에서는 대표적인 몇 가지에 대해 설명하기로 한다.

1) 예산통제(budgetary control)

예산이란, 특정조직의 일정기간 동안 수입과 체계적인 지출계획을 의미하며 정부기관에서는 세입, 세출이라는 용어를 사용한다. 예산통제는 기업이 목표를 달성하기 위하여 수립한 사업계획을 화폐가치로 나타낸 예산으로 편성하고 이 예산에 의거하여 기업의 전체 및 각 부문의 경영활동을 수행한 결과에 대하여 예산과 실제 집행한 결과의 차이를 파악하고 분석함으로써 경영관리를 효율적으로 수행하고자 하는 관리기법이다. 여기에서 예산은 실제로 이루어진 경영성과를 비교하기 위하여 미리 책정된 표준이라고 할 수 있다. 이와 같이 예산은 기업전반적인 것으로 나타나며, 이것을 조직상의 부문별로 구분하게 된다. 예산은 앞으로의 모든 경영성과를 특정한 수치로서 나타나게 하는데, 일반적으로 화폐단위로서 표시되며, 예산은 일정기간 동안 기업이 창출할 수익에 관한 계획을 수립하는 수익예산, 수익창출을 위하여 지출할 비용에 관한 계획을 수립하는 비용예산, 현금유입과 현금유출에 관한 현금흐름의 계획을 수립하는 현금예산, 자본적 지출에 대한 총괄적 계획을 수립하는 자본예산 등이 있다.

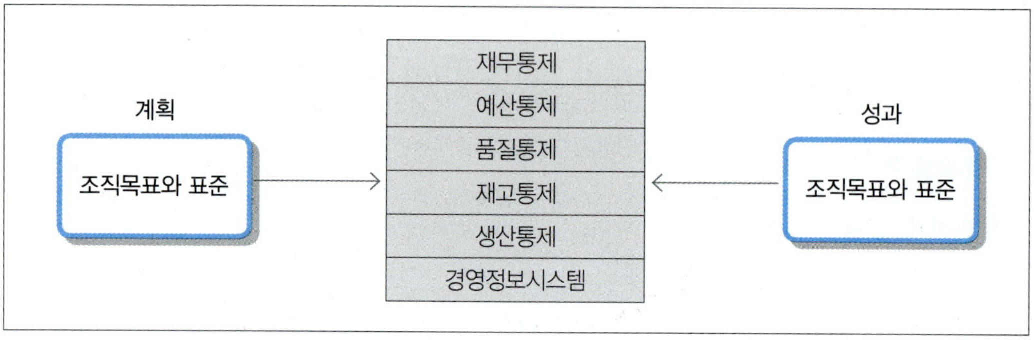

그림 9-2 주요 통제시스템

2) 예산통제의 절차

조직은 목표를 달성하기 위하여 계획을 세우고(plan), 실행하고(do), 통제(see)하는 일련의 관리순환과정을 수행한다. 이를 management cycle이라고 한다. 예산통제 역시 유효하게 실시하기 위한 절차로서는 관리순환과정과 마찬가지로 기업의 사업계획에 필요한 각종 예산을 편성하고, 예산을 집행하며, 예산집행의 결과인 성과와 예산을 통제하는 예산차이 분석이 필요하다. 이는 예산편성의 주요기능이기도 하다.

(1) 예산의 편성

예산통제를 실시함에 있어서는 먼저 통제의 표준이 되는 예산을 편성하여야 한다. 예산의 편성은 판매예측에 의하여 결정된 판매예산으로부터 시작된다. 재화를 판매하려면 완성품이 있어야 하며, 제조업의 경우에는 생산계획에 의하여 완제품을 생산한다. 의료업(병원)의 경우에는 인적자원과 물적자원을 구비하고 진료계획에 의하여 의료서비스를 생산한다.

(2) 예산의 집행

예산은 사업계획이 집행되는 예산기간이 시작됨과 동시에 집행되는데, 이 경우 경영자는 그의 업무활동이 예산대로 집행되는가에 대하여 항상 주의를 기울여야 한다. 이를 위해서는 그의 집행상황을 회계적 방법으로서 명확히 기록하고, 상급자에게 정기적으로 보고하게 된다.

(3) 예산의 통제(예산차이분석)

예산의 통제는 예산과 집행결과와 비교검토하여, 차이의 발생장소, 발생원인 및 차이에 대한 책임의 소재를 명확히 하는 것을 말한다. 이러한 예산통제에 의하여 각 부문별로 예산 집행상의 책임이 명확하게 되고, 이는 또 차기의 예산편성을 위한 자료로 활용될 수 있다.

아래 표는 예산통제카드로 사용되고 있는 문서의 예시이다.

예산통제카드

부서명 :
작성자 :

예산년도	20 년 월 일			예산명			
예산총액			집행액			예산잔액	
일 자	예산과목	적요		연간예산액	집행액	잔액	예산점검 및 통제

3) 예산통제의 이점과 위험

(1) 예산통제를 합리적으로 수행할 경우 다음과 같은 이점이 있다.

① 경영계획이 구체적인 수치와 기간을 기준으로 하여 일정한 체계하에 포괄적으로 표시되므로 각 부문의 활동목표가 명확하게 된다. 따라서 이것을 기준으로 하여 모든 경영활동을 종합적으로 통제할 수 있다.

② 예산이 편성되면, 경영자는 보다 자유롭게 계획을 달성하기 위하여 권한을 위양할 수 있으므로 조직구조가 합리화될 수 있다.

③ 예산통제가 잘 이루어지면 내부통제 업무가 수월하게 운영될 수 있다.

(2) 이와 같은 예산통제의 이점에도 불구하고 다음과 같은 위험이 존재한다.

① 목표와 수단이 바뀌게 되고 예산통제가 경영목표의 달성을 위한 수단이라는 사실을 잊게 되며, 예산목표가 기업전체의 목표를 우선해 버리는 위험이 나타날 수 있다.

② 예산통제의 실시계획이 너무 완전하고 치밀하게 짜여지면, 오히려 예산과승(overbudgeting)이 되어 복잡하고 부당하게 비용이 많이 들고, 경영자들이 그들의 부문을 관리하는데 있어서 자유를 박탈하게 될 위험이 있다.

③ 예산통제는 동태적인 기업활동을 경직화하게 만드는 경향이 있다. 예산에 있어서의 가장 큰 위험은 비탄력성(inflexibility)이다.

4) 내부통제(internal control)

내부통제란 영업의 효율성, 재무보고의 신뢰성, 법규 및 규정 준수 등 조직 목표를 효과적 · 효율적으로 달성하기 위해, 조직 자체적으로 제정하여 이사회 및 임직원 등 조직의 모든 구성원들이 이행하여야 하는 절차를 의미한다. 이것은 내부감사는 물론 통제환경의 구축, 위험평가체제, 통제활동, 정보와 전달체계 등 조직 전반에 대한 통제를 포괄하는 개념이다. 주로 기업내부의 영업, 회계에 관련된 통제제도로서 내부견제와 내부감사제도로 구분되어지며 내부견제는 회계통제와 관리통제로 나누어진다.

(1) 내부견제

① 회계통제

회계통제는 좁은 뜻의 내부통제로 회계상의 과실이나 비위를 발견하고 방지함으로써 기업이 정하는 회계규칙 · 절차의 준수여부를 검사하는 모든 절차를 말한다. 회계통제가 정상적으로 이루어지면 작성된 회계의 신뢰성이 확보되고 기업재산의 보전기능을 다 할 수 있기 때문에 회계통제는 중요한 통제제도이다. 내부견제조직은, 회계절차의 운영에서, 회계업무담당자들이 서로 견제하도록 짜여진 것이며, 복식부기에서의 대차평균의 원리 등의 기능을 충분히 활용한다. 그 설정원리는, 어떤 거래에서의 회계처리업무를 되도록 여러 사람에게 분담시킴으로써 한 담당자의 장악 아래 두지 않는 데 있다.

② 관리통제

조직의 관리활동이 본래의 목표 계획과 기준에 따라 수행되고 있는가를 확인하고 동시에 실적과 성과를 비교하여 그 결과에 따라 필요한 사전조치를 취하는 것을 말한다. 즉, 조직이 사전에 정한 경영방침이나 규정, 지침 등을 지키게 함으로써 조직의 안정성을 확보하고 능력을 유지하고자 하는 통제활동을 말한다. 목표(산출)와 수단(투입과 전환과정)에 관련되는 통제는 관리과정의 주요한 단계이다.

③ 감사

감사란, 일반적으로 사무집행의 적합여부 또는 비위를 적발하며, 문제점에 대한 시정과 경영에 도움이 되는 정보를 발굴할 목적으로 시행되는 통제방법이다. 감사는 사후통제에 중점을 두며 내부감사와 외부감사로 구분할 수 있다.

㉠ 내부감사

내부감사(Internal Audit)는 한마디로 '경영층의 지시사항이 제대로 수행되고 있는지 그리고 회사의 정책이나 규정 등이 올바로 준수되고 있는지 확인하고 문제점 등을 객관적으로 평가하여 경영자 등에게 전달하는 체계적인 활동'이라 할 수 있는데 보다 구체적인 정의는 아래와 같다.

– IIA(Institute of Internal Auditors : 국제내부감사인협회에 의한 정의 –

Internal auditing is an independent, objective assurance and consulting activity designed to add value and improve an organization's operations.

It helps an organization accomplish its objectives by bringing a systemic, disciplined approach to evaluate and improve the effectiveness of risk management, control, and governance processes.

(내부감사란 조직운영의 가치를 더하고 발전시키기 위한 독립적이고 객관적인 인증 및 컨설팅 활동을 말한다. 이는 조직이 그 목적을 달성하기 위해 시스템을 도입하거나 리스크 관리, 통제 및 거버넌스 프로세스에 대한 효과성을 체계적이고 훈련된 접근방법으로 평가하고 개선함으로써, 조직이 그 목표를 달성할 수 있도록 하는 독립적이고 객관적인 인증 및 컨설팅 활동이다.)

내부감사의 효과는 다음과 같다.

- 내부감사는 기업의 투명성과 신뢰성을 제고를 통한 이해관계자의 이익 보호
- 기업의 정책, 경영층의 지시사항을 올바로 준수하게 하므로 인한 기업운영의 효율 제고
- 기업의 회계, 업무조직을 개선하는 경영진단 및 자문의 역할
- 부정, 오류의 발견 및 방지기능 수행을 통해 조직구성원의 윤리의식 제고

㉡ 외부감사

회사내의 내부감사인과는 별도로 회사와 관계없는 외부의 감사인이 행하는 회계감사제도를 말한다. 「주식회사의 외부감사에 관한 법률(외감법)」에 법적 근거를 두고 있으며 공인회계사로 구성되는 감사인은 구성원수에 따라 회계법인 · 합동회계사무소 · 감사반 등으로 구분되고 있다. 기업의 직전 사업연도말 자산총액이 120억원 이상인 기업 또는 부채 70억원 이상, 매출액 100억원 이상, 종업원 수 100인 이상

의 네 가지 요건 중 두 가지 이상이 충족되면 외부회계감사 대상이 된다.

제3절 경영정보시스템과 통제활동

1 경영정보시스템(Management Information Systems, MIS)의 의의

MIS란, '컴퓨터를 기반으로 기업활동에 필요한 정보를 계획적, 조직적으로 수집, 분석, 가공, 처리, 보관하였다가 의사결정자가 정보를 필요로 하게 되면 의사결정자가 원하는 형태의 정보를 생성하여 제공해 주는 기능을 수행하는 통합적 컴퓨터정보시스템'을 말하며, 이는 '기업의 생산성과 수익성을 높일 목적으로 구축된 다양한 정보시스템과 그 네트워크'를 총칭한다.

초창기 기업의 컴퓨터들은 종업원들의 임금을 계산하거나 회계장부를 관리하는네 사용되곤 했지만, 판매, 재고관리, 고객 서비스, 그리고 기업 경영에 도움을 주는 여러 데이터들에 대한 정보를 관리자들에게 제공(보고)할 수 있는 업무 프로그램들이 개발되면서 '정보보고시스템(Information Reporting System)'으로 불렸으며, MIS는 이러한 여러 종류의 업무 프로그램들을 총칭하는 용어로 발전되어 왔다. 오늘날 MIS는 여러 상황에서 폭넓게 사용되고 있는데, 의사결정지원시스템, 인적자원관리시스템, 프로젝트 관리시스템, 데이터베이스 관리시스템 등 컴퓨터를 기반으로 하는 '정보시스템(Information System, IS)'을 모두 포함하는 넓은 개념으로 쓰이고 있다. IS는 대외적으로 경영학의 한 분과라는 것을 알리기 위해 MIS라는 명칭을 많이 사용하지만, 정보시스템 분야 안에서는 정보시스템(Information Systems)이라는 명칭을 쓴다.

협의의 MIS와 광의의 MIS로 구분해서 보면, 전자를 MIS초기의 정보보고시스템 개념으로, 후자를 통합적 컴퓨터정보시스템 개념으로 이해하면 된다. 다만, 자금과 인력이 부족한 중소기업(병원)에서는 정보보고시스템을 아직도 그대로 사용하고 있다. 또한 협의의 MIS에서는 '전산화'라고 하였으며, 광의의 MIS에서는 정보화라는 용어를 사용한다. 따라서 MIS를 물론, 초창기의 개념이 없지는 않지만 이를 초기, 현재의 개념으로 보기보다는 수준의 개념으로 이해하는 것이 바람직하다고 생각한다. 병원의 경우 전산화가 일반 기업에 비해 비교적 늦게 출발하였으나 현재 병원정보화는 대형병원의 경우 4차산업혁명시대가 접목된 최고의 수준에 달하고 있다.

이를 그림으로 보면 다음과 같다.

초기의 좁은 개념	최근의 넓은 개념
전산화 정보보고시스템 경영진에게 보고하는 수준의 통계 및 자료를 생성할 수 있는 시스템	정보화 통합적 컴퓨터정보시스템 언제어디서나 경영활동에 필요한 정보를 생성할 수 있는 시스템
협의의 MIS	광의의 MIS

경영정보시스템에서 사용되는 용어를 정의하면 다음과 같다.

1) 정보

정보(Information)는 자료를 의미가 있는 유용한 형태로 만든 것이다. 정보는 정보수요자에게 의미가 있는 가공된 형태로 처리된 자료로서 현재 또는 미래의 행위나 의사결정에 실제적으로 영향을 미치는 가치를 가지는 것이다.

2) 정보시스템

시스템(System)은 복잡한 기능적 효과를 실현하기 위하여 상호작용을 하는 개별요소의 집합체를 말하며, 정보시스템은 데이터를 입력받아 이를 정보로 변환시키는 시스템이다.

3) 자료

자료(Data)는 정보가 생성되어 나오는 원천으로서 아직 분석, 가공되지 않는 상태로 남아있는 제 사실, 사건 등의 기록이다. 자료와 정보의 관계는 원재료와 완제품의 관계에 비유할 수 있다.

4) 지식

지식(knowledge)은 교육, 학습, 숙련 등을 통해 사람이 재활용할 수 있는 정보와 기술 등을 포괄하는 의미이며, 경험과 정보를 토대로 체계화한 내용을 말한다. 지식은 동종의 정보가 집적되어 어떤 특정의 목표달성에 도움이 되도록 추상화되고 일반화된 정보를 의미한다. 지식은 정보사회의 저변을 확대하고 정보는 정보사회의 고도화를 촉진한다. 최근에는 한 사람뿐 아니라 집단의 사람이 재활용할 수 있는 정보와 기술도 지식이라 부른다.

5) 정보의 질과 속성

정보의 질은 정보의 가치판단 기준인 정보의 질, 양, 적시성, 적합성 등에 의해 결정될 수 있으며, 또한 정보는 다음과 같은 속성을 가지고 있다.

- 적시성(timeliness) : 정보는 의사결정자에게 필요할 때 시의적절하게 제공되어야 한다.
- 정확성(accuracy) : 오류가 없는 정보이어야 한다.
- 간편성(simple) : 정보는 단순해야 한다.
- 관련성(relevance) : 의사결정자의 사용목적과 관련이 있는 정보여야 한다.
- 완전성(complete) : 의사결정자가 필요로 하는 모든 정보를 포함하여야 한다.
- 경제성(economical) : 정보는 생산비용이 경제적이어야 한다.
- 신뢰성(reliable) : 정보는 신뢰할 수 있어야 한다.
- 검증가능성(verifiability) : 정보는 검증가능하여야 한다

6) 정보시스템 부서

정보시스템 부서(Information Systems Department)는 정보기술서비스를 담당하는 정규 조직단위이다. 정보시스템 부서는 기업의 IT 기반구조를 구성하는 하드웨어, 소프트웨어, 데이터 저장, 네트워크의 관리를 담당한다.

7) 정보시스템 관리자

정보시스템 관리자(Information Systems Manager)는 일반적으로 개발자가 아닌 정보시스템 기기의 관리위주로 담당하며, S/W 개발 프로그래머와 분석가는 정보시스템 전문기업외에는 외주의 성격이 크다. 최근에는 관리자외에도 빅데이터 전문분석가나 데이터베이스 전문가들을 영입하여 경영에 도움이 되는 의사결정에 필요한 자료들을 외주가 아닌 직접 생성하고자 하는 기업(병원)들이 증가하고 있는 추세이다.

2 MIS의 필요성과 도입효과

1) 필요성

첫째, 경영상의 중요한 의사결정에 기여함으로써 경영합리화를 도모하기 위해서는 종래와 같은 단편적인 정보가 아니라 종합적이고 활동적인 정보가 적시에 분석되어 경영활동에 적용되어야 한다.

둘째, 최근 컴퓨터의 발달에 기반하여 정보처리기능이 향상되었다. 따라서 종래의 전통적 정보관리와는 달리 컴퓨터를 중심으로 한 새로운 개념으로서의 정보관리를 확립할 필요가 있다.

2) 도입효과

첫째, 기업운영의 효율성을 개선하여 생산성을 증대시킨다. 다각적인 분석을 통하여 체계적이고 신속하게 시장의 욕구에 대응함으로써 궁극적으로 생산성을 증대시킨다.

둘째, 시장의 욕구를 체계적으로 분석함으로써 새로운 상품과 서비스 모델을 창출하는 데 기여한다.

셋째, 시장과 고객의 욕구에 신속하게 대응할 수 있을 뿐만 아니라 잠재적 욕구까지 분석하여 대응방안을 마련할 수 있다.

넷째, 경영진이 의사결정을 보다 확실한 정보와 자료에 근거하여 판단할 수 있게 한다.

3 MIS의 구조

1) 조직계층에 따른 구분

MIS의 구조는 조직의 라인계층과 같이, 즉 최고경영층, 중간경영층, 현장관리자층, 일선종업원층 등으로 구분되어지며 계층에 따라 전략계획시스템, 관리통제시스템, 운영통제시스템, 거래처리시스템이 운영되고 있으며, 아래의 그림과 같은 피라밋식 구조로 형성되어 있다.

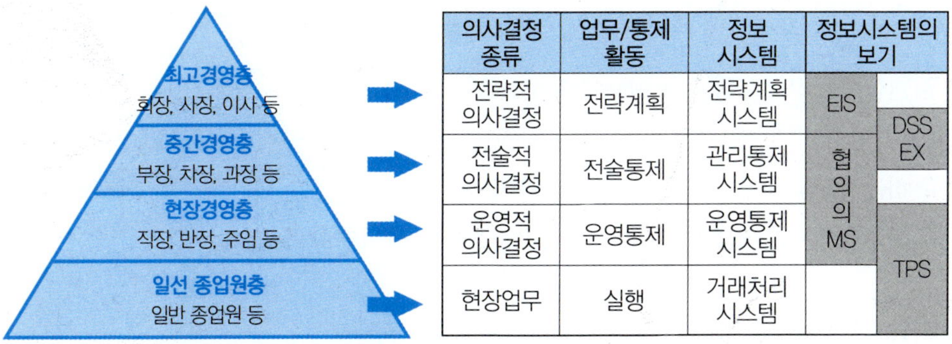

* EIS : executive information system(임원정보시스템)
DSS : decision support system(의사결정지원시스템)
EX : expert system(전문가시스템)
TPS : transactional processing system(거래처리시스탬)

그림 9-3 MIS의 구조

(1) 전략계획시스템(strategic planning system, SPS)

전략계획시스템은 조직의 최고경영층으로 사장단에 속하는 그룹이 수행하는 경영활동을 지원하는 것을 말하며, 전략정보시스템(strategic information system, SIS) 이라고도 한다. 전략계획이란, 중장기계획에 대한 수립과 통제를 말하며, 이 시스템에는 임원정보시스템(EIS)이 있다. 의사결정시스템(DSS)과 전문가시스템(EX)도 최고경영층을 지원해주는 시스템이지만 중간경영층도 지원한다.

(2) 관리통제시스템(managerial control system, MCS)

관리통제시스템은 중간경영층의 주요 업무인 전략계획에 의한 실행계획 수립 및 실행 그리고 통제활동에 필요한 정보를 제공한다.

(3) 운영처리시스템(operational control system, OCS)

운영처리시스템은 일선관리층의 사전에 정해진 규칙과 절차에 따라 진행되는 관리활동과 통세를 지원하는 정보시스템이다.

(4) 거래처리시스템(transactional processing system, TPS)

거래처리시스템은 조직의 말단부에서 이루어지는 일상적인 업무처리를 지원하는 정보시스템이다.

또한, 위 그림의 정보시스템의 예에서 제시한 구체적인 정보시스템 명칭을 설명하면 아래와 같다.

① 임원정보처리시스템(Executive Information System, EIS)

최고경영자 그룹에 속하는 사장단(임원)들이 조직의 성공적인 목표달성을 위하여 필요로 하는 조직 내부 혹은 조직 외부의 정보를 효과적으로 제공할 수 있는 정보기술기반의 정보시스템을 말한다. 이는 경영자정보시스템이라고도 한다.

② 의사결정지원시스템(Decision Support System, DSS)

의사결정지원시스템이란 의사결정을 보다 쉽게 할 수 있도록 하기 위해 자료들을 분석해 주는 컴퓨터 응용시스템을 말한다.

③ 전문가시스템(Expert System, ES)

전문가들의 경험과 학습에 의하여 축적된 데이터를 컴퓨터에 저장하여 전문가수준의 노하우를 요구하는 특정분야의 복잡한 문제를 해결하는 컴퓨터 프로그램을 말한다.

2) 조직의 경영기능별 정보시스템

조직의 경영기능별 정보시스템은 인사정보시스템, 마케팅정보시스템, 생산정보시스템, 회계정보시스템, 재무정보시스템 등으로 분류할 수 있다. MIS는 이러한 기능별 하위시스템을 한데 모아 종합적 정보시스템을 구축해야 비로소 기능이 제대로 발휘되고, 여기에서 생성된 자료는 적절한 가공과정을 거쳐야만 의사결정에 도움을 주는 정보로 변환될 수 있다. MIS는 경영활동에 필요한 다양한 정보를 경영자에게 제공함으로써 재무통제시스템, 예산통제시스템, 내부통제시스템 및 감사제도와 더불어 경영활동의 진행과정과 그 결과를 수시로 점검할 수 있는 경영통제의 수단으로 활용되고 있다.

(1) 인사정보시스템은 구성원의 모집, 배치, 개발, 평가, 보상 등 인사관리기능을 지원하는 정보시스템이다. 초기의 급여내역이나 인사기록을 저장, 관리하는 목적에서 구성원의 모집, 선발, 고용, 직무배치, 평가, 직원복지, 교육과 개발, 건강과 안전 등과 같은 종합적 인력관리를 지원하는 시스템으로 발전하고 있다.

(2) 마케팅정보시스템은 마케팅활동의 조정 및 통제 등의 활동을 지원하는 정보시스템이다. 마케팅믹스와 같은 의사결과 계획수립 업무를 지원하는 계획시스템, 마케팅 성과를 분석하고 관리하는 관리시스템, 주문처리에서부터 애프터서비스에 이르는 마케팅활동을 구성하는 각종 거래들을 처리하는 거래처리시스템으로 구성된다.

(3) 생산정보시스템은 생산활동의 운영 및 통제 등의 활동을 지원하는 정보시스템이다. 현장의 작업을 운영하고 통제하는 현장시스템과 생산현장에서 일어난 생산활동의 내역을 분석하고 평가하는 관리시스템, 생산활동의 전반에 대해 계획 수립을 담당하는 계획시스템으로 구성된다.

(4) 회계정보시스템은 분개에서 원장전기, 시산표작성, 결산에 이르기까지의 회계전반 업무 및 이와 관련된 업무를 처리하는 시스템이다. 독자적인 거래처리를 바탕으로 데이터를 처리하기 보다는 생산, 판매, 인사, 재무와 같은 경영활동을 돈의 개념으로 집약하여 처리하는 시스템이므로 조직의 다른 정보시스템과 직접적인 관계를 유지하고 있다.

(5) 재무정보시스템은 투자활동과 자금조달 등 재무활동을 지원하는 정보시스템으로 기업내에서 자금의 할당과 통제와 관련된 의사결정에 관한 정보를 제공해 준다. 재무정보시스템은 현금흐름계획, 자본비용계획 등의 계획시스템, 재무상태분석, 자금분석 등의 관리시스템, 회계처리와 자금거래를 처리하는 거래처리시스템으로 구성된다.

4 기업에서의 MIS의 역할

1) MIS와 경영의 부문활동

MIS는 조직의 형태나 규모에 관계없이 기업수준이나 사업수준에서는 물론이고 기능분야에서도 널리 활용될 수 있다. 최근에는 소규모 상점의 경우에도 전산화에 기반한 재고관리, 고객관리, 자금관리, 세무관리 등과 관련하여 MIS가 활용되는 사례들이 증가하고 있다. MIS는 업무를 자동화, 정형화, 간편화함에 따라 계획과 실행 및 통제과정을 피드백하며, 하위시스템을 통합하는 역할을 수행한다. 기업에서는 MIS가 활용되고 있는 기능적인 분야를 예시해 보면 [표 9-1]과 같다.

표 9-1 기능별 경영정보 하위시스템의 사용분야

기능별 하위시스템	사용분야
마케팅, 영업분야	판매예측, 시장조사, 고객만족도, 판매관리, 데이터베이스 마케팅, 텔레마케팅 등
인적자원분야	인력소요계획, 인사고과, 급여관리, 출퇴근, 이직률 등
재무, 회계분야	현금관리, 운전자본관리, 재무계획, 자본수요계획, 경영분석, 이익계획 등
생산정보 분야	FA(factory automation, 공장자동화), 재고관리시스템 MRP(material requirement planning, 자재소요계획), CAD / CAM(computer aided design / computer aided manufacturing, 컴퓨터에 의한 설계, 제조) 등
정보처리 분야	정보시스템계획

2) MIS와 경영의 통제활동

모 대학병원이 새로운 병원을 오픈하면서 유비쿼터스(Ubiquitous) 병원을 대한민국 병원 최초로 표방하겠다고 선언하고 나서자 노동조합에서 반대하고 나섰다. 이유는 구성원들의 사생활보호에 있었다. 직원들이 패용하고 다니는 신분증에 위치추적기 센서가 있는 것이다. 즉, 직원들이 어디에 있든 확인가능하게 되므로 사생활이 보호가 안된다는 것이다. 이와 같이 통제는 조직의 목표달성을 위하여 모든 계층의 경영자들에게 주어진 꼭 필요한 관리기능이긴 하지만 그 성격상 구성원들의 저항을 유발할 잠재적 가능성이 항상 존재한다. 정보기술의 발전과 컴퓨터와 소프트웨어의 보급, 광 네트워크로 무장한 인터넷의 확산으로 정보획득이 저렴하게 되자 경영자는 경영통제시스템의 활용을 통하여 조직 구성원들을 세밀하게 감독하고 통제할 수 있게 되었다. 이와 같이 고도로 분산화된 정보기술의 구조에서는 경영자는 조직구성원에게 네트워크 연결이 가능하므로 조직구성원의 행동을 저렴한 비용으로 쉽게 관찰할 수 있으면 행동통제를 하게 될 것이다. 그러나 관리자가 아무리 명분이 있고 목표달성에 대한 열정이 넘치더라도 구성원들이 막연하게 불안감을 갖게 만든다든가 과다한 통제는 구성원들의 근로의욕을 저하시키는 등 부작용을 초래하여 결과적으로는 통제활동이 추구하는 목표달성에 실패하게 된다. 따라서 관리자는 통제에 대한 저항을 사전에 예방할 수 있는 방안을 강구해야 하며, 저항이 발생하면 그 원인을 분석하여 적절하고 신속한 해결방안을 모색해야 할 것이다.

통제에 대한 저항원인과 해결방안을 살펴보면 [표 9-2]와 같다.

표 9-2 통제에 대한 저항원인과 해결방안

통제에 대한 저항의 원인	해결방안
달성 불가능한 표준	표준의 조정
상호모순되는 표준	표준의 재정립
사람에 의한 과잉통제	효과적인 통제시스템 개발과 운용
부적절한 통제	타당한 통제정책
지나친 책임의 강조	책임의 적절한 분산 및 균형유지

결론적으로, 정보기술이 경영통제시스템의 구축과 운용에 미치는 영향은 매우 크며, 그 중에서 몇 가지 주요 사항을 살펴보면 다음과 같다.

첫째, 정보기술은 경영자가 모니터링을 하는 방법을 변화시킨다.

둘째, 정보기술은 경영자가 구성원들의 평가하는 방법을 변화시킨다.

셋째, 정보기술은 경영자가 피드백을 제공하는 방법을 변화시킨다.

넷째, 정보기술은 경영자가 구성원들의 보수나 성과급 지급하는 방법을 변화시킨다.

다섯째, 정보기술은 경영자가 업무 프로세스를 통제하는 방법을 변화시킨다.

5 빅 데이터 분석과 인공지능 기술

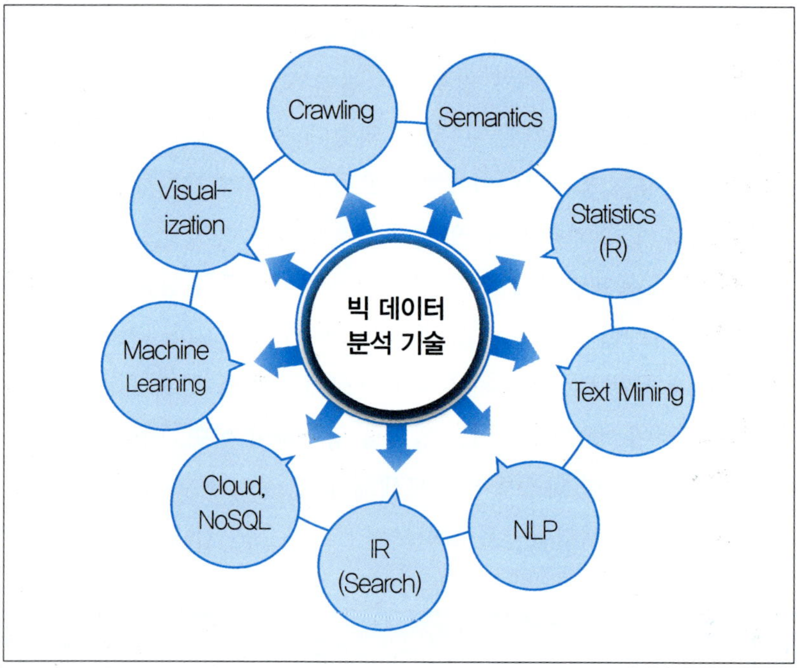

건강보험심사평가원은 매월 1억건 이상의 진료비 명세서를 요양기관으로부터 받아 분석한다. 1일 내원하는 외래환자가 1만명이 넘어가는 우리나라의 소위 Big5병원들이 축적되어 있는 환자와 진료데이터의 양이 얼마나 많은가? 양이 많으면 질이 변한다. 아마도 인공지능 의사가 탄생하게 되면 바로 이런 빅 데이터를 활용한 기술이 될 것이다. 실제로 건강보험심사평가원에서는 상병들에 대한 진료비 평균치를 기준으로 하여 진료비 심사를 하고 있다. 진료비 명세서에는 진찰, 투약, 검사 및 처치 수술 등이 나와 있으며 이러한 진료내용들이 데이터로 전환되고 표준화되어서 심사기준이 되는 것이다.

빅 데이터(Big Data)란 기존 데이터베이스 관리도구의 능력을 넘어서는 대량(수십 테라바이트)의 정형 또는 심지어 데이터베이스 형태가 아닌 비정형의 데이터 집합조차 포함한 데이터로부터 가치를 추출하고 결과를 분석하는 기술이다. 즉, 데이터 베이스 등 기존의 데이터 처리 응용 소프트웨어(Data-processing Application Software)로는 수집 · 저장 · 분석 · 처리하기 어려울 정도로 방대한 양의 데이터를 의미한다.

다양한 종류의 대규모 데이터에 대한 생성, 수집, 분석, 표현을 그 특징으로 하는 빅 데이터 기술의 발전은 다변화된 현대 사회를 더욱 정확하게 예측하여 효율적으로 작동하게 한다. 개인화된 현대 사회 구성원마다 맞춤형 정보를 제공, 관리, 분석이 가능해 과거에는 불가능했던 기술을 실현시키기도 한다. 이와 같이 빅 데이터는 정치, 사회, 경제, 문화, 과학 등등의 기술, 전 영역에 걸쳐서 사회와 인류에게 가치 있는 정보를 제공할 수 있는 가능성을 제시하며 그 중요성이 부각되고 있다.

하지만 빅 데이터의 문제점은 바로 사생활 침해와 보안 측면에 자리하고 있다. 빅 데이터는 수많은 개인들의 수많은 정보의 집합이다. 그렇기에 빅 데이터를 수집, 분석할 때에 개인들의 사적인 정보까지 수집하여 관리하는 빅브라더의 모습이 될 수도 있는 것이다. 그리고 그렇게 모은 데이터가 보안 문제로 유출된다면, 이 역시 거의 모든 사람들의 정보가 유출되는 것이기에 큰 문제가 될 수 있다.

빅 데이터의 공통적 특징은 "3V"라고 하는 데이터의 양(Volume), 데이터 생성 속도(Velocity), 형태의 다양성(Variety)으로 설명할 수 있다. 속도는 대용량의 데이터를 빠르게 처리하고 분석할 수 있는 속성이다. 융복합 환경에서 디지털 데이터는 매우 빠른 속도로 생산되므로 이를 실시간으로 저장, 유통, 수집, 분석처리가 가능한 성능을 의미한다. 다양성(Variety)은 다양한 종류의 데이터를 의미하며 정형화의 종류에 따라 정형, 반정형, 비정형 데이터로 분류할 수 있다. 최근에는 가치(Value)나 복잡성(Complexity)을 덧붙이기도 한다. 이와 같이 빅 데이터의 핵심은 데이터 그 자체이므로 빅 데이터 분석기법이 효과적이기 위해서는 데이터 자체를 수집하고 공유하는 것이 중요하다. 즉, 부서간에 자유롭고 유연하게 공유되는 환경이 조성되어야 한다. 생산공정뿐만 아니라 경영프로세스 전반을 설명할 수 있는 데이터를 확보해야 한다. 병원의 경우 의료사고가 발생하였을 경우 그 불량의 원인(의료사고 발생의 원인)을 찾기 위해서는 특정한 시점이 아닌 진료의 전 과정에 대해 무엇이 잘못된 결과를 낳게 되었는지에 대한 데이터를 확보해서 분석해야 한다.

제4절 병원에서의 병원(의료)정보화 계획과 4차산업혁명

1 병원정보화 구축계획

의료정보화 계획을 구축하기 위해서는 먼저, '병원 정보시스템을 왜 구축해야 하는지에 대한 목표를 설정'하여야 하는데 그 목표를 살펴보면 다음과 같다. 병원정보화라는 용어는 행정관리측에서 많이 사용하며 의료정보화라는 용어는 정보화 담당부서에서 주로 사용하는 용어이다.

① 진료와 진료지원 업무에 대한 생산성 증가
② 환자에 대한 질적인 서비스 향상
③ 의료서비스 향상을 통한 경쟁력 제고
④ 병원 업무 자동화를 통한 관리 능력 향상
⑤ 원가관리에 따른 병원 수익 분석
⑥ 병원 시스템 환경변화에 대한 유연성 확보
⑦ 고객중심의 의료서비스 실현
⑧ 신속한 정보 교환
⑨ 다양한 경영 분석 및 보고
⑩ 합리적인 운영 및 계획 수립
⑪ 인원, 물자, 자금의 체계적 관리 등

2 병원정보화 범위 설정

목표가 설정이 되면 정보화업무의 범위를 정해서 하는 것이 바람직하다. 즉, 업무범위를 정하고 정보화시스템 범위 및 인프라 구성을 어디까지 할 것인지 지침을 설정하고 시행하여야 한다.

1) 정보화 업무 범위 정의

① **진료 업무** : 외래, 병동, 응급실, 특수부서, 연구지원, 임상통계
② **진료지원 업무** : 임상병리, 방사선, 약국, 의무기록, 특수검사, 간호관리, 수술실
③ **원무 행정 업무** : 수납, 외래원무, 병동, 응급실, 미수관리, 입원 업무, 보험심사 및 청구
④ **사무자동화 및 경영관리 업무** : 급여관리, 경영지원, 인사관리, 회계관리, 전자결재, 구매 및 자산관리, 원가분석
⑤ **방사선 및 기타 업무** : 예약 및 접수, 영상관리
⑥ **고객 지원 업무** : 홈페이지, 콜센터, 환자안내

2) 정보화시스템 범위 설정

① 병원정보시스템(HIS)
② 처방전달시스템(OCS)
③ 전자의무기록(EMR)
④ 의료영상저장전송시스템(PACS)
⑤ 임상병리정보시스템(LIS)
⑥ 간호정보시스템(NIS)
⑦ 임상데이터웨어하우스(CDW)
⑧ 고객관계관리(CRM)
⑨ 원가관리(ABC)
⑩ 그룹웨어
⑪ 원격의료

3) 정보화시스템 인프라 구성

① 서버
② 스토리지
③ 네트워크
④ DBMS(database management system, DBMS)
⑤ 보안장비
⑥ PC, 모니터 등 주변기기

3 병원정보화 구축 시 고려해야 될 사항

병원정보화 구축시 검토해야 할 요인과 문제점은 무엇인지 그리고 위협요인은 무엇인지가 검토되어야 한다.

1) 병원정보화 구축 시 검토해야 할 요인

① **정확성** : 자료 및 정보 정확성
② **안전성** : 하드웨어 및 소프트웨어에 대한 안전성
③ **보안성** : 주요 정보 관리

④ **경제성** : 최소한의 비용으로 최대 효과
⑤ **공간성** : 전산망 장비 설치 공간 확보

2) 병원정보화 구축 시 검토되어야 할 문제점 및 위협요인

① 병원 경영층의 정보화 인식 부족
② 병원 사용자의 전산화에 대한 이해 부족
③ 진료환경 변화에 대한 소극적인 자세 및 컴퓨터 사용에 대한 거부감
④ 의료정보화 산업의 미성숙
⑤ 병원정보시스템 표준화 미흡
⑥ 개인정보에 대한 보안 유지
⑦ 시스템 구축 및 운영을 위한 예산

4 병원정보화 구축 시 기대효과를 분석하여 피드백

병원정보화가 구축이 되면 기대효과가 무엇인지 최종 피드백하여 원래의 계획대로 운영이 되는지를 검토하여야 한다.

① 환자서비스 개선
② 진료생산성 향상
③ 수익의 증가
④ 경영 효율화
⑤ 의사결정 지원

5 병원에서 적용되고 있는 4차산업혁명

1) 4차산업혁명시대 개요

4차산업혁명(Fourth Industrial Revolution, 4IR)은 클라우스 슈바프(Klaus Schwab)가 의장으로 있는 2016년 세계 경제 포럼(World Economic Forum, WEF)에서 주창된 용어로 정보통신 기술(ICT)의 융합으로 이루어지는 차세대 산업혁명이다.

18세기 초 제1차 산업혁명에는 증기기관 기반의 "기계화 혁명"이 있었으며, 19세기와 20세기 초에 이루어진 제2차 산업혁명은 전기에너지 기반의 "대량생산체계의 혁명"이 있

었으며, 20세기 후반 제3차 산업혁명은 컴퓨터와 인터넷기반의 "디지털 혁명 또는 지식정보혁명"을 말한다. 이후 제4차 산업혁명시대는 기존산업에 지능과 정보가 융합하여 경쟁력을 높이는 "만물초지능 혁명"을 말한다. 이 4차산업혁명의 핵심은 빅 데이터 분석, 인공지능, 로봇공학, 사물인터넷, 무인 운송 수단(무인 항공기, 무인 자동차), 3차원 인쇄, 나노 기술과 같은 "7대 분야"에서 새로운 기술혁신이다. 즉, 사람, 사물, 공간을 연결하고 자동화 · 지능화되어 디지털 · 물리적 · 생물학적 영역의 경계가 사라지면서 기술이 융합되는 새로운 차원의 시대를 말한다.

제4차산업혁명은 물리적, 생물학적, 디지털적 세계를 Big Data에 입각해서 통합시키고 경제 및 산업 등 모든 분야에 영향을 미치는 다양한 신기술로 설명될 수 있다. 물리적인 세계와 디지털적인 세계의 통합은 O2O를 통해 수행되고, 생물학적 세계에서는 인체의 정보를 디지털 세계에 접목하는 기술인 스마트워치나 스마트 밴드를 이용하여 모바일 헬스케어를 구현할 수 있다. 가상현실(VR)과 증강현실(AR)도 물리적 세계와 디지털 세계의 접목에 해당될 수 있다.

(*참고: O2O는 online to offline의 앞 글자를 따온 것으로 온라인과 오프라인이 결합하는 현상을 의미하는 말이다)

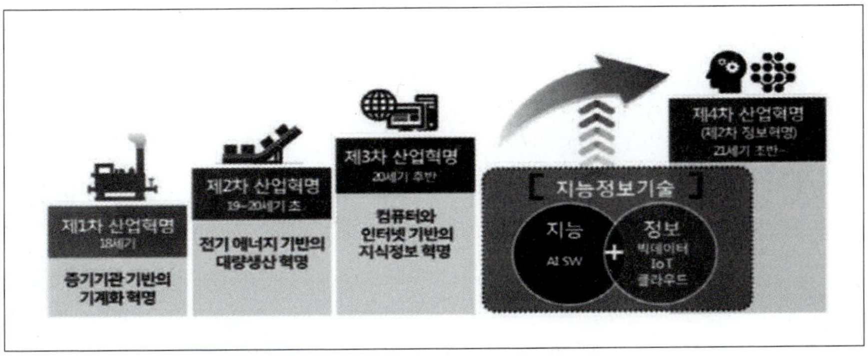

그림 9-4 4차산업혁명시대 개요

2) 제4차산업혁명시대로의 진화 – 병원정보통신기술의 첨단화

병원규모가 대형화되고 진료과목이 세분화되어 의학의 발전이 하루가 다르게 변화하게 됨에 따라 그동안 열악하던 병원전산시스템이 급속한 변화를 가져오게 되었다.

이미 많은 병원들이 Digital Hospital 구현으로 "종이차트가 없는 병원(Chartless, EMR)", "처방전 없는(Slipless, OCS) 병원", "필름없는(Filmless, PACS) 병원", "종이가 없는

(Paperless, MIS/ Groupware) 병원"을 실현하였으며, 유비쿼터스(Ubiquitous) 병원을 표방하고 이를 위해 의학과 I.T(Information Technology)가 접목이 되면서 OCS(Order Communication System), EMR(Electronic Medical Record), PACS(Picture Archiving and Communication System) 등 상당한 수준의 병원정보통신기술이 첨단화를 이룩하였다.

이러한 병원정보통신기술의 첨단화는

(1) 병원의 모든 시스템을 전산화하여 원무관리분야에서도 OCS로 업무의 전산화가 이루어져 접수와 동시에 외래진료부서와 의무기록 및 검사실에 자동통보가 되고 있으며,

(2) 무인접수에서 무인수납에 이르기까지 접수에서 수납에 이르기까지 모든 과정이 전산화되었으며 환자에게 받는 구비서류와 고객관리까지 전산화되어 있는 등 방대한 업무량을 전산화처리하고 있다.

(3) 예약환자관리와 고객관리에 이르는 전사적인적자원관리인 ERP(Enterprise Resource Planning)는 원무관리업무의 상당량을 담당하고 있고, 이는 환자관리분석에 많은 영향을 미쳤다.

(4) Digital Hospital이 구현되고 인공지능(Artificial Intelligence, AI), 3D프린팅, IOT 등 4차 산업이 의료와 접목이 되고, 생명공학에 의한 유전자치료가 급속한 발전을 가져오게 되면 의료가 어떻게 얼만큼 변화할지는 아무도 모른다.

이를 그림으로 보면 다음과 같다.

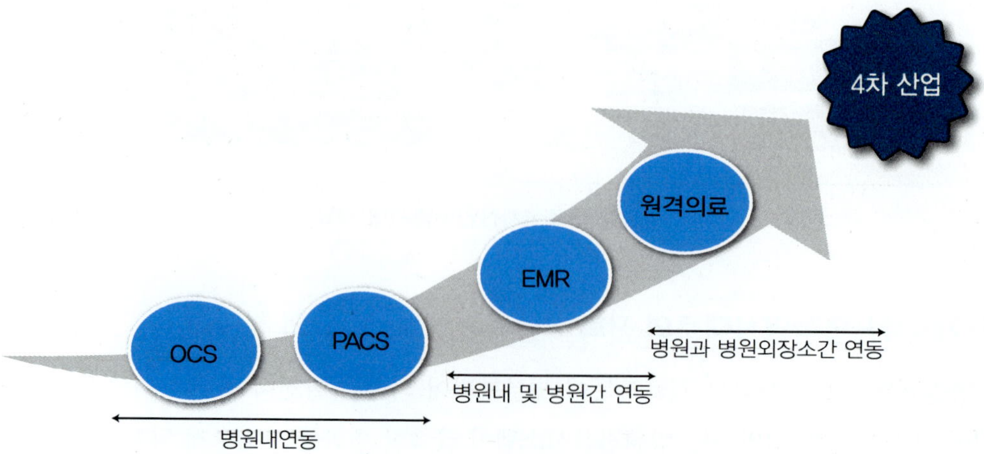

3) 4차산업혁명시대의 Keyword

4차산업혁명시대의 Keyword는 『Medical IT Keyword』와 『Healthcare IT Keyword』로 구분할 수 있으며, Medical IT Keyword는 현실세계를 배경으로 가상의 이미지와 정보를 제공하는 기술인 「가상현실(Virtual Reality, VR)」과 「증강현실(Augmented Reality, AR)」의 콘텐츠(contents)와 인간과 사물, 서비스 세 가지 분산된 환경 요소에 대해 인간의 명시적 개입 없이 상호 협력적으로 센싱, 네트워킹, 정보 처리 등 지능적 관계를 형성하는 사물 공간 연결망을 의미하는 「사물인터넷(Internet of Things, IoT)」과 다양한 종류의 대규모 데이터에 대한 생성, 수집, 분석, 표현을 그 특징으로 하는 「빅 데이터(Big data)」 기술의 발전 그리고 인간의 학습능력, 추론능력, 지각능력, 논증능력, 자연언어의 이해능력 등을 인공적으로 구현한 컴퓨터 프로그램 또는 이를 포함한 컴퓨터 시스템인 「인공지능(Artificial Intelligence, AI)」을 말한다.

(1) VR & AR(virtual reality, VR & augmented reality, AR)

중국의 장자가 어느날 나비가 된 꿈을 꾸었다. 나비가 되어 하늘을 날아다니는 꿈이 너무나 생생한 나머지 깊은 생각에 잠기게 된 것이다. '혹시, 원래 내가 나비이고 지금 사람이 된 꿈을 꾸고 있는 것은 아닌가' 사람이 나비의 꿈을 꾸고 있는 것인지, 나비가 사람이 되는 꿈을 꾸고 있는 것인지 어느 것이 진짜 현실인지 모르는 상황을 뜻하는 '(호접지몽胡蝶之夢)'의 유래이다.

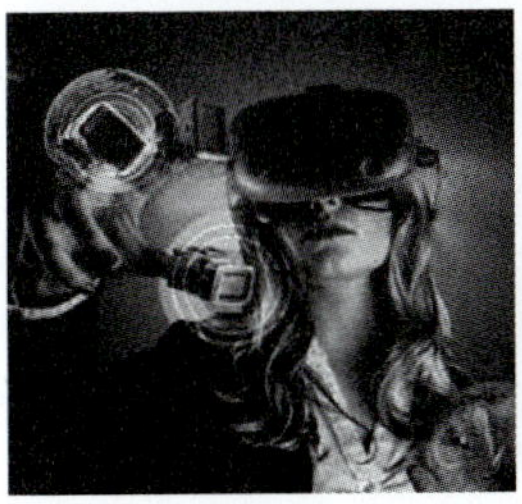

VR&AR

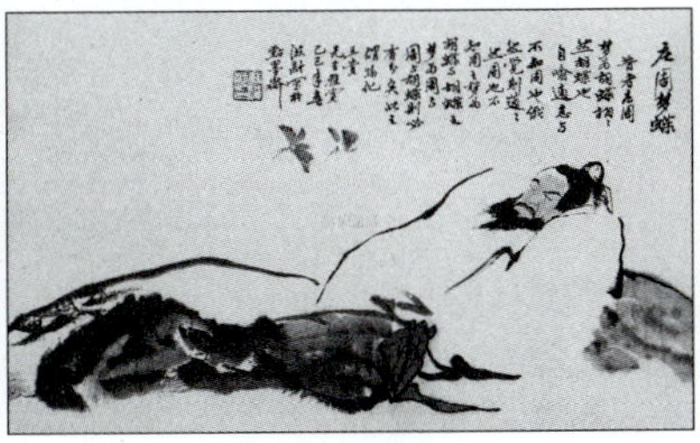

장자의 호접몽

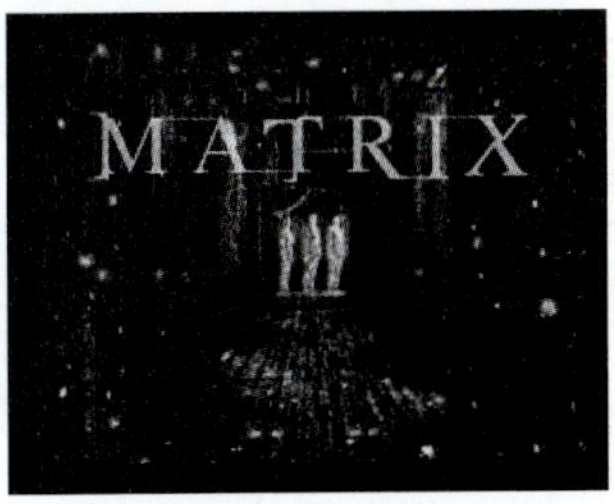

매트릭스의 장면

비슷한 주제 의식을 가진 현대의 작품을 찾자면 영화 매트릭스에서는 현실과 가상의 선택지에 놓이게 된다. 현재 세계는 가상이며, 진짜현실 세계는 따로 있다는 것이다. 모피어스는 빨간약과 파란약을 제시하며 선택권을 주었고 토마스 엔더슨은 이를 통해 '네오'로 거듭 태어난다. 영화 아바타에서 주인공이 아바타로 변하는 과정도 일부 통하는 면이 있는데, 공교롭게도 영화에 등장하는 외계 종족의 이름이 나비(N'avi)이다. 가상현실(VR)과 증강현실(AR)

은 게임을 통하여 붐을 일으켰지만 이제는 환자치료에도 이용되고 있다. 시력교정과 측정을 하고 환자의 무의식세계를 통하여 치유를 하며 점차 그 활용도가 확장되고 있다.

(2) IoT

사물인터넷(Internet of Things, IoT)은 각종 사물에 센서와 통신 기능을 내장하여 인터넷에 연결하는 기술. 즉, 무선 통신을 통해 각종 사물을 연결하는 기술을 의미한다. 여기서 사물이란 가전제품, 모바일 장비, 웨어러블 디바이스 등 다양한 임베디드 시스템(embedded system, 내장형 시스템)이 된다. 사물인터넷에 연결되는 사물들은 자신을 구별할 수 있는 유일한 아이피를 가지고 인터넷으로 연결되어야 하며, 외부 환경으로부터의 데이터 취득을 위해 센서를 내장할 수 있다. 모든 사물이 바이러스와 해킹의 대상이 될 수 있어 사물인터넷의 발달과 보안의 발달은 함께 갈 수밖에 없는 구조이다.

사물에 청각, 미각, 후각, 촉각, 시각 등을 부여해 주변 환경의 변화를 측정할 수 있도록 한다. 사물에 부여되는 감각은 오감에 한정되지 않고 RFID, 자이로스코프, 가이거 계수기 등을 통한 감각으로 확장될 수 있다. 예컨대 이불의 경우 감압센서와 습도센서를 통해 사용자가 수면 중 몇 번 뒤척였는지, 얼만큼 땀을 흘렸는지 등을 측정할 수 있다. 또한, 심장박동, 운동량 등의 정보를 제공하여 개인의 건강을 증진시킨다. 웨어러블 디바이스를 통해 다양한 건강검진을 하고 있으며, 분당서울대병원은 지역사회에 대해서 이미 시범사업을 하고 있다.

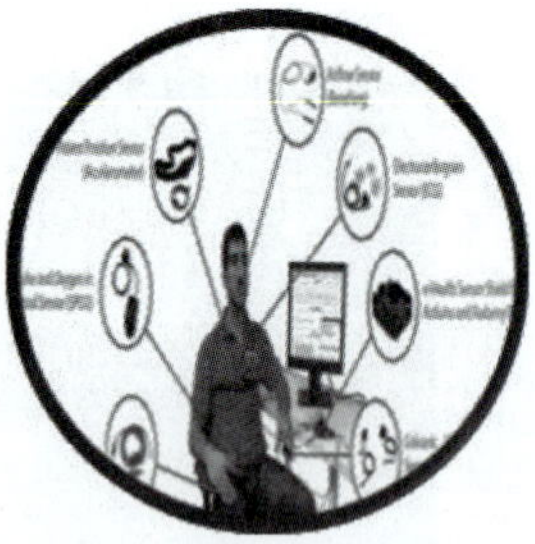

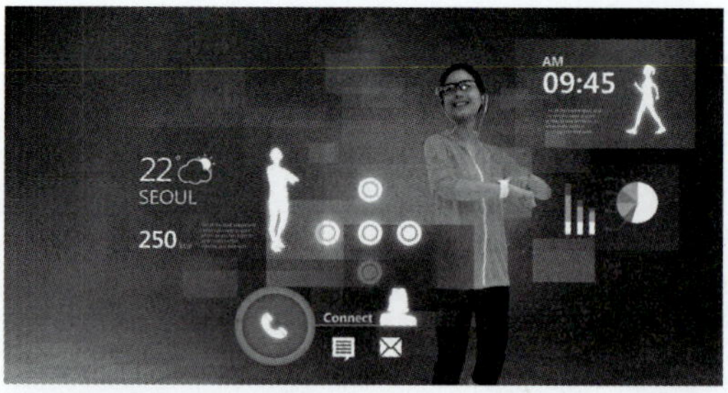

Iot를 이용한 바이탈사인 측정과 건강검진

(3) Big Data

Big data에 의한 맞춤진료(정밀진료, Precision Medicine)가 시행되고 있다. 아이가 태어나면 아이의 유전자검색을 통하여 언제 특정한 질병이 발생할 확률을 계산하고 이에대한 진료계획을 수립한다. 안제리나졸리같은 배우가 가족력이 있는 유방암을 우려하여 선제적으로 유방절제술을 받은 사례같은 경우가 그것이다.

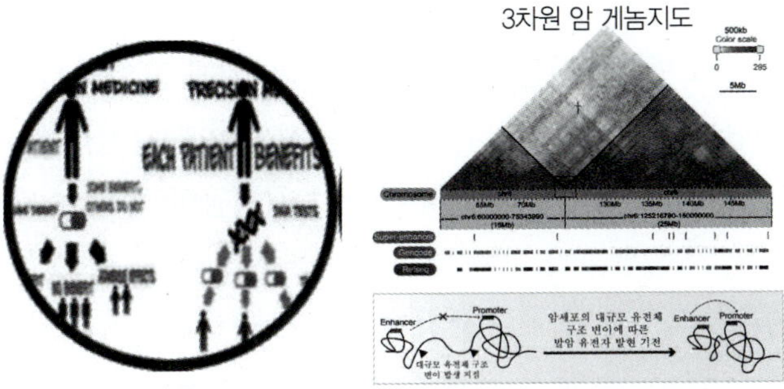

정밀진료를 통한 맞춤진료와 게놈 유전자

(4) AI

인공지능(Artificial intelligence, AI)은 인간의 학습능력, 추론능력, 지각능력을 인공적으로 구현하려는 컴퓨터과학의 세부분야이다. 하나의 인프라 기술이기도 하다. 인간을 포함한 동물이 갖고 있는 지능 즉, natural intelligence와는 다른 개념이다.

지능을 갖고 있는 기능을 갖춘 컴퓨터 시스템이며, 인간의 지능을 기계 등에 인공적으로 시연(구현)한 것이다. 일반적으로 범용 컴퓨터에 적용한다고 가정한다. 이 용어는 또한 그와 같은 지능을 만들 수 있는 방법론이나 실현 가능성 등을 연구하는 과학 분야를 지칭하기도 한다.

2016년 인천 가천대학교 길병원에 암진단 '왓슨 포 온콜로지'가 도입되었고, 2017년 암환자의 종양세포와 유전자 염기서열을 분석해 맞춤형 치료법을 추천하는 '왓슨 포 지노믹스'가 부산대학교 병원에 도입되었다. 이외 대구가톨릭대병원, 계명대동산병원, 건양대병원, 조선대병원, 전남대병원 등 모두 7개 병원이 왓슨을 도입했다.

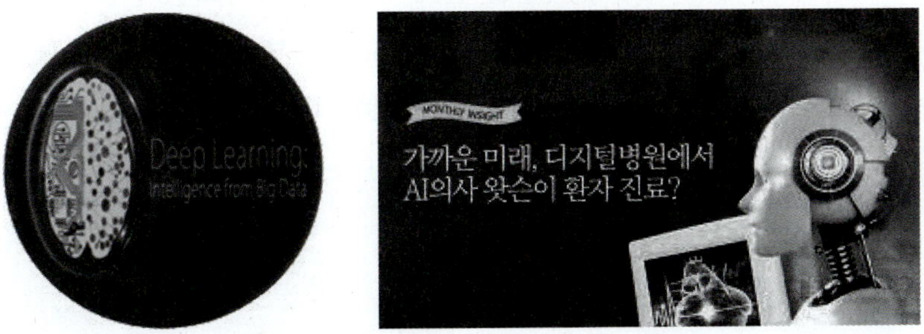
Deep Learning:
Intelligence from Big Data
MONTHLY INSIGHT
가까운 미래, 디지털병원에서
AI의사 왓슨이 환자 진료?
인공지능에 의한 Deep Learning과 왓슨 진료

4) 병원별 사례

병원은 이미 4차산업이 진입해 있는 상태이다. 병원안내에서 무인접수, 수납, 처방전

발행에 이르기까지 인공지능이 많은 부분을 담당하고 있으며, 진단과 수술을 인공지능이 하는 시대가 열렸다. 중소병원에서는 무인접수 및 수납기를 도입하는 대신 원무부서 직원을 충원하지 않는 폐단이 발생하고 있다. 향후 4차산업이 원무관리를 어떻게 변화시킬지 그리고 원무관리자들의 영역이 어떻게 변해야 할지는 시급한 과제가 될 것이다.

(1) 인공지능 무인 접수 · 수납 · 처방전

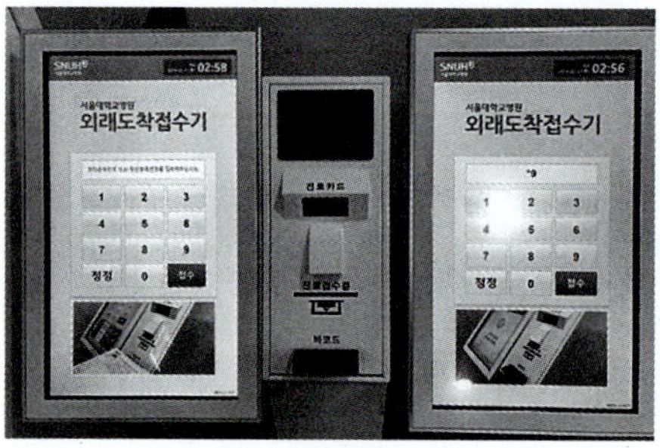

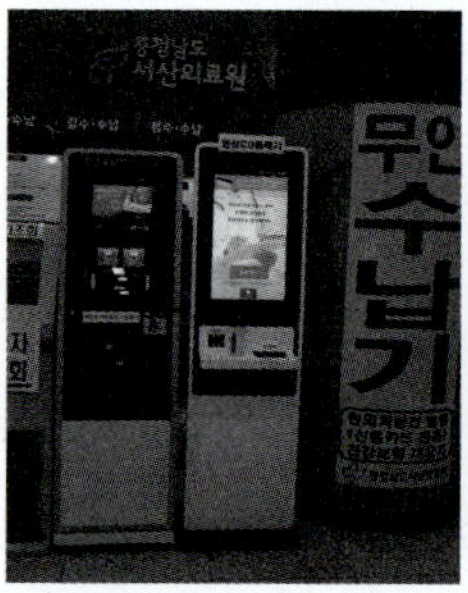

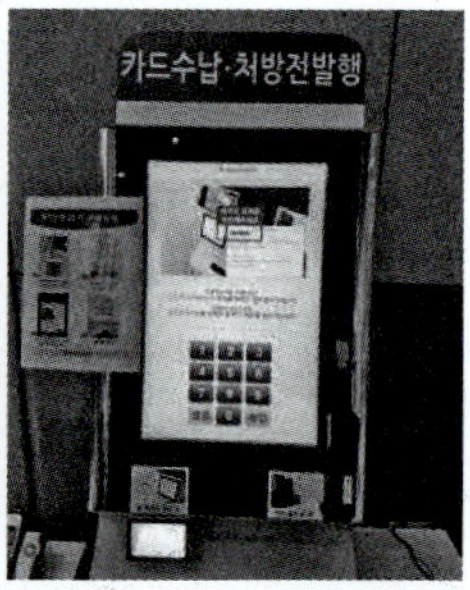

(2) 은평성모병원사례

은평성모병원은 10일 개원 기념식을 개최하고 AI 음성인식 의무기록(voice EMR), 자율주행, 챗봇, 블록체인 기술을 탑재한 회진로봇 폴(Paul)과 안내로봇 마리아(Maria)를 선보였다.

로비에서 활동한 로봇(마리아)과 더불어 이날 공개된 회진로봇(폴)은 병동에서 의료진과 회진을 함께하는 로봇으로, 의료진이 ID 카드를 접촉하면 해당 의료진이 치료하는 입원환자 목록을 제공하고 자율주행 기능을 통해 의료진을 안내한다.

음성인식 의무기록(Voice EMR) 기술을 탑재해 회진 시 의료진의 음성을 인식하고 이를 문자로 변환해 실시간으로 의무기록을 작성한다. 또 병원 진료시스템과 연동해 진료기록, 검사영상 및 결과 등 환자 정보를 실시간으로 제공해 의료진의 회진을 돕는다.

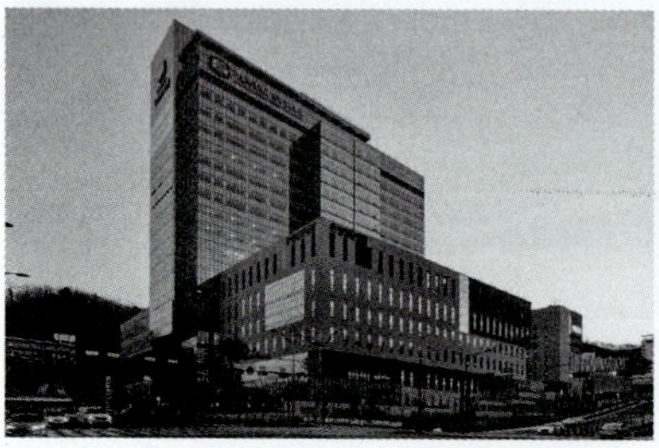

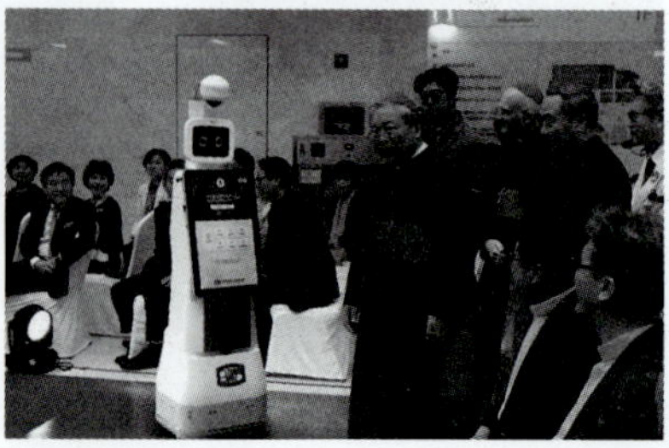

은평성모병원 전경과 안내로봇 마리아

(3) 다빈치 로봇수술 시스템

다빈치 로봇수술 시스템은 인간 손의 한계를 뛰어넘는 정교함과 수술기법을 실현하기 위하여 도입되었다. 많은 대형병원에 도입되어 있다.

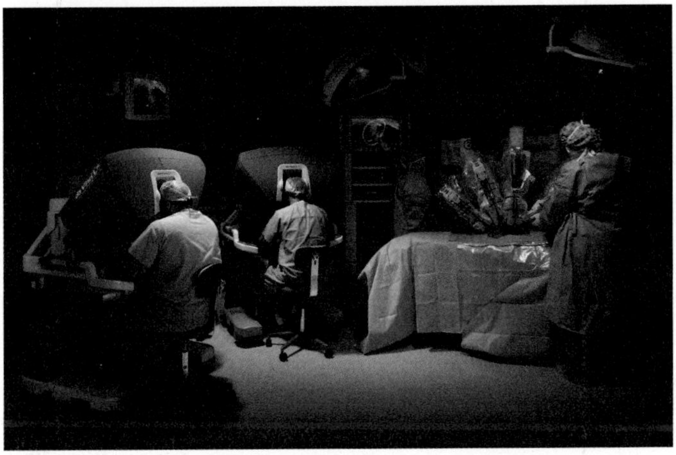

다빈치 (로봇)수술 시스템(da Vinci surgical system)

(4) 암 진단 솔루션 왓슨사례

IBM의 인공지능(AI) 암 진단 솔루션 '왓슨'(Watson for Oncology)은 2016년 12월 5일 가천대 중앙길병원에서 국내 처음으로 암 환자 진단에 투입되었다. 왓슨이 길 병원에서 진료한 암 환자는 2017년 3월 17일 기준 총 215명이다.

암 종별로는 대장암이 65명으로 가장 많았고, 폐 왓슨은 의사의 의료적 의사결정 과정을 돕는 임상의사결정지원시스템(clinical decision support system)이다. 2012년 3월 세계 최대 암병원 중 하나인 미국 메모리얼 슬론 케터링 암센터(MSKCC)에서 폐암, 유방암, 전립선암 등 암 진료에 처음 도입됐다. 200종 이상의 의학 저널과 교과서를 포함한 방대한 양의 임상 데이터에 대한 학습도 마쳤다.

왓슨은 현재 MSKCC 이외에도 클리블랜드 클리닉, 주피터 메디컬센터 등 세계 곳곳의 병원들에서 암 환자를 진료 중이다. 국내에서는 가천대길병원, 부산대병원, 건양대병원 등 병원들이 도입하였다.

이와 같이 최근 병원들은 U-Hospital을 구현하기 위하여 4차산업혁명시대의 Keyword인 VR&AR, IoT, Bigdata, AI 등을 급속하게 도입하고 있는 실정이다.

토론 제9장

원격진료 이대로 좋은가?

『원격모니터링 VS 원격진료』

우리나라는 비록 후발주자이지만 IT 분야의 탄탄한 기술력을 바탕으로 전 세계 U-헬스케어 시장에서 선도적인 입지를 구축했다고 평가받는다.

다만 U-헬스케어가 의료계에서 성공적으로 정착하기 위해서는 몇 가지 넘어야 할 장벽이 있는데, 그중 하나가 'U-헬스케어=원격진료'라는 오해다. '원격의료(telehealth)'는 원격진료, 원격모니터링, 원격상담 등으로 세분화되지만, 한국에서는 명확한 구분 없이 혼용되는 경향이 큰 탓이다. 원격의료 논란과 맞물려 수년째 더 이상 진척되지 못하고 제자리 걸음만 반복하고 있다.

전문가들 사이에서 원격진료와 원격모니터링을 명확히 구분해야 한다는 목소리가 나오는 것도 이 때문이다.

가톨릭의대 김헌싱 교수(서울성모병원 내분비내과)는 "원격진료와 원격모니터링은 엄연히 다른 개념"이라며 "우리나라에서 원격진료는 아직까지 시기상조로 보인다. 현재 U-헬스케어가 추구해야 할 방향성은 원격모니터링이 맞다"고 짚었다.

스마트폰 등 헬스케어 기기를 이용한 건강관리가 성립되려면 3가지 전제조건이 갖춰져야 하는데, 첫 번째가 혈압, 맥박, 혈당 등을 측정하는 센서(sensor) 등으로 주로 의료기기에 해당된다.

두 번째가 센서로부터 전송받은 데이터를 저장하는 서버(server), 마지막 세 번째가 의료진에 의한 피드백(feedback)이다. 바로 이 '피드백' 부분에서 원격진료와 원격모니터링의 차이가 갈리게 된다.

토론방법

1. 조를 원격진료 찬성하는 조와 반대하는 조로 나뉘어 편성한다.
2. 찬성과 반대이유를 조사하고 우리나라 실정에 맞는 찬성과 반대이유를 작성한다.
3. 또한 의료계가 반대하는 이유를 조사하고 그 이유가 타당한지 아니면 합당하지 않은지에 대한 의견을 제시한다.
4. 발표 후 자료를 정리하여 교수님에게 조별로 제출한다.

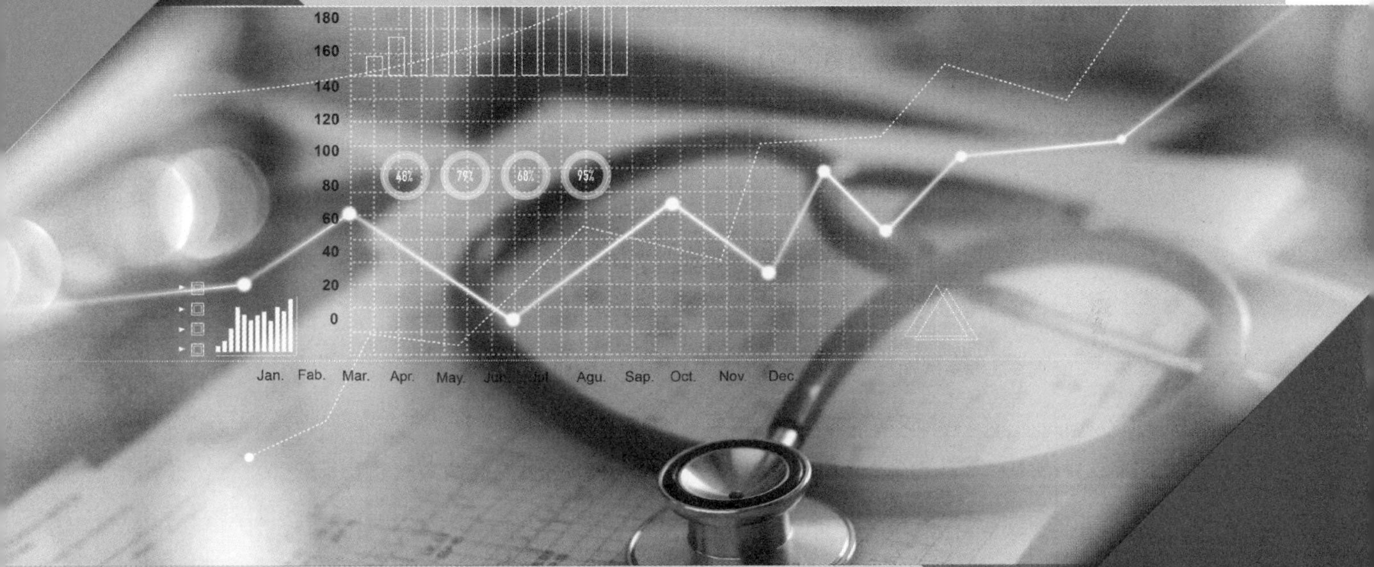

III 경영의 부문별 기능

PART I, II는 경영의 프로세스에 관한 내용이었다. 즉, 지금까지는 일반 경영학의 이론적 내용을 배웠기 때문에 경영의 부문별 기능에서 부터는 병원경영학으로 전환되어 배우게 된다. 병원경영학이라고 하여 크게 다르지 않다. 경영학 각 개론에 병원의 특성을 접목한 것 일뿐이다. 따라서, 경영의 4대기능인 마케팅관리, 인적자원관리, 병원회계 및 재무관리, 생산관리를 각론형식으로 개괄적으로 하되, 병원의 측면에서 설명하도록 하겠다. 먼저 10장은 병원의 전반적인 이해를 돕기 위하여 병원개요를 배우고, 11장에서는 병원 마케팅관리, 12장에서는 병원 인적자원관리, 13장에서는 병원 재무관리 그리고 마지막 14장에서는 병원 생산관리에 관하여 배운다.

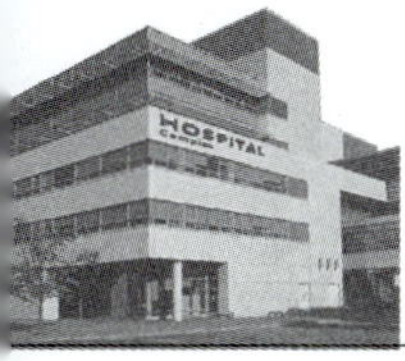

병원에 관한 전반적 이해

– 진료비 100조원 시대 –

〈연도별 요양급여 현황〉 (단위 : 만일, 억원, %)

구분	2017년	2018년	2019년	2020년	2021년	2022년	전년대비 증감
입내원일수 (증감률)	103,264 (1.1)	105,229 (1.9)	108,674 (3.3)	96,198 (△11.5)	95,752 (△0.5)	**105,833 (10.5)**	10,081
급여일수 (증감률)	850,921 (5.0)	898,662 (5.6)	956,667 (6.5)	956,822 (0.02)	1,006,078 (5.1)	**1,085,599 (7.9)**	79,521
진료비 (증감률)	693,352 (7.4)	776,583 (12.0)	864,775 (11.4)	869,545 (0.6)	935,011 (7.5)	1,024,277 (9.5)	89,266
급여비 (증감률)	518,225 (7.2)	585,836 (13.0)	651,674 (11.2)	654,742 (0.5)	701,654 (7.2)	**767,250 (9.3)**	65,596
급여율	74.7	75.4	75.4	75.3	75.0	**74.9**	A0.1

주 1) 요양급여, 지급기준
2) 입내원일수는 약국의 처방조제 제외
3) 진료비: 요양기관에서 건강보험환자 진료에 소요된 비용으로 공단부담금과 본인부담금을 합한 금액이며, 요양기관에서 청구한 진료비 중 심사결정된 진료비
4) 급여비(공단부담금, 보험자부담금): 심사결정된 진료비 중 법이 정한 본인부담금을 제외하고 보험자(공단)가 요양기관에 지급한 금액, 보험급여비의 현물급여 중 요양급여비에 해당
5) 급여율(%) = 급여비÷진료비×100
6) 증감률(%) : 전년대비 증감률

자료 : 2023년 10월 건보공단

국민건강보험공단에 따르면 2022년도 건강보험 진료비는 102조4277억원으로 100조원을 처음 넘어섰다. 건보공단이 지급한 급여비는 76조7250억원으로 전년 보다 9.3% 늘었다. 2025년에는 초고령사회에 진입하기 때문에 진료비는 계속 증가할 것이다. 그리고 병원산업은 빠른 속도로 변화할 것이다.

앞의 9장까지의 내용이 학생들로 하여금 경영학에 관한 틀을 갖도록 하는데 중점을 두었으며, 14장까지는 학생들이 병원경영에 관한 틀을 갖도록 하기 위한 내용이다.
10장은 각론에 들어가기전에 병원에 관한 전반적 이해를 돕기 위하여 설명하였다. 병원이란 무엇이고 의료인이란 누구인지에 대한 정의와 병원의 종류, 진료과목은 어떻게 구성이 되며, 병원이 갖고 있는 특성에 대해 설명하였다. 병원조직 구조에서 다양한 부서와 구성원의 내용과 조직편제를 예로써 설명하였다. 또한, 의료서비스의 외래와 입원의 진료과정을 설명함으로써 병원에 대한 개괄적인 이해를 돕도록 하였다.

제1절 병원이란 무엇인가?

1 병원의 정의와 의료법상의 구분

병원이라는 어원을 살펴보면, 한자어 병원은 명나라에서 서양 문물을 받아들일 당시 이탈리아의 선교사였던 마테오 리치(Matteo Ricci)가 번역했다. 현대 중국어에서는 보통 醫院(의원)이라고 하고, 한국과 일본에서 病院(병원)이라고 한다. 영어 '호스피탈(hospital)'은 본래 '접대', '환대'라는 의미의 '호스피탈리티(hospitality)'에서 왔는데, 여행자들을 위한 숙소라는 뜻에서 이들의 상태를 검진하고 처치하는 시설을 가리키는 것으로 변하였다. 호텔(hotel) 역시 어원이 같으며, '호스피탈'에서 '호스텔(hostel)'을 거쳐 '호텔'이 된 것이다.

현대 영어에서는 개인이 운영하는 소규모 의원을 '클리닉(clinic)'으로 불러 종합병원 또는 상급병원인 호스피탈(hospital)과 구분한다. 이 밖에 병원 내의 각 진료 분과를 가리켜 클리닉이라 부르기도 하는데, 치과를 '덴탈 클리닉(dental clinic)'으로 부르는 것이 그 예이다. 대개 'go to hospital'은 수술을 하기 위해서나 중병, 응급 상황에서 큰 병원을 간다는 뜻이 강하고, 가벼운 진찰 및 치료 목적으로 동네 클리닉을 방문할 때는 'see a doctor'와 같은 표현을 쓴다.

세계보건기구(WHO, World Health Organization)가 정의한 병원이란, "지역사회 주민들의 예방, 치료 및 재활을 포함하는 포괄적 의료를 행하는 지역사회 의료체계의 중심기관이다. 또한 병원은 의료관계 종사자의 훈련과 생물학적/사회학적 연구를 수행하며 지역사회 의료기관이 효과적이고 효율적으로 운영될 수 있도록 제반지원을 수행"하는 기관을 말한다고 하였다. 따라서 병원은 환자의 질병치료를 통하여 가족의 건강증진은 물론 그의 가정의 환경까지 개선하는 것을 목적으로 하는 포괄적인 개념이다.

우리나라에서의 "병원"은 여러가지 의미를 포함하고 있다. 즉 의료법에 의해서는 "의료기관"이라는 용어를 사용하며, 건강보험 등에서는 "요양기관"이라는 용어를 사용하는데 일반적으로 이를 통칭하여 "병원"이라고 한다. 엄밀히 말하면 병원은 현행 의료법상 의료기관(건강보험법 상의 요양기관)의 범주에 속하는 하나의 기관명에 해당한다. 따라서 병원에 대한 이해를 위해서는 현행 의료법상 규정되어 있는 의료기관에 대한 이해가 선행되어야 한다.

「의료법」에서의 의료기관은『의료인이 의료인이 공중(公衆) 또는 특정 다수인을 위하여 의료 · 조산의 업(이하 "의료업"이라 한다)을 하는 곳』을 말하며, 의료기관은 의원급 의료기관, 조산원, 병원급 의료기관으로 구분하고 있다.

병원급 의료기관은 병원과 종합병원으로 되어 있으며, 종합병원은 일반종합병원과 상급종합병원으로 되어 있다.

1) 의원급 의료기관

의사, 치과의사 또는 한의사가 주로 외래환자를 대상으로 각각 그 의료행위를 하는 의료기관으로서 의원, 치과의원, 한의원을 말하며 병상은 29개 병상까지 설치할 수 있다.

2) 조산원

조산사가 조산과 임산부 및 신생아를 대상으로 보건활동과 교육 · 상담을 하는 의료기관을 말한다.

3) 병원급 의료기관

의사, 치과의사 또는 한의사가 주로 입원환자를 대상으로 의료행위를 하는 의료기관으로서 병원, 치과병원, 한방병원, 요양병원, 종합병원이 여기에 해당한다. 병원과 한방병원은 30개 이상의 병상(치과병원은 제외)을 요양병원은 30개 이상의 요양병상(장기입원이 필요한 환자대상)을 갖추어야 하며, 종합병원은 다음과 같은 요건을 구비하여야 한다.

① 100개 이상의 병상을 갖출 것

② 100병상 이상 300병상 이하인 경우에는 내과 · 외과 · 소아청소년과 · 산부인과 중 3개 진료과목, 영상의학과, 마취통증의학과와 진단검사의학과 또는 병리과를 포함한

7개 이상의 진료과목을 갖추고 각 진료과목마다 전속하는 전문의를 둘 것

③ 300병상을 초과하는 경우에는 내과, 외과, 소아청소년과, 산부인과, 영상의학과, 마취통증의학과, 진단검사의학과 또는 병리과, 정신건강의학과 및 치과를 포함한 9개 이상의 진료과목을 갖추고 각 진료과목마다 전속하는 전문의를 둘 것

2021년을 기준으로 하여 전국 병 · 의원수는 종합병원 365개소, 요양병원 1,467개소, 병원 1,394개소, 의원 33,818개소이며, 종합병원 병상수는 156,783병상, 요양병원은 276,654병상, 병원은 132,060병상, 의원은 54,141병상으로 총 619,638병상이다(표 10-1).

4) 상급종합병원

상급종합병원은 의료법(제3조의 4 상급종합병원 지정)에 의하여 요건을 갖춘 종합병원 중에서 중증질환에 대하여 난이도가 높은 의료행위를 전문적으로 하는 종합병원을 말하며, 의료전달체계는 국민건강보험 요양급여 기준에 관한 규칙에 의하여 2단계 요양급여를 제공하는 종합병원으로 다음과 같은 요건을 갖추어야 한다.

① 보건복지부령으로 정하는 20개 이상의 진료과목을 갖추고 각 진료과목마다 전속하는 전문의를 둘 것

② 전문의가 되려는 자를 수련시키는 기관일 것

③ 보건복지부령으로 정하는 인력 · 시설 · 장비 등을 갖출 것

④ 질병군별 환자구성 비율이 보건복지부령으로 정하는 기준에 해당할 것

⑤ 보건복지부장관은 상급종합병원으로 지정받은 종합병원에 대하여 3년마다 제2항에 따른 평가를 실시하여 재지정하거나 지정을 취소할 수 있다.

보건복지부는 제5기('24~'26년) 상급종합병원으로 47개 기관을 지정(기간: 2024.1.1. ~ 2026.12.31.)하였다. 이번 제5기 상급종합병원 지정기준은 환자구성비율 등 중증질환 진료 관련 지표를 강화(입원환자 중 중증환자 비율을 기존 30% 이상을 34% 이상으로 상향 등)하고, 인력 · 시설 등 의료자원 강화와 국가감염병 대응(입원환자전담전문의, 중환자실 · 음압격리병실 병상확보율, 코로나19 참여기여도 지표 등)을 위한 지표를 신설하였으며, 가톨릭대성빈센트병원, 건양대병원, 고신대복음병원 등 3개소가 신규 지정되었다.

상급종합병원 현황은 [표 10-2]와 같다.

표 10-1 2021 전국 병.의원 현황 및 병상수

구분	병 · 의원(Hospitals and clinics)				병 · 의원(Hospitals and clinics)			
	종합병원	요양병원	일반병원	의원	종합병원	요양병원	일반병원	의원
계	365	1,467	1,394	33,818	156,783	276,654	132,060	54,141
서 울	56	124	222	9,168	33,806	22,513	16,782	9,455
부 산	28	169	136	2,466	12,587	33,345	13,442	3,530
대 구	18	74	88	1,883	8,585	13,704	9,593	2,817
인 천	20	67	56	1,633	8,410	12,608	5,244	3,611
광 주	24	59	84	968	7,601	14,480	7,648	2,174
대 전	10	48	46	1,110	5,266	8,896	4,541	2,394
울 산	9	41	33	610	3,298	6,945	2,358	1,046
세 종	2	5	1	194	599	692	73	348
경 기	67	320	277	7,478	27,190	55,479	25,690	11,909
강 원	15	34	37	785	5,363	4,206	4,064	1,674
충 북	13	42	37	906	4,724	6,769	3,970	2,264
충 남	13	67	46	1,083	5,502	11,937	4,026	2,423
전 북	13	84	64	1,178	5,875	18,829	5,947	3,166
전 남	25	82	72	955	8,086	17,378	7,920	2,117
경 북	20	113	55	1,265	7,733	20,770	5,799	1,967
경 남	26	129	133	1,673	9,858	26,793	14,154	2,925
제 주	6	9	7	463	2,300	1,310	809	321

출처 : 2022 보건복지통계연보

표 10-2 제5기('24~'26) 상급종합병원 47개소 지정현황

진료권역	지정기관명 (가나다순)
서울권 (14개)	강북삼성병원, 건국대학교병원, 경희대학교병원, 고려대학교의과대학부속구로병원, 삼성서울병원, 서울대학교병원, 연세대학교의과대학강남세브란스병원, 연세대학교의과대학세브란스병원, 이화여자대학교의과대학부속목동병원, 재단법인아산사회복지재단서울아산병원, 중앙대학교병원, 학교법인고려중앙학원고려대학교의과대학부속병원(안암병원), 학교법인가톨릭학원가톨릭대학교서울성모병원, 한양대학교병원
경기 서북부권(4개)	가톨릭대학교인천성모병원, 순천향대학교부속부천병원, 의료법인길의료재단길병원, 인하대학교의과대학부속병원
경기 남부권(5개)	가톨릭대학교성빈센트병원, 고려대학교의과대학부속안산병원, 분당서울대학교병원, 아주대학교병원, 한림대학교성심병원

강원권(2개)	강릉아산병원, 연세대학교원주세브란스기독병원
충북권(1개)	충북대학교병원
충남권(3개)	단국대학교의과대학부속병원, 충남대학교병원, 학교법인건양교육재단건양대학교병원
전북권(2개)	원광대학교병원, 전북대학교병원
전남권(3개)	전남대학교병원, 조선대학교병원, 화순전남대학교병원
경북권(5개)	경북대학교병원, 계명대학교동산병원, 대구가톨릭대학교병원, 영남대학교병원, 칠곡경북대학교병원
경남동부권 (6개)	고신대학교복음병원, 동아대학교병원, 부산대학교병원, 양산부산대학교병원, 인제대학교부산백병원, 학교법인울산공업학원울산대학교병원
경남서부권 (2개)	경상국립대학교병원, 학교법인성균관대학삼성창원병원
전 국	총 47개

5) 전문병원

전문병원은 병원급 의료기관 중에서 특정 진료과목이나 특정 질환 등에 대하여 난이도가 높은 의료행위를 하는 병원을 보건복지부장관이 의료법(제3조의5. 전문병원지정)에 의하여 지정하는 병원을 말한다. 특히, 전문병원은 대형병원 환자쏠림 완화, 의료 질 개선 등 지역 내 의료전달체계에 긍정적 역할을 수행해 왔으며, 최근 국민 생명과 직결된 지역의 필수의료 위기가 대두되면서 전문병원의 역할 확대가 요구되는 상황이다. 전문병원은 다음 요건을 갖추어야 하며 상급종합병원 인증과 같이 매 3년마다 보건복지부에서 시행하는 인증을 받아야 한다. 2024년 5기 전문병원 현황은 109개소로 [표 10-3]과 같다.

① 특정 질환별 · 진료과목별 환자의 구성비율 등이 보건복지부령으로 정하는 기준에 해당할 것

② 보건복지부령으로 정하는 수 이상의 진료과목을 갖추고 각 진료과목마다 전속하는 전문의를 둘 것

전문병원으로 지정된 의료기관은 3년 동안 보건복지부 지정 전문병원이라는 명칭을 사용할 수 있으며, 전문병원의 전문이라는 용어를 사용하여 의료광고를 할 수 있다. 아울러 전문병원 지정을 위한 비용투자 및 운영성과 및 의료의 질 등을 고려하여 건강보험수가를 지원받게 된다.

향후 보건복지부는 현재 필수의료 분야 전문병원은 진입에 한계가 있어 지정 · 평가 기준을 대폭 개편하여 우수한 중소병원이 지역완결형 의료전달체계에 기여할 수 있도록 할 계획이다.

표 10-3 24년 5기 전문병원 지정현황

구분*		기관 수(개소)				구 분		기관 수(개소)			
		4기		5기 1차 ('24.~'26.)	'24. 운영			4기		5기 1차 ('24.~'26.)	'24. 운영
		2차 ('22.~'24.)	3차 ('23.~'25.)					2차 ('22.~'24.)	3차 ('23.~'25.)		
계		10	5	94	109						
질환	관절	2	2	21	25	질환	한방중풍	–	–	1	1
	뇌혈관	–	–	4	4		한방척추	2	1	7	10
	대장항문	–	–	4	4	진료과목	산부인과	1	–	9	10
	수지접합	1	–	4	5		소아청소년과	–	–	2	2
	심장	–	–	1	1		신경과	–	–	1	1
	알코올	–	1	7	8		안과	1	–	10	11
	유방	–	–	1	1		외과	1	–	2	3
	척추	2	1	12	15		이비인후과	–	–	2	2
	화상	–	–	5	5		한방부인과	–	–	–	–
	주산기	–	–	1	1						

2 진료과목

의료법 시행규칙에서 규정하고 있는 진료과목은 1952년 10개 표방진료과목으로 출발하였으나 1996년 26개 과목으로 증가한 후 오늘에 이르고 있다.

1) 26개 진료과목 현황

(1) 병원(정신병원 포함)과 의원이 표시할 수 있는 진료과목(표방진료과목, 26)

내과, 신경과, 정신건강의학과, 외과, 정형외과, 신경외과, 심장혈관흉부외과, 성형외과, 마취통증의학과, 산부인과, 소아청소년과, 안과, 이비인후과, 피부과, 비뇨의학과, 영상의학과, 방사선종양학과, 병리과, 진단검사의학과, 재활의학과, 결핵과, 예방의학과, 가정의학과, 핵의학과, 직업환경의학과 및 응급의학과

(2) 치과병원이나 치과의원이 표시할 수 있는 진료과목

구강악안면외과, 치과보철과, 치과교정과, 소아치과, 치주과, 치과보존과, 구강내과, 영상치의학과, 구강병리과, 예방치과 및 통합치의학과

(3) 한방병원과 한의원이 표시할 수 있는 진료과목

한방내과, 한방부인과, 한방소아과, 한방안 · 이비인후 · 피부과, 한방신경정신과, 한방재활의학과, 사상체질과 및 침구과

(4) 종합병원이 표시할 수 있는 진료과목은 위 (1)과 (2)이다.

(5) 요양병원이 표시할 수 있는 진료과목은 위 (1)과 (3)이다.

2) 임상의학의 구분

(1) 임상의학에 따른 진료과목의 분류

진료과목을 임상에 따른 분류로 보면 기초의학과 임상의학, 임상지원의학 그리고 복합으로 분류할 수 있다. 병리과(해부병리과)는 기초의학에 속하며, 진단검사의학과는 임상지원의학으로 분류된다. 수술보다는 약물치료를 주로하는 질병 등을 진료하는 과를 내과계라 하며 수술을 주된 치료법으로 하는 과를 외과계라 한다. 응급의학과와 같이 복합적인 진료가 요구되는 진료과를 복합으로 분류하였다.

분류	설명	종류
기초의학	임상의학을 배우기 위해 필요한 필수 기본 학문	기생충학 (Parasitology) 면역학 (Immunology) 미생물학 (Microbiology) 병리학 (Pathology) 생리학 (Physiology) 생화학 (Biochemistry) 약리학 (Pharmacology) 예방의학 (Preventive Medicine) 의료정보학 (Health Informatics) 의사학 (Medical History) 해부학 (Anatomy) 법의학 (Forensic Medicine)

<table>
<tr><td rowspan="2">임상의학</td><td rowspan="2">임상(Bed-side)이란 영어와 한문의 말뜻대로, 환자 옆에서, 병상 옆에서 직접 환자를 진료하는 의학 분야</td><td>내과계 : 수술보다는 약물 치료를 주로하는 질병 등을 진료하는 과
내과 (Internal Medicine)
소아청소년과 (Pediatrics)
정신과 (Psychiatry)
피부과 (Dermatology)
신경과 (Neuroscience)
재활의학과 (Rehabilitation Medicine)
가정의학과 (Family Medicine)</td></tr>
<tr><td>외과계 : 수술을 주된 치료법으로 하는 과 및 외과에서 분과된 과는 약물 치료를 현대에 이르러 더 많이 해도 외과계로 분류.
안과 (Ophthalmology)
이비인후과 (Otolaryngology)
비뇨기과 (Urology)
신경외과 (Neurosurgery)
정형외과 (Orthopedics)
성형외과 (Plastic Surgery)
외과 (Surgery)
산부인과 (산과: Obstetrics, 부인과: Gynecology)
흉부외과 (Thoracic Surgery)</td></tr>
<tr><td>임상지원의학</td><td>임상 의사를 돕는 의학 분야, 즉 영상의학이나 마취과학 등, 내과계와 외과계로 나누는데, 내과계는 주로 약물 치료를 하는 질병 을 다루는 의학 분야를 말하고, 외과계는 주로 수술 치료를 하는 의학 분야.</td><td>영상의학과 (Radiology)
핵의학과 (Nuclear Medicine)
마취통증의학과 (Anesthesiology)
방사선종양학과 (Radiation Oncology)
진단검사의학과 (Laboratory Medicine)</td></tr>
<tr><td>복합</td><td></td><td>응급의학과 (Emergency Medicine)
산업의학과(직업환경의학과)
(Industrial/Occupational Medicine)
예방의학과 (Preventive Medicine)</td></tr>
</table>

(2) 진료과목에 따른 세부전문과목

세부전문과목은 병원급 이상의 의료기관에서 사용하고 있을 뿐만 아니라 대한의학회가 인증하고 건강보험심사평가원에서 진료비 심사시 반영하고 있으므로 진료과목별 세부전문과목에 대한 이해가 있어야 함(확인코드는 영문명칭의 약어이며, 병원별로 다소 다를 수 있음)

구분	진료(전문)과목	세부전문과목(분야)주)	영문	확인코드
의과	내과		Internal Medicin	IM
		내과 소화기 분과	Department of Gastroenterology	IMGAS
		내과 순환기 분과	Department of Cardiology	IMCAR
		내과 호흡기 분과	Department of Pulmonary	IMPUL
		내과 내분비 – 대사 분과	Department of Endocrinology/Metabolism	IMEND
		내과 신장 분과	Department of Nephrology	IMNEP
		내과 혈액종양 분과	Department of Hematology Oncology	IMHEM
		내과 감염 분과	Department of Infectious Diseases	IMINF
		내과 알레르기 분과	Department of Allergy	IMALL
		내과 류마티스 분과	Department of Rheumatory	IMRHE
	외과		General Surgery	GS
		간담췌외과	Division of Hepato–Biliary & Pancreas Surgery	GSHBP
		대장항문외과	Division of Colorectal Surgery	GSCOL
		소아외과	Child Surgery	GSPED
		위장관외과	Division of Stomach Surgery	GSSTO
		외과 유방질환 분과		GSBRE
	소아 청소년과		Pediatrics	PED
		소아청소년감염	Pediatric Infectious Diseases	PDINF
		소아청소년내분비	Pediatric Endocrinology	PDEND
		소아청소년 소화기영양	Pediatric Gastroenterology, Hepatology and Nutrition	PDGHN
		소아청소년신경	Child Neurology	PDNEU
		신생아	Neonatology	NEONA
		소아청소년신장	Pediatric Nephrology	PDNEP
		소아청소년심장	Pediatric Cardiology	PDCAR
		소아청소년 알레르기호흡기	Pediatric Allergy and Respiratory Disease	PDARD
		소아청소년혈액종양	Pediatric Hematology Oncology	PDHEM
		소아응급의학	Pediatric Emergency Medicine	PEM
	신경과		Department of Neurology	NEURO
	정신건강 의학과		Department of Psychiatry	PSYC
	정형외과		Department of Orthopedic Surgery	OS
	신경외과		Department of Neurological Surgery	NS
	심장혈관 흉부외과		Department of Thoracic and Cardiovascular Surgery	CS
	성형외과		Department of Plastic Surgery	PS

구분	진료(전문)과목	세부전문과목(분야)주	영문	확인코드
	마취통증 의학과		Department of Anesthesiology & Pain Medicine	ANES
	산부인과		Department of Obestetrics/Gynecology	OBGY
	안과		Department of Ophthalmology	OPH
	이비인후과		Department of Otolaryngology	ENT
	피부과		Department of Dermatology	DERM
	비뇨기과		Department of Urology	URO
	영상의학과		Department of Radioology	DR
	방사선 종양학과		Department of Radiation Oncology	TR
	병리과		Department of Pathology	APATH
	진단검사 의학과		Department of Laboratory Medicine	CPATH
	재활의학과		Department of Rehabilitation Medicine	RM
	결핵과		Tuberculosis	TB
	가정의학과		Department of Family Medicine	FM
	핵의학과		Department of Neuclear Medicine	NM
	작업환경 의학과		Occupational & Environmental medicine	OM
	응급의학과		Department of Emergency Medicine	EM
	예방의학과		Preventive Medicine	PM
		대한수부외과	Surgery of the Hand	SHAND
		외상외과	Traumatology	STRAU
		중환자의학	Critical Care Medicine	CCMED
치과			Dentistry	DENT
	구강악안면외과		Department of oral and maxillofacial surgery	DOMFS
	치과보철과		Division of Prosthodontics	DPROS
	치과교정과		Department of orthodontics	DORTH
	소아치과		Department of pediatricdentistry	DPEDI
	치주과		Department of Periodontics	APERI
	치과보존과		Department of conservativedentistry	DCONS
	구강내과		Department of OralMedicine	DOMED
	영상 치의학과		Department of Oral and Maxillofacial Radiology	DOMFR
	구강병리과		Department of OralPathology	DPATH
	예방치과		Preventive Dentistry	DPREV
	통합 치의학과		Department Of Advanced General Dentistry	DOAGD

구분	진료(전문)과목	세부전문과목(분야)주)	영문	확인코드
한방			Korean Medicine	KM
	한방내과		Internal Medicine of Korean Medicine	KMMED
	한방부인과		Gynecology of Korean Medicine	KMGYN
	한방소아과		Pediatrics of Korean Medicine	KMPED
	한방안·이비인후·피부과		Ophthalmology, Otorhinolaryngology & Dermatology of Korean Medicine	KMOED
	한방신경정신과		Neuropsychiatry of Korean Medicine	KMPSY
	한방재활의학과		Rehabilitation Medicine of Korean Medicine	KMRHM
	사상체질과		Sasang Constitutional Medicine	KMSAC
	침구과		Acupuncture and Moxibustion Medicine	KMACM

3 건강보험법에서 병원의 정의와 의료전달체계

1) 건강보험법상의 정의

국민건강보험법 제42조(요양기관) 제1항 제1호(의료법에 의하여 개설된 의료기관)에 의하여 요양기관으로 지정된다. 즉, 의료법에 의하여 개설된 모든 의료기관은 요양기관으로 지정된다는 것이다. 요양기관으로 지정된 의료기관은 요양급여비용을 최초로 청구하는 때에 요양기관의 시설·장비 및 인력 등에 대한 현황을 건강보험심사평가원에 신고하여야 한다.

따라서 「의료법」에서는 병원을 의료기관으로 칭하지만 「건강보험법」에서는 요양기관으로 하게 된다. 건강보험법에서 요양급여를 실시하는 요양기관은 다음과 같다.

1. 「의료법」에 따라 개설된 의료기관
2. 「약사법」에 따라 등록된 약국
3. 「약사법」 제91조에 따라 설립된 한국희귀·필수의약품센터
4. 「지역보건법」에 따른 보건소·보건의료원 및 보건지소
5. 「농어촌 등 보건의료를 위한 특별조치법」에 따라 설치된 보건진료소

2) 의료전달체계

건강보험법에 의하여 요양급여는 1단계 요양급여와 2단계 요양급여로 구분하며, 가입

자 또는 피부양자는 1단계 요양급여를 받은 후 2단계 요양급여를 받아야 한다. 따라서 요양기관은 1단계 요양기관과 2단계 요양기관으로 구분되며, 상급종합병원을 제외한 모든 요양기관은 1단계 요양기관이 되며 상급종합병원은 2단계 요양기관이 된다. 응급과 분만 등의 부득이한 경우를 제외한 환자는 1단계 요양기관을 거쳐 2단계 요양기관으로 가야 하며 이를 의료전달체계라고 한다.

2024년 요양기관은 102,634개소로 약국(24,897개소)을 제외하면 의원(36,226개소), 치과의원(19,130개소), 한의원(14,664개소)의 순으로 많으며, 매년 전문의가 배출되는 관계로 요양기관은 조금씩이나마 증가하고 있음을 알 수 있다. 연도별 요양기관 현황은 [표 10-4]와 같다.

표 10-4 연도별 요양기관 현황

구분	계	상급종합병원	종합병원	병원	요양병원	정신병원	의원	치과병원	치과의원	조산원	한방기관		보건기관	약국
											한방병원	한의원		
2024	103,100	47	331	1,410	1,359	262	36,478	241	19,164	15	578	14,718	3,467	25,030
2023	101,762	45	331	1,403	1,392	257	35,717	239	19,032	15	559	14,592	3,473	24,707
2022	100,396	45	328	1,398	1,435	257	34,958	236	18,851	14	546	14,549	3,477	24,302
2021	98,479	45	319	1,397	1,464	250	33,912	234	18,589	16	479	14,526	3,475	23,773
2020	96,742	42	319	1,515	1,582		33,115	235	18,261	18	410	14,464	3,476	23,305

출처 : 국민건강보험공단 홈페이지

4 병원의 경영주체별 분류 등

병원은 분류기준을 무엇으로 하는가에 따라서 다양하게 분류될 수 있다. 경영주체(설립자)별 기준으로 하면 국(공)립병원(Public hospital), 사립병원(Private hospital)으로 분류될 수 있으며, 이익추구형태를 기준으로 하면 영리병원(Profit hospital)과 비영리병원(Non-profit hospital)으로, 재원일수를 기준으로 하면 단기병원(Short-term hospital)과 장기병원(Long term hospital)으로, 제공하는 서비스를 기준으로 하면 일반병원(General hospital)과 특수병원(Special hospital)으로 분류할 수 있다. 여기에서는 대한병원협회에서 분류하고 있는 경영주체별 기준과 의학교육기능에 의한 기준을 중심으로 살펴보도록 하겠다.

1) 경영주체별 기준

(1) 국(공)립 병원(Public hospital)

구분	내용
국립병원	국가 또는 지방자치단체에서 설립하여 운영하는 의료기관으로 "정부조직법 제4조 부속기관의 설치 규정"에 따라 설립된 국립경찰병원, "국립중앙의료원의 설립 및 운영에 관한 법률"에 의하여 설립된 국립중앙의료원 등이 있다.
공공병원	「지방의료원의 설립 및 운영에 관한 법률」에 의하여 설립된 서울의료원, 인천광역시의료원 등이 있다. 울릉군 보건의료원, 완도군 보건의료원과 같은 공립병원은 대부분 취약지에 설치되어 있다.
특수법인	특별법에 의하여 설립된 의료기관으로 국립암센터(암 관리법) 등이 있다.

(2) 사립병원(Private hospital)

구분	내용
학교법인	사립학교법에 근거한 사립대학 부속병원으로 연세대의대 세브란스병원 등이 있다.
재단법인	특정한 목적에 바쳐진 재산으로서 주무관청의 허가를 받아 설립한 재단을 말하며, 재단법인은 성질상 영리법인이 될 수 없으므로 모든 재단법인은 비영리법인이다. 서울아산병원 등이 있다.
사회복지법인	사회복지사업법에 의하여 설립된 의료기관으로 삼성서울병원 등이 있다.
회사법인	의료기관 개설특례규정에 따라 회사소속 직원이나 그 가족의 건강관리를 목적으로 설립된 병원으로 한전에서 설립한 한일병원이 있다.
의료법인	의료업을 목적으로 설립한 법인이 운영하는 병원으로 김안과병원, 강동성심병원 등이 있다.
사단법인	일정한 목적을 위해서 회원으로 구성된 집단이 관리주체인 의료기관으로 사무장병원, 회원간의 다툼 등의 폐단이 있어 허가받기가 어렵다.
개인병원	의료법 제30조(개설)에 의하여 의사, 치과의사, 한의사 등이 설립한 의료기관으로 대림성모병원 등이 있다.

2) 의학교육기능별 기준 – 전공의 수련병원(Teaching hospital)

「전공의의 수련환경 개선 및 지위 향상을 위한 법률」은 전공의의 수련환경 개선 및 지위 향상을 위하여 필요한 사항을 규정함으로써 전공의의 권리를 보호하고 환자안전과 우수한 의료인력의 양성에 이바지함을 목적으로 제정되었다.

(1) 용어의 정의

① "전공의"란 「의료법」 제5조에 따른 의사면허를 받은 사람으로서 전문의 자격을 취

득하기 위하여 수련을 받는 인턴 및 레지던트를 말한다.

② "인턴"이란 의사 면허를 받은 사람으로서 일정한 수련병원에 전속되어 임상 각 과목의 실기를 수련하는 사람을 말한다.

③ "레지던트"란 인턴과정을 이수한 사람(가정의학과의 경우에는 의사 면허를 받은 사람) 또는 보건복지부장관이 이와 동등하다고 인정한 사람으로서 일정한 수련병원(기관)에 전속되어 전문과목 중 1과목을 전공으로 수련하는 사람을 말한다.

④ "수련병원등"이란 전공의를 수련시키기 위하여 「전공의의 수련환경 개선 및 지위향상을 위한 법률」에 따라 지정된 의료기관, 의과대학, 의학전문대학원 및 그 밖의 보건관계기관을 말한다.

⑤ "지도전문의"란 수련병원등의 장으로부터 지정을 받은 사람으로서 수련병원등의 장의 지정에 따라 전공의 수련을 지도하는 사람을 말한다.

⑥ "수련환경"이란 전공의 수련을 위한 시설 · 인력 · 장비 · 진료실적 등 수련병원등 및 수련전문과목의 지정기준에 해당하는 사항, 수련시간 · 휴식시간 등 수련규칙 사항, 전공의 수련 교과 과정 및 보수 등 전공의 처우에 관한 사항 등을 말한다.

⑦ "모병원"이라 함은 자병원과 전공의의 수련에 관한 약정을 체결하여 자병원에 전공의를 파견하는 수련병원을 말한다.

⑧ "자병원"이라 함은 모병원과 전공의의 수련에 관한 약정을 체결하여 모병원으로부터 전공의를 파견받아 수련시키는 수련병원을 말한다.

⑨ "통합수련병원"이란 전공의에게 다양한 보건의료환경 및 임상사례 등을 경험하게 하기 위하여 보건복지부장관의 인정을 받아 공통된 전문과목에 대하여 다른 수련병원과 공동으로 통합수련과정을 운영하는 병원을 말한다.

⑩ "단과 레지던트"란 정신건강의학과, 안과, 결핵과, 재활의학과, 예방의학과 또는 직업환경의학과 중 하나의 전문과목을 말한다(예: 김안과병원-인턴없이 안과 레지던트만 수련).

⑪ "전공의의 수련기간"은 인턴은 12개월, 레지던트는 48개월로 하고 수련은 3월 1일부터 시작한다. 다만, 내과, 결핵과, 가정의학과 및 예방의학과 레지던트의 수련기간은 36개월로 하며 가정의학과는 인턴기간이 없이 36개월로 한다.

(2) 인턴병원

① 의료법에 의한 종합병원 또는 병원으로서 보건복지부령으로 정하는 병상 규모, 시

설, 장비 및 진료실적 등을 갖추고 의료기관 인증 또는 조건부인증을 받았을 것

② 4개 이상의 전문과목별로 별도의 진료과가 설치되어 있을 것. 이 경우 진료과별로 1명 이상의 전속(專屬) 전문의와 1년 이상의 진료실적이 있어야 한다. 4개 이상의 전문과목이란 내과, 외과, 소아청소년과, 산부인과, 마취통증의학과, 영상의학과와 진단검사의학과 또는 병리과를 말한다.

(3) 레지던트병원

① 의료법에 의한 종합병원 또는 병원으로서 보건복지부령으로 정하는 병상 규모, 시설, 장비 및 진료실적 등을 갖추고 의료기관 인증 또는 조건부인증을 받았을 것

② 수련전문과목별로 보건복지부령으로 정하는 지도전문의, 시설, 장비 및 진료실적 등을 갖출 것

5 병원의 특성

1) 사업체로서의 특성

(1) 병원은 투입자원의 복잡한 변환과정을 거쳐 서비스를 생산하는 조직체이다.

병원경영관리에는 일정한 매커니즘이 있다. 병원에 환자가 내원하면 병원은 준비되어 있는 전문인력, 시설 · 장비와 전산시스템 등이 「투입」되고 투입된 자원이 진료라는 「변환과정」을 거처 회복되어 귀가하는 「산출」이라는 일련의 과정을 거친다. 이와 같이 의료서비스는 다양한 전문인력과 부서의 협력속에서 진행되는 유기적이고 복잡한 변환과정을 거치게 되기 때문에 생산되는 의료서비스의 품질관리와 평가가 어려운 특성을 갖고 있다.

이를 도식화하면 다음과 같다.

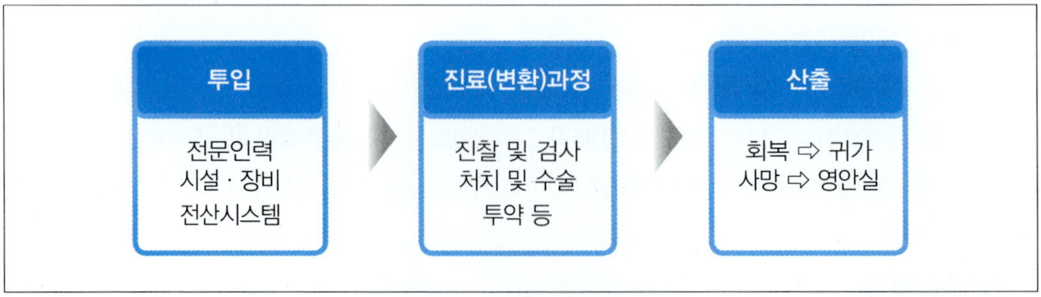
투입
전문인력
시설 · 장비
전산시스템
진료(변환)과정
진찰 및 검사
처치 및 수술
투약 등
산출
회복 ⇨ 귀가
사망 ⇨ 영안실

그림 10-1 투입산출 흐름도

제2절 병원조직 구조

1 병원조직 구성원

병원조직 구성원은 진료인력, 행정관리인력, 기술인력, 기능인력으로 대별할 수 있다.

1) 진료인력

병원의 진료인력은 의료인인 의사, 간호사, 조산사를 포함하여 진료지원인력인 약사, 기사, 의무기록사(보건의료정보관리사), 영양사 등 다양한 전문 인력이 포함되어 있다.

2) 행정관리인력

병원의 행정관리인력은 관리자(보건의료정보관리사), 병원행정사, 사무보조원 등이 있다. 보건의료정보관리사는 의무기록사라는 면허가 있는 동시에 행정기능을 포함하고 있어 진료인력에 포함할 것인지 아니면 행정관리인력으로 볼 것인지 여부는 병원마다 다르다.

최근에는 행정관리부서에 의사, 간호사 등이 행정부서의 보직을 담당하거나 변호사, 회계사 및 동시통역사 등의 전문직이 행정보직을 담당하는 경우가 늘어나는 추세이다.

3) 기술인력

병원의 기술인력은 의공, 건축, 기계, 전기, 정보통신기술 등이 있다.

4) 기능인력

병원의 기능인력은 간호조무사, 세탁, 조리, 배식, 청소, 경비, 영안, 조경, 노무인력 등이 있다.

5) 기타 전문인력

기타 전문인력으로는 임상심리학자, 물리학자, 의공학자, 법학자, 경영학자 등이 있다.

2 병원의 조직부문

병원의 주요 조직부문은 크게 진료부문, 진료지원부문, 행정관리부문으로 구분된다.

1) 진료부문

진료부문은 환자진료를 통해 질병의 예방, 조기발견, 검사, 진단, 치료 및 재활에 이르기까지 일련의 진료 및 건강관련 활동이 진행되는 곳을 말한다.

2) 진료지원부문

(1) 간호부서

간호부서는 주로 의사의 진단과 치료행위를 지원하며 환자 및 환자보호자에 대한 교육과 병원생활을 안내, 지원하게 된다.

(2) 약제부서

약제부서는 의사로부터 처방된 외래 및 입원환자의 의약품을 조제, 투약업무와 복약지도를 담당하고 있다.

(3) 의무기록실

의무기록실은 환자의 병력과 의사의 진료 내력을 기록, 관리하며 이와 관련된 각종 통계를 기록, 관리하게 되는데 의무기록실은 현재 중소병원에서는 원무부서나 진료비심사실과 통합운영되어 별도로 운영되는 조직은 대형병원인 대학병원급에서나 운영되고 있다.

(4) 영양팀

영양팀은 의사의 처방에 따라 환자의 식단표를 작성하고 조리, 급식하며 환자의 영양지도 및 상담업무를 담당한다.

3) 행정관리부문

병원의 행정관리부문은 크게 고객인 환자와 직접 접촉해야 하는 전방관리기능과 이들 부문을 지원하는 후방관리기능으로 나누어진다.

(1) 전방관리기능

전방관리기능은 고객인 환자나 보호자와 직접접촉을 하는 원무(외래, 입원, 보험), 건강검진, 부대사업(장례식장, 식당, 매점, 주차장 등)에서 수행하는 기능을 말한다.

(2) 후방관리기능

후방관리기능은 고객과 직접적인 접촉이 없는 부서로 총무, 인사, 시설, 경리, 구매, 기획, 홍보, 정보전략, 교육연구부서 등이 있으며, 전방관리기능부서를 지원하게 된다.

(3) 스탭기능

라인스탭조직의 경우, 스탭기능은 기획, 홍보, 교육연구부서(전공의 수련교육부서)와 적정진료팀(QA팀), 의료정보팀 등이 수행하게 된다.

3 병원조직표

[그림 10-2]의 병원조직표는 공공기관인 서울의료원의 사례이다.

서울의료원조직구조는 크게 의무부(진료부)와 행정부로 나뉘어 있다. 의무부에는 진료부와 교육연구부 및 간호부로 구성되어 있는데, 간호부가 진료부에 속해있지 않고 별도의 기구로 의무부에 있으며, 약제팀과 의무기록팀, 영양팀, 보험심사팀이 진료부서에 속해 있다. 다만, 부원장급에는 의무부원장과 행정부원장으로 구분되어 간호부원장은 편제에 속해 있지 않다.

그러나 대부분의 병원에서는 진료부서의 영향력이 많기 때문에 조직도에 나와있지는 않지만 진료부서에서의 지시가 행정부서에서는 무시할 수 없어 보이지 않는 압력으로 될 수 있는 병원만이 갖는 조직속성이 있다. 따라서 행정관리자는 라인조직의 업무와 진료부서의 압력을 동시에 받을 수 있는 경우가 많이 있다. 조직측면에서의 행정부서의 애로사항이 여기에 있다.

간호부서, 영양팀, 의무기록팀 등은 조직도상에는 의무부에 속해 있지만 결재상에서의 행정부서와 협력관계에 있으므로 이들 부서는 업무상 의무부와 행정부의 사이에 걸쳐 있다고 볼 수 있다.

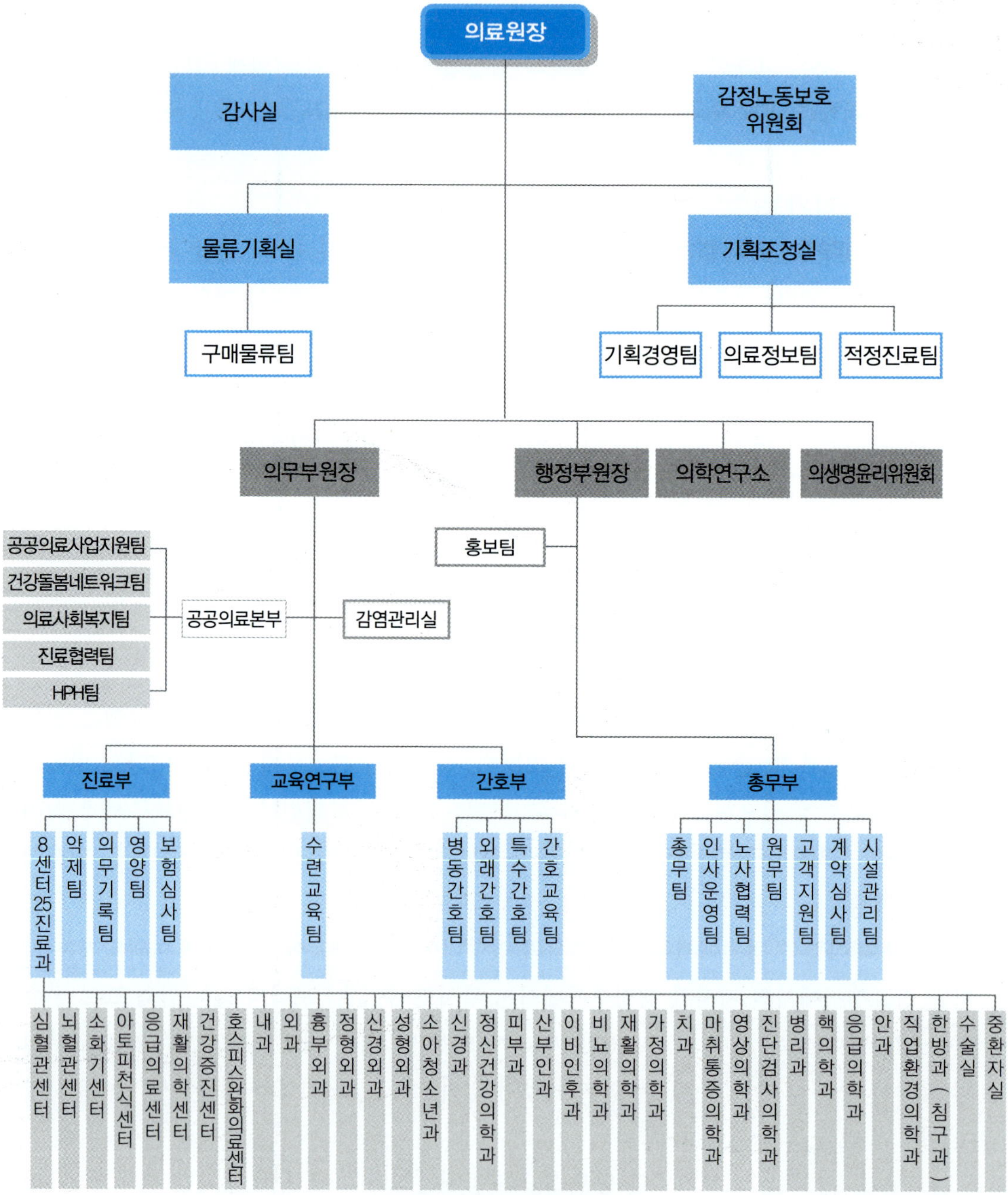

그림 10-2 서울의료원 조직도

제3절 의료서비스의 프로세스와 진료비

1 외래부문 서비스

병원의 외래는 정상적인 절차에 의하여 원무 접수창구에 외래(초진 또는 재진)로 접수하는 형태와 응급상황으로 응급실로 내원하는 경우 등 두 가지가 있다.

1) 외래접수(초진 또는 재진)

환자가 내원하여 진료받고 귀가하는 형태의 프로세스를 말하는데 이를 프로세스별로 구별하여 보면 다음과 같다.

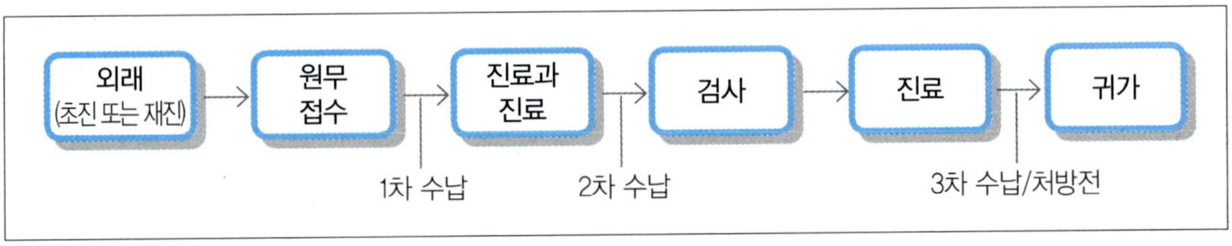

그림 10-2 외래진료 프로세스

① 대형병원의 경우 위와 같은 프로세스로 진행되며, 진료비 수납이 3차에 걸쳐서 수납하게 된다. 현재 일부 대형병원에서 고객의 편의성 제고를 위해 귀가시 1번 수납으로 한다고 하지만 이를 위해서는 전산시스템을 모두 바꿔야 하므로 쉽지 않아 1차, 2차 또는 3차 수납을 하고 있는 실정이다.

② 중소병원은 원무접수를 하고 진료를 받고 검사를 받은 다음 귀가시에 진료비를 한번에 지급하는 프로세스를 갖는다.

※ 외래환자가 중요한 점

모든 환자는 외래로 내원(응급실 포함)을 하여 외래진료를 받은 후 외래진료로 종결하거나 의사의 입원오더(order)에 의하여 입원을 하게 된다. 외래환자가 중요한 점은 외래진료가 있어야 검사를 할 수 있으며, 입원도 하고 수술도 가능하기 때문이다. 즉, 의료수익의 발생이 외래진료에서부터 시작되기 때문이다. 특히 중요한 것은 재진보다 초진 외래환자의 증가인데 초진환자가 병원의 수익에 기여도가 높기 때문이다. 초진환자(응급실 포함)는 있으나 재진환자나 입원으로 이어지지 않는다면 환자관리의 프로세스(process)를 점검해 보아야 한다.

2) 응급실 진료프로세스

외래를 경유하지 않고 내원하는 진료는 응급환자로 응급실로 내원하여 진료 후 귀가하거나 입원하는 경우를 말한다.

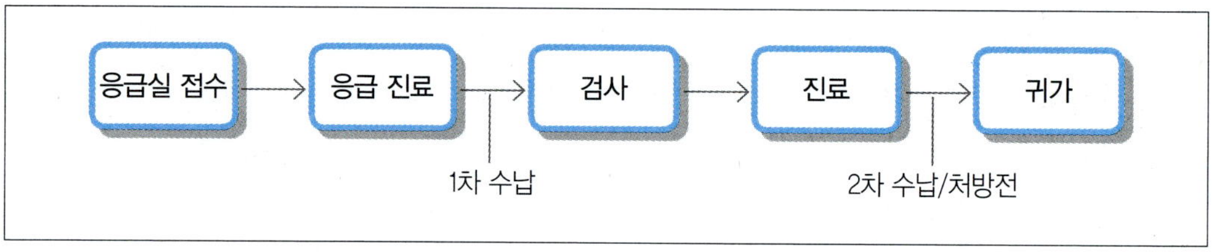

그림 10-3 응급실 진료프로세스

① 대형병원의 경우 위와 같은 프로세스로 진행되며, 진료비 수납이 2차에 걸쳐서 수납하게 된다. 즉, 응급실 내원 후 진료 후 검사를 받기 전에 수납을 해야 하며 그 뒤 진료받고 귀가할 경우 2차 수납을 한 후 처방전을 받아 귀가하거나 입원하게 된다.

② 중소병원은 일반 외래진료나 응급진료 모두 동일하게 귀가시 진료비 지급하고 처방전을 받아서 가게 되거나 입원을 하게 된다.

2 입원부문 서비스

외래진료가 일반적인 외래진료와 응급실진료가 있는 바와 같이 입원의 경로가 두 가지로 나뉘어 진다. 즉, 입원은 일반적인 외래와 응급실 진료 후 입원하게 된다. 이를 그림으로 보면 [그림 10-4]와 같다.

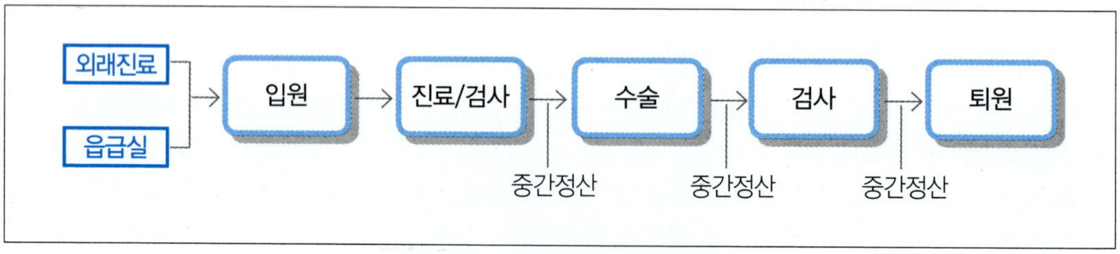

그림 10-4 입원서비스 프로세스

① 입원프로세스는 입원 후 검사를 받고 수술결정을 하게 되면 수술을 받은 다음, 다시 검사를 받아서 수술경과를 본 후 퇴원하게 되는 경우가 일반적이다. 최근에는 재원

일수 단축을 위해 입원하기 전에 대부분의 검사를 하기 때문에 입원 후에는 최소한의 검사를 한 후 바로 수술에 들어가며 수술후에도 수술경과를 보기 위한 검사를 진행하여 진료계획에 의하여 퇴원하게 된다.

② 진료비 수납은 입원기간 중 중간정산을 하게 되는데 이는 중소병원이나 대형병원이나 모두 동일한 사항이다. 다만, 입원보증금은 건강보험에 의하여 받지 못한다.

※ 입원환자가 중요한 점
병원경영관리상 외래가 의료수익의 발생이 외래진료에서 시작이 된다면, 입원은 의료수익의 큰 포지션을 차지한다. 즉, 수술, 처치 등이 있어 진료비의 액수가 크기 때문에 병원급 이상의 의료기관에서는 입원환자가 없이는 건실한 재정을 운영할 수 없다. 따라서 입원환자 관리는 재원일수 관리가 중요하다. 환자 쏠림이 심한 대형병원은 재원일수를 짧게 가져가야 하며 재원환자가 부족한 병원은 재원일수를 비교적 길게 가져가려고 한다.

3 병원의 의료수익은 어디에서 오는가?

병원의 의료수익은 외래수익과 입원수익 그리고 건강검진 등에서 발생하는 기타의료수익으로 구성되어 있으며 영안실, 주차장 운영으로 발생하는 의료외수익이 있다. 대부분의 의료수익은 외래수익과 입원수익에서 발생한다.

[그림 10-5]를 보면, 수익에서 비용을 차감하면 이익(손실)이 남게 되는데 수익은 환자당 진료비에 환자수를 곱하여 산출된 금액을 말한다. 즉, 환자수가 많으면 그만큼 수익이 증가하게 된다는 것이기 때문에 병원들은 환자를 많이 보려고 한다. 환자로부터 받는 진료비는 본인부담과 공단부담금으로 나뉘어 지는데 비급여는 공단부담금이 없이 환자부담금만 있어 비급여를 많이 하게 되면 그만큼 수익이 증가하게 된다. 비급여가 중요한 이유이다.

따라서 병원은 이익실현을 위하여 “고객창출을 위한 마케팅”과 “비급여 진료를 늘리기 위하여 다양한 진료 방법을 개발”하고 있는 실정이다.

또한, 의료수익을 증가시키는 요인으로 기타의료수익(건강검진센터 등)과 의료외수익(영안실, 주차장 등)이 있는데 대부분의 병원들이 부가적인 수익을 얻고자 운영하고 있다. 병원들이 건강검진센터에 첨단 의료장비를 도입하고 5성급 호텔처럼 개조시키는가 하면 영안실을 리모델링하는 이유가 여기에 있다.

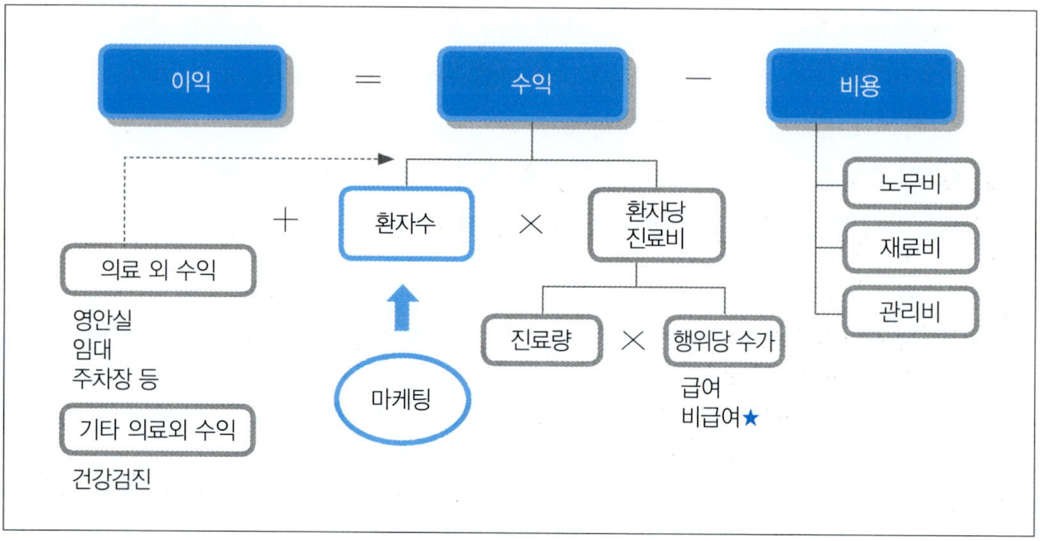

그림 10-5 의료수익 구조

토론

제10장

병원의 건강검진센터 어디까지 왔나?

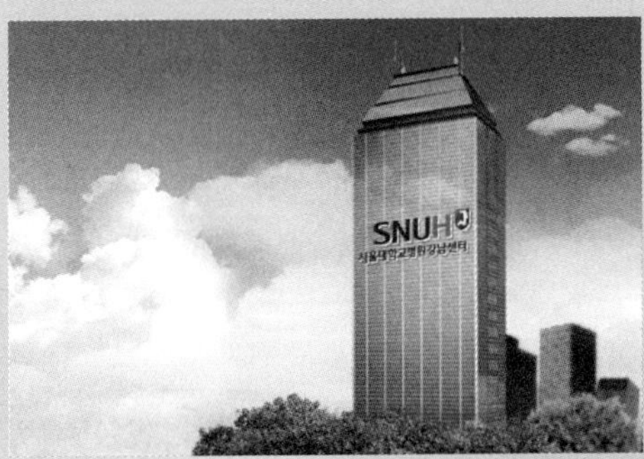
SNUH

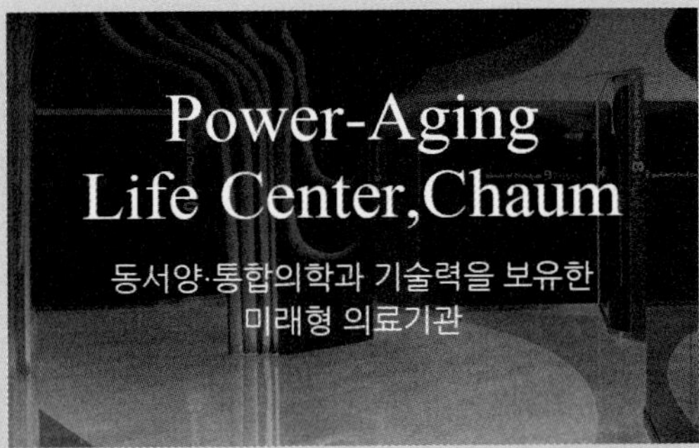
Power-Aging
Life Center,Chaum
동서양·통합의학과 기술력을 보유한
미래형 의료기관

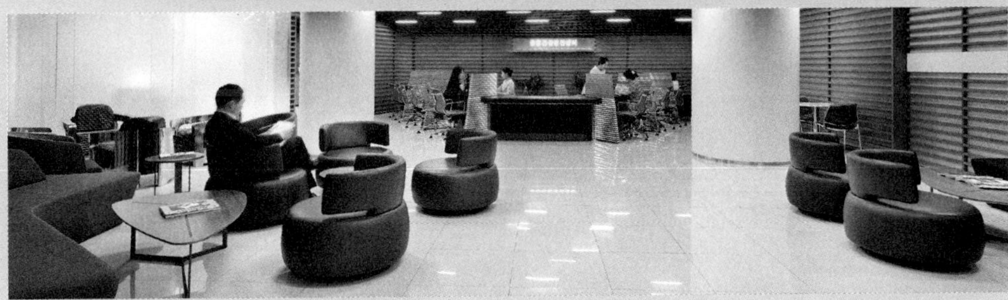

서울대병원 강남센터와 차병원 그룹이 건립한 차움, 우리나라의 대표적인 건강검진센터이다.

이와 같은 건강증진센터는 고객에게 최적화된 1:1 맞춤 건강검진을 제공하고 있으며, 최첨단 의료장비 구축과 최고의 전문 교수진을 통한 신뢰성 있는 검사 및 판독을 제공하며, 피폭 방사선량을 최소화한 업그레이드 PET-CT(New Biograph Mct 128)를 비롯한 CT, MRI 등 검진장비를 센터 내에 보유, 한 공간에서 원스탑 건강검진을 받을 수 있다.

특히, 5성급 호텔과 같은 숙박검진은 세계 최고의 수준으로 평가되고 있으며 실제로 중동의 부호들의 발길이 이어지고 있다.

토론방법

1. 조를 편성하여 발표할 건강검진센터를 선정한다.
2. 선정된 병원의 특성화된 검진내용이 다른 병원과 어떤 차별성이 있는지를 발표한다.
   - 검진수가/ 검사항목/ 검진프로그램 등 타 병원과 비교
3. 발표된 자료는 정리하여 담당 교수님에게 제출한다.

제11장

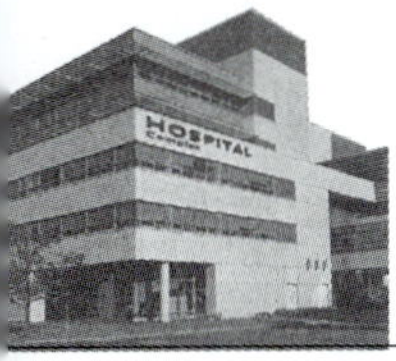

병원마케팅관리

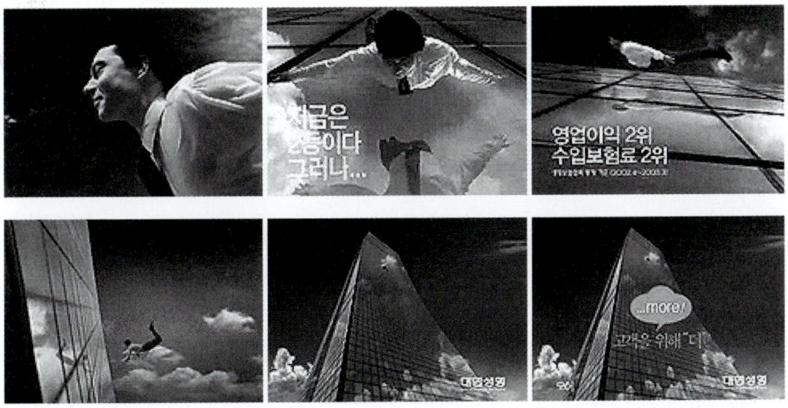
영업이익 2위
수입보험료 2위
...more!
고객을 위해 "더"
대한생명

국내 최초로 2위임을 인정한 광고로서 생명보험업계의 빅 3(삼성생명, 대한생명, 교보생명) 중 업계 2위를 달리고 있는 대한생명이 내놓은 전략 광고이다. 이는 "고객을 위해 좀 더 노력하고 열심히 하겠다"는 뜻으로 "more"라는 광고카피를 제시하고 있다.

광고가 나간 후 많은 고객들이 대한생명에 대한 2위와 3위 중에서 2위 였다는 것을 명확하게 인식해주는 포지셔닝 전략의 하나라고 할 수 있다.

이는 미국의 렌터카 회사인 아비스(AVIS)의 "우리는 2위입니다. 그래서 더 노력합니다"를 토대로 많이 알려져 있다. 이렇게 솔직하게 과장하지 않고 말을 하니 소비자들은 더욱 그 회사에 신뢰를 가지게 되는데 이것을 마케팅 불변의 법칙에서는 "정직의 법칙, 혹은 솔직성의 법칙 (The Law of Candor)"이라고 말했다.

제1절 마케팅관리란 무엇인가?

1 마케팅의 역사와 의의

경영관리로서의 마케팅은 현대에 그리고 첨단 기술시대에 접어든 최근에도 가장 많은 관심을 받고 있는 경영학의 용어이다. 그럼에도 마케팅의 성립 과정은 생각만큼 잘 알려져 있지 않다. 마케팅의 역사는 마케팅을 돈을 주고 물건을 매매하는 개념으로 국한한다면 금이나 은을 매개로 이루어지기 시작한 B.C. 7세기경 Asia Minor(지금의 튀르키예)에서 기원한다는 주장이 있다(Jones & Shaw, 2002). 그러나 아직까지 마케팅의 역사에 대한 완전히 일치된 견해는 찾아볼 수 없고, 마케팅 역사가들은 응용경제학의 한 갈래로서 대체로 마케팅이 하나의 학문 분야로서 자리잡은 것은 약 100년 전쯤인 20세기 초입 언저리에서 시작됐다고 보는 견해(Bartels, 1988)와 1840년대 경 문헌상 마케팅이란 용어가 산업적 측면에서 등장했다는 학설이 있으나 마케팅의 변천과정을 일반적으로 이해하고 있는 바와 같이 전근대적 시기, 근대적 개념 형성기, 전환기, 분화기 등으로 구분하여 살펴보면 다음과 같다.

1) 전근대적 시기(~ 1920)

전근대적 시기는 영국에서 경제학적 관점으로 사용되던 시기로 산업혁명 이후 자본가 혹은 경영자들이 어떻게 시장의 수요를 이끌어내어 자신들이 생산해 내는 제품을 구매하도록 할 것인가로 고민을 많이 했던 시기이다. 산업화와 기계장치가 도입되면서 수요를 이끌기 위해서는 대량생산을 통한 혁신적인 제품의 단가인하가 핵심과제였는데 포드시스템으로 이를 성공적으로 수행함으로써 자동차 제조단가를 획기적으로 인하하고 소비력을 증진시킨 것이 포드자동차였다. 이때가 마케팅 개념이 형성된 시기로 정의되고 있으며, 마케팅이란 용어가 경제학적 관점보다는 광고, 프로모션, 판매기술(selling skill)과 동의어로 진화되었다.

1914년, 미국에서 Ralph Butler가 저술한 'Marketing Methods and Salesmanship'이 마케팅이란 용어를 사용한 최초의 출간이 이루어졌다.

2) 근대적 개념 형성시기(1920 ~ 1950)

이 시기는 마케팅에 대한 근대적 개념이 형성된 시기로 마케팅이란 단어가 빠르게 시장에 확산되었다. 특히 광고, 프로모션으로서 마케팅이란 용어가 많이 사용되었는데 라디오광고(1921), TV광고(1941)와 같이 매체광고가 본격화되기 시작했다. 또한 제2차 세계대전을 겪으면서 홍보, 선전 등과 같은 활동들도 활발히 전개되면서 그러한 인식이 강화되었다. 이시기에 중요한 개념이 많이 등장하였는데 Rosser Reeves는 1940년에 'Unique Selling Point, USP'를 제시하였으며 Joseph Juran은 1941년에 80대 20으로 잘 알려진 'pareto principle'을 발표하였다. 또한 Niel Borden은 오늘날 마케팅에서 중요한 Marketing Mix 개념을 1949년에 발표하고 '마케팅이란 생산자에서 소비자에게 제품과 서비스를 이어주는 사업행위의 성과이다'라고 마케팅을 정의했다.

3) 전환기(1950 ~1980)

이 시기는 사회사적으로 냉전시기로 제2차세계대전 이후 세계적인 경기호황이 이루어지던 때이다. 전 후 유럽의 복구와 고국으로 귀국한 많은 젊은이들이 일자리를 찾던 시기이며 수많은 기업들이 생기고 대량생산체계가 확립되고 소비문화가 확산되었다. 이러한 배경으로 인하여 시장의 경쟁은 가속화되었으며 경쟁의 규모도 커지게 되었다. 이 소비자 우위의 풍요시대는 시장에는 제품이 넘쳐나고 소비자들이 여러 제품을 선택해야 되는 상황이었다. 이에 따라 기업은 내부보다 외부로 시선을 돌리게 되었는데 이것이 고객지향의 마케팅으로 전환되게 된 것이다. Niel Borden이 마케팅믹스 재료를 12가지로 구체화한 것을 Jerry McCarthy가 '4P Mix'로 완성한 것이다. 또한 GM이 Ford자동차를 상대로 시장에서 우위를 점하게 되었는데 이때 드러커(Peter Ferdinand Drucker)가 사용한 전략이 시장을 가격기준으로 나누는 것이었으며 시장에서의 승패는 고객들의 취향에 달려있다고 보고 디자인으로 제품의 차별화를 시도한 것이 주효했기 때문이다. 여기에서 시장세분화와 제품차별화의 개념이 정립되었으며 기업과 마케팅의 정의를 다음과 같이 내렸다.

'기업은 단 두가지 기능을 가지고 있다. 마케팅과 혁신이다. 마케팅은 영업이 아니다. 마케팅의 목표는 영업을 불필요하게 만드는 것이다. 마케팅은 생산활동의 주기의 마지막에 있는 것이 아니다. 처음부터 있으며 단계마다 있는 것이다'

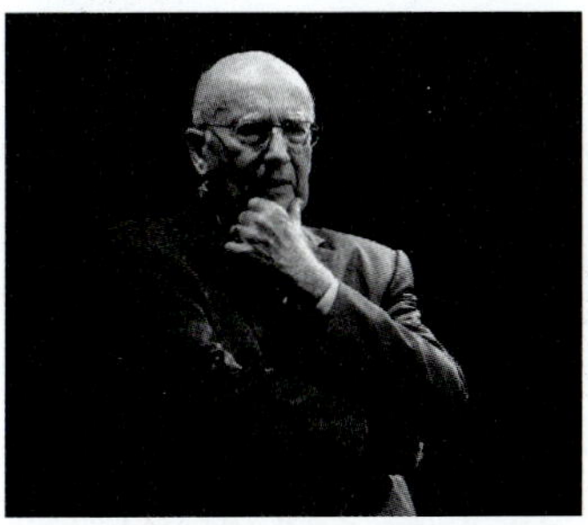

켈로그경영대학원 석좌교수이자 '마케팅의 아버지'라 불리는 필립 코틀러 박사

마케팅의 아버지라 불리는 필립 코틀러(Philip Kotler)가 출현한 것도 이 시기 이다. 그는 1961년 STP전략을 제시하였으며, 1967년 'Marketing Management Analysis, Planning and Control'을 출간하면서 마케팅이 프로세스임을 명확하게 인식시켰다.

4) 분화기(1980 ~ 현재)

세계는 그동안 두 번의 오일쇼크와 냉전의 종식, 인터넷의 확산과 글로벌 경제체제로 인하여 이 시기는 그야말로 걷잡을 수 없는 변화의 시간이었다. 이 시기를 분화라고 표현한 것은 기존의 프로세스적 관점이 마케팅의 다양한 주제와 영역으로 나뉘어 졌다는 의미이다.

미국의 마케팅협회(AMA)는 다음과 같이 정의하고 있다.

'마케팅은 조직과 그와 관련된 이해관계자를 이롭게 하기 위하여 고객에게 가치를 창출하고 소통하고 전달하며 고객관계를 관리하는 일련의 과정이자 조직적 기능이다.' (2004)

'마케팅은 광범위하게 고객, 클라이언트, 파트너, 사회에 가치를 갖는 제공물을 창출하고 소통하고 전달하고 교환하기 위한 활동, 조직과정이다.' (2007)

위 두 정의에서 공통된 것은 '가치'에 대한 것이며, 새로운 정의에서 강조된 것은 '교환'이다. 이전의 시기에서는 마케팅이 체계적이고 과학적인 프로세스에 집중했다면, 분화기의 마케팅은 '가치와 교환'이라고 할 수 있다.

한국마케팅학회(2002)에서는 '조직이나 개인이 자신의 목적을 달성시키는 교환을 창출하고 유지할 수 있도록 시장을 정의, 관리하는 과정'으로 정의하고 있다.

우리나라 병원계에서는 1990년대에 들어서면서 마케팅이 도입되었으며, 1995년 보건복지부와 대한병원협회가 실시한 의료기관서비스평가가 실시되면서 의료서비스마케팅에 대한 활동이 이루어졌다.

2 마케팅의 핵심개념

마케팅을 구성하는 핵심요소에는 다음과 같이 다섯가지가 있다.

첫째, 욕구(Needs), 필요(Wants), 수요(Demands)라는 개념이다.

욕구(Needs)는 무언가 결핍되어 있는 상태로 쉽게 이야기 하면 '배고프다'와 '목마르다' 같은 무엇인가 충족되어야 하는 결핍상태를 말한다. 필요(Wants)는 위의 '욕구'를 해소할 수 있는 구체적인 제품이나 서비스에 대해 바라는 것을 말하는데, 예를 들어 '배고프다'라는 결핍이 생겼으면 이를 해결하기 위해 밥을 먹을까? 김밥 먹을까? 라면을 먹을까? 등등의 고민을 말하는 것이다. 수요(Demands)는 구체적인 구매력이 뒷받침되는 필요를 말한다. 예를 들어 내 주머니에 5천원이 있고, 된장찌개 백반을 시켜먹을 수 있다고 하면 된장찌개를 먹겠다고 결정을 하는 유효수요인 것이다.

둘째, 제품과 서비스이다.

마케팅을 실행하기 위해서는 유형적인 제품이나 상품 또는 무형적인 서비스나 아이디어가 있어야 된다는 것이다. 이는 내가 가지고 있는 것을 교환한다는 개념에서 핵심적인 내꺼라는 것이 무엇인가를 정의하는 것을 말한다.

셋째, 고객가치와 고객만족이다.

마케팅의 핵심개념인 고객가치는 고객이 그 제품을 소유하고 사용하여 획득한 편익과 그 제품을 획득하는데 지불한 비용간의 차이를 의미하는 것으로 편익에는 기능적 편익과 감정적 편익이 포함되고 비용에는 금전적 비용, 시간적 비용, 에너지 비용 및 심리적 비용도 포함된다. 고객만족은 고객의 욕구와 필요가 얼마만큼 충족되었는지를 의미하는 것으로 고객의 기대와 실제로 지각되는 서비스 수준에 의해 나타나는 결과를 말한다.

넷째, 교환이라는 개념이다.

미국마케팅협회에서 정의된 바와 같이, 교환은 마케팅에 있어 매우 중요한 개념이다. 자신이 원하는 혜택을 얻기 위해서 판매자는 내것을 주는 것이고 소비자는 어떤 대가를 지불하고 서로 주고받는 것이다. 여기에는 단기적인 의미의 거래라는 것과 장기적인 의미의 관계라는 개념이 포함된다.

다섯째, 마케팅이 이루어지는 실제 또는 잠재적 시장이다. 즉, 교환이 일어나는 장소를 의미하며, 그 시장은 내 매장이 될 수 있고, 전통시장도 시장이 될 수 있으며, 온라인 쇼핑몰도 시장이 될 수 있다.

3 병원마케팅의 특성

병원은 "진료"라는 속성으로 인하여, 일반 영리기업에서 구사하고 있는 마케팅 접근방법을 획일적으로 적용하기는 어렵다. 의료서비스의 공공재 성격과 의료수가와 의료광고의 통제 등 사회적 규범과 높은 수준의 윤리의식이 강조되기 때문이다. 또한, 의학교육, 연구 등 여러 가지 이해가 상충되는 목적이 많아 마케팅을 수행하는데 제약이 따른다. 이러한 병원의 속성 등을 감안하여 병원마케팅의 특성을 살펴보면 다음과 같다.

① 의료서비스 정보의 비대칭이 심하다 보니 고객이 서비스 제공 과정에서 공급자(병

원, 의사) 의사결정에 의존하는 경우가 많다.

② 의료서비스의 무형적 요소가 서비스를 제공한 병원의 가치창조에 미치는 영향이 크다.

③ 의료서비스는 저장되지 않기 때문에 무형의 의료서비스를 유형화하여 고객만족을 높이는 방안이 요구된다.

④ 의료서비스가 제공되는 과정에 고객의 직접적인 참여가 많이 이루어진다.

⑤ 의료서비스는 먼저 이용해 본 고객의 경험이 다른 고객에게 미치는 영향이 상당히 크기 때문에 구전효과가 큰 서비스업이다.

⑥ 의료서비스는 응급상황에서 골든타임을 놓칠 경우 환자가 위험해 지기 때문에 시간적 요인이 매우 중요하다.

⑦ 의료소비자는 의료의 전문성이 부족으로 인하여 이해하기가 쉽지 않으며, 기대한 서비스 수준과 진료결과간의 차이가 발생할 가능성이 많다.

4 마케팅 활동 지향점의 변화

마케팅활동이 추구하는 지향점은 아래 그림과 같이 변화되어 왔다.

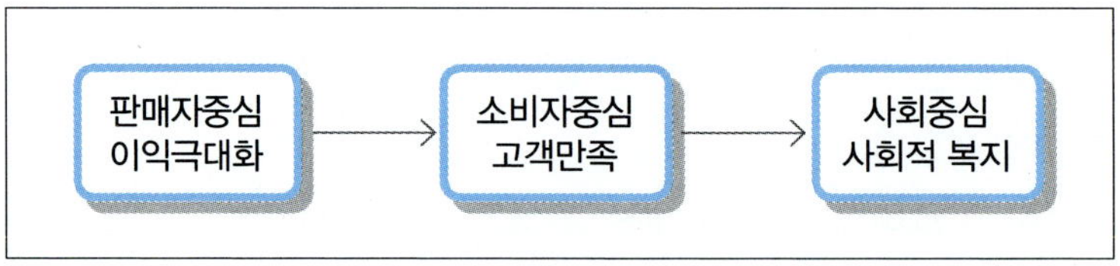
판매자중심
이익극대화
소비자중심
고객만족
사회중심
사회적 복지

그림 11-1 마케팅활동 변화

공급자는 생산된 제품에 대하여 초과수요가 발생할 경우 별다른 노력이 없이 쉽게 판매를 할 수 있다. '만들면 팔린다'는 공급자 중심의 시대적 발상이다. 공급자는 공급자 중심의 패러다임으로 제품을 생산하게 되고 이익의 극대화를 추구한다. 이러한 경우에는 마케팅 개념이 중요하지 않다. 그러나 경쟁이 심화되고 공급자 중심의 패러다임으로 제품을 생산할 경우 제대로 판매되지 못하기 때문에 소비자의 욕구와 필요 등을 검토하여 소비자를 만족시킬 수 있는 제품을 생산하여 판매해야 된다. 마케팅관리의 필요성이 대두되는 것이다. 즉 마케팅관리활동의 중심이 기업에서 고객으로 전환되는 것이다. 이제 기업은 '고객만족' 창출을 위하여 노력해야 되며 고객만족을 전제조건으로 이익을 도모해야 하는 것이다.

이제는 고객만족만으로는 부족한 시대가 되었다. 소비자뿐만이 아니라 사회전체의 효익이 있는 사회전체적인 측면에서 마케팅을 해야 한다. SNS가 발달하고 소비자활동이 활발하게 이루어지면서 사회중심의 마케팅활동은 더욱 중요시되고 있다.

병원마케팅 성공사례

이 성공사례는 인천 국제나사렛병원의 임성순 경영원장이 병원을 경영하면서 실무적으로 시행한 사례를 본 교재에 제공한 것입니다. 모쪼록 병원경영학을 공부하는 학생들에게 좋은 case study가 되길 바랍니다.

1. 내부고객 성공사례

지역 내 경쟁시장에서 병원이 생존하려면 다음의 10가지와 성공사례 3가지(내부고객, 외부고객 마케팅 홍보)는 필수적으로 실행하여야 병원이 최소한 살아남고 지속적으로 발전할 교두보를 마련할 수 있을 것이다. 성공하는 병원이 되기 위한 중요한 key word를 뽑는다면 핵심인재, 전략, 소통, 교육이다. 그리고 기본적으로 다음과 같은 과정을 성공적으로 수행하여야 한다.

가. 병원의 존재 이유인 Mission과 Vision, 핵심 가치를 경영진과 임직원 함께 뜻을 모아 수립하고 내재화 될 수 있도록 집중해야 한다.
나. Mission과 Vision, 핵심 가치를 달성하기 위한 목표 아래 지속적인 교육, work-shop 실행으로 조직문화를 개선하여야 한다.
다. 마더리더십을 통한 부문별 우수한 핵심인재 확보(의사, 간호사 등)하여야 한다.
라. 충성고객 확보를 위한 효율적인 차별화 마케팅 전략을 실행하여야 한다.
마. 적자구조인 종합병원을 흑자구조로 전환한 효율적인 내부고객(임, 직원) 마케팅 전략사례를 요약해 보면 다음과 같다.

1) **미션, 비전, 핵심가치 설정** : 미션경영 TF팀을 주축으로 새로운 Mission, Vision, 핵심가치 정립
2) 상급병원이나 대형 조직의 병원의 단점인 의사 결정 기간을 대폭 단축하는 신속한 직보 체계 의사결정
3) 직무기술서를 기초로 직무분석을 통한 인력운영과 직무평가를 통한 인사평가 제도 운영
4) **불필요한 비용의 절감** : 유지보수비, 금융비용, 보상형 인력구조조정, 전략적 구매 전략
5) **전략적 구매 시스템** : 장비 등 구매 물자의 비교 견적을 통한 전략적 조정 구매
6) **핵심인재의 확보, 유지** : 의사, 간호사, 지원 부서, 행정 등 각 부분의 핵심인재 육성, 핵심인재 유지(간호인력 안정화 정책 운영, 핵심인재 대학원 장학금 지원제도), 마더리더십을 통한 조직문화 운영(탄력 시간제 근무, 명절, 크리스마스 근무자 위로 소통기구, 직원 가족 건강 검진 등 지원), 간호인력 장기적 확보 지원 정책, 장기근속상 제도
7) **교육을 통한 조직 소통문화 개선** : 임원, 부서장, 전 직원 워크숍 시행, 매월 신규 입사자 워크숍 시행, 본부별 워크숍 시행, 나와의 약속 운영* 근로기준법과 코로나 영향으로 교육실행이 어렵지만 취업규칙을 통하여 가능
8) **고객 확보를 위한 지속적 마케팅전략 실행** : 마더리더십 실행, 온라인 마케팅 활성화, 고객 소리함(VOC 체계), 고객만족도 지속적 평가, 고객(환자) 동행 서비스, Target광고(관내버스, 지하철, 택시, 현수막, 원내 광고) 온라인(홈페이지, 키워드)광고 · CRM 활성화, 대외협력팀 활성화, 지역 내 의료봉사 지원, 지역 내 반찬 나눔 봉사, 종교실 운영(3대 종교실), 병원 내 봉사활동, 사내 제안제도 운용, 바자회 운영, 사내 직원 및 고객칭찬 카드제 운용, 종합검진과 한방 차별화, 에너지절약 라운딩제 운영

2. 외부고객 성공사례

가. 고객감동 차별화 마케팅 전략

병원이 MOT 마케팅을 도입하는 이유는 판매자와 고객의 관계가 곱셈의 규칙이기 때문이다. 단 한 번의 불만족스러움이 결국 전체 서비스에 대한 만족도를 0(zero)으로 만들어 버린다는 곱셈의 법칙(한 번의 잘못은 100−1=99가 아니고 100×0=0)에 따라 한 순간에 평생 고객을 잃어버릴 수 있기에 고객과의 접점의 순간에서 최상의 서비스를 제공할 것을 강조한다.

병원을 방문하는 처음 고객의 접점인 주차관리원, CRM 상담원, 원무팀 직원, 외래직원 등 단 한 번의 실수로 고객은 그 순간 평생 떠날 수도 있고, 반대로 '진실의 순간'에 긍정적인 인상과 이미지를 준다면 평생 고객이 될 수 있다.

병원은 환자고객을 대상으로 하는 특수한 상황으로 여러 가지 마케팅이 중요하겠지만 그 중에서 가장 중요한 한 가지를 선택 한다면 고객감동 마케팅인 마더리더십과 MOT 마케팅이라 할 수 있다. 이는 병원이 생존하려면 최소한 실행하여야 할 기본 마케팅이다.

그리고 병원 특성상 의료 전문직 직원이 제일 중요하지만, 고객과 첫 접점 부서(주차, 원무, CRM 등) 행정 등 병원에서 소홀히 할 수 있는 지원 부서의 중요성을 인지하고 관련 부서에 우수한 인력을 배치하여 경영에 반영하는 경영자(병원장)가 성공할 수 있다.

1) 마더리더십과 MOT 마케팅 특징

① 성공요인의 출발점이자 필수이다.
② 경영진의 참여가 승패를 결정한다.
③ 병원이 존재할 때까지 지속적으로 해야 한다.
④ 약자가 강자를 이길 수 있는 마케팅이다.
⑤ 최소의 비용으로 최대의 효과를 나타낼 수 있다.
⑥ 누구나 할 수 있으나 누구나 다 성공할 수 없다.

2) 마더리더십과 MOT 마케팅 성공요인 7가지

① 지속적으로 경영진이 적극 참여하기
② 전 임직원이 공유하기
③ 성공 사례 전파 실천
④ 문제점을 즉시 해결하기
⑤ FEED BACK 하기
⑥ 문제점 재발 방지하기!
⑦ 공정한 평가와 보상연계

나. 고객감동 차별화 마케팅 실행사례

1) **진료의 차별화** : 의학, 한의학 협진 차별화
2) 의술(醫術) 전에 인술(仁術)! 고객마인드 우수의료진 확보와 소통으로 의료질 차별화
3) 교육과 워크숍의 지속적 실행으로 의료서비스 차별화
4) 고객 불만 즉시 보고, 즉시 해결
5) **고객 확보를 위한 지속적 마케팅전략 실행** : 마더리더십 실행을 원칙으로 온라인 마케팅 활성화, 직원 고객만족도 지속적 평가, 고객(환자) 동행 서비스, 대외협력팀 활성화, 지역 내 의료봉사 지원, 지역 내 반찬지원 나눔 봉사, 3대 종교실 운영, 병원 내 나눔 봉사활동, 고객의 소리함, 홈페이지, CRM(VOC) 운영, VOC 지속적 평가 즉시 해결, VOC 고객 즉시 FEED BACK
6) **Target 광고 홍보** : 관내 버스, 지하철, 택시, 현수막, 원내 광고, 온라인(홈페이지, 키워드) 광고, CRM 홍보
7) 고객 칭찬, 불만, 아이디어 카드 운영
   홈페이지, 병원 내 고객 접점 모든 현장에 설치 또는 비치, 우수건의사항 답례

8) 내부고객(직원) 칭찬, 불만 카드함 운영
예민한 부분도 있으나 공정함을 기준으로 실행하여야 효과적임
9) 고객감동 아이디어 BANK.
정기적(주 단위가 효과적임)으로 고객감동과 병원발전을 위한 원내 접점부서의 전 직원들의 아이디어 참가
10) 정기적으로 의료진 미팅하여 현장의 소리와 건의 사항 듣고 반영, 즉시 개선하기
* 경영진의 라운딩: 경영진은 최대한 원내 라운딩을 주 2회 이상 하여야 한다! 라운딩은 고객의 접근 동선인 외부 주차장부터 내부 건물 최저 층부터 최상층까지 원내 전 지역, 전 근무 직원, 전 시설, 전 장비, 고객 접점 대면을 대상으로 한다.

마케팅, 홍보 실행 사례

1. 홍보, 마케팅 실행사례

1) 기본적인 마케팅 : 현재는 온라인 마케팅 시대라 해도 과언이 아니다. 경영자는 온라인 오프라인 모두 관심을 가져야 한다.

① 홈페이지를 차별화 구축
- 홈페이지는 On-line 상 병원의 얼굴이며 명함이다.
- 병원의 첫인상을 좌우하므로 비용 대비 효과가 크다. 그렇기 때문에 투자비용을 아끼지 말아야 한다.
- 홈페이지를 한번 만들면 몇 년을 그대로 사용하는 곳도 있으나 홍보팀에 전담 직원을 배치 또는 전문업체에 위임해서 관리해야 한다.
- 경영진은 지속적으로 온라인 상에서도 고객과 소통하고 문제점을 즉시 해결할 수 있는 체계를 만들어 같은 실수가 반복되지 않도록 하여야 한다

2) 지속적인 온라인 SNS 마케팅

현대는 온라인 시대가 대세로 네이버, 페이스북, 인스타, 폐쇄 몰, 각종 카페 등 key word 광고는 기본이다.
- 키워드 광고는 병원의 의료진, 진료과, 병원의 이슈, MOU 등을 지속적으로 하여야 한다.
- 병원 잇슈나 병원의 성공 사례 등 장점은 광고규제를 피하여 언론 기사화하여 홍보하면 효과적이다.
- 온라인과 오프라인 마케팅 비용의 비율은 병원에 따라 다르지만 개인적으로 50:50을 추천한다.

3) 지역 내 홍보를 위한 마케팅

지역 내 광고는 고객에게 가장 효과적인 전달 방법이 될 수 있다.
- 광고규제나 예산을 생각한다면 약자의 광고 전략으로 원내 광고를 최대한 활용하여야 한다.
- 센터, 진료과, 진료실 앞에는 진료 의사의 장점을 충분히 설명하여 고객(환자)이 믿고 다시 찾고 싶은 마음을 갖도록 할 수 있는 중요한 공간이다.
- 병원 내 광고는 현수막과 배너, 프린트물을 사용하여 병원 건물에 기본적인 간판과 현수막(관내 허가사항임), 엘리베이터 내, 진료실 외부, 병동, 화장실, 식당, 원내 공간을 최대한 활용하여 소통할 수 있도록 한다.

단 아무 공간이나 여기저기 감각 없이 많이 노출하기만 하면 오히려 역효과 이므로 카피, 문구, 디자인 등 최선을 다하여야 한다.
- 관내 지하철역 광고, 버스광고, 택시 광고, 현수막 광고는 가장 가까운 고객(환자)에게 효과적으로 다가갈 수 있는 공간으로 예산을 감안하여 반드시 확보하여야 한다.
- 지역 내 고객과 함께하는 행사에 적극적 참여와 홍보: 고객과 직접 접할 수 있는 마케팅 전략이다.

지역 내 의료봉사나 행사, 보건소 등을 통한 지역 내 소외된 약자 지원(도시락 봉사 소모품 지원 등)
- 관내 행정기관(보건소, 구청 시청 등)과 연계 마케팅 지원(의료법이나 약사법 예외 조항)

4) 원내 행사 지원 프로모션
- 병원 내에서 정기적인 음악 이벤트 지원과 종교단체 등을 통한 홍보와 마케팅 지원
- 음악 봉사단체 등을 섭외하여 정기적인 행사 진행과 종교단체와 병원이 공동으로 환자 머리 감겨주기, 이 · 미용 서비스 등 정기적 실행
- 사내 바자회행사를 통한 수익금을 환자와 지역주민에게 전달하여 지역주민과 소통하는 정기적 행사 진행
- 병원 내 봉사단체를 구성하여 장학금 조성 전달 과 주민과 함께하는 봉사활동 진행

5) 병원도 전체적인 틀에서 바꾸고 디자인하여야 한다.
작은 포스터 하나부터 전체적인 색감, 조명, 동선, 레이아웃 등을 디자인 해야 한다.
대체로 중소병원들은 공간이 협소하기 때문에 디자인 원칙은 덧셈(+)이 아니라 뺄셈(–)이다.
포스터에 많은 내용을 넣기보다는 빼기, 진료와 의료법상 상주부서가 아닌 행정부서 등은 별관으로 이전하여 공간의 효율성을 증대

제2절 전략적 병원마케팅

1 전략적 병원마케팅의 실행체계

마케팅활동은 급변하는 의료시장환경속에서 의료소비자와 경쟁자 등 다양한 주체와 상호작용을 하면서 이루어진다. 다양한 욕구와 취향을 지닌 의료소비자, 기존 경쟁자의 전략변화, 새로운 경쟁자와 제품의 출현, 정부의 정책과 각종 법 제도의 변화, 새로운 의료기술의 개발과 발전, 의료의 문화적 환경변화, 인구의 노령화와 출산율 감소 등 인구통계적 환경변화 속에서 병원(기업)은 새로운 시장의 개발 등 마케팅활동도 이에 맞추어 계획하고 실행해 나가야 한다. 전략적 마케팅은 부단히 변화하는 마케팅환경속에서도 소비자의 욕구를 발견하고 시장환경에 적극 대응하여 기회를 포착하며, 위기에 대비할 수 있는 마케팅계획을 수립하고 이를 효과적이고 효율적으로 실행해 나가는 것을 말한다.

아래는 전략적 마케팅 틀을 먼저 설명하고 환경분석에서 마케팅믹스에 이르기까지의 전략적 체계를 설명하고자 한다. 여기에서의 틀은 윤종훈 교수의 경영학원론에 제시된 틀을 인용하였다.

1) 전략적 마케팅 틀

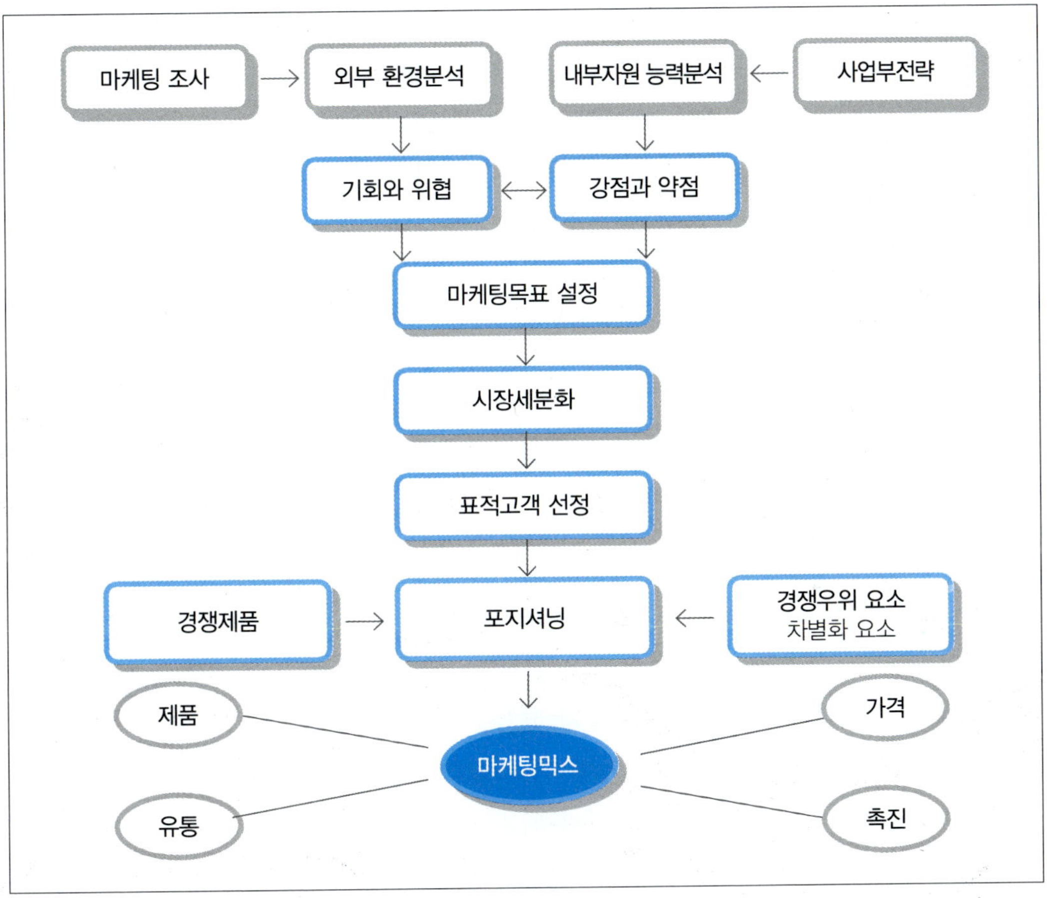

그림 11-2 전략적 마케팅 틀

2) 전략적 마케팅체계를 구성하는 각 요소에 대한 이해

(1) 환경분석

모든 변화의 시작은 환경을 구성하고 있는 요소들의 변화에서 출발한다. 환경분석을 통하여 어떤 일들이 우리 주위에서 발생하고 있으며, 앞으로 어떤 일들이 발생할 것인지 예측하는 것은 기업(병원)의 생존에 밀접한 관계가 있다. 불확실성으로 구성되어 있는 환경, 특히 미래환경에 대한 예측은 기업(병원)의 위험관리에 핵심적인 요소라고 할 수 있다. 환경은 거시환경요소, 과업환경요소, 내부환경요소로 구분된다.

① **거시환경요소** : 거시환경요소들은 사회구성원 모두에게 광범위한 영향을 미치는 요인들을 말한다. 거시환경요인에는 인구통계환경, 경제적 환경, 정치적 환경, 사회적 환경, 문화적 환경, 법률적 환경, 기술적 환경 등이 있다.

② **과업환경요소** : 과업환경은 병원(기업)의 이해관계자들, 즉 병원(기업)의 마케팅목표의 성취에 직접, 간접으로 영향을 주고 받는 개인 또는 조직체로 구성된다. 과업환경요소로는 고객, 공급자, 유통업자, 경쟁자, 대중, 노동조합, 정부 등이 있다.

③ **내부환경요소** : 병원(기업)내에 있으면서 영향을 주는 요소들을 말한다. 예를 들면 의사들의 진료는 진료계획을 통제함으로써 마케팅프로그램에 영향을 미친다. 또한, 의료의 질 향상 사업부서 또는 진료비심사부서는 의료서비스의 질을 향상시킬 수 있는 아이디어 개발과 진료프로세스에 대한 지원업무를 수행한다. 행정지원부서는 예산과 자원배분을 통해, 실제적인 영향을 미치게 되는데 이들이 병원의 이익에 대해 얼마나 기여하는지를 측정하는데 도움을 준다.

(2) 병원(기업)의 자원, 능력과 강점, 약점분석

병원(기업)의 마케팅자원과 능력에 대한 분석은 본원의 강점을 활용하고 약점을 보완하여 효율적이고 효과적으로 경영활동을 전개하기 위해서 필요한 것이다. 내부환경요소와 거시환경요소, 과업환경요소의 분석을 통하여 내부환경이 주는 병원(기업)의 약점과 강점을 분석하고 외부환경이 주는 기회요인과 위협요인을 분석하여 약점을 보완하고 강점을 더욱 강하게 만들며, 위협요인을 기회요인으로 활용하기 위한 전략적 대안을 찾게 되는 것이다.

(3) 사업부전략과 마케팅 목표

마케팅전략은 조직상 상위에 있는 사업부나 병원(기업)의 전략과 목표에 일관성 있게 수립되어야 한다. 마케팅목표는 상위의 전략을 실행하기 위한 수단이 되며 마케팅전략은 마케팅목표를 달성하기 위한 수단이 되어야 한다. 상위와 하위의 목표와 전략이 서로 상충되면 기업이 추구하는 성과와 목표를 달성하는데 차질을 빚게 된다. 달성이 어려운 목표는 의욕을 저하시키며 너무 쉬운 목표는 도전감을 저하시키므로 어렵지만 달성가능한 목표로 설정하는 것이 바람직하다.

(4) 소비자분석과 시장세분화(Segmentation)

① 의의

환경분석을 통한 기회와 위협요인, 강점과 약점을 결정하고 그에 따라 달성가능한 사업부의 목표를 설정하고 그 목표와 상충되지 않은 하위수준의 마케팅목표를 설정하게 되면 병원(기업)은 구체적 시장을 선택하여 공략을 준비를 해야 한다. 자신의 강점과 기회요인을 최대한 활용할 수 있는 가장 잘 아는 시장을 선택하여 공략할 수 밖에 없다. 따라서 욕구와 선호경향이 유사한 소비자들을 집단화하여 고객집단별로 공통된 선호도를 갖는 소비자집단을 세분시장이라고 하며 이렇게 소비자집단을 나누는 과정을 시장세분화라고 한다.

병원에서도 그동안 경쟁의료기관과의 비교시 시장점유율을 이용하여 왔고 시장점유율은 경쟁의료기관이 진료권 내 주민들의 의료이용 중 차지하는 비율에 대한 측정치의 의미로 제한적이었다. 그러나 최근에는 시장을 하나의 집합체로 보지않고 시장을 세분화하여 분석한다. 시장을 세분화하면 세분화된 시장을 통해 충족되지 않은 욕구와 새로운 시장기회를 찾아낼 수 있으며 시장의 수요변화에 신속하게 대처하는 기능이 강화된다. 세분화된 시장에서는 특정 서비스에 대한 욕구변화를 찾아내기가 용이하기 때문이다. 시장세분화는 효율적인 마케팅의 수행과 기대성과를 달성하기 위해서 필연적인 과정이라고 할 수 있다. 한편, 심리적 점유율이란 '지역내에서 생각나는 첫 번째 의료기관은?'에 대한 지역주민들의 백분율 측정치이며, 열망점유율이란, '가족중에서 아플 때 어느 의료기관을 이용하기를 원하는가?'에 대한 지역주민들의 백분율을 측정치로 산정하는 것을 말한다.

② 시장세분화 기준과 조건

시장세분화는 여러 가지 통합변수와 개별변수에 의하여 이루어질 수 있다, 지리적 변수에 따라 시장세분화가 가능하며, 이때 진료권분석 시 이용되는 친화도를 이용하면 미래의 관리대상 시장을 발견하기가 용이하다. 인구통계학적 변수는 시장세분화 변수로 가장 많이 사용되는 기본적인 변수이다. 연령, 성, 소득, 질병 등이 주로 이용된다. 심리분석적 변수로는 사회계층(상, 중, 하), 라이프스타일 등이 포함되며 라이프스타일은 음주, 식습관 등을 말한다. 행동분석적 변수는 행동을 기준으로 하여 시장을 세분화하는 것으로서 구매빈도(규칙적, 예외적), 사용자 위치, 병원브랜드에 대한 충성도, 사용 정도(적게 사용, 보통 사용, 많이 사용) 등에 따라 구분될 수 있다.

(5) 표적시장선정(Target market)

① 의의

조직의 자원과 능력 및 시장환경의 특성을 고려할 때 가장 효과적으로 공략이 가능한 고객집단을 찾아야 한다. 자신의 경쟁력 강점을 최대한 발휘할 수 있으며 시장의 매력도가 좋은 세분시장을 선택하는 것이 바람직하다. 이러한 선택행위를 표적시장의 선정이라고 한다. 표적시장을 선정하는 방법에는 시장의 특성을 바탕으로 접근하는 시장중심의 표적시장 접근방법과 시장의 특성과 의료서비스의 특성을 결합하여 접근하는 시장/서비스 중심의 표적시장 접근방법이 있다.

② 시장중심의 표적시장 접근전략

비차별적 마케팅은 시장의 욕구를 다양한 욕구의 집합체가 아니라 동질적인 집합체로 이해하고 마케팅믹스를 개발하는 방법이다.

차별적 마케팅은 각각의 세분화된 시장에 맞는 마케팅믹스를 개발하는 방법으로 비차별적 마케팅에 비해 의료이용량을 증대할 수 있는 장점이 있으나 시장세분화의 비용이 발생하고 세분화된 시장이 요구하는 다양한 의료서비스를 개발해야 하는 부담이 있다.

집중적 마케팅은 시장을 세분화한 후 단 하나의 세분시장을 표적시장으로 하여 마케팅믹스를 개발하는 방법이다. 집중적 마케팅은 시장내에서 강력한 지위확보가 가능하고 비용발생이 적은 반면, 시장의 수요가 변동될 경우 위험성이 있다는 단점이 있다.

③ 시장/서비스 중심의 표적시장 접근전략

시장/서비스 중심의 표적시장 접근방법은 [그림 11-3]과 같이 다섯가지 유형이 있다.

시장/서비스집중화방법은 의료기관이 단일 세분시장만을 시장범위로 하는 전략이며, 의료서비스 전문화방법은 제품특화전략으로 의료기관이 한 종류의 의료서비스에만 집중하는 방법이다. 시장전문화방법은 시장특화방법으로서 의료기관이 하나의 시장에 모든 종류의 서비스를 제공하는 것이며, 선택적 전문화방법은 의료기관이 세분화된 여러 개의 시장 중에서 서로 관련이 없으나 저마다 매력적인 기회를 가진 여러 세분시장을 선택하여 서비스를 공급하는 전략이다. 비차별화방법은 전면적인 공략방법으로 모든 세분시장에 저마다 다른 스타일의 서비스를 제공하는 것으로 시장세분화의 현실성이 다소 떨어진다.

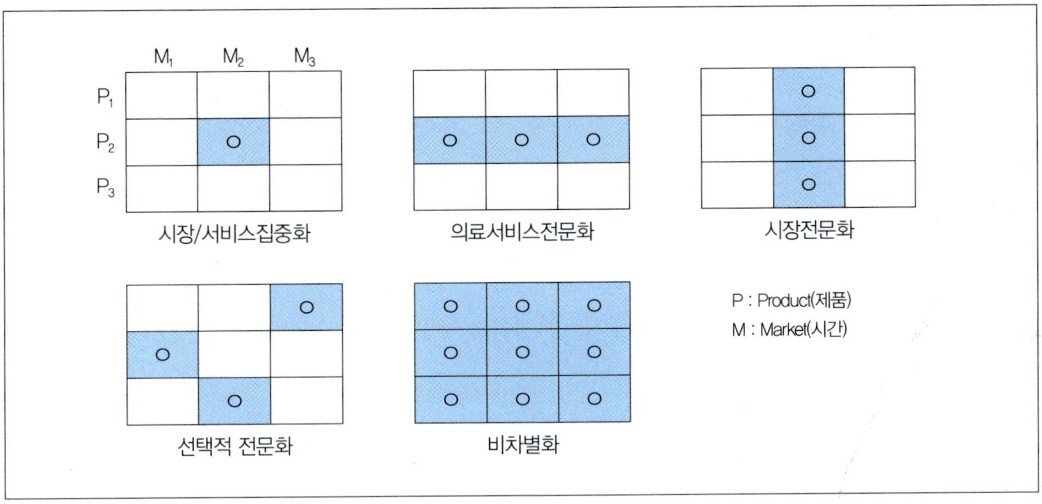

그림 11-3 시장/서비스중심의 표적시장 접근방법

(6) 차별화요소와 포지셔닝(Positioning)

① 의의

병원(기업)이 마케팅 표적시장을 정하고 나면 표적고객들에게 우리병원의 의료서비스를 어떠한 서비스로 인식시킬것인가를 결정해야 한다. 즉, 표적시장에서 병원의 이미지나 진료상품을 고객들의 마음속에 각인시키기 위한 제반 마케팅활동을 말한다. 포지셔닝은 소비자들이 인식한 우리병원의 의료서비스와 경쟁상대 병원(기업)의 의료서비스(제품)에 대한 상대적 위상이라고 할 수 있다. 이러한 포지셔닝은 경쟁사 제품(경쟁병원의 의료서비스)과 차별화된 위상을 구축하기 위한 것이다. 차별화된 위상은 소비자의 의료서비스(제품)에 대한 지각, 인지, 느낌, 태도, 이미지 등이 혼합되어 구축되며, 포지셔닝은 무형성이라는 속성이 있어 심리적으로 중요한 마케팅 요소가 된다.

② 포지셔닝 원칙

첫째, 포지셔닝은 표적고객의 마음속에서 이루어지도록 해야 한다.

둘째, 포지셔닝은 단순하고 일관된 메시지를 전달하면서 단일화해야 한다.

셋째, 포지셔닝은 반드시 경쟁자와 거리를 두고 시행해야 한다.

넷째, 포지셔닝은 어느 한 부분에 자신의 모든 노력을 집중시켜야 한다.

③ 포지셔닝의 과정

포지셔닝은 4단계로 이루어진다.

㉠ 제1단계 : 포지셔닝 단위를 어떻게 할 것인가에 대한 선택과 의사결정을 하는 단계

㉡ 제2단계 : 포지셔닝을 하는 주요속성을 규명하는 단계

㉢ 제3단계 : 고객들이 특정 의료서비스의 위치를 어떻게 인식하고 있는가를 통해 표적시장의 특성을 시각화하는 단계

㉣ 제4단계 : 포지셔닝의 대안(유지, 이동, 틈새공략)의 선택단계

위 (4), (5), (6)은 STP전략으로 시장세분화, 목표시장선정, 제품포지셔닝이라 한다. 마케팅믹스를 실행하기 전에 STP전략을 수립한다.

(7) 마케팅믹스(Marketing Mix)

마케팅믹스는 표적시장의 욕구와 선호를 효과적으로 충족시켜 주기 위하여 기업(병원)이 제공하는 마케팅수단을 말한다. 기업이 조절할 수 있는 마케팅수단인 마케팅믹스는 제품, 가격, 유통, 촉진으로 구성되며 이를 '4P'라고 한다(의료시장에서는 4P → 7P's : Product, Price, Place, Promotion외에 Process, Physical environment, People을 추가하여 7P's로 하기도 한다). 병원(기업)은 이들 4가지 전략수단을 이용하여 사전에 설정한 포지션에 부합되도록 일관성 있게 조정되고 통합되는 전략을 수행하게 된다.

사례 1 – 서울척병원

지역명+심벌+로고타입의 척병원의 최초 브랜드는 고객들에게 "척병원"이라는 글자만 각인되었다. 이를 리브랜딩을 하면서 심벌+브랜드네임으로 바꾸게 되자 고객들로 하여금 "서울척병원"이라는 풀네임으로 불리게 되었다.
「서울척병원의 이미지를 '최고' 라는 단어로 정의, '최고'를 연상하는 '엄지척' 의 형상을 심볼마크에 도입하였다. 심볼마크 디자인에서 표현한 음영 부분은 '사람이 뼈를 맞추는 행위'를 보여주는 것으로써, 서울척병원의 전문성과 Originality가 담겨있다.」

서울척병원 병원장이 직원들에게 던진 질문이다.「부채표하면 까스활명수가 생각나잖아요? 서울척병원하면 뭐가 생각나죠?」여기에 답하는 직원이 한명도 없었다고 한다.
그래서 척병원은 생각의 과거를 돌아보는데서 시작하였다. 브랜드네임 인지도 조사를 실시하고 리서치를

재해석한 결과 병원의 평가 자체는 나쁘지 않았지만 브랜드 인지도 수치가 낮은 것이 「브랜드 연상 이미지가 낮기 때문」이라는 것을 인식하게 되어 리브랜딩을 하게 되었던 것이다. 브랜드 연상이미지가 높은 것은 포지셔닝이 잘 되었다는 의미이다.

따라서 NO1브랜드 전략(약점을 보완하는 대다수의 접근방법으로 평준화된 모습)보다는 ONLY1 전략(강점을 더 강하게 하는 극소수의 시도로 독특하고 차별화된 모습)을 구사하여 서울척병원의 다소 약한 연상이미지를 끌어올리되 최대한 독특/ 차별화된 모습으로 디자인을 하게 되었다.

서울척병원은 2006년 개원하여 2024년 현재 약 200만명의 외래환자를 진료한 척추전문병원이다.

사례 2 – 유한킴벌리

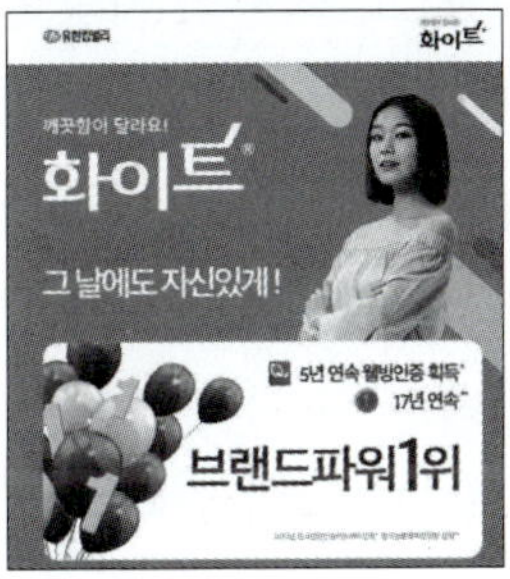

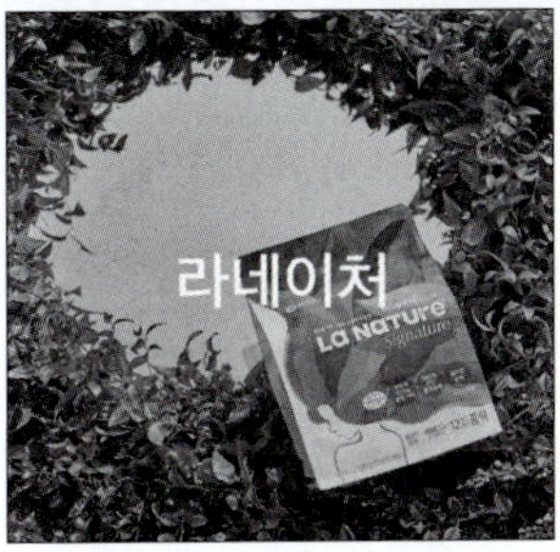

우리나라 여성 생리대 시장에서의 경쟁은 제품 포지셔닝이 얼마나 중요한지를 잘 보여준다. 유한킴벌리 생리대는 한때 우리나라에서의 시장 점유율이 70%에 이르렀다. 그런데 1989년에 P&G의 위스퍼가 시장에 나오면서 점유율이 20%밑으로 떨어졌다. 이때 나온 제품이 "화이트"이다. 유한킴벌리는 "화이트요? 깨끗함이 달라요" 라는 광고 카피와 함께 "깨끗함"만을 집중 부각하여 소비자들을 다시 돌려세웠다. 이후 "좋은 느낌" 브랜드를 2018년에는 천연원료를 강점으로 내세운 "라네이처"를 출시하면서 현재까지 동 상품시장에서 시장점유율 1위를 유지하고 있다.

제3절 마케팅믹스(Marketing MIX)

1 제품(product)

1) 제품의 의의

마케팅믹스전략에서 가장 먼저 수립해야 될 전략이 제품전략이다. 제품은 인간의 필요나 욕구를 충족시키는 것이며 물리적 대상 뿐 아니라 서비스나 아이디어, 사람, 장소, 조직체 등을 포함한다. 예를 들면, 자동차나 스마트폰과 같은 유형제품 뿐 아니라 각종 콘서트, 병원이나 의사가 제공하는 의료서비스, 환경보전캠페인 같은 아이디어, 연예인, 휴가를 즐길 유명휴가 장소, 암 연구협회 등 모두가 제품인 것이다.

제품개념을 마케팅 관리자 입장에서 보면, 제품은 제품을 구성하는 제품속성들의 단순 집합 이상을 의미하게 된다. 왜냐하면, 소비자들은 제품을 그들의 욕구를 충족시키는 편익의 집합으로 파악하기 때문이다. 따라서 마케팅 관리자가 제품을 개발할 경우에는 먼저 그 제품이 소비자의 어떤 욕구를 충족시킬 수 있는지 혹은 소비자가 그 제품에서 어떤 편익을 얻을 수 있는지를 이해해야 한다.

예를 들어보자, 어느 환자가 몸살감기로 병원을 내원해서 진료를 받는 경우, 접수등록을 한 후 진료실에서 의사와 간호사의 서비스를 제공받고, 의사의 처방에 의하여 흉부 X선 촬영과 혈액검사를 실시한 후 다시 진료실에 들러서 의사의 설명을 듣고 약 처방을 받아서 수납한 후 귀가하였다. 이 진료서비스 과정을 살펴보면, 환자는 인력중심의 의료서비스(원무과의 접수, 등록, 수납서비스, V/S체크, 진찰서비스, 의사설명, 간호사의 주사 등)라는 제품과 장비중심의 의료서비스(흉부 X선 촬영, 혈액검사)라는 제품을 제공받은 것이다. 즉 병원은 인력중심의 의료서비스 제품과 장비중심의 의료서비스 제품을 환자에게 제공한다.

2) 제품전략의 수립 및 실행

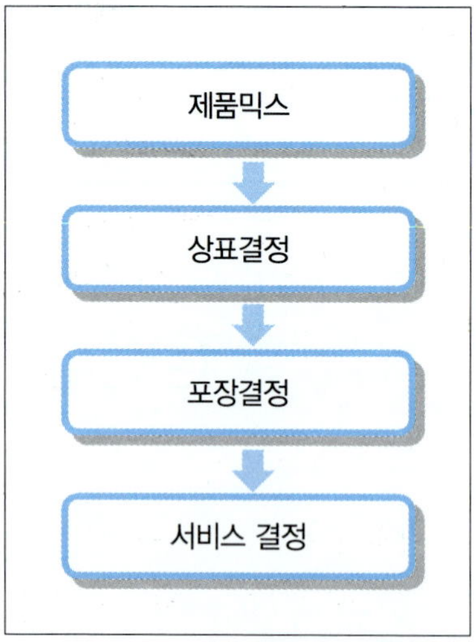

그림 11-4 제품전략의 수립과정

일반적으로 제품전략의 수립과정은 [그림 11-4]와 같이 제품믹스를 결정하고 상표가 결정이 되면, 포장이 결정되고 서비스가 결정이 된다.

(1) 제품믹스

제품믹스란 한 기업이 생산하여 판매하는 모든 제품계열과 품목의 총칭으로 정의된다. '제품 매트릭스'라고도 하는데 사람들이 말하는 '제품구색'을 의미한다.

한 기업의 제품믹스 구조는 제품 믹스의 '넓이', 제품믹스의 '길이', 제품믹스의 '깊이'로서 분석될 수 있다. 제품믹스의 '넓이'는 '기업이 몇 개의 제품 계열의 수를 가지고 있는가' 하는 것이고, 제품믹스의 '길이'는 '각 제품계열내에 가지고 있는 품목의 수'를 의미한다. 제품믹스의 '깊이'는 '특정 제품계열내의 각 제품이 얼마나 다양하게 구성되어 있는가'를 의미한다.

예를 들어 그림과 같이 하나의 브랜드로 오렌지 주스를 출시한 후, 브랜드 네임은 동일하게 유지하면서 오렌지 맛, 포도 맛, 딸기 맛, 토마토 맛 등을 수식어로 표현하는 경우 또는 동일한 세제 브랜드를 유지하면서 일반용과 드럼용 또는 분말, 액체, 울 세탁용 등으로 분류하여 유지하는 것도 제품의 깊이를 깊게 가져가는 전략에 해당한다고 볼 수 있다. 사진의 경우 아침의 주스라는 제품의 깊이에 해당하는 제품의 품목을 보여주고 있다.

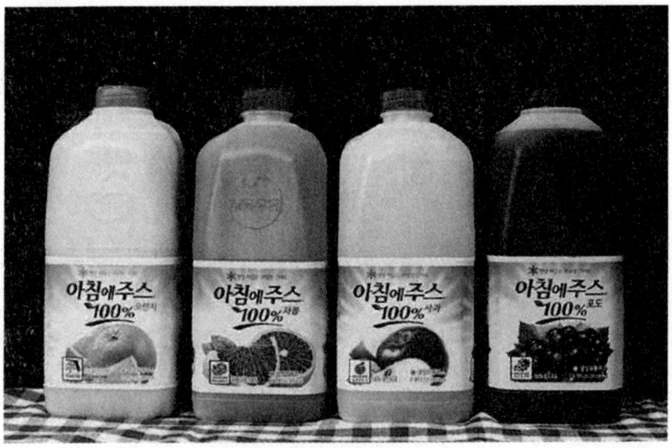

제품의 깊이 : 제품의 품목

(2) 상표결정

제품이 결정되면 상표를 붙이게 되는데, 상표(trademark)의 사전적 의미는 개인, 사업단체, 다른 법인에 의해 쓰이는 종류나 표시를 일컫는 말로 제품 및 서비스를 고객에게 다른 실체와 구별하여 독창적으로 알리는 수단이다. 상표는 상품이나 상품의 포장에 붙이거나 서비스 제공에 쓰이는 설비, 도구에 붙인다. 수요자는 상표를 보면서 희망하는 상품이나 서비스를 선택할 수 있다. 따라서 상표는 소비자들에게는 제품에 대한 정보를 제공해주고 관리자들에게는 제품관리를 체계적으로 할 수 있도록 해준다.

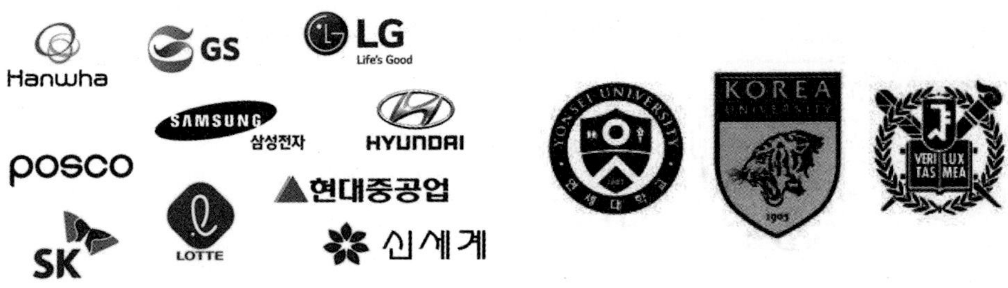

법적으로 등록된 상표

병원의 경우, 척 병원, 튼튼병원, 우리들 병원 등 소위 체인병원들이 상표분쟁을 일으켰

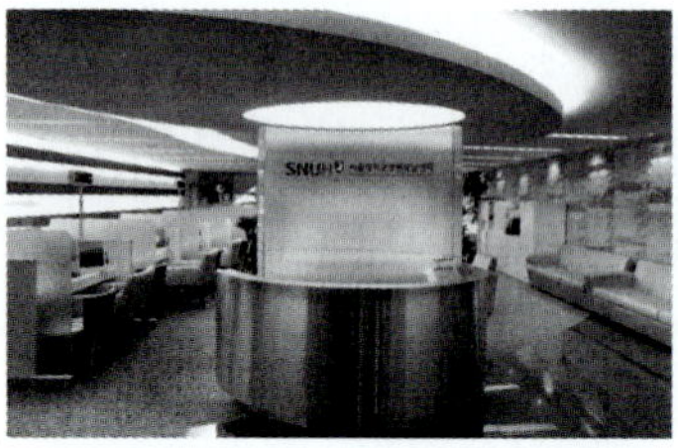
서울대병원강남센터

으며, 척추관절전문병원인 인천의 바로병원이 인천지방법원에 '바로병원' 상표를 사용하려는 광주의 광주바로병원에게 '상호사용금지가처분신청'을 제기한 바 있으나 패소했다. 인천바로병원은 국제바로병원으로 상표를 변경했는데 다시 또 바로병원 상호를 사용하고자 하는 병원과 또 다른 상표소송을 하고 있다. 병원도 상표전쟁이 심화되고 있다.

『"e-" 병원상호 앞에 사용할 수 없다』

한편, 인터넷을 뜻하는 영어 알파벳 'e-'(이 대시)는 병원 상표로 등록할 수 없다는 대법원 판결이 나왔다. 대법원 3부는 치과 병원을 운영하는 박 모 씨가 특허청을 상대로 낸 서비스표 등록거절 취소 청구소송에서 원고승소 판결한 원심을 파기하고 사건을 특허법원으로 돌려보냈다. 재판부는 판결문에서 "출원 서비스표의 영어 알파벳 'e-' 부분은 전자, 인터넷 등을 뜻하는 영어 단어로 병원 등에 사용할 경우 '인터넷을 이용해 편하게 해주는 화상 진료 서비스업' 등의 의미로 인식될 수 있어 상표법상 서비스표로 등록할 수 없다"고 판시했다.

박 씨는 2003년 9월 영어 알파벳 'e-'가 포함된 병원명을 서비스표로 등록하려 했으나 특허청이 영어 알파벳 'e-'라는 도형은 치아를 가리킬 뿐만 아니라 '인터넷', '첨단' 등의 의미로 인식될 수 있다며 등록을 거절하자 소송을 낸 바 있다.

2006.7.4. KBS뉴스

(3) 포장결정

포장(packaging)은 원래 운송이나 보관 중에 상품의 품질을 보호하기 위한 것이었으나, 오늘날에는 포장을 통해 소비자에게 메이커와 내용을 알려 상품선택을 용이하게 하고, 상표나 표찰을 부착하는 매체가 되어 제품 차별화와 판매촉진의 수단이 되는 것으로 제품계획상의 중요한 분야가 되고 있다.

(4) 서비스 결정

해당 제품에 대하여 서비스 수준을 어느 정도로 할 것인지를 결정해야 한다. 즉, 보증(A/S)기간을 어떻게 할 것인지, 배달서비스를 할 것인지 등 여러 가지 형태가 있을 수 있다.

3) 의료서비스의 제품관리전략

의료서비스의 경우 모든 의료서비스 제품이 상병명에 따라, 그 복합질환의 정도에 따라 질병코드가 부여되고 수가가 고시되어 있기 때문에 이를 제품의 넓이와 깊이 등으로 구분하여 상표화하고 디자인을 아름답게 하여 포장을 한다든지 서비스 수준과 형태를 결정하기가 어렵다. 다만, 비급여부분에서 특히 건강검진 상품에 대해서 가능한 부분이 있는데, 이 부분도 결국은 건강보험진료수가와 연결이 되기 때문에 일반기업에서 전개하는 마케팅믹스와는 한계가 있다.

아래에서는 병원관리자들이 의료서비스 제품의 관리전략으로서 의료서비스의 유형화 전략, 의료서비스 질 차별화 전략 등에 관하여 살펴보도록 하겠다.

(1) 의료서비스의 유형화 전략

서비스의 4가지 특성이 무형성(intangible), 비분리성(simultaneous), 이질성(heterogeneity), 소멸성 (perishability) 등으로 분류될 수 있다. 이러한 특성때문에 의료서비스는 고객(환자와 보호자)들에게 신뢰를 주는 것이 무엇보다 중요하다. 이러한 신뢰는 진료에 임하는 의료진에 국한된 것이 아니고 전사적인 측면에서 접근해야 한다. 주차장 경비원에서 원무접수창구의 여직원, 진료실의 간호사와 의사 그리고 검사실의 직원, 구내 매점과 식당에 근무하는 직원의 태도, 서비스의 강도 등에 따라 그 병원의 신뢰는 결정된다. 고객들이 인식할 수 있는 병원의 신뢰를 높이기 위한 방안들로 다음의 예를 들 수 있다,

첫째, 고객만족 마인드로 혁신해야 한다.

의료인이든 관리자든 고객만족을 모르는 사람은 없다. 그러나 실제 병원 실무현장에서는 의사는 의사가 하고 싶은 말만 하고 관리자는 관리자대로 하고 싶은 말만 한다. 고객(환자와 보호자)이 알고 싶어하는 것이 무엇인지를 잘 생각하지 않는다. 예를 들면, 의사가 고객에게 제공한 의료서비스에 대해 설명하는 것으로 의무를 다했다고 할 것인지, 서비스로 인한 편익이 무엇인지를 설명하는 것으로 만족해 할 것인지 어느 것이 해당 고객이 원하는 것인지를 판단을 하지 않는다. 일부에서는 다양한 고객들의 입맛을 다 맞출 수 없다고 말을 한다. 그러나 그런 생각 자체가 공급자중심의 마인드이다. 소비자중심의 마인드로 혁신해야 한다. 왜냐하면, 소비자중심 마인드가 있는 병원은 의료의 질도 높다는 인식이 있기 때문이다.

둘째, 의료서비스의 가시성을 증대시킨다.

의료서비스를 받은 고객은 가지고 가는게 없다. 그래서 옛날에는 엉덩이 주사를 '빵빵하

게' 맞히고, 약봉투를 두툼히 주어서 보냈다. 지금은 의약분업과 요양급여지침으로 그렇게 할수도 없고, 항생제 남용으로 주사처방도 함부로 못한다. 그래서 접수대기 공간을 간접조명이나 색상 등 고급 인테리어를 진료과 특성에 맞는 환자들을 배려하는 인테리어를 통해, 직원들의 고급스런 디자인과 화사한 색상의 유니폼을 통해서 타 병원과 차별화된 신뢰를 얻는다. 또한, 환자들에게 '3D프린터'로 제작된 모형을 통해 '틀니'의 형상을 보여준다든가, 정형외과에서 관절모형을 만들어 보여줌으로써 의료서비스를 좀 더 구체화할 수 있다. 또한 이전에 수술예정인 환자의 영상 사례를 입체적으로 보여준다든지 하는 방법 등이 있다. 이러한 시각적인 가시성에 의하여 신뢰도를 높일 수 있다.

셋째, 의료인의 구전마케팅과 인지도를 높여야 한다.

서비스의 특징인 무형성을 극복하기 위해서는 구전효과를 높이고 의료인의 인지도를 높이는 전략을 구사해야 한다. 이는 내부고객으로부터 외부고객으로 파급되어야 한다. 특히 의료기관에 대한 광고제약으로 인하여 방송 등의 매스컴에 출연은 상당한 광고효과가 있어 방송에 출연하고자 하는 의료진이 많이 있는 것이 사실이다.

구전마케팅(Word-of-mouth marketing, WOMM) 또는 구전광고(word of mouth advertising)는 돈을 청구하지 않고 말로나 글로 프로모션을 하는 것을 가리킨다. 바이러스 처럼 퍼져 나간다 하여 이름 또한 바이럴 마케팅이다. 구전마케팅은 가장 신뢰할 수 있는 형태의 광고 가운데 하나라고 할 수 있다. 사람들은 자신들의 체험을 다른 사람과 공유하고 싶어한다. 코카콜라사의 연구에 의하면 불만족한 고객은 평균 9~10명, 만족한 고객은 4~5명에게 자신의 체험을 전한다고 한다. 구전은 이처럼 개인이 가지고 있는 정보가 다양한 네트워크를 통해 전파되는 현상이다. 소비자가 자발적으로 참여하기 때문에 대중매체 광고보다는 메시지에 대한 신뢰도 또한 높다고 할 수 있다.

때로는 꼬리에 꼬리를 물고 눈덩이처럼 불어나 일종의 '신드롬' 현상을 발생시키기 까지 한다. 예를 들면 모 한방병원이 급성장하게 된 사례가 '침 한번 맞았는데 앉아있던 장애자가 일어났다'라는 입소문이 바람처럼 퍼지면서 시작이 되었다. 이처럼 빠른 전파성과 신뢰감을 가지고 있는 구전은 병원(기업) 입장에서 상당히 매력적인 커뮤니케이션 도구라고 할 수 있다. 따라서, 구전을 마케팅 수단으로 활용하는 사례를 어렵지 않게 찾아볼 수 있다. 또 다른 사례를 보면, 정형외과 의원이 택시기사들에게 마케팅을 한 결과 '택시기사들이 환자들에게 모 정형외과 의원이 잘 고친다'고 한 마케팅이 효과가 있었다는 것이다. 환자들은 택시기사를 교통사고환자 치료 잘하는 병원에 관한 지식이 어느 정도 우위에 있다고 인식하기 때문에 이들이 던지는 한 마디는 상당한 파급 효과를 갖기 때문이다.

최근에는 보험설계사들이 추천하는 병원들이 환자가 선호하는 경향을 갖고 있다. 개인 실비보험 가입이 일상화되어 있는 최근에는 보험설계사가 치료 잘하는 의사를 알고 있다는 의식이 많이 증가하여 택시기사들의 구전마케팅에 못지 않는 효과가 있다고 한다.

(2) 의료서비스 질(Quality) 차별화 전략

병원은 의료서비스의 질(quality)이 가장 중요하다. 중한 질환에 걸린 환자는 돈에 구애받지 않으며, 접근성이 어려운 병원도 찾아온다. 왜냐하면 의료서비스의 질은 고객만족의 핵심 영역이기 때문이다. 그래서 '명의'라는 말이 나오는 이유이다. 보건복지부에서 지정한 '전문병원'을 환자들이 찾아가는 이유도 의료서비스의 질이 다른 병원(전문병원으로 지정되지 않은 병원)보다 의료의 질이 더 나을것이라는 생각일 것이다. 브랜드에서 질의 차별화를 하는 사례는 소위 'SKY 대학병원' 출신들이 자신들의 상호에 출신대학 로고를 사용하는 이유도 거기에 있다. 예를 들면 'S대병원 출신은 진료를 더 잘 볼 것이다'라는 막연한 기대감을 가지고 간다.

그러나 최근 의료소비자들의 성숙된 소비의식으로 인하여 이러한 브랜드 차별화는 점차 약해지고 있을뿐만 아니라 고객이 지각하는 의료서비스 영역이 의료기술적 영역에서 병원(의사)과 고객과의 관계와 의료서비스가 제공되는 과정에서의 만족도 등이 영향을 미치고 있다. 종전에는 중소병원들의 경우가 해당되었었는데, 이제는 대형병원들도 의료서비스 질 차별화 전략에 집중하고 있다. 막대한 자금력에 의한 의료장비와 고급인력에 의하여 제공되는 의료서비스는 중소병원이 접근하기가 어렵다. 환자들이 대형병원에 몰리는 이유이다. 대학병원이든 중소병원이든 고객의 기대수준에 부합되는 의료서비스의 질을 개발해야 하며, 이는 특정영역이 아닌 '전사적 차원'에서 이루어져야 한다. 어느 중소병원이 내건 '친절도 경쟁력이다'와 대형병원이 게시한 '가장 존중받는 병원'이라는 슬로건이 중소병원과 대형병원의 의료서비스 질의 차별화 전략을 잘 나타내고 있다.

(3) 새로운 의료서비스 제품 개발

병원이 새로운 의료서비스를 개발하면, 비급여로 처리가 되기 때문에 이를 건강보험심사평가원에 신고하고 이를 승인받아야 건강보험환자에 적용할 수 있다. 승인받지 않고 비급여를 임의로 적용하여 수납하였을 경우 모두 환수된다. 건강보험에서 승인될 경우 비급여로 인정받아 환자들에게 적용한다. 또한, 신의료기술평가 제도가 있는데, 새로운 의료기술(치료법, 검사법 등 의료행위)의 안전성과 임상적 유용성 평가를 위해 2007년 도입되었다. 새로운 기술이 검증되지 않은 채 무분별하게 사용되어지는 것을 막고 국민의 건강권을 보호하기 위한 목적이다. 첫 도입은 건강보험심사평가원에서 시행하였고, 2010년 한국보건의료연구원에 이관되어 운영되고 있다.

한편, 건강검진센터에서 새로운 검진제품을 개발할 경우에는 건강보험수가와는 관련이 없으므로 '조기암 발견을 위한 검진', '치매조기발견을 위한 검사' 등을 개발하고 있다.

병원관리자는 보건의료정책방향을 잘 살펴보아야 한다. 건강보험정책에 '예방'이 들어가면서 건강검진센터에 고객들이 몰리게 되자 병원들이 앞다퉈가면서 검진센터를 개설하였다. 의원급에서 대학병원에 이르기까지 검진센터가 개설되었으며 서울대병원의 강남센터는 최고 연 2400만원의 상품까지 개발되었다.

2 가격(Price)

1) 가격의 의의

가격이란, 제품구매자나 서비스 이용자가 그 대가로 지불하는 금액을 말한다. 가격전략은 기업이 시장의 수요에 따라 자신의 제품과 서비스의 가격을 정하는 방식으로 제품의 포지셔닝에 맞게 최적화된 가격을 정하는데 도움을 준다. 마케팅믹스의 다른 세 가지 요소인 제품, 유통, 촉진 등이 경쟁수단으로서 효율성이 떨어진다고 판단될 때 가격전략이 경쟁수단으로서 활용된다. 가격은 원가에 적정마진을 가산하여 책정하게 되는데 병원의 경우 진료행위별 원가산정이 매우 어렵기 때문에 의료수가와 원가와의 차이를 분석하는데 많은 시간과 노력이 필요하다. 그러나 병원에서의 의료원가는 수가 책정에 필요할 뿐만 아니라 마케팅전략을 수립하는데 필요하므로 대형병원을 중심으로 원가분석체계를 구축하는 활동들이 활발하게 이루어지고 있다.

2) 가격전략의 수립과정

병원이 진료를 할 경우 고객으로부터 받는 대가(진료비)는 건강보험수가기준에 의한 "본인부담액"과 "보험자부담액"이 있다. 모두 보건복지부가 고시하는 건강보험수가를 적용받고 있다. 다만, 본인부담액 중 건강보험수가에 의한 본인부담액과 비급여수가에 의한 본인부담액으로 구분되어 지는데 비급여수가는 병원이 책정한 수가이다. 비급여수가를 일반적으로 "일반수가"라 한다. 종전에는 건강보험심사평가원이 병원이 책정하여 받고 있는 비급여수가에 대해 통제를 하지 않았으나 최근에는 비급여에 관한 자료를 병원으로 받아 검토하고 있다. 병원이 비급여수가 책정시 대상환자군의 분석이 필요하다. 서민들이 대상인 병원의 경우에는 고객들이 진료비 부담에 대해 상당히 민감해 있기 때문에 지역사회의 특성과 인구특성 등을 감안하여 책정하여야 한다. 그렇다 하더라도 비급여수가는 병원경영에 있어 중요한 수익창출의 요인이 된다.

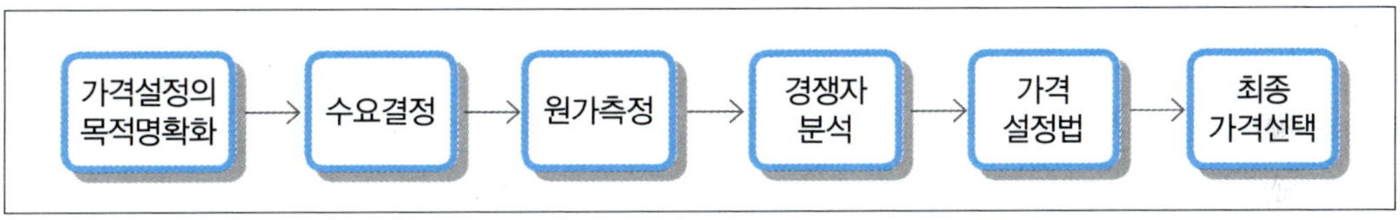

그림 11-5 가격설정과정

(1) 1단계 : 가격 설정의 목적(Pricing Objective)

가격 설정의 목적을 정한다는 것은 기업이 시장에 제공하는 제품이나 서비스의 가격을 통해서 얻고자 하는 목적에 부합하는 가격을 설정하는 것을 의미한다. 즉, 기업의 목표가 명확할수록 가격결정은 용이해진다. 기업의 가격 설정 목적에는 존속, 단기이익의 극대화, 시장점유율 극대화 등이 있다. 병원에서는 이윤극대화 등의 용어는 사용하지 않는다. 병원의 기능이 공공성도 있기 때문에 적정이윤이라는 용어를 사용하고 있다.

(2) 2단계 : 수요 결정(Determine Demand)

각각의 가격은 잠재수요를 이끌어 낸다. 가격에 따라 수요가 달라진다는 의미이다. 보통 가격과 수요 사이의 관계는 수요 곡선을 통해 정해진다. 가격이 높을수록 수요는 줄어든다. 하지만 가격 민감도에 따라 제품별로 가격과 수요의 관계는 다양하다. 의료수가는 비교적 비탄력적인 성격을 갖고 있으나 진료과목별로 다소의 차이가 있다. 즉, 안과와 성형외과의 경우에는 가격에 탄력성을 갖는 반면 일반적 진료에는 비교적 가격에 대해 비탄력적인 성향을 갖는다. 따라서 병원은 진료과목별로 수요예측분석을 세심하게 하여 가격을 책정할 필요가 있다.

(3) 3단계 : 원가 측정(Estimate Costs)

가격을 결정하기에 앞서 기업은 제품이나 서비스를 생산하는데 쓰인 원가를 측정한다. 가격은 이렇게 측정된 원가에 이윤을 더한 값을 하한선으로 설정할 수 있으며 제품에 대한 수요 및 소비자의 지불 의사 등을 고려하여 상한선이 설정된다. 어떤 기업이든 제품의 생산과 유통 및 마케팅 등에 소요되는 비용을 충당하고, 투입한 노력과 위험에 비추어 적정이익이 보장되는 가격을 원한다. 그러나 기업들이 전체 원가를 커버하기 위해 제품 가격을 설정하는 경우, 순수한 결과는 항상 수익적이 아니다. 앞에서 설명했듯이 병원은 진료행위별 원가를 산정하기가 매우 어려운 조직이다. 그래서 병원은 종전의 일반수가를 대비하여 원가를 책정하고 있는 실정이다.

(4) 4단계 : 경쟁자 분석(Competitor Analysis)

가격을 설정하는데 앞서 경쟁자의 가격을 분석한다. 경쟁자의 원가, 가격, 해당 가격에 대한 소비자의 반응 등을 고려하여 가격 설정을 해야 한다. 한 기업이 경쟁사가 제공하지 않는 가치를 가지고 있다면 그 가치는 평가되어 경쟁자의 가격보다 높게 책정되어야 한다. 반면, 한 기업이 경쟁사가 제공하는 가치를 가지고 있지 않는다면 자사 제품의 가격을 인하해야 한다. 병원의 경우 지역사회의 환경과 대상고객들의 소득수준 등을 감안하여 가격책정해야 하므로 경쟁자 분석도 매우 중요한 요소 중 하나이다. 경쟁 병원보다 비싸다고 인식되는 것을 피하고자 할 경우에는 고객이 가장 민감하게 알 수 있는 식대나 병실료 및 라섹수가 등의 비급여항목 수가를 경쟁병원보다 낮게 책정할 수 있으며, 또는 경쟁병원보다 고급스런 이미지를 구현하고자 할 경우에는 높게 책정하여 차별화된 고급서비스를 제공하는 병원이미지를 연출할 수 있다.

(5) 5단계 : 가격 설정법(Price Method)

가격을 설정하는 방법에는 '목표수익률 가격결정법', '가치 가격결정법' 등이 있다. 목표수익률 가격결정법은 기업이 목표로 하는 투자 이익률(ROI)을 달성할 수 있도록 가격을 설정하는 방법을 말하며, 가치 가격결정법은 비교적 낮은 가격으로 제품이나 서비스의 질을 떨어뜨리지 않으면서 충성 고객을 끌어들이는 가격결정방법이다. 중소병원의 경우에는 앞에서 설명한 바와 같이 지역사회 여건, 경쟁병원의 수가정책 등을 감안하여 비급여수가를 책정하되 가치 가격결정법을 구사하는 방법이 적정하며, 대형병원의 경우에는 진료행위별 원가를 대비하여 목표수익률 가격결정방법이 바람직하다고 판단된다.

(6) 6단계 : 최종가격선택(Select Final Price)

기업은 기업 내 일관된 가격 정책과 마케팅 활동을 고려하여 가격을 설정하여야 한다. 기업은 보통 단일의 가격을 설정하지 않는다. 가격 구조를 세워 다양한 변수들(지리적 수요, 구매 시기, 품질 보증 기간 등)을 고려하여 가격을 설정한다. 병원은 가격설정과정까지 완료되면 병원내 '수가위원회'를 개최하여 최종가격선택을 하게 된다.

3 접근경로(Place)

1) 의의

접근경로는 일반적으로 유통이라는 개념의 마케팅으로 '어떠한 과정(경로)을 거쳐서 고객에게 의료서비스를 제공할 것인가' 하는 문제를 다루는 마케팅영역을 말한다. 먼저 일반기업의 유통경로를 살펴보면 다음과 같다.

(1) 소비재(consumer product) 제조업자가 이용할 수 있는 유통경로는 크게 네 가지 유형으로 나누어진다.

① **유통경로유형 1** : 제조업자가 직접 소비자에게 판매하는 형태로서, 직접마케팅경로라 한다.

예) 정수기 제조업체나 가정용 학습교재회사, 암웨이 등은 가정방문판매, 통신판매전문회사들은 우편주문이나 전화

② **유통경로유형 2** : 제조업자와 소비자 사이에 소매상이 개입되는 형태이다.

예) 백화점이나 할인점 등과 같은 대형소매업체들은 제조업자들로부터 직접 구매한 상품들을 판매

③ **유통경로유형 3** : 제조업자와 소비자 사이에 도매상과 소매상이 개입되는 형태로서 가장 전형적인 경로유형이다.

예) 식품, 약품 등의 많은 소비용품분야에서 중소규모의 제조업자들에 의해 흔히 이용

④ **유통경로유형 4** : 제조업자와 소비자 사이에 세 단계의 중간상이 개입되는 형태이다.

예) 잡지, 레코드, 우유, 육류 등의 상품에서는 도매상과 소매상 사이에 중간도매상이 흔히 존재하는데, 이들은 대형도매상들이 직접 공급하기 어려운 소규모 소매업자들에게 상품을 공급

(2) 유통경로가 길어질수록(상품이 최종 소비자에게 전달될 때까지 거쳐야 할 유통단계가 많아질수록) 각 중간상들이 수행하는 마케팅기능은 보다 전문화된다. 이를 그림

으로 보면 [그림 11-6]과 같다.

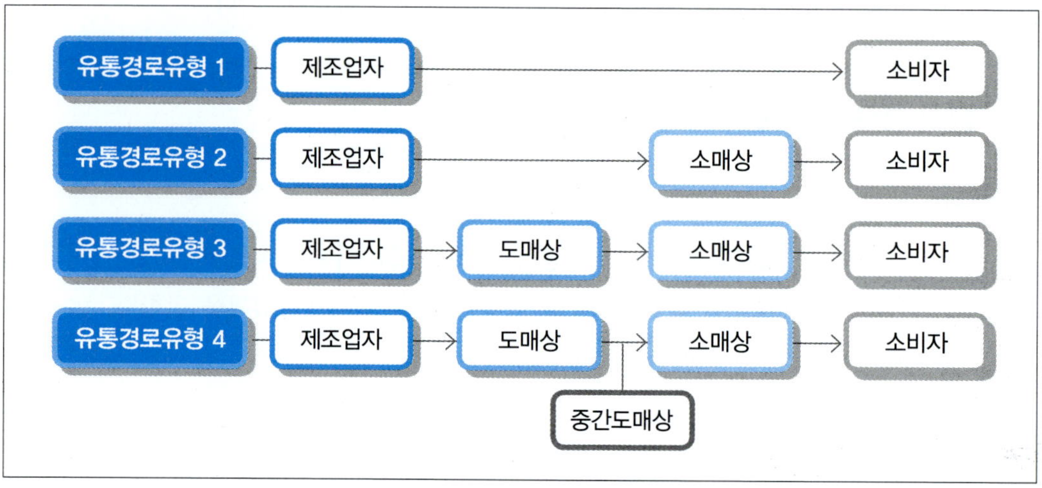

그림 11-6 유통경로유형

2) 병원접근유통경로와 특성

(1) 병원접근유통경로

병원의 경우, 환자들이 이용하는 행태를 보면, 두 가지 범주로 나누어 볼 수 있다. 즉 위치적으로 가까운 또는 시간적으로 접근성이 용이한 경우와 거리나 시간이 조금 더 소요되더라도 좀 더 나은 병원을 찾아가는 정보에 대한 접근성이 첫 번째 범주이며, 두 번째 범주는 건강보험시스템에 의한 즉, 1단계, 2단계로 구분되는 의료전달체계에 의한 접근경로가 이에 해당한다.

이를 그림으로 보면 [그림 11-7]과 같다.

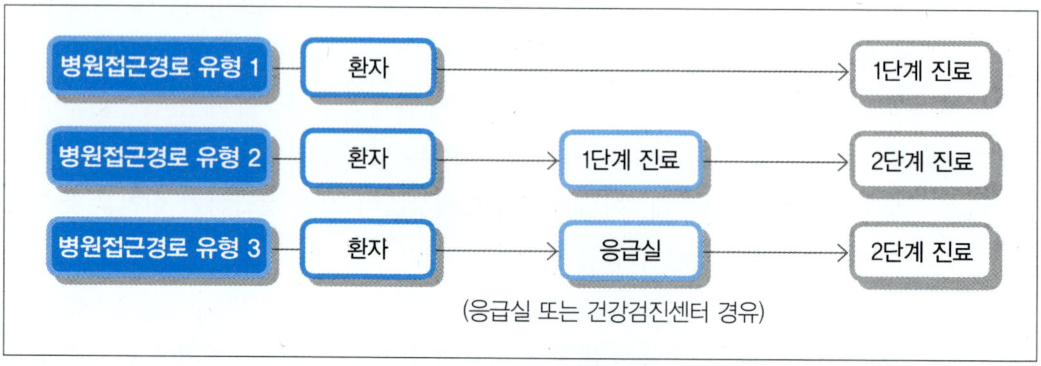

그림 11-7 병원접근경로 유형

(2) 병원에서의 접근경로의 특성

병원접근경로 유형을 이해하기 위해서는 의료서비스의 시스템과 접근경로의 특성을 인식해야 한다. 의료서비스는 일반기업과 같이 완성된 제품을 판매하는 것이 아니라 서비스의 불가분성으로 의료서비스는 접근경로가 끝나기 전까지 서비스가 완성되지 않는다. 즉 서비스의 전달과 생산이 동시에 일어난다. 유형 2에서 보는 경우는 1단계 진료에서 종료되는 것이 아니라 의료서비스가 계속 진행중에 있으면서 2단계로 이송되는 것이다. 이는 유형 3에서도 마찬가지의 경우이다.

또한, 건강보험시스템에 의해 의료전달체계로 운영되기 때문에 임의로 2단계 진료를 받을 수 없다. 의료서비스는 공공재적 특성과 1단계 의사가 지정하는 2단계 병원으로 이송될 가능성이 많아 접근경로과정에서 경쟁이 제한될 수 있다. 따라서 병원접근경로 유형에서의 1차진료기관의 의료기관은 중간상의 의미로서 '연결자'에 해당한다고 할 수 있다.

4 촉진(Promotion)

1) 의의

촉진은 마케팅 커뮤니케이션의 일환으로 '기업의 제품이나 서비스를 고객들이 구매하도록 유도할 목적으로 해당 제품이나 서비스의 성능에 대해서 고객을 대상으로 정보를 제공하거나 설득하여 판매가 늘어나도록 유도하는 마케팅 노력의 일체'를 말한다.

미국 마케팅협회가 정의한 판매촉진이란 '한정된 의미에서는 인적판매와 광고 · 선전 등 이외의 마케팅을 위하는 활동을 말하며, 소비자의 구매 및 판매점의 능률을 자극하는 것'을 말한다.

의료시장이 공급자중심의 시장에서 소비자중심의 시장으로 변화됨에 따라 의료소비자들의 목소리가 커지고 의사결정자로서의 역할을 하게 됨에 따라 마케팅 촉진전략의 중요성이 강조되고 있다. 최근 병원과 의사들이 주연으로 등장하는 드라마가 많아지고 있으며, 이에 따른 협찬 등으로 간접광고가 증가하고 있으며 그 효과 또한 무시할 수 없는 상태가 되었다.

2) 촉진의 관리전략

촉진의 관리전략은 촉진믹스(Promotion mix)를 어떻게 조합하여 운용할 것인가이다. 촉진믹스에는 일반적으로 광고, 판매촉진, 인적판매, 홍보 등 4가지로 구분할 수 있으며, 이를 "촉진의 4요소"라고 한다.

(1) 광고(advertising)

광고란 '제품과 서비스의 판매 또는 기업이나 단체의 이미지 증진 등을 목적으로 소비자에게 비인적 매체를 통해 유료로 정보를 전달하는 커뮤니케이션 행위'다. 광고주는 광고를 하기 위해 비용을 지불해야 한다. 주로 대량커뮤니케이션이 가능한 TV, 라디오, 신문, 잡지와 같은 대중매체를 활용한다. 특정 기업이나 개인을 대상으로 하는 다이렉트 커뮤니케이션도 광고에 포함된다. 최근에는 광고의 유형을 오프라인 매체와 온라인 매체로 나누기도 한다.

비용은 적게 들며, 전체적으로는 보았을 때는 고액이지만 1인당 비용을 환산하면 저렴한 편이다. 짧은 시간 내 대중에게 정보를 널리 알릴 수 있기 때문에 비용 대비 효능도 크다.

정보가 간접적이기 때문이다 보니 제품 구매 설득에는 한계가 있다. 높은 매출액을 바라거나 고객충성도를 높이겠다는 생각은 위험하며, 광고는 소비자에게 메시지를 반복해 보여줌으로서 대중의 무의식 속에 제품을 자리매김시키는 기능을 수행한다.

우리나라는 의료법상 광고를 적극적으로 활용하지 못하고 있는 실정이긴 하지만 종전보다는 많이 증가하였다. 요즘 길에 지나가는 버스를 보면 병원광고를 많이 볼 수 있다. 병원에 오는 노선버스는 어김없이 병원광고가 실려있다. 또한 여성들이 많이 구독하는 저널에는 성형외과 중심으로 광고를 하고 있다.

(2) 판매촉진(sales promotion)

판매촉진이란 구매자의 즉각적인 행동 유발이나 단기적인 매출증대를 위한 모든 형태의 마케팅 커뮤니케이션 활동이다. 대체로 다른 촉진도구의 기능을 보완하기 위해 설계된다. 쿠폰, 견본(샘플), 프리미엄, 추첨이나 경품, 트레이딩 스탬프, 리베이트, 전시회 등이 대표적인 예이다. 약칭으로 '판촉'이라고 표현한다.

병원에서는 판매촉진을 거의하지 않는다. 다만, 행사에 참여하여 건강검진 쿠폰을 상품으로 내놓는 정도에 해당한다.

(3) 인적판매(personal selling)

인적판매란 판매를 목적으로 1명 또는 그 이상의 잠재고객과의 대화를 통해 구두로 상호 소통하는 것을 말한다. 대면 접촉, 전화판매 등 모든 유형의 판매원 활동을 지칭한다. 또 산업고객, 중간상인, 최종소비자에 대한 접촉까지 포괄한다.

인적판매는 구매 결정 설득에 있어 가장 영향력 있는 촉진 수단이다. 다만 소비자는 이때 제품에 대한 모든 정보를 충분하게 갖고 있어야 한다. 판매원은 자사 상품의 경쟁력 있는 차별점들을 효과적으로 설명해야 한다. 또 필요, 욕구, 동기 또는 각 고객의 행동에 알맞은 판매제시(Sales Presentation)를 해야 표적시장에 쉽게 접근할 수 있다.

이 경우 역시 병원에서는 건강검진 영업을 하면서 사용하는 전략의 하나이다. 병원의 내부고객인 직원들이 가까운 사람들에게 병원의 특정 의사나 의료서비스에 대한 정보를 제공하고 환자로 하여금 내원하게 하는 유형도 인적판매에 해당한다고 할 수 있다. 해당 직원에게는 성과금이 지급된다.

(4) 홍보(publicity)

홍보는 불특정 다수를 대상으로 하는 비인적 커뮤니케이션이다. 광고와 유사하지만 비용을 지불하지 않는다. 대체로 홍보 메시지는 신문, 잡지, 라디오와 같은 대중매체를 통해 뉴스나 공지사항으로 제시되기 때문에 홍보는 광고에 비해 정보에 대한 신뢰성이 높다. 최근 병원들의 드라마가 많이 등장하고 있는데 이는 병원의 특정 의사를 스타의사로 만들어 줄 수 있는 기회이기도 하는 중요한 수단이다.

앞에서 설명한 광고, 판매촉진, 인적판매가 제한적인 측면을 갖고 있으나 홍보는 병원이 자유롭게 활용할 수 있는 유일한 촉진수단이다. 이와 같이 홍보활동은 병원의 브랜드 인지도를 재고하고 소비자에 대한 정보 제공과 교육, 병원과 의사에 대한 이해 증진, 신뢰의 구축, 소비자에 대한 구매 동기의 부여 등의 이점이 있다.

이상과 같이 마케팅믹스에 대해 살펴보았다. 일부 학자는 병원의 특성을 감안하여 4P외에 과정(Process)과 물리적 환경(Physical Environment), 인력(People)을 추가하여 7P's로 마케팅믹스를 설정하기도 한다.

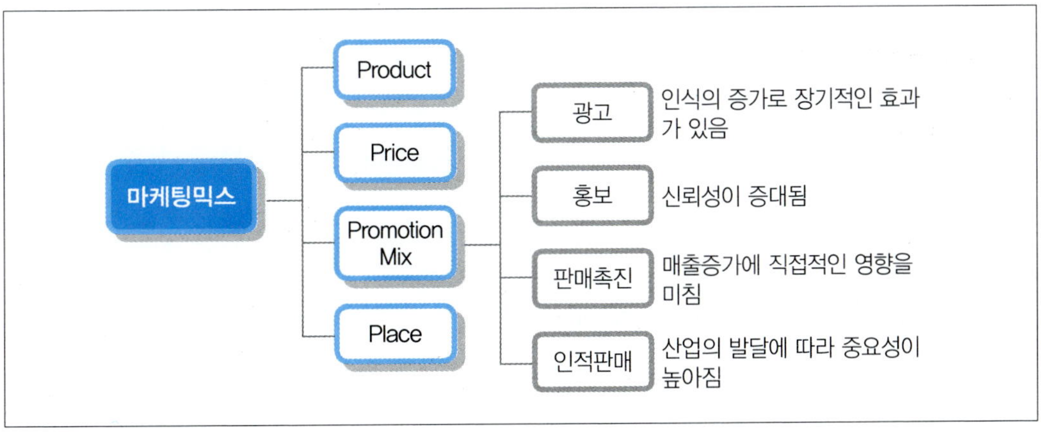

그림 11-8 촉진믹스(Promotion Mix)

제4절 마케팅의 유형

일반적으로 서비스 마케팅은 병원(기업), 고객, 직원의 세 요소로 구성된다. 이들 사이의 삼각 관계를 고려할 수 있는데 서비스 마케팅의 구조는 병원(기업)과 고객 사이의 외부 마케팅, 병원(기업)과 직원 사이의 내부 마케팅, 직원과 고객 사이의 관계마케팅(상호작용 마케팅)이라는 세 가지의 하위 마케팅으로 구성된다. 이 세 가지 요소는 아래 그림에서 보는 바와 같이 상호간의 밀접한 관계를 유지한다.

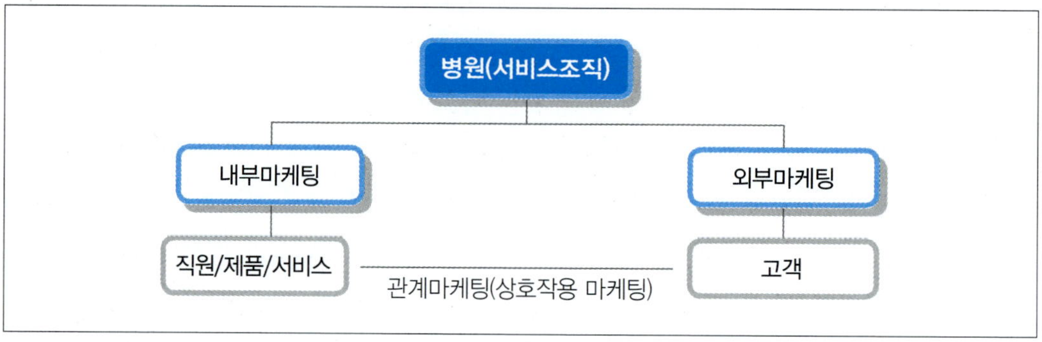

그림 11-9 유통경로유형

1 외부마케팅(External Marketing)

외부마케팅은 최종 고객을 대상으로 설정된 개념이다. 외부마케팅은 제품의 마케팅에 적용되던 전통적인 마케팅 기법이다. 대부분의 사람들이 서비스 마케팅을 떠올린다면 외부마케팅을 연상시킬 정도로 가장 많이 알려진 마케팅이다. 외부마케팅은 전통적인 마케팅 기법인 제품, 가격, 유통경로, 촉진이라는 마케팅 믹스를 활용할 수 있다.

병원이 의료서비스를 제공하기 전에 고객과 커뮤니케이션하는 홍보 등과 같은 경우가 외부마케팅이다.

2 내부마케팅(Internal Marketing)

1) 의의

내부마케팅은 '직원도 기업의 일차적인 고객이라는 시각'에서 출발하는 것으로 병원의 내부고객 관계에 초점을 두는 마케팅이다. 병원과 같은 서비스 조직에서는 일선 직원들이 고객과 대면하여 서비스의 판매 활동을 하고 있기 때문에 경영자(병원장)는 자신의 철학이나 비전을 현장에서 일하는 직원들에게 먼저 판매할 필요가 있는데 이것이 비전공유이다.

2) 내부마케팅 활동의 구분

병원(기업)은 두 종류의 고객을 가지고 있다. 하나는 일상의미에서 최종소비자인 외부고객과 기업의 직원인 내부고객으로 가치를 생산하는 고객이다. 병원의 내부고객은 의료진, 진료지원 직종 및 행정관리 등으로 구분하며, 이중에서 특히 의료진이 중요한 대상이 된다. 병원의 모든 기능이 의료진 중심으로 진행되며, 외부고객에게 가장 큰 영향력을 미치기 때문이다.

병원에서는 환자와 접촉하는 의료진들이 환자 만족을 제공하는 주체로서 효과적으로 일할 수 있도록 구성원들을 훈련하고 동기를 부여하는 마케팅 활동이 내부마케팅이다. 환자에게 양질의 서비스를 제공하기 위해서는 먼저 병원 내부에 양질의 서비스를 제공할 수 있는 체제를 구축해야 한다.

내부마케팅 활동은 세 가지로 나뉠 수 있다.

(1) 직무 마케팅관리를 통하여 내부 고객인 직원들이 매력을 느끼고 동기부여가 되도록 전사적으로 의료서비스를 생산하는 내부 환경을 만드는 개념이며,

(2) 태도관리는 직원들의 태도와 고객지향적인 서비스에 대한 동기를 관리하는 것이며,

(3) 커뮤니케이션관리는 직원들에게 업무 수행을 위해 필요한 다양한 정보의 제공과 교환을 촉진하는 활동이다.

이와같이 내부마케팅의 성공적 달성을 위해 성과급제 운영이나 권한위임의 확대 등이 동기부여가 될 수 있으며, 직종별로 세분화하여 각각의 대상에게 적합한 마케팅 방법을 적용할 필요가 있다. 이는 고객지향적인 조직문화의 구축을 형성하기도 하는데 전사적 차원에서 계획적이고 의도적으로 관리할 필요가 있다.

3 관계마케팅(Relationship marketing)

1) 의의

관계마케팅은 직접 마케팅에서 발전한 마케팅의 일종으로, 상호작용 마케팅이라고도 하며, 직원과 고객과의 관계에 초점을 두는 마케팅을 말한다. 의료서비스는 생산과 소비가 동시에 이루어지기 때문에 고객과 직원의 상호작용 관계가 중요하다. 직원의 태도와

능력을 계발하고, 생산 과정에 고객을 참여시켜야 하는 이유이다. 판매자와 구매자, 직원과 고객의 역할이 강조되고 각각의 직원이 고객과의 관계를 형성하고, 개발하고, 유지시키고, 발전시키는 것이 관계마케팅(상호작용 마케팅)에서 중요하다.

2) 관계마케팅의 특징

첫째, 제품의 질 보다는 고객과의 관계의 질을 더 중요시 한다는 개념이다. 고도의 성장시대에는 제품이나 서비스의 질만으로 시장을 개척하고 유지할 수 있었으나 제품이나 서비스의 품질에 동질화현상이 나타나고 성장이 둔화되는 저성장 시대에는 고객과의 관계, 고객밀착도 등이 시장유지 및 확대의 핵심이 된다는 것이다. 즉, 제품이나 서비스의 관리 및 판매중심에서 고객서비스 관리, 관계구축 관리로 마케팅관리의 중심을 이동해야 한다는 것이다.

둘째, 시장점유율이 아니라 고객점유율을 핵심으로 하는 마케팅이다. 즉, 시장속의 점유율이 아니라 고객속의 점유율(집중도)이 중시되는 개념이다. 고객과의 밀착관리를 통하여 우리 병원의 방문빈도와 매출액의 비중을 높여가는 개별 마케팅전략이다.

셋째, 광고, 판촉 중심의 일방적 커뮤니케이션이 아니라 인적판매중심의 쌍방커뮤니케이션의 전략이다. 제품중심의 일방적 정보제공이 아니라 고객의 인격을 존중하고 참여시켜 대화하고 호소하며 고객을 진심으로 보호하는 고객중심 전략이다. 고객관계 만족은 집중도의 심화를 낳고 집중도의 심화는 새로운 고객의 창조를 낳게 되는 것이다.

3) 관계마케팅의 관계유지 전략

관계마케팅은 의료소비자 입장에서도 의료서비스 편익이 증대되고 편안한 의료이용이 되며, 병원입장에서는 의료이용량의 지속적인 증가와 관계유지 비용의 감소, 고객수명 가치 연장이라는 편익을 기대할 수 있다. 특히 최근 지속되고 있는 저성장 기조에서는 새로운 환자창출보다는 기존의 환자를 유지하는 전략이 무척 중요하게 이용되고 있으며 이로인하여 고객관계관리(CRM)가 중요하게 대두되고 있다. CRM 내에서 고객 데이터(예: 예산, 의사결정권자, 고객 가치, 대화 내용 등)를 검색하며, 이러한 정보를 기준으로 고객을 구분하고 고객의 경험을 맞춤화한다. 즉, 고객 가치/니즈에 대한 정보를 통해 상호작용 맞춤화한다.

또한, 고객데이터 베이스 구축과 고객관계 모니터링을 통하여 사회적, 구조적 유대를 형성할 수 있도록 병원에서는 대외협력팀을 설치하여 지역사회 주민과 1차 진료기관들과의 관계개발방안을 모색하고 있다.

토론

제11장

병원 유튜브(YouTube), 병원마케팅으로 효과가 있는가?

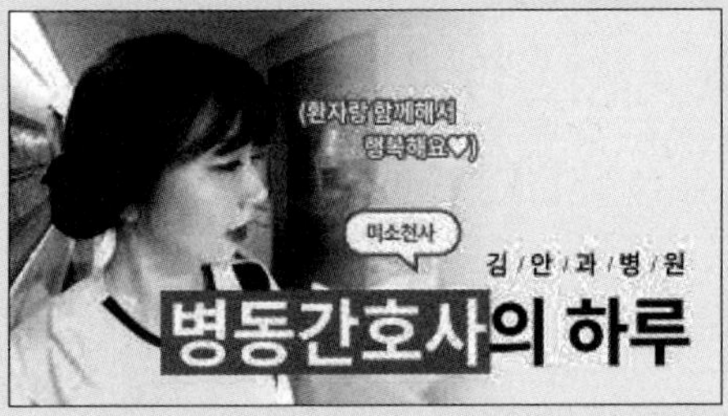

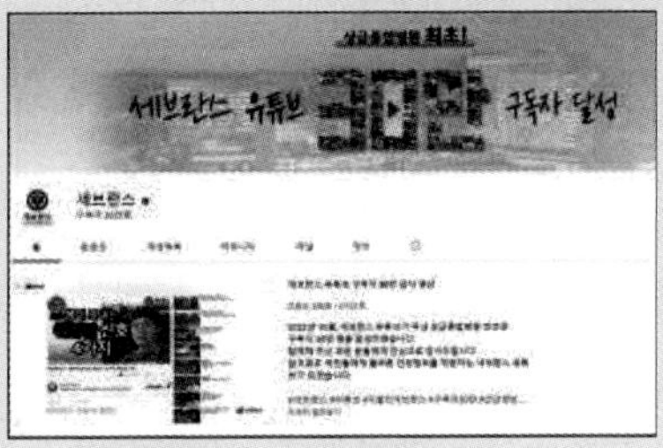

병 · 의원에서 앞다퉈 내놓고 있는 소위 "닥튜브"라고 하는 "YouTube"의 활동이 급속하게 증가하고 있다. 연세의료원은 유튜브 세브란스 구독자 수가 30만명을 넘었다고 2022년 10월 28일 밝혔다. 의료기관이 운영하는 유튜브 채널 가운데 30만 구독자를 돌파한 것은 이번이 최초다.

세브란스 유튜브는 가파른 성장세를 보이고 있다. 2010년 채널 개설했고 2020년에 구독자 10만명을 달성해 실버 버튼을 받은 이후 2년 여만에 30만명을 달성했다.

세브란스 유튜브 채널에는 동영상 콘텐츠 1287편이 공개돼 있고, 전체 누적 조회 수는 6800만회를 넘어섰다. 조회수 100만회를 초과한 콘텐츠는 17개다. 특히, 간담췌외과 강창무 교수가 출연해 췌장암 증상을 알아보는 '몸이 말하는 네 가지 췌장암 신호'는 조회 수 850만회를 기록 중이다. 또한, 중소병원인 김안과병원에서는 "병동 간호사의 하루" 혹은 "전공의의 하루"일과를 편집하여 올리고 있다. 역시 좋은 반응을 얻고 있어 안과분야의 다양한 질환에 대해 소개하는 유튜브를 제작하여 올리고 있다.

토론방법

1. 조를 편성하여 각 조별로 병원관련 유튜브를 선정한다.
2. 해당 유튜브의 특성, 구독자수(조회수 포함), 효과를 조사하여 조별로 발표한후, 어느 병원 유튜브가 가장 소비자들에게 반응이 좋았는지에 대한 토론을 한다.
3. 조별로 발표한 자료를 정리하여 교수님에게 제출한다.

제12장

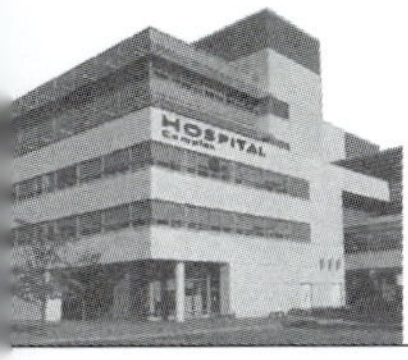

병원인적자원관리

제1절 병원인적자원관리의 본질

제2절 직무분석과 직무평가

제3절 병원인적자원관리의 주요내용

2021년 연세의료원 임직원 세대 구성

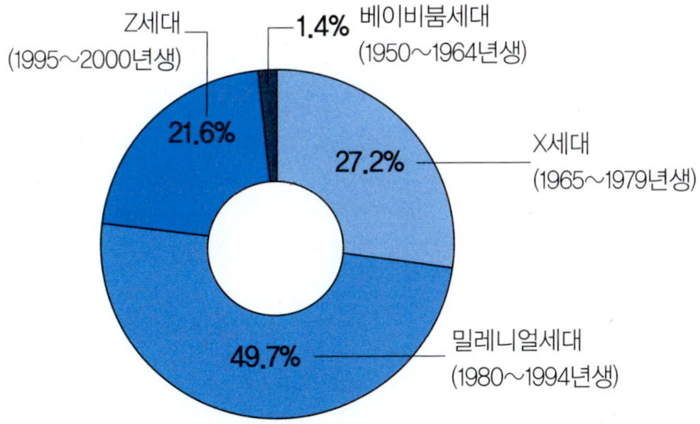

※의사 · 간호사 · 방사선사 · 일반 행정직 등 65개 직종 포함　　　자료 : 연세의료원

MZ세대(1980~2000년대 출생)가 주축으로 떠오르면서 보수적이던 대학병원들의 인사관리 방식과 조직 문화에도 변화의 바람이 불고 있다. 의사 · 간호사 등 의료인을 비롯해 다양한 직종과 세대가 한 공간에서 근무하는 대형병원은 노동집약적 성격이 강하다. 연세의료원의 경우 소속된 교직원은 1만 3000여 명, 직종은 무려 65개에 달한다. 지난해 345건의 면접을 진행하고 지원자 1만여 명 중 1300여 명을 채용했다. 10년 전 조직의 절반가량을 차지하던 X세대가 떠나고 MZ세대가 빈자리를 채우면서 내부 조직에도 변화에 대한 요구가 높아졌다. 연세의료원이 지난해 말 집계한 교직원 세대 구성 현황을 살펴보면 MZ세대가 71.2%를 차지했다. 간호직의 경우 MZ세대 비중이 83%에 달했다.

출처 : 서울경제

제1절 병원인적자원관리의 본질

1 인적자원관리의 정의

인적자원관리(HRM: human resource management)란, '인적자원이 경영조직의 목표를 달성하는데 기여할 수 있도록, 조직구성원의 잠재적 능력을 육성 · 개발함과 동시에 체계적으로 운영하기 위한 인적자원의 계획활동, 육성활동, 활용활동 등의 조직적인 활동'으로 정의할 수 있다.

인적자원관리의 변천과정을 인간을 바라보는 관점이나 패러다임(paradigm)에 따라서 다음과 같이 3단계로 나누어 볼 수 있다.

1) 1단계

인적자원관리의 1단계는 "인간은 경제적인 동물이다"라는 가정을 전제로 하는 테일러(Taylor)의 '과학적 관리법의 원리'가 그 배경이라고 할 수 있다. 이는 "분업과 전문화가 생산성을 극대화한다"는 원리에 의해서 "각 개인의 일을 단순화여 기술적인 측면에서 숙달되도록 전문화함으로써 조직운영의 능률을 극대화 할 수 있다"는『기계론적인 인적자원관리』개념으로써 인적자원관리의 시작이라고 할 수 있다. 테일러는 "일을 관리자(manager)가 하여야 하는 관리업무"와 "작업자(worker)가 하여야 하는 작업"으로 구분하고, 작업자가 하는 일의 내용을 세부적(작업연구, 시간연구)으로 분석하여, 보다 효율적으로 작업을 수행하도록 하는 한편, 일의 능률에 따른 성과급제도의 시행을 주장하였다. 이와 같은 인적자원관리는 당시 제조 중심의 미국 산업계에 적용하도록 권장되었으며, 이로인하여 1910년대 당시 제조기업의 노동생산성을 높이는데 크게 기여를 하였다.

2) 2단계

인간을 바라보는 패러다임을 자아실현인, 성숙한 개인 또는 이론 Y(theory Y)의 관점에서 바라보아서, 분업에 의한 단순화와 기계적인 숙달은 단조로움에 의한 육체적인 피로감과 정신적으로는 인간성을 황폐화시키게 된다는 점을 반성하면서, 직무충실화를 통하여 자기 직무의 본질에 대한 조직 구성원의 이해와 더불어, 직무확대를 통하여 단조로움을 피하게 함으로써, 일에 대한 보람과 즐거움을 느낄 수 있도록 하자는 인적자원관리

(HRM)의 개념이 등장하였다. 인적자원관리라는 개념은 인간의 노동력에 대한 활용의 측면과 함께 조직 구성원도 하나의 인간으로 자신의 생활을 행복하게 해 나갈 수 있도록, 경영조직이 인적자원을 고려해야 한다는 내용이 추가되어 '일과 삶'의 균형을 강조하게 되었다. 이는 직장생활과 가정생활을 모두 고려하여 조직구성원을 대하는 관점으로 인적자원이 관리되어져야 한다는 것이다. 따라서 기존 인사관리적인 사고의 밑바탕에는 일을 하기 위해서는 가정생활을 어느 정도 포기하고 일에 열중하는 것이 미덕이고, 일하는 것과 개인의 가정생활은 서로 이해가 대립되어 나타난다는 상충관계(trade-off)로 보았으나, 이제는 일과 가정을 상호보완적인 관계로 보아야 한다는 패러다임으로 변화하였다는 것을 의미한다.

3) 3단계

오늘날에는 전략적인 인적자원관리(SHRM: strategic HRM)라는 개념이 경영의 주류를 이루고 있다. 전략적인 인적자원관리는 인간을 바라보는 패러다임을 자율적이고 주도적으로 행동하며, 인적자원이 곧 조직의 목표달성에 대한 근본적인 경쟁의 원천이므로 조직구성원을 경영조직의 전략적이고 핵심적인 자산이라고 보는 것이다. 3단계 인적자원 관점에서는 조직구성원들의 역량 향상이 곧 조직의 경쟁력이라는 것이고, 또한 조직구성원들의 역량은 짧은 기간에 쉽게 만들어지거나 모방되어질 수 없는 희소한 가치이며, 경쟁우위의 핵심적인 전략방향이라고 바라보는 시각이다. 이러한 전략적 인적자원관리는 오늘날의 경영패러다임과 맞물려서 경쟁우위의 하나의 방법론으로 형성된 것이다.

2 병원인적자원관리의 태동

우리나라 병원은 노동조합이 병원조직에 설립되면서부터 인사관리의 어려움이 가중되기 시작하였으며 이는 보건의료제도의 정책 및 사회환경의 변화 등과 함께 변화되었다. 이를 살펴보면 다음과 같다.

1) 보건의료노동조합 출범에 따른 변화

1960년 7월 21일, 세브란스병원이 국내 최초로 병원노동조합을 결성하였으며, 1963년 6월 병원 최초로 노동쟁의를 실시하고 파업을 강행했다.

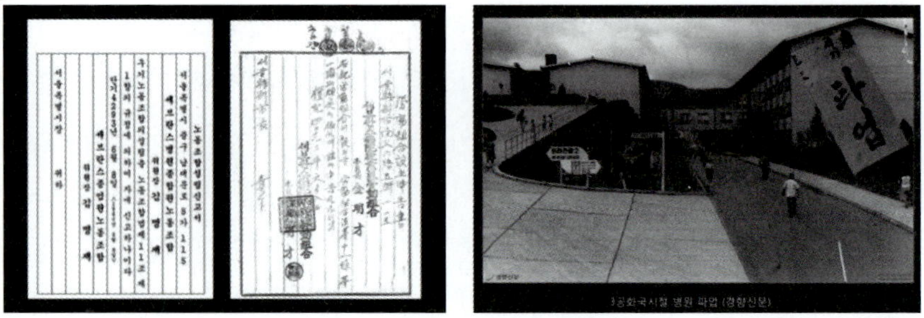

국내병원최초 노동조합설치 인가와 파업

세브란스병원의 노동투쟁은 전국의 대학병원을 중심으로 확산되었으며 1980년대에는 병원이 노동조합으로 많은 어려움을 겪었다. 특히 우리나라 병원은 공공병원이 10% 정도 수준으로 민간병원이 공공병원 역할을 수행하고 있으며, 공공병원의 환경이 열악한 수준이기 때문에 대형병원 위주로 노동운동이 전개되었다. 이러한 병원노동조합 문제는 바로 인사관리와 직결되기 때문에 임금문제와 휴가 및 근로시간 등의 기본적인 인사관리의 문제뿐만 아니라 근로조건의 향상과 사회적, 경제적 지위향상 등에 대한 요구가 컸다. 특히 병원노동조합은 민주노총의 보건의료산업노동조합으로 산단소속의 조합원들이 특정병원 파업시 참여하기 때문에 단위병원에서 대처하기가 어려워졌다. 또한, 의료의 공공성 문제, 비정규직 문제, 의사와 구성원들간의 갈등문제 등 다른 조직보다 조직갈등이 심한 병원조직은 이를 계기로 병원에서도 인사관리의 개념에서 인적자원관리로 전환되었으며, 별도의 인적자원관리를 위한 인사부서의 설치가 요구되었다.

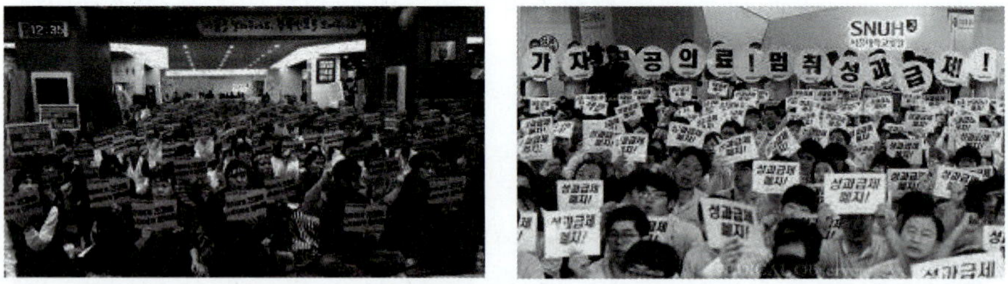

병원 노동조합의 파업

2) 병원의 조직규모 확대와 경쟁의 심화에 따른 변화

의료보험제도의 시행에 따라 병원이 규모가 확대됨에 따라 인적자원도 확대되었다. 특히 간호부서 인력이 건강보험의 간호수가 체계로 인하여 큰 폭으로 증가되었다. 또한 병원간의 경쟁이 심화됨에 따라 병원의 특성화전략이 전개되었으며, 이는 진료과별 센터화, 병원속의 병원화 등으로 나타나 조직은 수직적, 횡적으로 확대되었다. 이러한 조직규모의 확대는 분업화, 전문화에 기인한 업무량의 증가를 가져왔으며, 병원의 인적자원 증가로 이어졌기 때문에 인적자원만을 전담하는 부서의 기능이 필요하게 되었다. 따라서 종전의 대부분 병원들이 총무부서에서 총괄하여 인사관리까지 담당하던 업무가 별도의 인사관리 부서로 이관되었다. 이와 같이 병원의 조직규모 확대와 병원간 경쟁에 따른 대응을 위해 병원조직의 변화 중에서 가장 중요하게 대두된 것이 인적자원관리 시스템이다.

3) 사회환경의 변화

인적자원관리를 대두시킨 또 다른 요인이 사회환경의 변화에 있다. 최근 사회환경의 변화 중 가장 눈에 띄는 것이 내부고객의 만족을 위한 병원의 노력이다. 즉 구성원들의 관리가 중요한 이유는 내부고객의 만족없이 외부고객의 만족이 없다는 것이다. 구성원들을 확보하고 훈련과 교육을 하며 동기를 부여하고 유지해 나감으로써 외부고객의 만족을 창출할 수 있다는 것이다. 특히 의료서비스는 특정 직종의 서비스에 의하여 결정되는 것이 아니라 접수창구에서 진료보조, 수술 및 처치, 검사, 재활 그리고 병동 관리 등에 이르기까지 전 과정이 전사적으로 이루어져야 하므로 구성원들의 협력없이는 외부고객의 만족을 얻기가 어렵다. 모 대학병원에서는 전공의들을 위해 편안한 휴게시간, 간식거리, 음료 등이 무료로 제공되며, 미혼 간호사들을 위한 미팅(결혼을 위한 모임) 주선, 은퇴자들을 위한 재테크(financial technology) 교육, 신입사원을 위한 배낭여행 지원 등 구성원들의 복잡하고 다양해진 욕구와 행동동기를 파악하고 지원하기 위한 다양한 프로그램을 제공하고 있다. 이와 같이 병원은 우수한 인적자원을 확보하고, 자원들을 병원조직의 목적에 맞게 유용하게 활용하기 위하여 인적자원관리에 필요한 전문적 지식과 역량을 갖춘 전담부서가 요구되었다.

3 병원인적자원관리의 중요성과 특성

1) 병원인적자원관리의 중요성

인적자원은 그 조직의 중요한 자본이다. 그래서 인적자원을 인적자본이라고도 한다. 병원조직에서는 더욱 그렇다. 수입의 원천인 진료수가의 구성을 보면, 의사가 하는 행위에 대한 수가, 간호영역의 수가, 검사나 물리치료 등 기사들의 진료지원 영역 그리고 접수, 수납에서 시설관리에 이르기까지의 행정관리지원 영역 등으로 구성되어 있다. 이러한 인적자원 구성은 진료서비스 매카니즘(mechanism)에 영향을 미친다. 따라서 구성원들의 역량은 그 병원이 생산해 내는 진료서비스 품질에 절대적인 영향을 미치며, 이는 고스란히 고객만족으로 이어진다.

병원조직은 노동집약적 조직체로 비용구조 측면에서 보면 인건비가 약 60% 정도로 구성되어 있으며, 의료직이라는 독특한 전문직이 종사하는 조직으로 인사행정의 어려움이 많기 때문에 병원은 효율적이고 효과적인 성과와 비용관리를 위하여 일반기업 조직과는 다른 인적자원관리를 하여야 한다. 병원인적자원관리가 중요한 이유이다.

2) 병원인적자원관리의 체계

인적자원관리는 어떠한 관리순서와 체계로 이루어지는가? 인적자원관리에서 이루어지는 관리활동은 다음과 같다.

(1) 먼저 『확보관리』로 조직의 목적을 달성하는데 필요한 우수한 인력을 어떻게 확보할 것인가이다.

(2) 『개발관리』로 교육훈련을 통하여 구성원들의 능력을 개발시키는 것을 말한다. 즉, 구성원들의 잠재적 능력을 '어떠한 방법으로 최대한 개발할 수 있을 것인가'이다.

(3) 『보상관리』로 구성원들이 창출한 근로에 대한 대가로 보상을 줌으로써 동기를 유발시키는 것을 말한다. 여기에는 금전적인 보상과 비금전적인 보상이 포함된다.

(4) 『유지관리』로 구성원들의 정신과 육체적 건강이 손상되지 않고 유지하게 할 것인지, 개인 간, 부서 간, 노사 간 통합을 통하여 시너지 효과를 내기 위해서는 어떻게 하는 것이 구성원들의 사기를 높게 유지하며, 그들 개개인의 목표와 조직의 목표를 조화시키면서 조직의 목표달성에 능동적으로 최선의 노력을 이끌어낼 것인가?를 말한다.

이를 인적자원의 흐름과 체계로 보면 먼저 각 조직에서 수행해야 하는 업무에는 무엇이 있는지에 대한 『직무분석』과 이 직무에 대하여 사람이 얼마나 필요하고 어떻게 대응시키고 평가해야 하는지 『인간에 대한 분석』이 선행되어야 하고, 인적자원관리 내 각 세부활동은 직무와 인간을 최적으로 통합하여 조직의 목표를 달성할 수 있도록 전개되어야 한다. 이러한 인적자원관리활동의 흐름과 체계는 다음과 같다(장영광, 신영사).

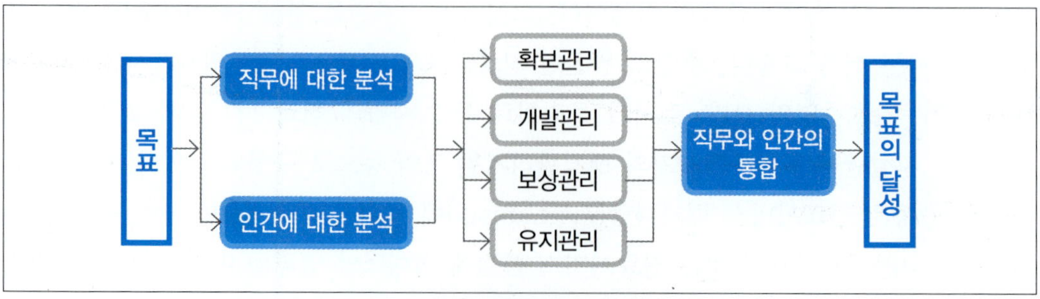

그림 12-1 인적자원관리의 흐름과 체계

위와 같이 확보관리, 개발관리, 보상관리, 유지관리 등 4 가지 외에 통합관리와 이직관리를 제시하여 설명하는 경우도 있다. 통합관리는 유지관리에서 포함하여 설명하였으며, 이직관리는 정신적, 신체적 기능이 현저히 저하된 인력을 일정한 절차에 의하여 조직 밖으로 내보내는 이직관리를 말한다. 이직은 개인의 자긍심과 심리적 안정에 중요한 영향을 미칠 수 있으므로 조직은 비용적인 측면에서 효율성을, 동기부여 측면에 있어서는 형평성을 고려하여 이직관리를 하여야 한다(안상윤, 전략적병원인사관리).

3) 병원인적자원관리의 특성

인적자원관리는 사람을 관리하는 것이다. 병원과 같은 노동집약적 조직에서 인적자원관리가 중요한 이유이다. 사람이 인적자원관리의 주체임과 동시에 객체가 된다는 것은 인적자원관리에 있어서 인간의 존엄성과 자율성을 존중해야 한다는 것이다. 특히 병원과 같이 전문인력으로 구성된 조직일수록 더욱더 구성원들의 존엄성과 자율성이 존중되어야 한다. 그러나 한편으로는 조직의 목표달성 측면이라는 조직의 기본명제가 있기 때문에 이 양자가 상호충돌하지 않고 적절하게 유지되도록 관리하여야 하는 것이 인적자원관리의 주요이슈가 되기도 한다. 또한, 이는 인적자원관리의 주된 관심이 과업중심에서 인간중심으로 옮겨진 다음 다시 두 가지를 동시에 추구하려고 하는 시대적 흐름과도 무관하지 않다.

병원의 인적자원관리상의 특성으로 몇 가지를 살펴보면 다음과 같다.

(1) 병원은 노동집약적 조직이다.

병원은 보건복지부에서 고시하는 진료수가에 의하여 진료비를 산정한 후 청구한다. 간호사 수에 의하여 간호등급이 매겨지며 이는 간호인력의 증가를 필요로 한다. 물리치료 역시 물리치료를 담당하는 환자인원수에 따라 수가가 책정되며, 진료과목의 의사는 해당 학회에 의하여 적정 인력을 요구받는다. 예를 들면, 안과전문병원은 안과전문의 5명 이상이 상근전문의로 근무하여야 한다는 학회의 요구에 전문의사인력의 숫자가 못 미칠 경우 수련병원이 취소되는 등 이러한 조건을 갖추어야 하는 병원은 노동집약적 구조를 갖추고 있다. 병원의 노동집약적 구조는 비용구조에서 인건비가 약 60%를 차지하고 있으며, 특히 여성이 많다는 특성이 있다.

(2) 병원은 다양한 이질적인 전문인력으로 구성되어 있다.

병원하면 당연히 의사집단이 떠오른다. 의사는 전문직종 중의 전문직종이라고 할 수 있다. 의사는 대부분 최종학력이 박사이며, 외국유학이나 연수, 대학병원 교수가 아닌 의사들도 의과대학의 외래교수를 맡고 있다. 보수성이 강하며, 상대적으로 전문직종이 그러하듯이 사회성은 다소 부족한 인적자원의 대표적인 직종이 의사라고 할 수 있다. 진료보조를 담당하고 있는 간호사, 간호조무사, 약사, 기사, 물리치료사, 영양사, 보건의료정보관리사 등 60여종의 전문직종이 재직하고 있는 조직이 병원조직이다. 이와 같은 이질적인 전문인력이 모여있는 조직은 직종간 전문지식의 차이, 직무상 권한의 차이 등으로 이어지며 구성원 상호간의 의사소통과 의식구조 상의 차이가 상존하며, 갈등관리가 중요한 이슈가 된다.

(3) 병원은 인적자원관리상의 통제와 조정의 어려움이 있다.

어느 조직이든 전문직종이 갖고 있는 특성 중의 하나가 통제와 조정의 어려움이다. 의사직종이 통제와 조정의 어려움이 가장 큰 직종이다. 특히 언론에 자주 출연하는 '스타의사'의 경우는 직장의 신적인 존재이다. 그만큼 인적자원관리의 어려움이 많다는 의미이다. 병원은 라인조직과 동시에 스탭조직을 구축하고 있는데 전형적인 스탭조직이 의사집단이다. 병원은 고도의 상호의존성을 요구하는 조직이다. 환자진료에 있어서 의사와 간호사간의 협력과 의존, 간호사와 의무기록사, 의사와 행정라인조직상의 의사결정과정에 있어서 협력과 의존 등은 병원업무과정상 필수적임에도 전문직종들의 배타적이고 이기적인 행태로 인사행정은 통제와 조정에서 어려움을 겪기도 한다.

제2절 직무분석과 직무평가

1 직무분석(job analysis)의 의의

조직은 비전이나 핵심목표를 달성하기 위해서는 일(직무)과 인력이 필요하다. 직무를 효과적으로 수행하려면 각각 직무는 어떤 특성을 가지고 있는지, 그리고 효과적인 수행을 위해서 어떤 자격이 요구되는지를 알아야 한다. 쉽게 말하면, 이렇게 '일에 대한 내용'과 '그 일을 하는 사람에 대한 요건'을 밝히는 것이 직무분석이다. 예를 들어 병원이 신규직원을 채용한다고 해보자, 그러면 병원은 '어떤 자리에 사람이 필요한지'를 판단해야 한다. 직원들의 인사이동시에도 수행해야 할 업무가 무엇이고 그 직무를 수행하기 위해서는 어떤 요건을 갖춘 사람이 필요한지가 분석되어야 한다는 것이다. 이를 직무분석이라 한다.

인적자원관리는 직무에 대한 이해에서 출발한다. 어떤 조직이든 인사담당자는 인사관리를 하기 전에 직무에 대한 이해를 하고 직무에 의한 인사관리를 할 수 있어야 한다. 직무관리를 모른다는 것은 조직내에 '얼마만큼의 일'이 필요한지, 그 직무를 수행하기 위해서는 '어떤 요건'을 갖춘 사람이 해야 하는지를 모른다는 것이다. 이는 누가 얼마만큼의 성과를 냈는지를 모르기 때문에 공정한 보상을 할 수 없어 구성원들의 불만을 야기하게 된다. 그렇기 때문에 직무분석은 개인과 개인의 집합인 조직의 성과를 높일 수 있도록 관리하기 위해 쓰이는 '성과관리 Tool' 이라고도 한다. 따라서 직무분석이란, '직무를 수행하는데 필요한 지식과 능력, 숙련도, 경험, 책임 등과 같은 직무상의 모든 요건을 체계적으로 결정하는 과정을 말한다'고 정의할 수 있다.

직무요건을 파악하기 위해서는 직무조사를 하게 되는데, 직무조사의 핵심이 직무분석이다. 직무분석이 이루어지면 직무기술서와 직무명세서가 만들어 지는데, 이 직무분석의 결과는 직원들의 모집과 선발, 배치, 교육훈련 및 개발, 이동 및 승진, 보상, 유지 등의 근거자료로 활용된다.

2 직무분석의 목적

직무분석자는 다음과 같은 직무분석의 목적을 명확하게 인식한 후 직무분석을 실시하여야 한다.

① 직무평가의 기초가 되는 직무기술서와 직무명세서를 작성하기 위하여 실시한다.
② 권한과 책임의 한계를 명확하게 하기 위하여 실시한다.
③ 채용으로부터 시작하여 승진, 퇴사에 이르기까지의 개인적 자료를 제공하기 위하여 실시한다.
④ 종업원교육훈련의 기초자료를 제공하기 위하여 실시한다.

3 직무분석의 절차와 방법

1) 직무분석의 절차

(1) 분석목적의 결정

직무분석을 실시하기 전에 행정적 준비절차가 끝나면 직무분석의 목적을 명확하게 한다. 즉, 분석자료를 무엇에 이용할 것인가 하는 분석목적을 결정해야 한다.

(2) 분석범위 결정

분석목적이 결정되면 그에 따른 분석범위 즉, 분석항목을 결정해야 한다. 일반적으로 분석범위에는 직무의 범위, 직무의 수행책임, 직무수행에 따르는 정신적인 작업과정, 작업환경조건, 직무수행상의 위험정도, 숙련의 정도, 직무수행에 필요한 자격요건 등이 포함된다.

(3) 직무분석표의 작성

직무분석의 목적과 범위가 결정되면, 실시할 분석항목을 포함한 직무분석표를 작성한다.

(4) 직무정보의 수집

결정된 분석대상범위에서 분석에 필요한 정보를 수집한다. 직무정보수집방법으로는 설문지법, 관찰법, 면접법, 진술서작성법, 조합법 등이 있다.

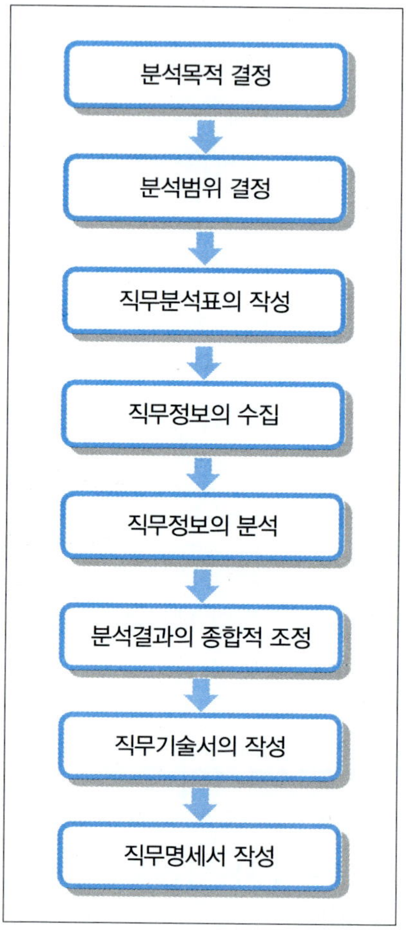

그림 12-2 직무분석의 절차

(5) 직무정보의 분석

실제로 직무분석이 이루어지는 단계로 직무를 수행하는데 필요한 지식과 능력, 숙련도, 책임 등 직무상 모든 요건을 분석한다.

(6) 분석결과의 종합적 조정

직무분석은 사람이 하는 일이므로 분석자료의 사실성과 객관성이 확보되지 못할 우려가 있다. 따라서 직무분석이 끝나면 전체적으로 통합하여 사실과 다른 부분 및 주관성을 제거해야 한다.

(7) 직무기술서 작성

직무분석의 결과를 근거로 직무기술서를 작성한다.

(8) 직무명세서 작성

직무기술서를 기초로 직무명세서를 작성한다.

이상의 절차를 그림으로 보면 [그림 12-2]와 같다.

2) 직무정보 수집방법

직무정보 수집방법으로는 설문지법, 관찰법, 면접법, 진술서작성법, 조합법 등이 있다.

(1) 설문지법(questionnaires)

일반적인 정보수집방법이다. 병원조직에는 다양한 직무가 있고, 조사할 수 있는 인원은 제한되어 있기 때문에 한꺼번에 표준화되어 있는 일정한 양식의 설문지를 배포하여 자기가 담당하는 직무에 대하여 작성하도록 하면 시간과 비용을 절약할 수 있다. 질문내용을 응답자가 충분히 인식할 수 있고, 명확하게 기술해야 하며, 사전에 충분한 의사소통에 의해 응답자의 협력을 얻어야 한다. 작성을 해야 하는 직원들이 답변에 어려움을 느낄 경우 일관성이 있는 답변을 구하기 어려우며 설문지 개발이 쉽지 않다.

(2) 관찰법(observation)

직무분석자가 분석대상자를 옆에서 집중적으로 관찰하는 방법이다. 무슨 일을 하고 있는지, 그 일을 하는데 얼마나 많은 시간이 소요되는지를 일일이 기록한다. 오랫동안 관찰하는 것이 비현실적이기 때문에 주로 생산직이나 기능직과 같이 업무가 표준화되어 있고 단순반복적인 경우에 유용하다. 다만, 정신노동과 관련된 일이거나 직원이 일부러 시간을 지연시키는 것과 같은 행동을 할 때에는 정확한 관찰이 어렵다.

(3) 면접법(interview)

직무담당자나 관리자를 직접 만나서 면접을 통해 그 직무에 대한 정보를 수집하는 방법이다. 직무분석자는 사전에 해당 직무에 대해 어느 정도 이해를 하고 있어야 질문이 가능하며 질문 역시 면접대상자마다 유사한 형식으로 질문을 할 수 있도록 구조화되어 있어야 한다. 완전하고 정확하며 일관성 있는 직무자료를 획득할 수 있는 반면, 면접대상자가 자신에게 유리하거나 주관적인 의견을 제시할 가능성이 있는 문제점이 있다. 설문지법과 함께 많이 사용된다.

(4) 진술서작성법(written narratives)

업무일지에 분석대상자들이 일상적으로 수행하는 업무의 내용을 구체적으로 기재하게 한 후 그 기록을 보고 직무분석에 필요한 정보와 자료를 수집하는 방법이다. 사무직이나 연구직같이 조사대상자가 자신의 업무에 대한 내용을 정확하게 기재할 수 있는 능력을 갖춘 직무에 적용할 수 있다.

(5) 조합법(combination)

위의 여러 가지 방법들 중에서 두 가지 이상을 복수로 사용하는 방법이다. 정확성을 기할 수 있는 반면, 시간과 비용이 많이 든다.

3) 직무기술서와 직무명세서

직무와 관련된 정보의 수집과 수집된 정보에 대한 분석이 이루어지면, 인적자원관리의 자료로 활용하기 위해서 이를 문서화하여 정리해야 한다. 이러한 목적으로 작성되는 것이 직무기술서와 직무명세서이다.

(1) 직무기술서(job description)

직무기술서란 어떠한 직무에 대해 직무분석을 통하여 해당직무의 성격이나 직무개요, 요구되는 자질, 직무내용, 직무방법 및 절차, 작업조건 등을 알아낸 후, 분석한 직무에 대한 주요사항 등을 정리, 기록한 문서이다.

직무기술서의 작성은 병원에서 업무를 세분화하고 구체화하여 직원의 능력에 따른 업무범위를 적절히 설정하고 생산성을 높이기 위한 수단으로 사용된다. 직무기술서는 직무의 명칭, 소속 등과 같은 직무의 확인사항과 직무내용, 직무요건 등 직무전반에 걸친 사항을 포함한다. 또한, 직무기술서는 양식이 따로 정해져 있는 것은 아니므로, 활용목적에 따라 내용과 양식을 달리할 수 있다.

[그림 12-3]은 서울지역 모 대학병원의 직무기술서 양식 예이다.

(2) 직무명세서(job specification)

직무명세서란 직무기술서의 내용을 기초로 하여 직무기술서의 내용 중에서 직무요건만을, 직무요건 중에서도 인적요건에 큰 비중을 두고 정리, 기록한 문서를 말한다. 즉, 직무수행에 필요한 종업원의 지식, 능력, 기능, 행동 등을 일정한 양식에 기록한 문서를 말한다.

직무기술서의 초점이 업무중심의 직무요건이라면, 직무명세서의 초점은 해당 직무를 잘 수행하기 위해서 어떤 사람이 필요한지를 나타내주는 사람중심의 인적요건에 있다. 따라서 직무기술서에 인적요건까지를 구체적으로 나타낸 경우라면 굳이 직무명세서를 작성할 필요가 없다고 할 수 있으나 직무기술서에 그와 같은 인적요건을 포함한 여러 가지 내용을 한꺼번에 나타내야 하기 때문에 구분이 어려울 수 있으므로 인적요건만을 별도로 분리하여 직무명세서를 작성하는 것이 일반적이다.

[그림 12-4]는 서울지역 모 대학병원의 직무명세서 양식 예이다.

4) 직무평가

직무평가란, 직무분석의 결과 나타난 직무의 내용과 요건을 중심으로 직무기술서가 작성되고, 직무의 요건 중에서 인적요건을 확인하는 직무명세서가 작성되고 나면, 각 직무의 중요성, 난이도, 위험도를 평가하여 다른 직무와 비교함으로써 직무의 상대적 가치를 결정하게 된다. 즉, 병원에 근무하는 직원이 다른 직무를 수행하는 직원의 직무와 비교하여 상대적으로 얼마나 위험하고 어려운지를 요소별로 식별하고 그 결과 직무의 상대적 중요성 정도를 평가하는 것을 말한다.

직무평가의 목적은 경영에 있어서 직무의 상대적 유용성을 측정하여 공평하고 합리적인 임금관리를 행할 뿐 아니라 합리적인 직무분류를 함으로써 승진경로나 배치기준을 명확히 하여 종업원의 배치 · 이동 · 승진 · 훈련 등을 효과적으로 수행하며 종업원에 대한 공정한 인사관리를 기하려는 데에 있다. 직무평가의 방법으로는 비계량적 평가방법과 계량적 평가방법의 4가지가 있는데 비계량적 방법으로는 서열법과 분류법이 있으며, 계량적 방법으로는 점수법과 요소비교법이 있다.

(1) 서열법(job ranking method)

비계량적 방법을 통하여 직무기술서의 정보를 검토한 후 직무를 그 곤란도와 책임도의 면에서 상호 비교하여 수행의 난이도순으로 배열하여 등급을 정하는 방법이다. 신속하고 간편하게 직무의 등급을 매길 수 있는 반면, 등급을 매기기 위한 일정한 기준은 없으며 직

직무 기술서

사번	12345	성명	홍 길 동						
기관/부서	병원	원무부	입원원무팀	직위	과장	직책	매니저	직종	사무직
입사일	2001. 03. 01.			1차 평가자					
개인확정	2021. 06. 10.	부서장 확정		2차 평가자					
업무 개요	입퇴원 Unit은 병상운영 및 관리(병실배정, 입/퇴원수속, 수납) 업무를 수행하고 법무 Unit과 협력하여 재원환자 관리를 한다. 또한, 진료비 세부내역서, 영수증 등 환자 요구사항에 따른 서류 발급 및 입원 안내하며, 예상 진료비용 문의에 대한 상담 등의 환자 서비스를 제공하고 있다.								

※ 직무자격요건

1. 학력

필수구분	학력구분	전공	학위	비고
필수	대졸	보건행정학	학사	

2. 자격면허

필수구분	자격면허명	발급기관	비고
권장	보건의료정보관리사		
권장	컴퓨터활용능력 2급		

3. 경력

필수구분	경력구분	내용	비고
권장	입사 후	3개월 인턴 근무	법무Unit, 응급원무Unit

4. 교육훈련

필수구분	교육구분	교육명	비고
필수	OT	원무행정 오리엔테이션	팀내 1주일~10일(주말 포함)

5. 기타

필수구분	내용

※ 세부업무

업무구분	세부 업무 및 책임	성과지표(KPI)	측정방법	가중치(%)	목표수준
원무기획	DSC 업무 매뉴얼 제작	업무매뉴얼 작성	매뉴얼 작성여부	20	DSC 업무 매뉴얼 작성 완료
원무기획	업무 개선안 제언	업무 개선안 보고건수	개선안 보고건수	25	업무 개선안 보고 및 개선 2가지 이상
진료비 수납	퇴원 수납 오류건수	수납 오류건수	수납 마감시 오류건수	15	오류건수 Zero(시제 및 카드금액 / Van 금액 일치 여부)
민원 (입원)	고객의 소리 – 칭찬직원 선정	고객의 소리 칭찬건수	고객의 소리 칭찬건수	20	칭찬직원 선정(고객의 소리 카드 및 온라인 칭찬 접수)
행사, 회의	부서 월례회의 참석	교육 참석률(%)	교육 참석건수 /총 교육 건수 x100	20	부서 월례회의 100% 참석 및 발표

※ 평가자 의견

면담일		면담장소	
면담기록			

그림 12-3 직무기술서

시점	병 원		환 자
	분류	세부 사항	세부 사항
입원 결정	입원장 작성	가셔야할 곳 안내 (입퇴원수속창구)	창구 방문
입원 접수	입원 예약 및 관련 안내	입원 및 수술 예정일, 전담 주치의 확인	
		희망 입원 병실 등급 확인	희망 병실 등급 신청
		입원 전 선별 검사 관련 안내	검사 가능일 정보 제공
		입원 준비물, 병실료, 입원 수속 시 작성 서류 안내	
		입원 확정 안내전화 대기 및 담당자 연락처 안내	
		환자 및 보호자 연락처 확인	환자 및 보호자 연락처 제공
		입원 접수 안내문 배부	
입원 준비	입원 전 안내	입원일 7일 전 검사 관련 문자 발송	
		입원 생활 관련 문자 발송	
		입원일 7일 전 간병인 이용 관련 문자 발송	
		입원일 2~3일 전 검사 관련 안내 전화	검사 일자 조율
		입원전 재원기간 준수 동의 전화(필요시)	입원전 상급병실 적정 재원기간 준수 동의
입원 당일	입원 수속	배정 병실 및 입원 수속 시간 안내	
		입원 수속 전 환자, 보호자 문진표 작성	문진표 작성, 체온체크
		입원 수속(동의서, 약정서 작성)	관련 서류 작성
		입원 생활 안내	
		입원카드 배부 및 병동 안내	보호자 팔찌 착용 및 입원카드 수령
입원 중	재원 환자 관리	중간 청구서 배부	청구서 수령 및 중간수납
		전과, 전실 승인	전실 신청
		상급병실 신청서 등 서류 작성	관련 서류 작성
		보호자, 간병인 현황 파악	보호자, 간병인 변경 신고/병문안대장 작성
		환자, 보호자 상담 / 고충처리	창구 방문, 상담
		입원 생활 관련 및 퇴원준비 문자 발송	퇴원 시 필요 제증명 신청
퇴원 시	퇴원 수속	퇴원 수납	비용 납부
		제증명 서류 발급	제증명 수령, 보험금 청구
		고객소리, 병문안 대장 수거	고객소리, 병문안 대장 제출
(상시)	상담 서비스	자동차 보험 상담	창구 방문, 상담, 지불보증서 요청
		산재 상담	창구 방문, 상담
		긴급지원, 재난적 의료비 등 비용 관련 상담	창구 방문, 상담

그림 12-4 직무명세서

무의 수가 많고 내용이 복잡해지면 사용에 어려움이 있다.

(2) 분류법(classification method)

『카네기기술연구소』에서 개발한 것으로 직무전체를 종합적으로 판단해 미리 정해놓은 등급기준표와 비교해가면서 등급을 결정한다. 이 방법은 평가하고자 하는 직무를 그 곤란도와 책임도의 면에서 종합적으로 관찰하여 등급정도에 따라 적당한 등급으로 편입하는 방법을 말한다. 간단하고 이해하기 쉬우며 저비용인 반면, 분류기준이 모호하고, 내용이 복잡해지면 분류자체의 정확성 보장이 어려움이 있다.

(3) 점수법(point method)

『Lott』가 개발한 것으로 직무평가표에 따라 직무의 세부구성요소들을 구분한 후 요소별 가치를 점수화하여 측정하는데 요소별 점수를 합산한 총점이 직무의 상대적 가치를 나타낸다. 즉, 직무의 상대적 가치를 점수로 표시하는 방법이다. 공장에서 기능직을 평가하는데 많이 이용하며, 직무의 상대적 차등을 명확하게 정할 수 있는 반면, 적합한 평가요소의 선정과 평가요소별 가중치의 결정이 어려움이 있다.

(4) 요소비교법(factor comparison method)

『Benge』가 개발한 것으로 직무의 상대적 가치를 임금액으로 평가하는 특징을 가지고 있으며, 평가오류의 방지를 위해 여러 명의 평가요원이 여러 차례에 걸쳐 평가하게 하고 이를 종합평균하여 모든 기준 직무의 최종적 순위를 결정하게 된다. 사무직, 기술직, 감독직, 관리직 등 상이한 직무에도 널리 사용되고 있으며, 평가의 기준이 구체적이어서 비교가 용이하며, 기준 직무만 적절히 선정되면 점수법보다 합리적인 반면, 내용이 복잡하고 실시에 노력이 많이 들며, 기준직무의 선정과 임금의 평가요소별 배분에 어려움이 있다.

4 인사고과

1) 인사고과의 의의

인사고과(merit rating)란 조직의 관리자가 인사관리의 합리화 · 능률화 · 공정화를 기하기 위해, 즉, 종업원들에 대해 인사이동 · 임금책정 · 능력개발 등을 행하기 위해 종사자 개개인의 업무실적 · 수행능력 · 근무태도 등을 평가하는 절차를 말한다. 직무평가가 직무의 상대적인 가치를 평가하는 것이라면, 인사고과는 종업원에 대한 평가라는 점이 다르다. 인사고과는 주로 인적자원의 적정배치, 능력개발, 공정한 처우 등의 목적으로 실시된다.

2) 인사고과의 목적

종래 전통적 인사고과는 상벌의 결정과 같은 과거지향적 통제적 목적을 지니고 실시되었으나 현대적 인사고과는 합리적인 인적자원관리의 기초자료를 제공함과 동시에 종업원의 동기유발을 촉진함으로써 노동능률을 향상시키고 종업원의 능력개발을 그 목적으로 실시되고 있다. 인사고과의 목적을 다음과 같이 나누어 볼 수 있다.

(1) 전략적 지표로서 역할 수행 목적

인사고과는 종업원들에게 조직이 어떤 행위의 가치를 중시하는지에 대한 정보를 제공한다. 따라서 조직이 전략목표를 달성하는데 필요한 행위를 평가함으로써 전략적 목표와 종업원 행위를 연계시키는 역할을 한다.

(2) 적정배치 이동의 목적

종업원의 적성 능력 등을 정확히 파악하여 적재적소의 배치 및 이동을 시킴으로써 종업원을 효율적으로 활용하고자 한다.

(3) 능력개발의 목적

종업원의 현재 능력 및 잠재능력을 평가하여 기업의 요구 및 종업원의 성장기회를 촉진시킨다.

(4) 공정대우의 목적

종업원의 능력 및 업적을 평가하여 급여, 상여, 승격, 승진 등에 반영함으로써 보다 적정한 대우를 실시하여 종업원의 사기앙양과 동기부여를 통해 업무성적의 증진에 이바지한다.

(5) 인력계획 및 인사기능의 타당성 측정

인력계획에 요청되는 인적데이타 확보와 채용, 배치전환, 승진 등의 인사기능의 타당성을 측정하는 수단으로서 활용된다.

(6) 조직개발 및 근로의욕 증진

인사고과를 통하여 직무담당자의 조직과의 관계나 직무조건의 결함을 발견하고 개선할 계기를 찾은 동시에 종업원의 성취의욕의 자극제로서 활용한다.

3) 인사고과의 방법

인사고과의 방법에는 전통적 고과방법과 현대적 고과방법이 있다.

전통적 고과방법으로는 종업원의 능력과 업적에 대해 순위를 매기는 서열법과 종업원의 근무성적의 기준을 객관적으로 정해 놓고 이를 기록하는 기록법 등이 있다.

현대적 고과방법으로는 조직의 목표달성의 성패에 영향을 미치는 중요사건을 중심으로 고과대상자를 평가하는 중요사건 서술법, 고과대상자가 자신의 업적을 신고하는 자기신고법, 고과대상자와의 직접면접을 통해 평가하는 평가법 등이 있다.

4) 인사고과의 오류

인사고과는 종업원을 평가함으로써 종료되는 것이 아니라 고과결과가 신뢰성과 타당성을 가지고 있으며, 평정오차가 존재하지 않는가? 등을 끊임없이 검토한 후 오류가 있으면 수정하고, 다음 인사고과 시에는 반영되어 시행착오가 없어야 한다. 그러나 고과자가 인간으로서 지니고 있는 한계점 때문에 여러 가지 문제점이 나타나게 된다. 인사고과가 조직의 목적달성에 기여하기 위한 효율성을 갖추기 위해서는 신뢰성과 타당성을 갖추어야 하며, 고과자의 교육, 훈련을 통하여 평가의 오류를 최소화해야 한다. 인사고과의 과정에서 발생하는 오류를 살펴보면 다음과 같다.

(1) 현혹효과(halo effect)

고과자가 피고과자의 어떤 면을 기준으로 해서 다른 것 까지 함께 평가해버리는 경향을 말한다. 즉 피고과자의 한 가지 장점 때문에 현혹되어 모든 것을 다 좋게 평가하거나 그 반대로 어떤 직원이 특정분야에서 단 한번의 실수를 하였음에도 고과자는 다른데서도 그 직원이 역시 실수를 할 것이라고 판단하는 것을 말한다. 이는 인사고과의 타당성, 객관성을 파괴하는 중대한 요인이며 이를 제거하기 위해서는 고과자의 훈련, 고과방법의 기술적 활용, 고과방법의 개선 등이 요구된다.

(2) 관대화경향(leniency tendency)

피고과자의 실제 능력이나 업적보다 더 높게 평가하는 경향을 말한다. 이는 부하를 나쁘게 평가하여 서로 대립할 필요가 없고, 자기부하가 타부분의 종업원보다 더 나쁘게 평가되는 것을 피하기 위한 것이다. 이러한 관대화경향의 원인은 집단 가운데 우수한 사람이 많아서 후한 평가를 하게 되는 수도 있지만, 고과자의 후한 성향에 의한 경우도 많이 있다. 이는 고과의 객관성과 정확성을 해치게 된다. 이를 피하기 위해서는 강제할당과 같은 조치를 취하거나 사전에 고과자 훈련을 철저히 시키는 것이 필요하다.

(3) 중심화경향(central tendency)

중심화경향은 평가의 결과 고과점수가 척도상의 중심점에 집중하는 경향을 말한다. 이 경향의 원인은 첫째, 고과자가 평가방법을 잘못이해하고 있거나 평가능력이 부족하여 적당히 중간척도에 평가하는 경우이다. 둘째, 고과방법에 대해서 회의적이거나 피고과자를 잘 알지 못하기 때문에 적당히 중간척도에 평가하는 경우이다. 셋째, 고과를 낮게 평가할 경우 피고과자와 감정적 대립을 우려하여 중간으로 평가한 경우와 고과자가 고과자체를 소홀히 하는 경우를 말한다. 이러한 중심화경향을 방지하기 위해서는 관대화경향과 비슷하기 때문에 관대화경향의 예방책과 동일한 강제할당법과 서열법 등을 활용할 수 있다.

(4) 근접오류(proximity errors)

인사평가표상에서 근접하고 있는 평가요소의 평가결과 혹은 특정 평가 시간내에서의 평가요소간의 평가결과가 유사하게 되는 경향을 근접오류라고 부른다. 시간적인 근접오류의 예로서는 능력평가를 하고 난 후에 곧바로 업적평가를 하게 되면 상당한 시간이 경과된 후에 평가하는 것보다 유사한 평가결과가 나오게 될 가능성이 있다.

즉, 시간적으로 근접해 있으면 앞의 결과에 영향을 받기 쉽다는 것이다. 이러한 근접오류를 방지하기 위해서는 고과표를 설계할 때 유사한 요소를 가능한 한 간격을 두고 배열하며, 시간적 근접오류를 방지하기 위해서는 평가요소를 하나씩 배열하고 이것으로 전원을 평가하는 것도 방법이 될 수 있다.

(5) 연공오류(seniority errors)

피평가자의 학력이나 근속연수, 연령 등 연공에 좌우되어서 발생하는 오류를 의미한다.

예를 들어 학력이 대졸자와 국졸자가 있을 때 전자는 더 높게 평가해 버리는 경향을 말한다. 육체적 노동을 요구하는 일과 같이 업무의 성격에 따라서 그 반대의 경우도 있고, 또한 문화적 차이에 의해 서구의 경우 반대의 경우가 일반적으로 발생하고 있다. 이러한 연공오류는 특히 우리나라의 근무평정에 있어서 많이 발생하는 오류의 하나이다. 이를 제거하기 위해서는 현혹효과와 같은 고과자의 훈련, 고과방법의 기술적 활용 등이 개선방법이 될 수 있다.

5 직무분석, 직무평가, 인사고과의 상호관계

1) 직무분석과 직무평가와의 관계

직무분석은 특정직무의 성질과 요건을 결정하는 것인데 반하여 직무평가는 직무분석의 결과 작성된 직무기술서와 직무명세서를 기초로 하여 직무를 평가하고 그 직무의 임금을 결정함으로써 각종 직무간의 상대적인 서열을 결정하는 것이다. 따라서 직무분석은 직무평가를 위한 기초가 된다. 즉, 직무분석은 직무평가의 선행절차라고 할 수 있다.

2) 직무평가와 인사고과와의 관계

직무평가는 구체적인 개개의 사람과는 분리하여 각 직무가 요구하는 숙련, 노력, 책임, 작업조건 등을 비교 · 평가함으로써 직무 그 자체의 상대적 가치를 결정하는 것이다. 인사고과는 조직내의 여러 직무에 종사하고 있는 각 직원이 보유하고 있는 현재적, 잠재적 유용성을 체계적으로 평가하여 직원들의 상대적 가치를 결정하는 것이다. 이와 같이 직무평가는 직무 그 자체를 인사고과는 사람 그 자체를 평가대상으로 한다는 점에서 다르지만, 인사고과는 평가된 직무를 구체적으로 수행하는 개개 종업원의 직무수행능력을 평가하는 것이므로 직무평가는 인사고과의 선행절차라고 할 수 있다.

3) 직무분석과 인사고과의 관계

인사고과는 직무에 종사하고 있는 직원을 평가하는 것이므로, 직무분석은 인사고과를 위한 기초가 된다. 즉, 특정직무의 성질과 요건을 결정하는 절차인 직무분석을 합리적, 과학적으로 평가할 수 없고, 고과자의 주관에 따라 평가할 수밖에 없을 것이다. 따라서 직무분석은 인사고과의 선행절차라고 할 수 있다.

4) 상호관련성 - 삼위일체

직무분석, 직무평가, 인사고과를 종합하면 삼위일체를 이루고 있음을 알 수 있다. 왜냐하면 직무분석은 직무의 성질과 요건을 결정하고 직무평가는 이를 기초로 하여 직무의 상대적 가치를 결정하고 인사고과는 이와 같이 분석, 평가된 직무를 수행하는 개개 직원의 직무수행능력을 평가하는 것이기 때문이다. 따라서 직무분석과 직무평가는 모두 인사고과의 선행절차라고 할 수 있다.

'인사고과 오류에 빠진 상사의 6가지 유형'

올바른 인사의 출발점은 상사의 공정한 인사고과이지만, 상사도 사람인 만큼 의도했건 의도하지 않았건 인사고과를 하다 오류에 빠져 공정한 평가를 하지 못할 수 있다는 지적이 제기됐다.

LG경제연구원은 '인사고과 오류에 빠진 상사의 유형'이라는 보고서에서 6가지 유형을 소개했다.

▲ **보스형** = 자신의 지시를 잘 따르거나 혹은 내 편이라고 생각되는 충성스런 직원들에게 의도적으로 좋은 평가를 준다.

나에게 충성을 다하면 평가나 승진은 책임져준다는 식. '내사람 챙기기' 풍토가 형성돼 조직 내 패거리 문화를 만들 우려가 있고, 상사의 보호를 받는다고 인식되는 직원들과 그렇지 않은 직원들 사이에 질투와 갈등이 발생할 수밖에 없다.

▲ **인기추구형** = 인사고과 점수가 후하고 인정도 많다는 칭찬을 듣고 싶어 대부분의 직원들에게 실제 성과보다 좀 더 후한 점수를 준다.

상사의 리더십에 대한 부하의 상향평가가 증가하면서 이런 유형의 상사들이 종종 나타난다. 직원들의 동기부여가 힘들어 적당주의가 조직 내 자리 잡을 수 있다.

▲ **눈치형** = 부서의 인사고과를 하기 전에 회사나 옆 부서의 분위기를 먼저 살핀다.

올해 회사의 성과가 좋지 않으면 모든 직원의 평가를 짜게 주고 성과가 좋으면 평가를 후하게 주기 위해서다. 평가의 초점이 외부요인이 돼 직원 개개인의 성과나 역량에 대한 판단은 후순위로 밀릴 수 있다.

▲ **조정자형** = 머리 속에 미리 직원들의 순위를 매겨두고 종합점수를 낸 후에 항목별 점수를 조정하는 방식을 이용한다.

예를 들어 입사 순서대로 직원들을 줄 세우는 경우나 올해 승진 대상자들을 1순위에 두고 지난해 승진한 사람은 성과에 상관없이 최하위에 두는 경우다. 항목별 점수가 부하의 성과나 역량을 공정히 반영하기 힘들다.

▲ **감정의존형** = 개인적인 호, 불호가 분명해 평소 자신의 비위를 잘 맞춰주거나 호감 가는 외모를 가진 직원들에게 유독 좋은 점수를 준다.

직원들이 성과향상에 신경을 쓰기 보다는 평소 상사의 눈치를 살피고 심기를 맞추는 일을 우선시할 수 있다.

▲ **갈등회피형** = 인사고과로 인한 조직 내 갈등이나 불협화음을 피하기 위해 개인 간 차등을 적게 하거나, 볼멘소리를 하는 직원들에게 후한 점수를 준다.

평소 일 잘하고 묵묵히 자기 일에 최선을 다하는 직원들의 숨은 불만을 키울 수 있다.

제3절 병원인적자원관리의 주요내용

병원이라는 조직은 노동집약적 조직에 속한다. 인적자원관리가 중요한 이유이다. 환자를 진료함에 있어서 전문직종이 있는지 없는지의 중요성은 두말할 나위가 없다. 의사가 갑자기 퇴직을 하였다고 의사가 아닌자가 진료를 할 수 없으며, 간호사가 아닌자가 주사나 처치행위를 할 수 없다. 따라서 병원의 인적자원관리는 장기적, 중기적, 단기적 계획이 수립되어 있어야 한다. 특히 전문인력의 이직률이 다른 직종보다 상대적으로 높을 뿐만 아니라 건강보험진료비에 영향을 미치기 때문에 병원에서는 전문인력의 확보에 총력을 기울이고 있다. 따라서 병원의 인적자원관리자는 인사관리의 개별적 내용으로 필요인력을 모집, 선발, 배치하는 고용관리, 인적자원들의 역량개발과 조직개발을 위한 교육훈련관리, 인사이동관리를 수행하며 집단적 내용으로는 직원들의 임금체계를 수립하고, 복리후생제도를 마련하며, 인간관계관리, 사기관리와 노사관계관리 등의 인적자원관리의 주요기능을 수행하게 된다.

1 인사관리의 개별적 내용

1) 고용관리

(1) 고용관리의 의의

인적자원관리는 필요한 인적자원을 확보하는 데서 시작한다 하여 확보관리라고도 한다. 고용관리는 병원경영의 주요이슈와 인적자원관리의 당면과제 등을 분석하여 전략적으로 접근해야 한다. 고용관리는 광의로는 모집에서 선발, 배치, 퇴직 및 해고에 이르기까지의 관리활동을 의미하지만 협의로는 모집, 선발, 배치의 3가지 활동을 의미한다. 이와 같은 고용관리의 기능은 병원이 필요로 하는 적정한 요건(자격)을 갖춘 인적자원을 적시에 확보하여 배치하는 인력계획이다. 병원에서의 인력계획이 중요한 이유는 인적자원이 다른 자원과는 달리 특정인력을 갑자기 확보해야 될 때 요건(자격)을 갖춘 적당한 사람을 찾기가 어렵다는데 있다. 특히 중소병원의 경우, 전문인력이 갑자기 퇴사하는 경우가 비일비재하기 때문에 인력계획이 더욱 중요하다.

(2) 고용관리의 전제조건

고용관리를 효율적으로 수행하기 위해서는 양적 요건 즉, 병원이 필요로 하는 고용량에 관한 장 · 단기계획을 확립해야 하며, 또한 직무분석에 의하여 질적 요건 즉, 고용될 사람이 갖추어야 할 자격요건을 명확히 규정해 두어야 한다. 따라서 인력계획의 수립과 직무분석은 고용관리의 전제조건이 된다.

(3) 모집(recruitment)

모집이란, 유능한 종업원을 외부로부터 구하기 위하여 그들이 병원이 공고한 직에 지원하도록 하는 과정을 말한다. 모집의 절차를 살펴보면 다음과 같다.

① **모집지침 결정** : 병원이 어떠한 직종에서 어떠한 자격요건을 갖춘 인력을 얼마만큼 필요로 하는가를 파악하고 직종별로 분류하여 실시한다.

② **모집조건의 결정** : 모집지침에서 모집직종과 직종별 인원이 결정되면, 임금, 수당, 근로시간, 기타 근로조건을 결정해야 한다.

③ **모집방법의 결정** : 지원자를 효과적으로 확보하기 위하여 모집경로를 검토하고 병원에 가장 적합한 방법을 선택해야 한다(예, 메디잡, 사람인 공고, 병원홈페이지 공고 등).

④ **제출서류의 고시** : 지원자의 자격요건을 확인하고 지원자의 능력을 평가하는데 필요한 서류를 지원자에게 고시하여 제출토록 한다.

(4) 선발(selection)

선발이란, 지원자 중에서 직무요건에 적합하고 유능한 사람을 선택하는 과정을 말한다. 선발은 일반적으로 지원서 접수 및 검토 → 선발시험 → 면접 1 → 면접 2 → 신원 및 배경조회 → 신체검사 → 채용의 결정 등의 절차를 거쳐서 시행된다.

이를 그림으로 보면 [그림 12-5]와 같다.

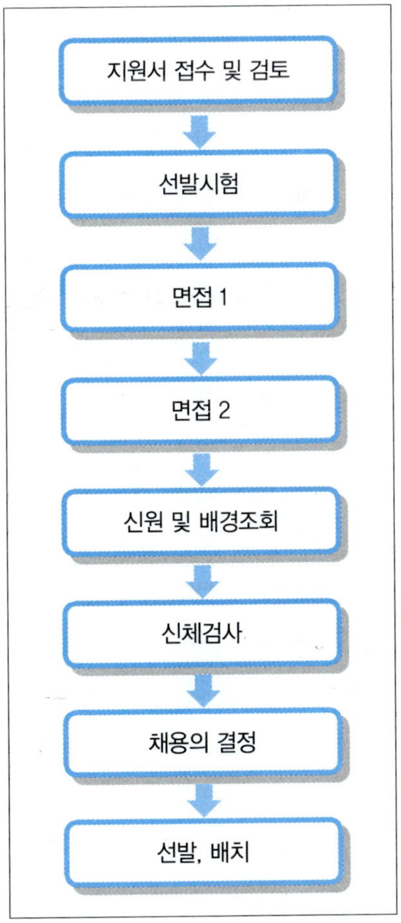

그림 12-5 고용관리과정

선발시험은 병원에 따라 직종에 따라 실시할 수도 있고 안 할 수도 있으며, 관리자의 경우 면접은 대학병원의 경우 3차례 이상 실시하며, 중소병원에서도 2회(1차 : 관리자면접, 2차:병원장 면접) 이상 실시하는 것이 일반적이다.

(5) 배치(placement)

배치란 선발된 인적자원을 각 직무에 배속시키는 것을 말한다. 확보된 인력이 소속감을 갖도록 하기 위해서는 그들이 자신의 담당직무에 대하여 충분한 만족감을 가질 수 있도록 하여야 한다.

2) 교육훈련관리

교육훈련이란 신규입사자들이 직무에 배치된 후 그들이 자기가 지닌 자격과 능력을 주어진 직무환경에 적응시켜 맡은 바 직무를 효과적으로 수행할 수 있도록 하고, 또한 기존의 구성원들도 새로운 기술과 능력을 증진시켜 변화하는 환경에 능동적으로 적응하도록 하기 위한 일련의 학습활동이다. 인적자원관리가 구성원의 잠재능력을 개발하여 병원의 목표를 달성하기 위한 것이라면, 교육훈련은 구성원으로 하여금 담당 직무에 대한 사고방식, 행동, 기술 및 적응성을 강화하여 직무수행의 성과를 극대화하도록 하는 것을 말한다. 또한 교육훈련을 통하여 지식과 기술을 전달함으로써 유능한 인재를 육성하고, 인재육성을 통하여 병원의 기술을 축적하며, 의사소통을 통하여 구성원들이 화합하고 협력하는 조직풍토를 조성하는데 그 목적이 있다. 교육훈련은 그 대상자에 따라 오리엔테이션 훈련과 종업원 훈련으로 나뉘어 지고, 종업원 훈련은 다시 일선종업원 훈련과 감독자 훈련, 중간관리자 훈련, 경영자 훈련 등으로 구분되어 진다.

(1) 오리엔테이션(orientation training)

오리엔테이션은 신규입사자들로 하여금 새로운 환경에 신속히 적응하도록 하기 위한 훈련을 말한다.

(2) 종업원 훈련

종업원 훈련은 현재직무에 종사하고 있는 종업원들이 변화하는 환경에 신속하고 창조적, 능동적으로 적응하도록 하기 위한 훈련을 말한다.

① 일선종업원 훈련

㉠ **직장내 교육훈련**(OJT, on the job training) : OJT는 직장내 훈련 또는 직무상

훈련이라고도 하는데 이는 직장에서 구체적인 직무를 수행하는 과정에서 직속상사가 부하에게 직접적으로 개별지도를 하고 교육훈련을 시키는 방식이다.

㉡ **직장외 교육훈련**(Off JT, off the job training) : Off JT는 직장외 훈련 또는 직무외 훈련이라고도 하는데 이는 교육훈련을 담당하는 전문스탭의 책임하에 집단적으로 교육훈련을 시키는 방식이다. 이 훈련은 병원내의 특정한 교육훈련시설을 통해서 실시되는 경우도 있고, 병원외 전문적인 훈련기관에 위탁하여 수행되는 경우도 있다. 이 방법은 현장작업과 관계없이 계획적으로 훈련할 수 있다는 장점을 가지고 있으나 훈련결과를 직무현장에서 곧 활용하기 어렵다고 하는 단점을 가지고 있다. 감독자 훈련과 경영자 훈련에도 직장외 훈련을 실시한다.

동군산병원의 일학습병행 사례

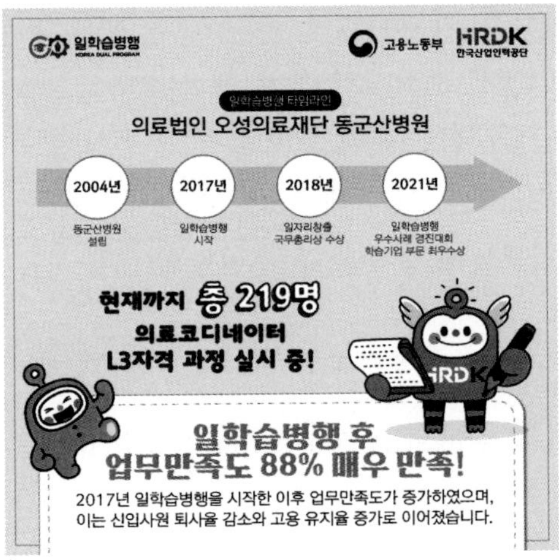
일학습병행
KOREA DUAL PROGRAM
고용노동부
HRDK
한국산업인력공단
의료법인 오성의료재단 동군산병원
2004년
동군산병원 설립
2017년
일학습병행 시작
2018년
일자리창출 국무총리상 수상
2021년
일학습병행 우수사례 경진대회 학습기업 부문 최우수상
현재까지 총 219명
의료코디네이터
L3자격 과정 실시 중!
일학습병행 후
업무만족도 88% 매우 만족!
2017년 일학습병행을 시작한 이후 업무만족도가 증가하였으며,
이는 신입사원 퇴사율 감소와 고용 유지율 증가로 이어졌습니다.

고용노동부와 한국산업인력공단이 주최 · 주관하여 2022년 일학습병행 참여기관 및 개인의 우수사례에 동군산병원이 선정되었다. 동군산병원은 직원들의 일학습병행이 ▲ 각 부서간 원활한 협업체계 ▲ 단기간 내 높은 업무 숙련도와 서비스 함양 ▲ 직원들의 사기를 증진시키고 애사심 함양 등의 효과를 가져왔다며 이로 인하여 업무만족도가 증가하였으며 신입사원 퇴사율 감소와 고용유지율 증가로 이어졌다고 하였다.

② 감독자 훈련

감독자의 직장외 훈련의 대표적인 것으로 TWI(training within industry)를 들 수 있다. 이 방식은 주로 생산부문의 제일선감독자를 조직적으로 훈련시키는 단기훈련방법을 말한다.

③ 중간관리자 훈련

중간관리자의 직장외 훈련의 대표적인 것으로 MTP(management training program)를 들 수 있다. 이 방식은 보다 상위에 있는 관리자 그룹을 대상으로 하여 실시되는데, 그 내용은 관리자로서 직책을 수행하는데 필요한 항목들이 포함되어 있다.

④ 경영자 훈련

경영자 훈련으로 대표적인 것으로 ATP와 감수성 훈련 등을 들 수 있다.

㉠ ATP : 최고경영자의 직장외 훈련의 대표적인 것으로 ATP(administrative training program)를 들 수 있다. ATP는 토의방식을 사용하고 있으며 일반적으로 15명 내외의 인원을 대상으로 한다. 기업의 목적과 방침, 조직, 관리, 운영 등의 내용을 포함한다.

㉡ **감수성 훈련** : 감수성 훈련(sensitivity training)은 T-Group훈련이라고도 하며 L, P. Bradford에 의해 개발되었다. 이 훈련은 서로 알지 못하는 수 십명의 참가자를 모은 관계집단에서 분리시켜 소위 '문화의 독도'라고 하는 사회적 고립조건하에서 2주간 정도 집단생활을 하게 함으로써 그 동안에 자기가 타인에게 어뎌한 영향을 미치고 있으며, 또 자기가 타인으로부터 어떻게 인지되고 있는가 등을 감지하는 능력을 개발시키는데 중점을 둔 훈련방법이다.

(3) 조직개발교육훈련

조직개발교육훈련(OD, organization development)은 1960년대 미국기업에서 행동과학의 이론을 받아들여 발달된 것이다. 조직개발교육훈련은 인간의 능동성과 자율성을 인정하는 McGregor의 Y이론에 기반한 것이다. 조직개발교육훈련이 기존의 교육훈련과 다른 점은 기존의 교육훈련이 개인을 훈련하는 것인데 반하여 조직개발교육훈련은 집단으로서 훈련하고 집단전체의 힘을 강하게 하려는 것이라는 점이다.

3) 인사이동관리

인사이동관리는 구성원의 병원내의 질서, 위치가 변동되는 것으로 전직, 승진, 이직, 강등 등의 징계가 포함된다. 인사이동관리의 목적은 다음과 같다.

(1) **구성원의 적재적소배치** : 채용되어 직무에 배치된 구성원이 반드시 적절한 성과를 올린다는 보장은 없다. 따라서 구성원이 담당하는 직무에 적합하지 않을 때는 적소에 다시 배치시켜야 한다.

(2) **인재육성** : 구성원을 여러 부서에 배치전환시킴으로써 병원의 모든 상황에 정통하게 하여 능력 있고 유능한 미래의 인적자원으로 육성한다.

(3) **신상필벌** : 조직을 운영하다 보면 성과를 나타내는 직원이 있는가 하면 부족한 직원이 있고, 조직에 유익한 직원이 있는가 하면 부정적인 직원이 있다. 유능한 직원에게는 적절한 보상(승진, 성과급지급 등)을 주어야 하며, 그렇지 못한 직원에게는 제제수단인 강등, 징계, 해고 등을 행한다.

2 인사관리의 집단적 내용

1) 임금관리

(1) 임금 및 임금관리의 의의

임금이란, 근로자가 제공하는 근로의 대가로서 받는 것을 말한다. 그리고 임금관리란 병원이 구성원에게 지급하여야 할 임금의 금액과 제도를 합리적으로 계획, 조직하고 그 성과를 통제하고 개선하여 인사관리의 목적달성에 기여하려는 관리를 말한다.

(2) 임금관리의 중요성

임금은 임금을 받는 근로자의 입장에서 보는 측면과 임금을 지급하는 사용자의 입장에서 보는 것이다. 또한 사회적 측면에서 보면 사회경제와 국가경제를 이루는 중요한 요인이된다.

근로자의 입장에서 보면, 임금은 자기의 생계를 유지하게 하는 중요한 소득의 원천이며, 경제적 지주가 되는 것이다.

사용자의 입장에서 보면, 임금은 비용이 된다. 이와 같이 임금은 받는 근로자와 주는 사용자의 입장에서 상이한 의미와 이해관계를 가지고 있다. 즉, 근로자는 보다 더 많은 임금을 받음으로써 그의 소득을 크게 증가하려고 하는 반면, 사용자는 보다 더 적은 임금을 지급함으로써 비용을 감소시켜 이익을 증대시키려 한다. 그 결과 임금문제를 중심으로 노사분쟁이 끊임없이 이어지고 있다.

또한, 사회적 입장에서 보면, 임금은 저축과 소비로 나누어져 투자와 구매력으로 이어지며 이는 궁극적으로 사회경제에 직접적인 영향을 미치고 이는 또 국가경제를 받쳐주는 토대가 된다. 따라서 근로자와 사용자(경영자)와의 관계를 원만히 하고 그들의 이익을 증대시키고 사회적 균형을 이루기 위해서는 공정하고 합리적인 임금관리를 하여야 할 것이다.

(3) 임금관리의 원칙

근로자와 사용자의 요청을 조화하여 공정하고 합리적인 임금관리를 하기 위해서는 다음과 같은 임금관리의 원칙을 확립하여야 한다.

① **질량대응의 원칙** : 임금은 근로의 질과 양에 따라 지급되어야 한다.

② **노력성과 대응의 원칙** : 임금은 노력 및 생산성에 따라 지급되어야 한다.

③ **임금지급한도의 원칙** : 임금은 조직의 지급능력내에서 지급되어야 한다.

④ **생계비 상회의 원칙** : 임금은 근로자의 생계비를 보증할 수 있도록 지급되어야 한다.

⑤ **임금안정의 원칙** : 임금은 안정되어 있어야 한다.

⑥ **사회적 균형의 원칙** : 임금은 사회적으로 균형을 이루어야 한다.

(4) 효율적인 임금관리

효율적인 임금관리는 구성원들에게 임금을 지급함으로써 구성원들이 조직가치의 증가에 기여할 수 있도록 동기를 부여하는 중요한 수단이기 때문에 적정한 임금수준을 유지할 수 있도록 임금체계를 갖추고 공정하고 합리적인 임금형태를 구축해야 한다. 이를 그림으로 보면 다음과 같다.

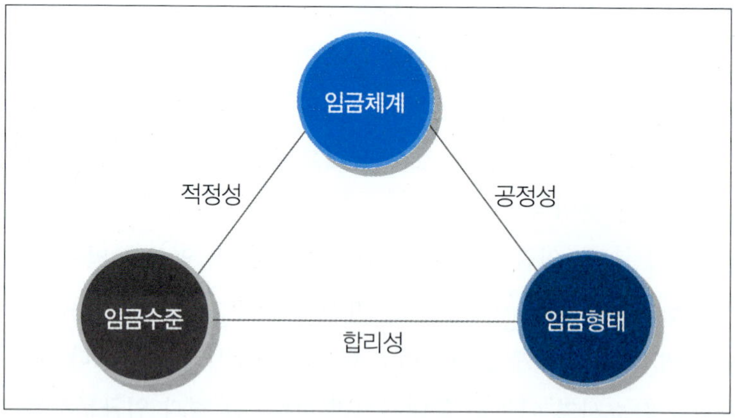

그림 12-6 효율적인 임금관리

2) 복리후생관리

복리후생관리란, 병원이 구성원과 그의 가족의 보건, 경제, 문화, 교양을 유지, 증진시키기 위하여 임금 이외의 갖가지 보수를 지급하는 활동이다. 보수를 직접적인 보수와 간접적인 보수로 구분한다면, 전자가 임금이고 후자가 복리후생인 것이다. 복리후생은 저임금의 대체나 열악한 노동조건을 대신하기 위한 것이 아니라 병원이라는 조직의 목적을 달성하기 위하여 실시되는 적극적인 인적자원관리의 기능이다. 특히 병원이라는 조직은 전문직종이 종사하는 조직으로 전문직종의 특유의 자존감이 강한 조직이다. 높은 임금을 지급하고 노동환경을 개선하였다고 하여 복리후생이 불필요한 것이 아니라 관리영역의 불가결한 요소 중의 하나로 인식해야 한다. 복리후생은 구성원들로 하여금 조직의 정체성과 소속감을 갖고 자긍심을 갖도록 하는 중요한 요소라고 할 수 있다. 복리후생에는 다음과 같이 법정복리후생과 법정외 복리후생이 있다.

(1) 법정복리후생

법정복리후생이란 법률에 따라 강제적으로 실시를 의무화한 제도로서 사회보험의 사용자부담분이며 사회보장제도의 발전에 따라 좌우된다. 즉 법정복리후생은 사회보험과 사회부조로 나뉘고 사회보험은 다시 건강보험, 연금보험, 고용보험, 산업재해보상보험, 노인장기요양보험, 실업보험 등으로 나누어 진다.

(2) 법정외 복리후생

법정외 복리후생이란 병원(기업)이 자율적으로 구성원들에게 추가적으로 실시하는 제도로서 그 내용은 다음과 같다.

① **생활보조관계 제도** : 피복(유니폼), 급식, 주택제공 등이 포함된다.
② **교육관계제도** : 학자금대여, 장학금지급, 취학 중의 작업시간 단축 등이 포함된다.
③ **보건, 위생관계제도** : 휴게실, 병원, 예방주사, 가족진료 등이 포함된다.
④ **문화, 체육, 교양관계제도** : 오락실, 전람회, 체육관(시설), 도서실, 강습회 등이 포함된다.
⑤ **경제관계제도** : 생계보조, 경제보조 등이 포함된다.

(3) 복리후생관리상의 유의점

① 창출적 효과를 얻을 수 있어야 한다.

복리후생제도는 단순히 구성원에게 소득을 형성시켜주는 이전적 효과를 주는데 그치는 것이 아니라 병원(기업)의 경영정책 및 사회정책과의 유기적인 관련속에 구성원들이 성취동기를 유도하는 창출적 효과를 얻을 수 있도록 설계, 운영해야 한다.

② 질적인 측면이 강조되어야 한다.

대부분의 복리후생제도는 금전적 기타의 물질적인 급여를 중시함으로써 복리후생의 양적인 측면만을 강조하여 왔다. 그러나 효율적인 복리후생관리를 위해서는 구성원들을 위한 서비스나 그들의 정신적 만족감을 충족시킬 수 있는 질적인 측면이 강조되도록 설계, 운영되어야 한다.

③ 구성원이 참여하는 운영조직이어야 한다.

복리후생관리를 효율적으로 수행하기 위해서는 구성원이 참여하는 운영조직을 마련해야 한다.

3) 인간관계관리

인간관계관리(human relations management)란 경영자와 구성원이 상호이해와 신뢰의 바탕위에서 일체감을 형성하고 그들이 그 병원(기업)에 호의와 열의를 가지고 병원(기업)의 유지, 발전에 기여하고자 하는 정신태도(높은 수준의 경영morale)를 형성하기 위한 일련의 계획적이고 조직적인 시책을 말한다.

인간관계관리의 제 기법은 다음과 같다.

(1) 사기조사

사기조사(morale survey)란 기업내의 인간관계를 개선하기 위하여 구성원의 사기 혹은 근로의욕의 상황을 파악하려는 사회조사기법이다.

(2) 인사상담제도

인사상담(personnel counselling)제도는 조직내에 전문적인 상담원을 두어 구성원들의 욕구불만, 갈등, 정서적 혼란 그리고 가정적, 개인적 고민 등의 부적응문제를 자유롭게 상담하게 하여 그들 스스로 문제를 해결하는 데 협조하기 위한 개인적 면담제도이다.

(3) 제안제도

제안제도(suggestion system)란 일반 구성원으로 하여금 병원의 운영이나 직무의 수행에 필요한 여러 가지 개선방안을 제안하도록 하여 그것을 심사하고 우수한 제안에 대해서는 적당한 보상을 하는 제도로 W. Denny에 의해 제창되었다. 이 제안제도의 목적은 우수한 개선안에 의하여 효익을 얻음과 동시에 구성원의 근로의욕을 향상시키고 그들의 창의력을 발전시키고자 하는 것이다.

(4) 인간관계론의 성과

① 심리적, 사회적 욕구의 중시

인간관계관리는 호손실험 이후 대두된 인간관계론을 이론적 배경으로 한다. 인간관계론에서는 인간의 행동을 유발시키는 욕구에는 생리적 욕구, 경제적 욕구, 비경제적 욕구 등이 있으나, 이 중에서도 비경제적 욕구, 즉 심리적, 사회적 욕구가 중요시되어야 한다고 주장하였다. 이것은 경제적 욕구만을 중요시한 Taylor 등의 과학적 관리법의 사고방식과는 크게 다르다.

② 비공식적 조직의 중시

인간관계론에서는 인간의 상호작용에 의하여 자연발생적으로 형성되는 인간과 인간의 관계, 즉 비공식적 조직의 중요성이 크게 강조되고 있다.

③ 집단의 협력관계의 중시

인간관계론은 경영자와 구성원의 인간관계를 원만히 유지하고 경영morale을 형성하기 위해서는 집단의 협력관계가 원활히 유지되어야 한다고 주장하고 있다.

(5) 인간관계론에 대한 비판

인간관계론은 다음과 같은 점에서 비판을 받고 있다.

① 감정의 윤리를 지나치게 강조하고 있다.

전통적인 과학적 관리법은 합리적인 능률의 윤리와 비용의 윤리만을 강조하여 왔다. 이에 대한 반성으로 인간관계론은 구성원이 인간으로서 갖는 비합리적인 감정의 윤리를 강조하였다. 그러나 구성원의 행동이 반드시 감정의 윤리에 의하여 지배되고 있다고 할 수 없으며 구성원도 합리적인 의사결정자로서 행동을 하는 측면도 있다는 것이다. 따라서 인간관계론은 비합리적인 감정의 윤리를 지나치게 강조하여 인간관계중심의 경영을 하는 사이에 구성원 각자의 의사결정의 합리성을 간과하였고 그 결과 이익률이 현저히 저하되었다.

② '사회인'의 가설은 경제적 욕구를 무시했다는 비판을 받았다.

인간관계론은 인간은 금전 등과 같은 경제적 욕구만을 추구한다는 경제인의 가설을 부정하고 인간은 귀속감, 심리적 안정감 등과 같은 사회적 욕구를 추구한다는 사회인의 가설을 수립하였으나 인간의 경제적 욕구를 무시했다는 비판을 받았다.

③ 이해대립과 분쟁상태를 경시했다.

인간관계론은 인간의 협력과 조화를 지나치게 강조한 나머지 이해대립과 분쟁의 상황을 경시하였다. 또 노동조합이 구성원의 행동에 어떠한 영향을 미치는가 하는 문제도 경시하였다.

이와 같이 인간관계론에 입각한 경영관리가 경영활동에 크게 기여한 것은 사실이다. 그러나 인간관계론은 이론적 가설이나 이론적 구성에 있어서 많은 비판을 받게 되었고, 그 후 행동과학으로 발전하게 되었다.

4) 갈등관리

갈등은 '서로 부딪치다', '충돌하다' 의미를 가지고 있다. 개인이나 집단이 가진 목표나 이해관계, 정서들이 상호 복잡하게 뒤얽혀 충돌하고 있는 상황을 말한다. 병원조직은 규모가 다양한 부서가 많고, 의료서비스 과정에 투입되는 구성원간의 갈등이 심한 조직이며, 이와 같이 내포하고 있는 갈등이 현재적 갈등보다 잠재하고 있는 갈등이 심한 조직이다. 그 이유는 다음과 같다.

(1) 병원은 전문직종으로 구성된 노동집약적 형태의 조직으로서 기술적, 전문적 개별성이 존재하기 때문이다.

(2) 의료서비스에 투입되는 전문인력들이 구비한 면허와 자격이 다양하며, 근무형태도 다양하여 업무의 범위와 권한에서 부서간 개인간 발생될 잠재적 갈등이 상존해 있다.

(3) 병원의 구성원들이 전문성으로 독립적인 성격이지만 의료서비스 제공시에는 상호 의존적이기 때문에 오히려 갈등이 많이 발생하고 있다.

(4) 전문직종의 특성상 동일한 부서내의 학연과 같은 인맥이 다르다는 이유로 갈등이 나타나는데 예를 들면 의사와 간호사의 소위 순혈주의(서울대병원의 서울대의대출신, 연세대세브란스병원의 연세대의대출신 등)같은 경우를 말한다. 이를 고급수준의 갈등요인이라고도 한다.

갈등은 부정적인 기능만을 가지고 있는 것은 아니다. 갈등은 조직 내에서 수행을 이끌어내기도 하고, 민주적인 의사결정이 이루어지도록 만들고, 조직 목표 달성을 이루고, 다양한 시각으로 조직을 바라보게 하는 순기능 역할을 한다는 관점도 분명히 존재한다(Tjosvold, 1991). 하지만 갈등이 순기능을 발휘하려면 효과적인 갈등 관리가 반드시 전제되어야 한다. 따라서 조직 내에 존재하는 갈등을 효과적으로 관리하려는 노력이 없다면 갈등은 역기능적 요소로 작용할 것이다. 이런 의미에서 갈등의 기능적 관점에 대한 연구에서도 조직 내 갈등 발생을 최소화하고 갈등을 제거하면서 갈등이 야기하는 결과에서 긍정적인 효과를 최대화하려는 목적으로 갈등관리의 중요성을 강조하고 있다.

5) 노사관계관리

(1) 노사관계관리의 의의

노사관계관리란, 고용조건(employment condition)의 결정을 둘러싸고 대립하는 노동조합과 사용자간의 관계를 말한다. 그리고 노사관계관리란 노사의 대립적 관계를 사용자측의 태도나 어떠한 형태의 제도로서 조정 · 완화시킬 뿐만 아니라 나아가서는 이들 상호간에 협력관계까지 형성하기 위하여 행하여지는 일련의 계획적이고 조직적인 시책을 말한다.

(2) 노사관계의 발전과정

노사관계는 다음과 같은 단계를 거쳐 발전하여 오고 있다.

① 전제적 노사관계

이는 고용주가 임금, 작업시간 등의 노동조건을 일방적, 전제적으로 결정하고, 노동자는 전혀 조직화되어 있지 않았으며 오직 이에 복종하는 단계이다.

② 온정적 노사관계

이는 고용주가 노동조합형성운동을 저지하기 위하여 온정적, 가부장적 입장에서 복리후생시책을 마련해 주는 등과 같은 노사관계가 형성된 단계이다.

③ 완화적 노사관계

이는 자본과 경영의 분리에 따라 한편으로는 경영자단체가 형성, 발전되고, 다른 한편으로는 노동조합이 형성, 발전되는 단계로서, 경영자가 노동조합을 인정하고 구성원의 복리증진과 의사소통으로 노사관계의 긴장적 대립을 완화하려는 단계이다.

④ 민주적 노사관계

이는 자본주의가 고도로 발전함에 따라 산업별 노동조합이 발전하게 되고 또 전문경영자가 기업의 책임자로 전면적으로 등장하는 단계이다. 이 단계에서는 노동조합과 전문경영자가 대등한 위치에서 임금, 작업조건 등을 공동으로 결정하는 단계이다.

(3) 노사관계관리의 전제조건

① 합리적인 인사관리를 통한 상호신뢰의 형성

지금까지 발생한 노동쟁의의 중요한 원인들은 노사간의 불신감에서 초래되고 있다. 노사간에 상호신뢰가 부족하면 노사관계의 안정과 협력의 기반이 흔들리게 된다. 따라서 경영자는 노동력의 관리, 노동조건의 관리, 인간관계관리 등의 인사관리가 합리적으로 수행되면 노동자와 사용자는 목적과 이해에 대해 일체감을 가지게 되고 나아가 상호간에 신뢰감이 형성하게 될 것이다.

② 노사관계조정을 위한 제도의 합리적 정비

노사간에 협력관계를 형성하기 위해서는 상호신뢰만으로는 부족하며, 단체교섭제도, 단체협약의 체결, 노사협의제도 등과 같은 노사관계조정을 위한 직접적인 제도를 합리적으로 정비해 두어야 한다.

③ 노동조합에 대한 충분한 이해

사용자는 그의 파트너로서의 노동조합을 인정해야 하며, 나아가서는 협력과 대결의 당사자인 노동조합의 의의, 기능, 형태 등에 관하여 충분한 이해가 있어야 한다.

시(詩) 한편 어느 늦은 저녁 나는

이 장의 토론은 책 한권 읽기 힘든 시대, 학생들 가슴에 작은 사랑의 홀씨 한톨 뿌리고자 시 한편 읽고 그 시에 대한 감상을 적어보는 시간을 갖도록 하기 위함이다.

어느 늦은 저녁 나는

한강

어느
늦은 저녁 나는
흰 공기에 담긴 밥에서
김이 피어 올라오는 것을 보고 있었다
그때 알았다
무엇인가 영원히 지나가버렸다고
지금도 영원히
지나가버리고 있다고
밥을 먹어야지
나는 밥을 먹었다

「휴우, 깊은 한숨을 내쉽니다. 아무렇지 않게 살아온 일상이 낯설게 느껴지고 마음에서는 서러움이 너울처럼 밀려듭니다. 밤잠을 줄여가며 열심히 일했지만 결과는 엉망입니다.

일이 왜 이렇게 안 풀리는 건지 답답한 마음과는 상관없이 때가 되면 습관처럼 밥상 앞에 앉습니다. 흰 공기에 담긴 밥이 할 일은 이것뿐이라는 듯 천천히 김을 피워 올립니다. 흔적도 없이 사라지는 김을 보며 깨닫습니다. '이 또한 지나가리라.'

암담한 현실도 처절한 절망도 지독한 아픔도 벗어날 수 없을 것처럼 깊은 슬픔도, 그리고 무엇인가도 영원히 지나가버리고 있다는 작은 위로. 천근만근 무거운 숟가락을 들고 밥을 먹은 시인처럼 아무리 괴로워도 밥을 먹어야 합니다. 언젠가 잊힐 거라는 약속을 믿고 숟가락을 드세요. 좀 더 살아보면 알게 됩니다.

밥심이 든든한 위로가 된다는 걸. – 정진아 시인 감상

※출처 : 『맛있는 시』, 나무생각, 2019」

토론방법
1. 학생 각자가 가장 마음에 드는 시 한편을 선정하고 감상한 글을 정리한다.
2. 교수님이 지명한 학생은 시를 낭독하고 선정한 이유, 감상한 내용을 설명한다.

제13장

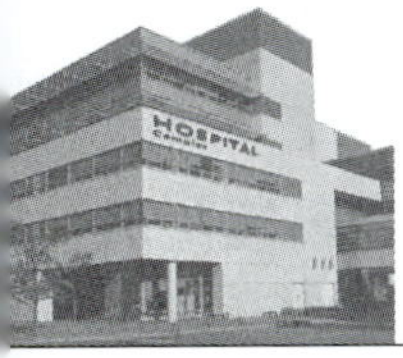

병원회계와 재무관리

병원폐업률

	2016년	2017년	2018년	2019년	2020년
평균	4.0%	4.0%	3.7%	3.3%	3.6%
종합병원	2.3%	2.0%	3.1%	2.8%	3.0%
병원	7.1%	7.7%	7.8%	5.9%	5.8%
요양병원	6.8%	6.5%	6.6%	5.5%	4.9%
의원	3.7%	3.8%	3.3%	3.0%	3.4%

주) 폐업률=폐업기관/(폐업기관+운영기관)
출처 : 건강보험심사평가원 보건의료빅데이터개방시스템. 의료자원통계, 기관 수 현황, 공공데이터포털. 건강보험심사평가원 요양기관 폐 업 현황

정부의 보장성 강화 정책이 의료비 부담이 크고 보장 필요성이 높은 중증질환 중심으로 진행되면서, 대형병원 환자쏠림이 심화되고 중소병원은 설 자리를 잃게 되었다. 가뜩이나 규모에서 대형병원에 치이고, 의원급에는 수적 열세인 상황에서 맞은 코로나19 팬데믹은 결국 중소병원들을 폐업까지 이르게 했다는 분석이다.

미래는 더 암울하다. 수도권 대학병원들이 앞다퉈 분원 설립을 추진하고 있기 때문이다. 현재 8곳의 대학병원이 500~800병상 규모의 분원 설립에 나서고 있다. 예정대로 분원 설립이 이뤄지면 수도권에만 5000병상이 더 생긴다는 의미다.

최근 5년간(2016 ~ 2020) 상급종합병원을 제외한 의료기관 종별 폐업률을 살펴보면 병원(5.8%)이 가장 높았으며, 요양병원(4.9%) · 의원(3.4%) · 종합병원(3.0%) 등으로 나타났다.

건강보험진료비 총액 추이에서도 상급종합병원(42.5%) · 종합병원(44.7%) 등이 누적증가율 40%대를 상회한 반면, 요양병원(29.2%) · 병원(29.4%) 등은 30%를 밑돌았다. 의원급은 32.5%의 누적증가율을 보였다. 심각한 경영난에 맞닥뜨린 지역 중소병원은 살길이 막막하다. 급기야 2018년부터는 폐업 기관 수가 개업 기관수를 넘어섰다.

중소병원들은 의원과 대형병원 사이에서 생존을 위한 몸부림을 치고 있다. 중소병원의 미래는 어떻게 될 것인가?

출처 : 의협신문(http://www.doctorsnews.co.kr)

제1절 병원회계

1 회계란 무엇인가?

1) 회계이론의 발달과 주식회사 등장

최초의 회계는 돈이 들어오고 나가는 것을 기록한 것으로 고대 바빌로니아, 이집트, 그리스, 로마에서 시작되었다. 중세에 들어서면서 상업이 발달하기 시작했는데 이때부터 복식부기가 등장하였다. 복식부기는 이탈리아의 피렌체, 베네치아와 같은 도시 국가들에서 발달하기 시작했다. 복식부기 원리는 1494년 출판된 베네치아의 수도사이자 수학자인 루카『파치올리』의 책 '산술 · 기하 · 비례 및 비율 요론'에서 처음으로 소개되었다.

현대적 부기는 산업혁명을 계기로 제품의 정확한 원가계산이 필요해지면서『파치올리』부기에서 발달하게 된다. 산업혁명 이후 등장한 주식회사의 개념도 회계에 상당한 영향을 미쳤다. 투자자들을 상대로 주식을 발행하여 대규모 투자가 가능해지자 회계기간이라는 개념이 생겨난 것이다. 또한 투자자들의 배당금 지급을 위한 배당 이익의 산출 기준, 손익측정상의 발생주의와 실현주의, 자산 평가의 보수주의 회계와 세무회계 등 회계이론의 발달을 가져오게 된 것이 주식회사의 등장이었다.

2) 회계의 의의

기업들은 경영활동을 효율적으로 수행하기 위하여 영업활동, 투자활동 그리고 재무활동으로 나누어 수행한다. 주주, 채권자, 정부 등과 같은 외부정보이용자와 경영자, 직원과 같은 내부정보이용자로 구분되는 기업의 정보이용자들은 기업의 경영활동에 관한 정보를 알고 싶어한다. 회계란 이와 같은 정보이용자들의 욕구를 충족시키기 위하여 기업의 회계정보를 산출하여 이를 필요로 하는 사람들에게 제공하는 과정을 말한다.

회계(accounting)의 정의에 대하여 미국공인회계사회(AICPA, American Institute of Certified Public Accountants), 미국회계학회(AAA, American Accounting Association)가 발표한 정의를 보면 회계의 본질을 이해하는데 도움이 될 것으로 생각된다.

'회계는 재무적 성격을 가진 거래나 사상을 의미있는 방법으로 화폐단위에 의하여 기록, 분류, 요약하고 해석하는 기술이다.'(AICPA 정의)

이 정의는 전통적인 회계의 본질을 종합하여 나타낸 것으로 다음과 같은 점이 강조되고 있다.

첫째, 회계는 경제실체의 재무활동을 일정한 원리에 따라 기록, 분류, 요약하고 해석하는 것이다.

둘째, 회계는 그 대상이 되고 있는 재무활동을 화폐라는 수단으로 측정하여 기록, 분류하고 보고하는 것이다.

셋째, 회계는 과학(science)이 아닌 기술(art)이다. 왜냐하면 회계는 일정한 원리에 입각하여 기록하고 보고하는 기술적인 성격을 갖고 있기 때문이다.

'회계란 정보의 이용자가 사전에 정통한 판단이나 의사결정을 할 수 있도록 경제적 정보를 식별하고 측정하고 전달하는 과정이다.'(AAA 정의)

이 정의는 다음과 같은 내용을 강조하고 있다.

첫째, 회계는 경제적 정보를 식별, 측정하고 communication하는 과정이다. 경제실체의 경제활동에 대한 정보를 수집하고 측정하여 이와 관련된 정보이용자들에게 전달하는 과정이다.

둘째, 회계는 정보이용자가 경제적 의사결정에 유용하게 사용할 수 있는 정보를 제공하는 것이다. 미국공인회계사회(AICPA)의 정의가 단순히 '경영자의 성과평가를 위한 회계'를 강조한 것이라면, 미국회계사협회(AAA)의 정의는 경제적 의사결정에 필요한 정보를 제공하는 '의사결정 회계' 및 정보이용자를 중심으로 하는 '이용자 중심회계'를 강조하고 있다.

셋째, 회계는 의사결정에 유용한 경제적 정보를 제공하는 것이다. 이 정의는 오늘날 회계원칙 및 회계실무 측면에서 보면 지나치게 광범위하고 포괄적인 정의로 해석할 수 있다.

3) 회계의 목적

회계의 목적은 '회계가 실현하고자 하는 목표'로 이는 '재무제표의 목적'이라고도 하며, 궁극적으로 '경제적 의사결정에 유용한 재무적 정보를 제공하는 것'이라고 할 수 있다. 미국회계사협회(AAA)에 의하면 회계의 목적은 다음과 같이 요약된다.

첫째, 회계는 한정된 자원의 효율적인 사용을 위한 의사결정정보를 제공할 수 있어야 한다.

어느 조직이든 자원은 무한한 것이 아니라 유한하기 때문에 회계는 제한된 자원을 보다 효율적으로 투자하는데 필요한 정보를 제공하는 것을 목적으로 하여야 한다.

둘째, 회계는 조직의 인적, 물적자원의 효과적인 경영을 위한 정보를 제공할 수 있어야 한다.

회계는 회계주체의 재무활동을 조직적으로 기록하고 종합하고 분석하여 경영자에게 보고함으로써 경영자는 인적, 물적 자원들을 보다 효과적으로 지휘, 통제할 수 있게 된다.

셋째, 회계는 조직의 자원들을 관리, 유지하고 그 결과를 보고 할 수 있어야 한다.

기업의 경영자는 주주로부터 위탁받은 자산 등 자원을 관리, 유지하게 되는데 선량한 관리자로서 수탁관리를 하여야 하며, 그 결과를 주주에게 보고하여야 한다. 비영리조직인 경우에도 마찬가지로 경영책임자는 재단에 관리, 유지 결과를 보고하여야 한다.

넷째, 사회적 기능과 통제의 촉진을 위한 정보를 제공하여야 한다.

회계는 회계정보의 보고를 통하여 사회복지향상과 지역사회 발전을 위하여 중요한 기여를 하게 된다. 즉 회계가 갖는 사회적 기능을 촉진시키기 위한 정보를 제공하는데 그 목적이 있다.

2 재무회계의 이론적 구조

회계가 기업의 경제활동을 계수적으로 파악하여 이윤을 측정하는 것이라면, 회계학은 이러한 이윤을 측정하기 위한 이론을 연구하는 학문이라고 할 수 있다. 회계학에 있어서 이윤측정이란 단순한 물리적인 의미에서의 측정을 말하는 것이 아니라 인위적인 사회적 제도로서 이를 통하여 이윤을 측정하고자 하는 것이다. 따라서 회계는 그의 체계에 있어서 먼저 사회적으로 인정되고 있는 일반적인 가정이 필요한 것이며, 이러한 기본적인 가정위에 회계원칙들이 세워지게 되는데 이러한 가정을 공준(postulate) 또는 가정(assumption)이라고 하는데 여기에서는 일반적으로 사용되고 있는 용어로 '공준'이라는 용어로 사용하고자 한다.

일반적으로 회계원칙의 기본적인 구조는 크게 4가지 단계로 구분될 수 있는데 첫째가 회계원칙의 토대가 되는 '회계공준(accounting postulates)'이고, 둘째가 이러한 회계공준 위에 세워지게 되는 회계원칙으로 '일반적으로 인정되는 회계원칙(GAAP, Generally Accepted Accounting Principle)'을 말한다. 셋째는 회계원칙들을 구체적으로 시행하기 위한 절차 및 방법에 대한 것이며, 넷째는 기록, 정리된 기업의 재무정보를 외부이해관계자들에게 보고하기 위한 보고기준(제무제표작성기준)을 말한다. 여기에서는 회계공준과 일반적으로 인정되는 회계원칙에 대해 설명하기로 한다.

1) 회계공준

앞에서 설명한 바와 같이, 사회과학의 모든 분야가 그 이론을 전개하는데 약간의 가정이 필요하듯 회계기준을 형성하고 전개하기 위해서는 기본적인 가정이나 전제조건이 필요하며, 이를 회계공준 또는 회계가정이라고 한다. 따라서 회계공준은 회계의 기초가 되며 이를 기반으로 회계처리를 할 때 실무지침으로 사용되는 회계원칙을 도출하고 회계실무를 전개하게 된다. 한국채택국제회계기준(K-IFRS)에서는 회계가정으로 발생주의 가정과 계속기업의 가정을 들고 있으며, 일반적으로 그 외에도 기업실체의 가정, 화폐단위 측정의 가정, 회계기간의 가정이 있다.

(1) 기업실체의 공준(entity concept)

기업실체란 기업을 주주와는 별개로 존재하는 독립적인 회계단위로 간주하고 이 회계단위의 경제활동에 따른 재무정보를 측정하고 보고하는 것을 말한다. 이러한 가정에 의해 기업은 경영자, 주주, 종업원과 분리된 독립적이고 법인격을 가진 실체로서 기업의 소유주가 같아도 여러 기업을 통합해서 재무제표를 작성할 수 없다. 이 기업실체의 가정을 통해 사산을 시가가 아닌 원가로 평가하고 회계의 목적을 경영성과 즉, 손익계산에 두게 된다.

(2) 계속기업의 공준(going-concern concept)

기업은 그 목적과 의무를 이행하기에 충분할 정도로 장기간 존속하며, 반증이 없는 한 경영 활동을 영구적으로 수행한다는 가정이다. 이것은 기업이 한 번 설립되면 청산하거나 경영을 축소시킬 의도가 없을 뿐만 아니라 청산을 해야 하는 상황도 없다고 가정하는 것을 말한다. 만약에 기업이 계속되지 않고 언젠가는 폐업을 할 거라고 한다면 우리는 매 기간별로 손익계산을 할 필요가 없이 개업을 하고 폐업을 할 때까지를 하나의 회계기간으로 보고 손익계산을 한 번만 하면 된다. 그러나 이렇게 한다면 회계정보를 필요로 하는 많은 사람들과 기관에서 필요한 때에 제대로 정보를 제공받지 못하게 되어 사회 · 경제적으로 많은 문제가 발생하게 될 것이다.

(3) 화폐단위측정의 공준(monetary concept)

화폐단위측정의 공준이란 회계는 평가할 때 화폐단위를 그 측정의 단위로 사용한다는 것으로 화폐의 가치는 절대 변하지 않는다는 것을 가정하는 것이다. 즉, 회계상의 측정대상이 되는 자산, 부채, 자본, 수익, 비용을 모두 화폐라는 가치척도로 측정해야 한다는 가정이다. 만약에 화폐의 가치가 변한다고 인정한다면 원가주의에 의한 회계보고서를 매년 시가로 수정해야 한다. 그러나 이러한 작업은 간단한 것이 아니며 그 과정에서 회계에서 가장 중요한 정보의 객관성 유지에 문제가 발생할 수도 있으며 이로 인해 회계정보의 가치가 손상될 수 있다. 따라서 화폐가치의 안정이라는 가정으로 회계상의 모든 거래를 측정하고 경영성과를 보고하는 것이다. 그러나 이로 인해 회계정보의 정보로서의 가치는 상당 부분 제약을 받을 수밖에 없기 때문에 인플레의 영향을 가장 크게 받는 토지는 그 공시지가를 별도로 '주석'으로 공시하도록 함으로써 이러한 문제점을 부분적으로나마 보완하고 있다.

(4) 화폐기간의 공준(concept of the accounting period)

기업의 경영활동을 일정한 기간단위로 분할하여 각 기간별로 재무제표를 작성하겠다는 가정을 말한다. 회계정보 이용자들은 지속적으로 의사결정을 하기 때문에 기간별 보고를 통해 재무상태, 경영성과, 현금흐름 등에 대한 정보를 제공받는다. 일반적으로 회계기간은 1년이나 미국의 경우 분기별로 4번 제공하고 있으며, 우리나라도 주식시장에 분기별 공시를 통하여 4번 제공하고 있다.

(5) 발생주의 공준(accrual basis concept)

발생주의란 현금의 수입 및 지출과는 상관없이 중요한 사건이 발생한 시점에 회계 사건으로 인식한다는 가정이다. 회계거래를 표현하는 방법에는 현금주의(Cash basis)와 발생주의(Accrual basis)가 있다. 현금주의 회계는 단어 그대로 현금을 받으면 수익으로, 현금을 지출하면 비용으로 인식한다. 따라서 현금주의에서는 외상 거래를 수익이나 비용으로 인식하지 않는다. 아직 돈이 들어오거나 나가지 않았기 때문이다. 그러나 발생주의 회계는 수익이 발생했을 때 수익으로, 비용이 발생했을 때 비용으로 인식한다. 따라서 현금주의에서는 현금의 수입이 있을 때까지 수익의 인식을 기다려야 하지만, 발생주의에서는 외상으로 물건을 판 것도 수익으로 처리하고, 외상으로 물건을 산 것도 비용으로 기록한다. 예를 들면, 현금이 지불되기 전에 비용이 인식되면 매입채무(외상매입금)로, 현금이 지불되고 난 후 비용이 인식되면 선급비용으로 기록된다.

이와 같이 기업의 존속기간 전체에 걸쳐 수익과 비용을 측정한다면 현금주의 회계와 발생주의 회계는 아무런 차이가 없지만, 기업의 재무상태와 성과를 정기적으로 보고해야 하는 회계원칙 때문에 어느 시점을 기준으로 기간을 구분해서 수익과 비용을 인식하여야 한다. 따라서 발생주의 공준을 수익비용대응의 공준이라고도 한다.

회계공준을 그림으로 표시하면 다음과 같다.

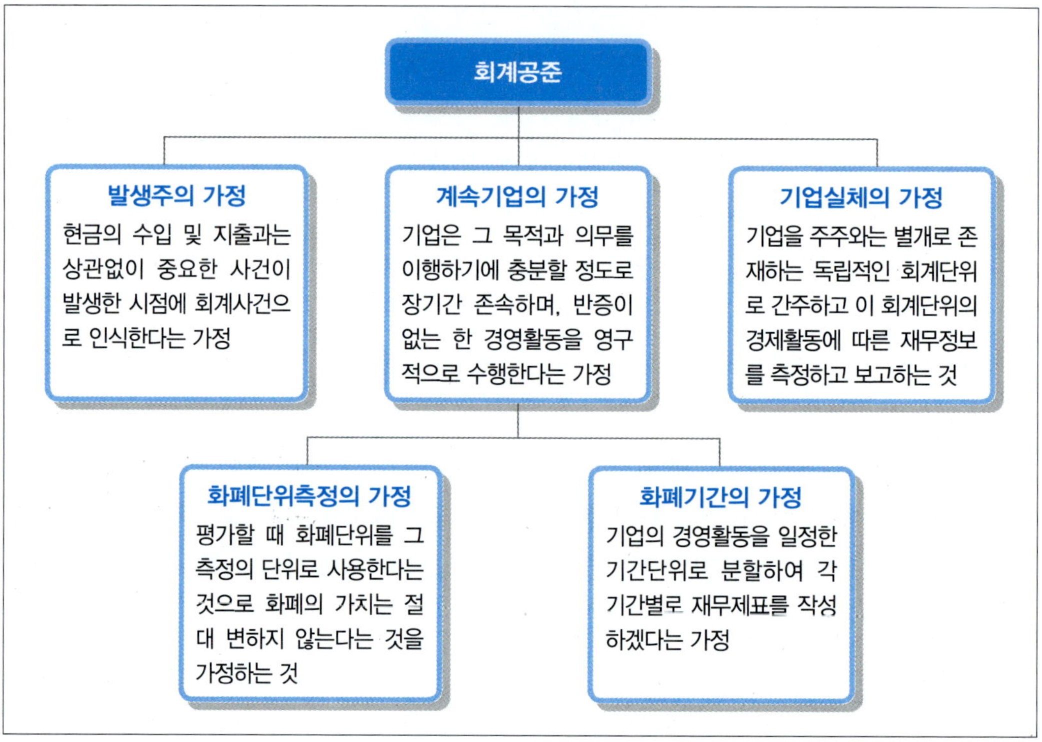

그림 13-1 회계공준

2) 일반적으로 인정되는 회계원칙

일반적으로 인정된 회계원칙(Generally Accepted Accounting Principles, GAAP) 또는 '기업회계기준'이란 기업의 재무상태 및 경영성과 등에 대한 재무보고시 신뢰성과 비교가능성을 제고하기 위해 재무제표 등의 작성시 따라야 할 기준 또는 원칙을 의미한다.

기업회계기준의 성격은 두 가지로 설명할 수 있다.

첫째, 기업회계기준은 일반적으로 인정되는 회계원칙이다. 즉, 회계기준은 일반적으로 인정되는 회계관행의 공정성과 타당성을 반영하여 회계실무상에서 시행되도록 제정되어 있으며, 모든 기업이 회계실무에서 기준으로 삼아야 할 실천규범이다.

둘째, 기업회계 기준은 강행적이다. 즉, 회계감사는 기업이 회계기준을 제대로 기초하고 있는지를 심사하기 때문에 외부감사대상 기업이 재무제표를 작성할 때 회계기준을 반드시 준수해야 한다. 보건복지부 고시[제2016-206호, 2016. 11. 1]에 의한 재무제표 세부작성방법은 다음과 같다.

1) 회계의 일반원칙

(1) 신뢰성의 원칙

일반원칙의 첫 번째는 신뢰성의 원칙이다. 회계처리와 보고는 신뢰할 수 있도록 객관적인 자료와 증거에 의하여 공정하게 처리하여야 한다. 회계의 신뢰성을 확보하기 위해서는 기업의 내부통제제도와 회계통제제도가 잘 조직화되어 효율적으로 운용되어야 하는데, 이를 통해서 객관적이고 공정한 회계처리 및 회계보고가 보장될 수 있다. 즉, 객관적 자료와 증빙에 의하여 회계자료를 기록함으로써 객관성과 공정성이 유지될 수 있으며, 이는 곧 신뢰할 수 있는 회계정보를 제공하는 기초가 된다.

(2) 명료성의 원칙

일반원칙의 두 번째는 명료성의 원칙이다. 재무제표의 양식 및 과목과 회계용어는 이해하기 쉽도록 간단, 명료하게 표시하여야 한다. 즉, 재무보고를 함에 있어서 이용자에게 올바르게 정보를 제공하여 기업의 재무상태 및 경영성적에 대한 판단을 제대로 할 수 있도록 필요한 제반사항을 일정한 형식에 따라 적절히 구분 · 분류 · 배열하고, 설명이나 용어 등은 그 내용을 가장 잘 나타낼 수 있도록 하여야 한다는 원칙이다. 이 원칙은 세 번째 일반원칙인 '충분성의 원칙'과 보완적으로 재무보고에 대한 기본원칙을 구성하고 있다.

(3) 충분성의 원칙

일반원칙의 세 번째가 충분성의 원칙이다. 중요한 회계방침과 회계처리기준과목 및 금액에 관하여는 그 내용을 재무제표상에 충분히 표시하여야 한다. 즉, 중요한 회계정책과 회계처리기준 및 과목 · 금액에 관하여 그 내용을 재무제표에 충분히 표시하여야 한다는 원칙으로서 재무제표가 계정과목과 금액의 단순한 나열이 아니고, 여기에 재무에 관한 중요한 사항은 모두 반영됨으로써 유기적으로 그 보고기능을 충족시킬 수 있도록 작성되어야 한다는 것이다.

구체적으로 충분성의 원칙을 지키기 위해서는 중요한 회계방침 · 회계처리기준, 과목 및 금액에 관하여 적절한 내용을 '주기 또는 주석'을 통해 재무제표상에 충분히 표시해야 하며 필요한 부속명세서를 작성해야 한다.

(4) 계속성의 원칙

일반원칙의 네 번째가 계속성의 원칙이다. 회계처리에 관한 기준 및 추정은 기간별 비교가 가능하도록 매기 계속하여 적용하고 정당한 사유없이 이를 변경하여서는 아니된다. 즉, 한번 결정하여 적용하고 있는 회계처리기준은 매기 계속해서 따라야 하며, 정당한 사유없이 함부로 변경하여서는 안된다는 원칙이다. 특정사항에 관하여 일반적으로 인정되는 몇 가지 회계처리기준이 존재하는 경우 이 중 경영자의 목표 · 주위여건 등을 감안하여 가장 적합하다고 인정되는 기준을 골라야 하며, 이후에는 당해 기준을 선택하게 된 조건에 중요한 변화가 없는 한 이의 변경은 타당한 것으로 인정할 수 없으며, 또한 계속성 원칙에 따라 기업의 재무제표는 기간별 비교가 가능하도록 작성되어야 한다.

(5) 중요성의 원칙

일반원칙의 다섯 번째가 중요성의 원칙이다. 회계처리와 재무제표 작성에 있어서 과목과 금액은 그 중요성에 따라 실용적인 방법에 의하여 결정하여야 한다. 즉, 재무제표를 작성함에 있어서는 그 이용자에게 정확한 회계정보를 제공하여야 하지만, 절대적 정확성을 기한다는 것은 회계실무면에서도 비경제적일 뿐만 아니라, 재무제표의 이용자측을 위해서도 오히려 복잡하기만 할 뿐, 기대효과 또한 크지 않기 때문에 그 내용이나 금액이 중요한 사항들에 대해서만 독립된 과목에 의하거나 재무제표에 대한 '주석 또는 주기' 등의 방법으로 표시하도록 정하고 있는 것이다.

(6) 안정성의 원칙

일반원칙의 여섯 번째가 안정성의 원칙이다. 회계처리과정에서 둘 이상의 선택가능한 방법이 있는 경우에는 재무적 기초를 견고히 하는 보수적 관점에 따라 처리하여야 한다. 즉, 이는 일반적으로 '보수주의 원칙'으로 부르는 것으로 자산 · 부채의 평가에 대한 예외규정과 수익 · 비율인식의 일반기준에 대한 이론적 근거가 되고 있는 원칙이다. 재고자산에 있어서 저가평가를 의무화하고 있는 점이나, 수익과 비용은 발생주의에 따라 인식하되 특별히 수익의 인식은 실현시기를 기준으로 계상하라는 것이라든가, 회계처리방법을 변경하는 경우 그 변경이 타당한지 여부에 대한 판단기준으로서 일반적으로 재무구조의 건실화와 투하자본의 조기회수 목적을 들고 있다는 점 등은 모두가 이러한 안정성 원칙에 근거를 둔 것이다.

(7) 실질우선의 원칙

실질우선의 원칙이란 회계처리는 거래의 실질과 경제적 사실을 반영할 수 있어야 한다는 원칙이다. 즉, 경제적 실질(economic substance)이 법적 형식(legal form)을 지배한다는 원칙으로 오랫동안 회계사들이 재무회계의 기본개념으로 인정해 온 것이다. 발생주의, 연결재무제표 등은 실질우선의 원칙이 반영된 것이다.

2) 재무제표 및 부속명세서 작성원칙

재무제표는 재무상태표, 손익계산서, 기본금변동계산서, 현금흐름표 및 주기와 주석으로 한다.

(1) 재무제표는 이 고시와 의료기관 회계기준 규칙에 따라 작성하되 이 고시 및 동 규칙에 정하지 아니한 사항에 대해서는 의료기관 회계기준 규칙에 반하지 않는 범위 내에서 기업회계기준과 일반적으로 공정 · 타당하다고 인정되는 회계 관행에 따라 처리한다.

(2) 재무제표는 당해 회계연도분과 직전 회계연도 분을 비교하는 형식으로 작성하여야 한다.

(3) 재무제표의 양식은 보고식을 원칙으로 한다.

(4) 기타 필요한 명세서는 부속명세서를 작성하여야 한다.

(5) 재무제표에는 이를 이용하는 자에게 충분한 회계정보를 제공하도록 중요한 회계방침 등 필요한 사항에 대하여는 다음의 방법에 따라 주기 및 주석을 하여야 한다.

① 주기는 재무제표상의 해당과목 다음에 그 회계사실의 내용을 간단한 자구 또는 숫자로 괄호 안에 표시하는 방법으로 한다.

② 주석은 재무제표상의 해당과목 또는 금액에 기호를 붙이고 난외 또는 별지에 동일한 기호를 표시하여 그 내용을 간결 · 명료하게 기재하는 방법으로 한다.

③ 동일한 내용의 주석이 2 이상의 과목에 관련되는 경우에는 주된 과목에 대한 주석만 기재하고, 다른 과목의 주석은 기호만 표시함으로써 이를 갈음할 수 있다.

3) 거래의 이중성과 회계등식

(1) 거래의 이중성

거래의 이중성이란, 하나의 거래가 원인과 결과가 같은 관계를 가지고 있음을 의미한다. 거래의 이중성으로 인하여 하나의 거래는 왼쪽(차변)과 오른쪽(대변) 양쪽에 같은 크기의 금액변화를 가져온다. 거래의 이중성은 복식부기의 모태가 되는 개념이다.

(2) 복식부기

복식부기란, 거래의 이중성에 따라 거래의 원인과 결과를 한 장부에 동시에 기록하는 방식이다. 회계에서 기록하는 곳은 왼쪽과 오른쪽의 두 곳이며, 가운데는 기록하지 않는다. 모든 거래는 두 가지 측면을 가지고 있으므로, 복식부기는 한 측면인 원인을 왼쪽(혹은 오른쪽)에 그리고 다른 측면인 결과를 오른쪽에 기록하는 것이다. 복식부기를 사용하여 기록된 모든 거래는 왼쪽과 오른쪽의 금액이 동일하게 되므로 회계등식이 성립하게 된다. 또한, 왼쪽과 오른쪽에 동일한 금액을 한 장부에 기록하는 복식부기는 거래기록의 오류를 스스로 발견할 수 있는 기능인 자기검증 기능을 갖고 있다.

(3) 회계등식

한 거래를 복식부기를 사용하여 기록하면 왼쪽과 오른쪽의 금액이 동일하게 되므로 등식이 성립되는데, 이것을 회계등식이라 한다. 회계등식을 재무상태표 등식이라고도 하는데, 재무상태표의 왼쪽(자산을 나타냄)과 오른쪽(부채와 자본을 나타냄)의 금액이 동일하게 되기 때문이다. 즉, 경제실체(병원, 기업)가 가지고 있는 자산은 그 경제실체의 부채와 자본금의 합계와 같다. 경제실체는 소유주(설립자)가 투자(출연)한 자본금과 채권자로부터 빌린 빚(부채)을 사용하여 경제활동을 한다. 이렇게 조달된 자본과 부채는 경제실체의 경제활동에 사용되며 또한 앞으로 사용될 자원이다.

대변의 자본은 기본금(출연금)과 잉여금으로 나눠진다. 잉여금은 이월잉여금과 당기순이익으로 나눌 수 있으며, 당기순이익은 의료수익에서 의료비용을 차감한 금액이다. 따라서 재무상태표는 다음과 같은 공식의 형태로 정리가 될 수 있다.

자산 + 의료비용 = 부채 + 자본(기본금+이월잉여금+당기순이익) + 의료수익

[회계방정식]

자산 = 부채 + 자본

▼

기본금 + 잉여금

▼

이월잉여금 + 당기순이익

▼

의료수익 – 의료비용

[회계등식]

자산 = 부채 + 자본

4) 거래의 8요소

회계거래는 자산의 증가 · 감소, 부채의 증가 · 감소, 자본의 증가 · 감소, 수익의 발생, 비용의 발생의 8가지 요소로 구성된다. 수익 · 비용이 감소(소멸)하는 거래는 실제거래에서 거의 발생하지 않으므로 재무제표 구성요소 5가지에 대하여 8가지의 거래요소가 도출된다.

거래요소의 결합관계는 거래원인과 결과를 설명하는 내용이며 상호결합되어 회계거래를 구성한다.

복식부기에 따르면 모든 거래는 거래의 이중성에 따라 원인과 결과를 차변요소와 대변요소 양쪽으로 나누어 동일한 금액으로 기록한다고 했으므로 모든 거래는 이와 같은 거래 8요소의 결합관계에 의해 설명될 수 있다. 차변에 기입될 수 있는 것은 자산의 증가와 부채의 감소, 자본의 감소 및 비용의 발생이며 대변에 기입될 수 있는 것은 자산의 감소와 부채의 증가, 자본의 증가 및 수익의 발생뿐이라는 점이다. 주의할 점은 거래의 이중성으로 차변요소는 대변요소와 결합되어야지 동일한 차변요소와 결합되어서는 안된다는 점이다. 거래요소의 결합관계를 보면 그림과 같다.

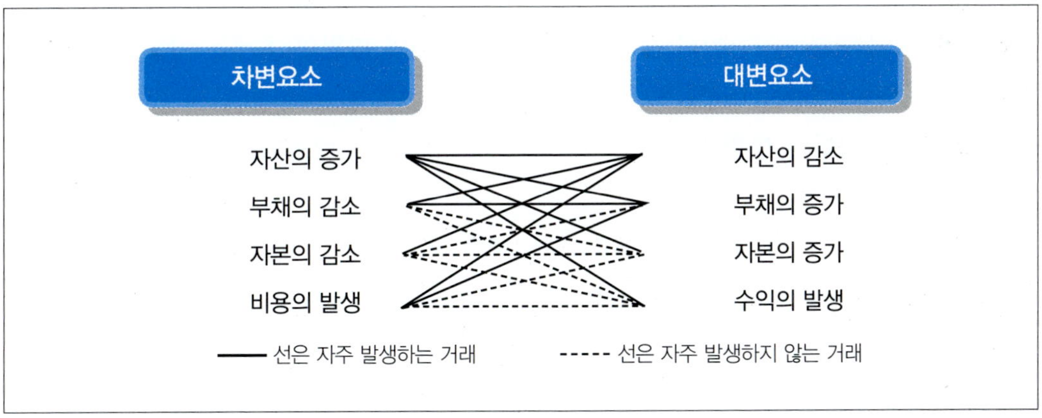

그림 13-2 거래의 8요소

5) 의료기관 회계기준 규칙

의료법 제62조(의료기관 회계기준) 제1항은 '의료기관 개설자는 의료기관 회계를 투명하게 하도록 노력하여야 한다'고 규정되어 있으며, 제2항에서는 100병상 이상의 병원급 의료기관으로서 보건복지부령으로 정하는 일정 규모 이상의 병원급 의료기관 개설자는 회계를 투명하게 하기 위하여 의료기관 회계기준을 지켜야 한다고 규정함으로써 100병상 이상의 병원급 의료기관은 의료기관회계기준 규칙을 적용하도록 하고 있다. 따라서 보건복지부는 2003년 보건복지부령으로 의료기관 회계기준 규칙을 고시하였다.

(1) 의료기관 회계기준 규칙 주요내용

제1조(목적) 이 규칙은 「의료법」 제62조에 따라 의료기관의 개설자가 준수하여야 하는 의료기관 회계기준을 정함으로써 의료기관 회계의 투명성을 확보함을 목적으로 한다.

제2조(의료기관 회계기준의 준수대상) ① 「의료법」 제62조제2항에 따라 의료기관 회계기준을 준수해야 하는 의료기관의 개설자는 다음 각 호의 구분에 따른 병원급 의료기관(이하 "병원"이라 한다)의 개설자를 말한다.

1. 2022년 회계연도: 300병상(종합병원의 경우에는 100병상) 이상의 병원급 의료기관
2. 2023년 회계연도: 200병상(종합병원의 경우에는 100병상) 이상의 병원급 의료기관
3. 2024년 회계연도 이후: 100병상 이상의 병원급 의료기관

*2022년도까지는 300병상 이상의 병원급 의료기관은 동 규칙에 의하여 재무제표를 작성하도록 하고 있으며, 2023년까지는 200병상 이상, 2024년까지는 100병상 이상 병원급 의료기관에 적용하도록 할 예정이다.

제3조(회계의 구분) ① 병원의 개설자인 법인의 회계와 병원의 회계는 이를 구분하여야 한다.

② 법인이 2 이상의 병원을 설치 · 운영하는 경우에는 각 병원마다 회계를 구분하여야 한다.

*의료원의 경우, 각각 병원별로 의료기관회계를 작성해야 한다는 것이다.

제4조(재무제표) ① 병원의 재무상태와 운영성과를 나타내기 위하여 작성하여야 하는 재무제표는 다음 각 호와 같다.

1. 재무상태표
2. 손익계산서
3. 기본금변동계산서(병원의 개설자가 개인인 경우를 제외한다)
4. 현금흐름표 (자금수지계산서)

*재무제표에는 주기와 주석도 포함된다.

제7조(재무상태표) ① 재무상태표는 재무상태표 작성일 현재의 자산 · 부채 및 자본에 관한 항목을 객관적인 자료에 따라 작성하여야 한다.

제8조(손익계산서) ① 손익계산서는 회계기간에 속하는 모든 수익과 이에 대응하는 모든 비용을 객관적인 자료에 따라 작성하여야 한다.

제9조(기본금변동계산서) ① 기본금변동계산서는 기본금과 이익잉여금의 변동 및 수정에 관한 사항을 객관적인 자료에 따라 작성하여야 한다.

*일반기업에서는 자본변동표라고 한다.

제10조(현금흐름표) ① 현금흐름표는 당해 회계기간에 속하는 현금의 유입과 유출내용을 객관적인 자료에 따라 작성하여야 한다. 다만, 병원의 개설자가 「사립학교법」에 따라 설립된 학교법인 또는 「지방공기업법」에 따라 설립된 지방공사인 경우에는 '자금수지계산서'로 이를 갈음할 수 있다.

제2절 재무제표

재무제표(F/S, financial statements)는 기업의 재무상태나 경영성과 등을 보여주는 문서이다. 이러한 재무제표는 기업의 성과 등을 파악하기 위해 내부적인 목적으로 사용되기도 하나, 상장기업의 경우 이러한 재무제표들을 매년 결산기에 일반대중에게 공개하게 되어 있다. 병원은 의료기관 회계기준 규칙 제4조에 의하여, 대상 의료기관은 재무제표를 작성하도록 되어있다. 의료기관이 반드시 작성해야 하는 재무제표는 재무상태표, 손익계산서, 기본금변동계산서, 현금흐름표(자금수지계산서), 주기와 주석 등이 있다. 재무제표는 밀접한 상호관련성을 가지고 있는데, 손익계산서상의 당기순이익의 처분내역은 기본금변동계산서에 표시되며, 자본변동표에서 유보된 당기순이익은 재무상태표에 이익잉여금이 된다. 현금흐름표(자금수지계산서)는 현금주의로 작성되는데 재무상태표의 기초현금과 기말현금과의 차이가 발생한 원인에 대한 현금흐름의 정보를 제공하고 있다. 여기에서는 재무상태표와 손익계산서에 관하여 설명하도록 하겠다.

1 재무상태표(statement of financial position : S/F) 또는 대차대조표(balance sheet : B/S)

재무상태표를 대차대조표라고도 하는데, 재무상태표는 '일정시점'에서의 병원의 재무상태를 나타내고 있는 재무제표를 말한다.

1) 재무상태표 작성기준

재무상태표는 자산, 부채, 자본으로 구분하고 자산은 유동자산과 비유동자산으로 부채는 유동부채와 비유동부채로, 자본은 법인병원의 경우 기본금, 자본잉여금 및 이익잉여금으로 구분하며, 개인병원은 자본금이라는 개념이 없고, 총자산에서 총부채를 차감하면 자본이 되므로 이를 구분하지 않는다.

(1) 구분표시원칙

재무상태표 작성기준의 첫 번째로 규정된 것은 '구분표시원칙'이다. 재무상태표는 무질서하게 나열하는 것이 아니고 이들을 종류별로, 성격별로 적절히 분류하여 일정한 체계하에 구분표시함으로써 병원의 재무상태를 명확하게 표시할 수 있도록 작성되어야 하는 것이다. 위에서 설명한 바와 같이 자산, 부채, 자본을 구분하여 작성한다.

(2) 총액표시원칙

재무상태표 작성원칙의 둘째로 규정된 것이 '총액주의원칙'이다. 재무상태표 작성상 총액주의란, 차변과목에 해당하는 자산항목과 대변과목에 해당하는 부채 또는 자본항목은 각 각 총액으로 표시하여야 하지 이들을 상계하여 그 순액만이 나타나도록 해서는 안 된다는 원칙이다.

(3) 1년기준원칙

재무상태표 작성기준의 세 번째로 규정된 것은 '1년기준'이다. 이는 구분표시원칙의 보조적인 기준으로 자산 및 부채를 유동자산, 유동부채항목과 그밖의 항목(비 유동항목)으로 구분하는 것은 1년을 기준으로 하도록 되어 있다.

(4) 유동성배열원칙

재무상태표 작성기준의 네 번째로 규정된 것은 '유동성배열법'이다. 재무상태표상 자산, 부채의 과목을 유동이 높은 것부터 먼저 표시하고 유동성이 낮은 것은 나중에 표시하는 방법으로서 이에 반대되는 것은 고정성배열법이다.

(5) 잉여금구분원칙

재무상태표 작성기준의 다섯 번째로 규정된 것은 '잉여금구분원칙'이다. 자본잉여금은 자본거래에서 발생한 것이며, 이익잉여금은 손익거래에서 발생한 것으로 이를 분리하여 표시하여야 한다는 것이다.

(6) 미결산항목의 계상금지원칙

재무상태표 작성기준의 여섯 번째로 규정된 것은 '미결산항목의 계상금지원칙'이다. 애매한 계정을 자산 또는 부채항목으로 표시하면 안된다는 것이다. 예를 들면, 재무상태표상 가지급금이나 가수금 등 미결산 항목을 계상하는 것은 일반적인 명료성의 원칙에 위배된다. 따라서 일반적으로 가지급금 계정에 처리하고 있는 내용은 구성원에 대한 일시대여금 또는 업무경비 선급분의 미정산액이 대부분인데 이는 그 성격에 따라 비용으로 처리하거나 대여금 등으로 처리하여야 한다.

2) 재무상태표 구성항목

(1) 자산(assets)

자산이란, 과거의 거래나 사건의 결과로부터 병원이 통제하거나 획득한 미래의 경제적 효익을 화폐단위로 측정가능한 것을 말한다.

자산은 유동자산과 비유동자산으로 구분하며, 유동자산은 당좌자산과 재고자산, 기타 유동자산으로 구분하며 재무상태표의 작성일로부터 1년 이내에 현금으로 전환되거나 전환이 예산되는 자산을 말한다.

비유동자산은 투자자산, 유형자산, 무형자산, 기타 비유동자산으로 구분하며 정산적인 의료활동에 투자되어 운용되고 있는 자산으로서 현금화하는데 1년 이상이 소요되는 자산을 말한다.

(2) 부채(liabilities)

부채란 과거의 거래나 사건의 결과로 특정실체가 미래에 다른 실체에게 자산을 이전하거나 용역을 제공해야 하는 현재의 의무로부터 발생하는 미래의 경제적 효익의 희생을 의미한다.

부채는 1년을 기준으로 하여 유동부채와 비유동부채로 구분된다. 여기서 1년 기준은 부채 발생 시점이 아니라 재무상태표일을 기준으로 한다. 즉 재무상태표일로부터 1년 이내에 만기가 도래하는 부채는 유동부채, 1년 이후에 만기가 도래하는 부채는 비유동부채로 구분된다.

■ 의료기관 회계기준 규칙 [별지 제1호서식] <개정 2015.12.31.>

재무상태표

제 (당)기 년 월 일 현재
제 (전)기 년 월 일 현재

(단위: 원)

계정과목	제 (당)기	제 (전)기
	금액	금액
자산		
Ⅰ. 유동자산		
(1) 당좌자산		
1. 현금 및 현금성자산		
2. 단기금융상품		
⋮		
(2) 재고자산		
1. 약품		
2. 진료재료		
⋮		
Ⅱ. 비유동자산		
(1) 투자자산		
1. 장기금융상품		
2. 투자유가증권		
⋮		
(2) 유형자산		
1. 토지		
2. 건물		
⋮		
(3) 무형자산		
1. 영업권		
2. 창업비		
⋮		
(4) 기타 비유동자산		
(자산총계)		
부채		
Ⅰ. 유동부채		
1. 매입채무		
2. 단기차입금		
⋮		
Ⅱ. 비유동부채		
1. 장기차입금		
2. 외화장기차입금		
⋮		
Ⅲ. 고유목적사업준비금		
Ⅳ. 의료발전준비금		
(부채합계)		
자본		
Ⅰ. 기본금(기본재산)		
1. 법인기본금		
2. 기타기본금		
Ⅱ. 자본잉여금		
1. 자산재평가적립금		
2. 기타자본잉여금		
Ⅲ. 기타포괄손익누계액		
1. 재평가잉여금		
2. 해외사업환산손익		
Ⅳ. 이익잉여금(결손금)		
1. 차기이월잉여금(결손금)		
2. 당기순이익(순손실)		
(자본총계)		
부채와 자본총계		

210㎜×297㎜[백상지 120g/㎡]

그림 13-3 재무상태표

병원의 특성상, '고유목적사업준비금'을 결산서에 인식하는 경우 해당 '고유목적사업준비금'은 유동부채 및 비유동부채와는 별도로 구분 표시하여야 한다.

(3) 자본(capital)

일반 기업의 경우, 전통적으로 소유지분이라고 표현되어 온 주주지분은 오늘날 기업의 대표적인 형태가 주식회사이므로 소유주주 지분이란 용어대신 주주지분이란 말로 널리 통용되고 있다. 주주지분은 기업이 소유하고 있는 자산의 총액에서 부채의 총액을 차감한 잔액으로 측정된다. 병원의 경우에는 경영에 출연한 설립자의 기본재산으로 인식된다.

법인병원은 자본을 기본금, 자본잉여금, 기타포괄손익누계액 및 이익잉여금(또는 결손금)으로 구분한다.

개인병원은 전술한 바와 같이, 자본금이라는 개념이 없고 총자산에서 총부채를 차감하면 자본이 되므로 구분하지 않는다.

2 손익계산서(income statement, profit and loss statement, I/S)

손익계산서란, 손익계산서란 기업의 경영성과를 명확하게 파악 보고하기 위하여 일정기간 동안에 일어난 거래나 사건을 통해 발생한 수익과 비용을 나타내는 보고서로서 기본재무제표의 하나이다. 병원의 경우는 진료활동결과로 산출된 손익에 대한 정보를 표시하여 주는 회계보고서이다. 병원의 진료 활동을 수익성과 관련된 회계정보로 표시하여 주는 재무제표의 하나로 손익계산서의 목적은 일정기간 동안의 경영성과인 순손익을 표시하는데 있다.

재무상태표가 일정 시점 현재의 병원의 재무상태를 나타내 주는데 반하여 손익계산서는 일정기간 동안의 경영활동의 성과를 나타내는 재무제표이다.

1) 손익계산서 작성기준

손익계산서는 회계기간에 속하는 모든 수익과 이에 대응하는 모든 비용을 기제하여 경상손익을 계산하고 이에 특별손익을 가감하고 법인세 등을 차감하여 당기순손익, 즉 경영성과를 표시함을 그 목적으로 하는 것이다. 손익계산서의 작성기준은 다음과 같다.

(1) 발생주의

손익계산서 작성기준의 첫 번째로 규정된 것은 '발생주의원칙'이다. 이는 기간별 경영성

■ 의료기관 회계기준 규칙 [별지 제2호서식] <개정 2015.12.31.>

손익계산서

제 (당)기 년 월 일부터 년 월 일까지
제 (전)기 년 월 일부터 년 월 일까지

(단위: 원)

계정과목	제 (당)기		제 (전)기	
	금액		금액	
Ⅰ. 의료수익				
1. 입원수익				
2. 외래수익				
⋮				
Ⅱ. 의료비용				
(1) 인건비				
1. 급여				
2. 퇴직급여				
⋮				
(2) 재료비				
1. 약품비				
2. 진료재료비				
⋮				
(3) 관리운영비				
1. 복리후생비				
2. 여비교통비				
⋮				
Ⅲ. 의료이익(손실)				
Ⅳ. 의료외수익				
1. 의료부대수익				
2. 이자수익				
⋮				
Ⅴ. 의료외비용				
1. 의료부대비용				
2. 이자비용				
⋮				
Ⅵ. 법인세차감전순이익(순손실)				
Ⅶ. 법인세비용				
Ⅷ. 고유목적사업준비금설정전 당기순이익				
Ⅸ. 고유목적사업준비금전입액				
Ⅹ. 고유목적사업준비금환입액				
Ⅺ. 당기순이익(순손실)				

210mm×297mm[백상지 120g/㎡]

그림 13-4 손익계산서

과측정이란 기본목적 때문에 모든 수익과 비용은 발생기간, 즉 수익 또는 비용이 속하는 회계연도에 정당하게 배분되도록 처리하라는 것으로서 '기간배분계산원칙'이라고도 할 수 있다. 원칙적으로 수익은 실현이 된 때 인식하여야 한다.

(2) 수익비용대응원칙

손익계산서 작성기준의 두 번째로 규정된 것은 '수익비용대응원칙'이다. 기간별로 적정하게 배분계산된 수익과 비용은 그 발생원천별로 각 수익항목과 이에 관련되는 비용항목을 대응표시하여야 한다.

(3) 총액주의

손익계산서 작성기준의 세 번째로 규정된 것은 '총액주의원칙'이다. 손익계산서와 기업의 회계기간의 영업활동의 전체를 계수적으로 명확히 보고할 수 있도록 하기 위해서는 수익항목과 비용항목은 각기 총액으로 기재하여야 할 필요가 있다.

(4) 구분계산원칙

손익계산서 작성기준의 네 번째로 규정된 것은 '구분계산원칙'이다. 손익계산서는 의료이익(의료손실), 경상이익(경상손실), 법인세 차감전순이익(순손실) 및 당기순이익(순손실)으로 구분하여 나타내어야 의료사업으로부터의 손익과 기타 의료외 사업 및 특별손익으로 인한 손익을 구별할 수 있다.

2) 손익계산서 구성항목

(1) 수익(revenue)

수익은 일정기간 고객에게 제공한 재화나 용역의 판매가격으로 의료수익과 의료외수익이 있다.

의료수익에는 입원수익과 외래수익, 기타의료수익으로 구분된다. 기타의료수익에는 건강진단수익, 수탁검사수익, 직원급식수익, 제증명료수익, 구급차운영수익, 기타수익 등이 포함된다.

의료외수익에는 의료부대수익, 이자수익, 배당금수익, 임대료수익, 단기매매증권처분이익, 외환차익, 외화환산이익, 투자자산 처분이익, 유형자산 처분이익, 대손충당금환입, 기부금수익, 잡이익, 자산수증이익, 채무면제이익 및 보험차익 등으로 구분된다.

(2) 비용(expence)

'수익의 획득과정에서 소비된 재화 또는 용역의 원가'로써 회계기간 중의 총비용은 동기간 중의 수익을 획득하기 위하여 소비된 재화나 용역원가의 합계액이 되며, 의료비용과 의료외비용으로 구분한다.

의료비용은 인건비, 재료비, 관리운영비로 구분한다.

의료외비용은 의료부대비용, 이자비용, 기타의 대손상각비, 기부금, 단기매매증권 처분손실, 단기매매증권 평가손실, 외환차손, 외화환산손실, 투자자산 처분손실, 유형자산 처분손실, 재고자산 감모손실, 고유목적사업 준비금 전입액, 고유목적 사업비, 잡손실로 구분한다.

제3절 회계순환과정과 회계전산화

회계의 순환과정을 알아야 재무제표 작성과정을 이해하게 된다. 거래가 발생해서 결산에 이르기까지의 흐름을 이해하고 대략적인 재무제표 작성과정을 알기쉽게 흐름을 그려보도록 하자.

1 회계순환과정

회계순환과정이란, 회계기간 중의 거래를 기록하고 회계연도 말에 회계기록을 정리하여 재무제표를 작성하는 과정을 말한다. 이러한 회계과정은 매 회계연도마다 동일하게 일어나므로 회계순환과정이라 한다. 회계순환과정은 [그림 13-5]에서 보는 바와 같이 회계기간중의 회계처리와 회계기말의 결산작업이라는 두 개의 과정으로 구분되어 진다.

위 [그림 13-5]의 회계순환과정을 설명하면, 다음과 같다.

첫 번째 과정인 회계기간 중의 처리과정은 발생된 모든 거래를 분개하고 전개하는 것이다. 두 번째 회계처리과정은 회계연도 말에 일어나는데 이 과정은 첫 번째 과정에서 기록된 거래를 계정별로 합산하여 시산표를 만들고, 결산정리분개를 통하여 정산표와 재무제표를 작성하고 계정들을 마감하는 것이다. 여기에서 정산표 작성은 기말에 복잡한 결산과정을 하나의 표를 통하여 기록함으로써 기록상의 오류를 줄이기 위한 하나의 도구일 뿐이지 결산과정에서 반드시 수행해야 하는 절차는 아니다. 과거에는 많은 기업들이 정산표를 이용해서 결산을 수행했지만 요즘에는 컴퓨터에 의한 전산자료 시스템이 많이 이용됨에 따라 정산표의 작성을 생략하는 경우가 많다.

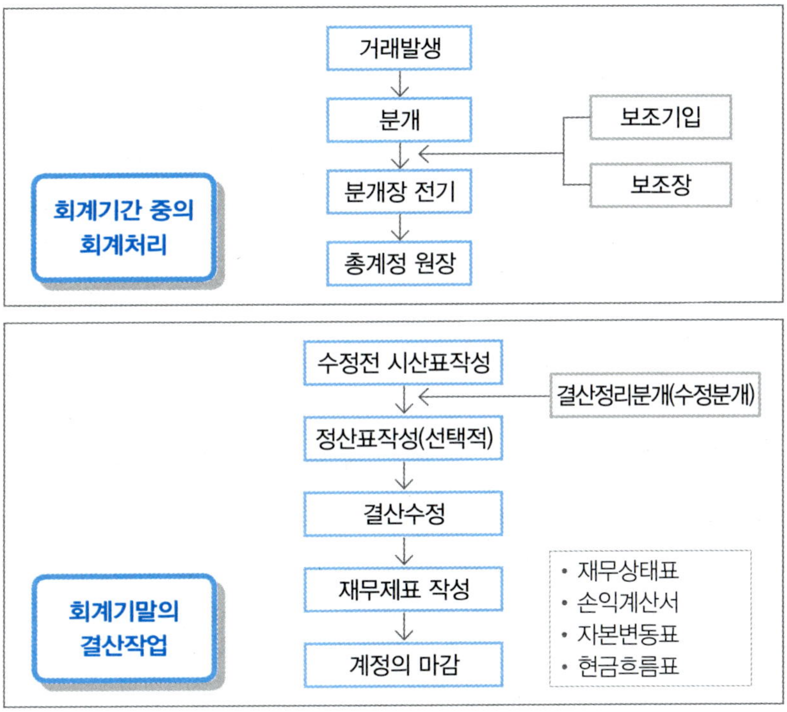

그림 13-5 회계순환과정

2 회계전산화

1) 회계전산화의 필요성

회계업무가 다양하고 복잡해짐에 따라 기장과 집계 및 계산에 많은 시간이 소요된다. 또한 회계업무는 단순반복업무라고 할 수 있으며, 사람이 하는 일이라 실수로 잘못 작성하거나 계산상 오류가 발생할 수 있다. 따라서 회계업무를 전산화하면 기록과 계산을 신속하고 정확하게 처리해줌으로써 여러 가지 오류를 방지할 수 있기 때문에 회계전산화의 필요성이 대두되었다. 또한, 회계전산화를 시스템화함으로써 내부경영자에게 필요한 회계정보를 적시에 제공하고, 회계정보관리의 효율화를 위하여 오늘날 대부분의 영리기업이나 비영리기업에서 회계전산화를 실행하고 있다. 회계업무를 전산화하면 다음과 같은 효과를 얻을 수 있다.

(1) 시간과 비용절약

회계업무의 전산화는 다양하고 방대한 자료처리를 신속하게 해줌으로써 시간과 비용을 절약할 수 있다.

(2) 업무의 질적 향상

회계업무의 전산화는 정확하게 자료를 수집, 기록, 분석, 처리를 해줌으로써 업무의 질적인 향상을 기할 수 있다.

(3) 전략적 경영관리의 기반

회계업무의 전산화는 내부경영진에게 의사결정에 필요한 자료를 신속하게 제공해 줌으로써 전략적 경영관리의 기반이 된다.

2) 회계시스템의 전산화

회계시스템의 전산화는 입력, 처리, 출력의 제 요소들이 복식부기를 근간으로 유기적인 관계를 갖고 유용한 정보를 제공하는 시스템이다. 전산화에 의한 정보기술의 발전으로 대부분의 회계시스템은 [그림 13-6]과 같이 입력, 처리, 출력을 전산화하였다.

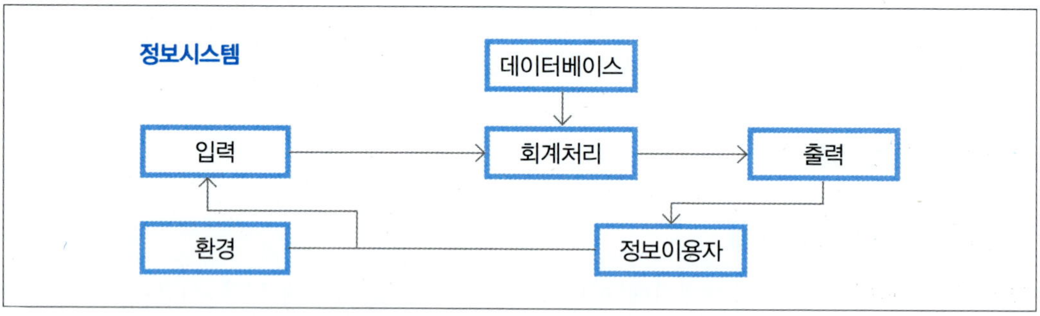

그림 13-6 회계시스템의 전산화

전산화된 회계시스템은 조직의 경제활동에 관한 데이터(거래)를 입력하여, 복식부기의 원리에 입각하여 처리하고, 재무제표 등의 정보를 출력하는 시스템이다. 전산화 시스템은 수작업시스템처럼 처리과정을 육안으로 확인하는 것은 불가능하지만 회계정보에 대한 쉬운 접근, 회계정보 처리의 신속, 정확성으로 질적인 개선을 가져왔다.

3) 재무회계시스템과 관리회계시스템

전산화된 회계시스템은 크게 외부보고를 목적으로 하는 재무회계시스템과 내부보고를 목적으로 하는 관리회계시스템으로 구분할 수 있다.

재무회계시스템은 투자자, 구성원, 정부, 채권자, 고객 등 기업외부의 이해관계자에게 보고하는 것을 목적으로 하는 시스템이다. 외부의 이해관계자들에게 경영성과 및 재무상태에 관한 회계정보를 제공함으로써 그들의 경제적 의사결정을 돕는다.

관리회계시스템은 경영자의 계획설정이나 통제를 위한 내부보고 목적의 시스템이다. [그림 13-7]은 재무회계 및 관리회계시스템을 나타내고 있다. 전산화된 회계시스템은 재무회계와 관리회계의 유기적 통합을 가능케 한다.

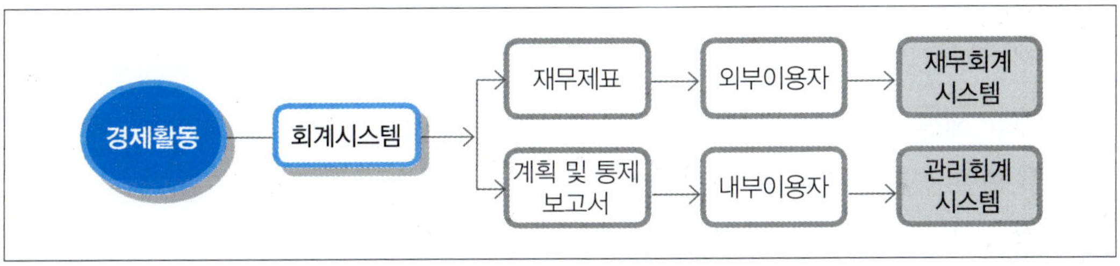

그림 13-7 재무회계 및 관리회계시스템

4) 회계전산화에 의한 재무제표 작성과정

회계전산화가 되었을 경우, 수작업으로 진행하던 재무제표 작성과정을 전산화가 되었을 때와 비교하면 다음과 같다. 즉, 실제작업에서 분개가 이루어지면 이를 입력하여 전산화에 의하여 원장에 전기가 되며, 시산표가 작성이 된다. 이를 예비결산으로 결산정리를 하면 재무제표가 작성되어 출력이 된다. 이러한 과정을 그림으로 보면 다음과 같다.

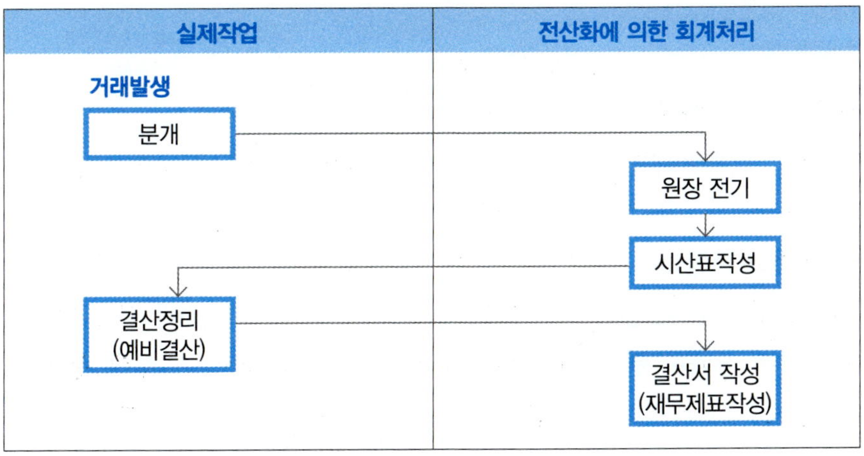

그림 13-8 재무회계 전산화시스템을 도입한 경우 회계처리

제4절 병원원가관리

1 원가의 정의와 분류

1) 원가의 정의

한국공인회계사회가 제정한 원가계산기준에서는 '원가(cost)'를 다음과 같이 정의하고 있다.

(1) 원가라 함은 경영에 있어서 일정한 급부와 관련하여 파악된 재화 또는 용역의 소비를 화폐가치로 표시한 것이다.

(2) 원가는 경영 이외의 경제가치의 소비나 이상상태하에서의 경제가치를 포함하지 않는다. 예를 들면, 정상적인 상태하에서 발생하지 않은 화재에 의한 손실 등은 원가로 볼 수 없다는 것이다.

이상과 같은 정의를 구체적으로 살펴보면 다음과 같다.

① 원가는 화폐가치로써 표시되는 경제가치의 소비이다.

② 원가는 일정한 급부에 대하여 발생한 것이다.

③ 원가는 경영목적과 관련하여 발생한 것이다.

④ 원가는 정상적인 것이어야 한다.

2) 원가의 분류

원가는 크게 '제도적인 원가계산에 있어서의 원가'와 '특수원가조사하의 원가'로 구분되어 진다.

(1) 제도적인 원가계산에 있어서의 원가

재무제표작성, 원가관리를 위한 원가계산제도하에서의 원가들을 살펴보면 다음과 같다.

① 실제원가와 표준원가

실제원가(actual cost)는 재화나 용역의 정상적인 실제소비량에 실제가격(또는 예정가격)을 곱하여 산출한 원가이며, 표준원가(standard cost)는 과학적, 통계적 조사에 의하여 능률의 척도가 되도록 계산한 재화나 용역의 표준소비량에 표준가격을 곱하여 산출한 원가이다.

② 제품원가와 기간원가

이것은 수익에 부담시키는 시기에 따라서 원가를 분류한 것으로 제품원가(product cost)는 일정단위의 제품에 집계된 원가를 말하며, 기간원가(period cost)는 일정기간의 원가발생액을 당기의 수익에 직접 대응시켜 파악한 원가이다.

③ 전부원가와 부분원가

이것은 원가에 계상된 원가요소의 범위에 따라서 원가를 분류한 것으로, 전부원가(full cost)는 일정한 급부에 대하여 발생한 제조원가 또는 이에 판매비 및 일반관리비를 가산한 총원가를 말하며, 부분원가(part cost)는 일정한 급부에 대하여 발생한 원가 중 그 일부분만을 집계한 것이다. 가장 중요한 부분원가는 전부원가 중 변동비만을 집계한 직접원가이다. 일반적으로 채택하고 있는 원가 계산에서는 제품 생산에 소요되는 직접비와 간접비를 모두 포함해서 계산하는데 이를 전부원가 계산이라고 한다.

④ 재료비, 노무비, 관리비

이것은 발생형태에 따라 원가를 분류한 것으로, 재료비는 물품의 소비에 따라 발생하는 원가이며, 노무비는 노동용역의 소비에 의하여 발생되는 원가이며, 관리비는 재료비, 노무비 이외의 제조원가요소이다. 이들을 제조원가의 3요소라 한다.

⑤ 직접원가와 간접원가

이것은 제품과 관련하여 원가발생을 직접적으로 추적할 수 있는가의 여부에 따라 원가를 분류한 것으로 직접원가(direct cost)는 경제성을 고려하여 현실적으로 추적함으로써 직접 그 완성제품에 부담시킬 수 있는 원가를 말하며, 간접원가(indirect cost)는 제조간접비라고도 하는데 일정단위의 제품과 관련하여 원가발생을 직접적으로 추적하기가 불가능하기 때문에 인위적 방법에 의하여 간접적으로 각 제품에 부담시키는 원가이다.

⑥ 고정비와 변동비

이것은 조업도의 변화에 관련된 행태에 따라서 원가를 분류한 것으로, 고정비(fixed cost)는 조업도의 변동에 관계없이 고정적으로 발생하는 원가를 말하며, 변동비

(variable cost)는 조업도의 변동에 따라 비례적으로 발생하는 원가이다.

(2) 특수원가의 종류

경영의사결정 목적에 이용되는 특수원가의 종류는 다음과 같다.

① 매몰원가와 증분원가

매몰원가(sunk cost)는 과거의 의사결정에 의하여 투하된 매몰원가의 전부 내지 일부를 일정한 상황하에서 회수할 수 없게 된 원가를 말하며, 증분원가(incremental cost)는 차액원가 또는 한계원가라고도 하는데, 기존의 경영활동의 규모나 수준에 변동이 있을 경우에 발생되는 총원가의 증가분을 말한다. 매몰원가가 새로운 활동 또는 추가적인 활동에서 제외되는 원가인데 반하여 증분원가는 이들과 밀접한 관계를 갖는 원가이다.

② 회피가능원가와 회피불가능원가

회피가능원가(avoidable cost)는 경영목적을 달성하기 위하여 반드시 필요한 원가가 아니고, 경영관리자의 의사결정에 따라 피할수도 있는 원가를 말하며, 회피불가능원가(unavoidable cost)는 경영목적을 달성하기 위하여 반드시 필요한 원가이며, 경영관리자의 의사와는 관계없이 발생되는 원가이다.

③ 기회원가와 지출원가

이것은 가치희생의 성격에 따른 분류로, 기회원가(opportunity cost)는 제한된 자원을 특정한 목적을 위하여 사용함에 따라 상실된 최대가능한 이익액을 말한다. 즉, 이 원가는 선태가능한 여러 가지 대체적인 용도가 있을 때 그 중에서 어느 하나의 용도를 선태하면 다른 대체적인 용도를 포기해야 하는데 이때 포기한 용도를 포기하지 않았었더라면 거기에서 얻을 수 있었을 가장 큰 이익액을 가리키는 것을 말하며, 현금지출원가(out of pocket cost)는 실제현금지출을 수반하는 원가로서 회계장부에 기록된다.

④ 부가원가

부가원가(imputed cost)는 어떤 시점에서도 실제의 현금지출을 수반하지 않으며 따라서 재무회계기록에도 나타나지는 않으나 원가계산상의 가치의 소비로서 계상할 수 있는 원가이다. 예를 들면, 개인병원의 자기소유부동산의 계산상 임대료, 병원장(소유자)

의 임금 등을 말한다.

2 원가계산의 정의와 분류

1) 원가계산의 정의

원가계산(cost accounting)이란, 경영활동의 여러 가지 목적을 위하여 필요한 원가정보를 집계, 분류, 요약하고 해석하는 수량적 방법을 말한다.

2) 병원원가계산의 목적

병원원가계산의 목적은 다음과 같이 요약될 수 있다.

① 병원경영계획 및 경영정책 의사결정시 기여

한국공인회계사회의 원가계산기준에 의하여 산출된 원가자료를 재무제표작성 시 제공, 원가관리에 필요한 원가자료의 제공으로 병원의 경영계획 수립과 경영정책상의 의사결정 및 원가관리 등에 기여한다.

② 대외적 정보제공

대외적인 정보제공으로 병원은 정부(보건복지부, 교육부 등), 은행, 관계단체(의료기관 평가시 자료제공) 등에 재무제표와 원가계산서를 보고해야 할 경우가 있다.

③ 건강보험 진료수가 산정에 필요한 원가계산 자료 제공

건강보험수가 진료수가 산정 시 필요한 원가계산 자료 제공으로 병원 원가계산의 목적 중 가장 중요한 비중을 차지하는 것이 의료수가를 합리적으로 결정하는 것이다. 환자에게 제공한 의료서비스의 양에 따라 환자에게는 의료비 부담의 공정성을 기하고, 병원은 조직의 유지, 발전을 위한 적정이윤을 확보하도록 하기 위해서 원가계산이 필요하다.

3) 활동기준 원가계산

활동기준 원가계산(Activity-Based Costing, ABC)은 기존의 전통적인 원가계산방식의 문제점을 개선하기 위해 도입된 새로운 원가계산방법이다. ABC는 제조간접비를 소비하는 활동(Activity)이라는 개념을 설정하고 이러한 여러 활동들에 따라 제조간접비를 배

부하고 각 제품(의료서비스)별로 활동소비량에 따라 제조간접비를 배부함으로써 기존의 전통적인 원가계산방식에 비해 좀 더 합리적인 원가배부를 목적으로 하는 원가계산방식이다. 즉, 전통적인 부문별 원가계산방식은 발생한 원가가 부문별로 집계되고 집계된 원가가 직접 노동시간이나 직접 재료투입량 등 제품의 생산수량과 직접관련이 있는 단위기준에 의해 배부되나, ABC는 활동별로 원가를 추적하여 집계한 다음 의료서비스별로 원가를 배부하는 원가계산이다. 배부기준을 좀 더 합리적으로 정교화하여 간접비를 각 활동에 따라 배분하고 의료서비스별로 활동을 소모량에 따라 배분하는 방식을 말한다.

ABC를 활용하다 보면, 정확한 원가계산이 가능하게 되고, 이를 통해 정확한 가격결정, 수익분석 및 정책적 의사결정을 할 수 있게 된다. 다만, ABC를 도입하는데 시간이 너무 많이 소요되기 때문에 ABC로 인하여 얻는 이익보다 비용이 더 많아 질 수 있다. 또한, 활동이라는 것을 명확히 정의내리고 구분하기가 현실적으로 어려운 점이 있으며, 기존 방식에 익숙한 임직원의 반발이 심하다. 특히 중소병원의 경우 ABC를 실행할 전문인력도 없기 때문에 성과급을 지급받는 의료진으로부터 심각한 저항에 직면할 수 있다는 단점이 있다.

제5절 병원재무관리

1 재무관리의 개요

1) 재무관리의 의의

재무관리(financial management)란, 조직의 경영활동을 원활하게 하기 위하여 자본의 조달을 어떻게 할것인가 그리고 자본의 조달함에 관련된 업무와 절차에 따르는 여러가지 문제와 그 조달된 자본의 운용을 계획하고, 통제하고, 조정하는 것을 말한다. 즉, 자본의 조달과 그 운용이 재무관리의 핵심이라고 할 수 있다. 따라서 재무관리의 내용은 ① 소요자본액의 결정, ② 결정된 자본액의 조달, ③ 조달된 자본의 효율적인 운용을 말하며, 재무관리의 구체적 관리수단으로는 예산통제와 이익계획 및 경영분석이 필요하게 된다.

2) 병원재무관리의 범위

병원재무관리는 다음과 같은 병원의 속성 때문에 매우 제한된 재무관리만이 적용된다.

첫째, 병원은 비영리조직이기 때문에 병원의 출연자는 출연분에 대하여 소유권을 갖지 못하므로 배당도 받지 못하며, 잔여재산처분권도 갖지 못한다.

둘째, 병원은 자본집약적 조직으로 막대한 시설 투자를 하여야 하나 투자 보장률은 다른 산업에 비하여 매우 낮다.

셋째, 병원은 비영리조직이므로 이윤추구에 제한이 많다. 따라서 이윤은 극대화보다는 적정이윤의 추구가 바림직한 것으로 인식되어 왔다. 일부 국공립병원이나 종교시설의 자선병원성격의 병원의 경우에는 이윤보다는 정관상의 사명이라고 할 수 있는 설립이념(목적)에 더 치중하여 적자운영을 감내하고 있다.

넷째, 선진료 후진료비 청구라는 제삼자지급방식의 국민건강보험시스템으로 운영되고 있기 때문에 진료미수금이 많이 발생하게 된다.

2 재무계획 및 재무통제

1) 재무계획

병원의 재무계획은 단기, 중기 및 장기의 경영활동을 수행하는데 필요한 자금을 조달하고, 조달된 자금을 효율적으로 활용하기 위한 경영계획을 말한다. 재무계획은 재무활동이 유효하게 수행되기 위한 기초로서 재무활동뿐 아니라 모든 경영활동과 깊이 관련을 갖는다.

2) 재무통제

(1) 사업계획 및 예산의 개념

계획이란, 장래의 목표를 설정하고, 이 목표의 달성을 위한 수단과 행동 방향을 검토해서 최적방안을 선정하는 일련의 계속적인 의사결정과정이며, 이 의사결정 결과를 일관성 있게 기술해 놓은 것을 말한다.

예산은 조직의 목표를 달성하기 위하여 일정기간의 사업계획에 대한 미래의 화폐가치로 표현해 놓은 계획서이다. 병원사업계획을 분류하면 다음과 같다.

① 사업의 내용에 따른 분류 : 환자진료계획, 의료교육 및 연구계획, 투자사업계획, 의료사회사업계획

② 관리활동의 내용에 따른 분류 : 인력증원계획, 구매계획, 자금계획, 손익계획, 고정자산투자계획

③ **계획기간에 따른 분류** : 단기계획, 중기계획, 장기계획

④ **계획단계에 따른 분류** : 경영목적, 방침계획, 전략적 계획, 실행계획

병원예산은 일반적으로 손익예산, 자본예산, 구매예산과 자금예산으로 구성한다.

이와 같은 내용은 기업회계 방식을 적용하고 있는 병원의 경우이며, 국공립병원은 자금수지예산으로 갈음하고 있다.

(2) 계획의 통제 · 조정기능

계획의 기본기능은 실행방향의 제시기능, 실행성과의 평가기능, 실행자체의 통제 · 조정기능이다. 계획은 경영목표와 실현방법을 구체화해서 수립되는 것이므로 실행이 계획에 맞게 되었는가, 되고 있는가를 검토하는 기능을 당연히 갖게 마련인 것이다. 이러한 검토는 예산통제에 의해서 이루어진다. 예산이 미래의 일정 기간에 대한 업무내용을 화폐가치로 표현해 놓은 것이므로 예산통제는 금액통제를 원칙으로 한다. 통제시점 또는 방법에 따라 예산통제는 사전통제와 사후통제로 구분된다. 사전통제는 지출원인인 행위가 이루어지기 전에 하는 통제이며, 사후통제는 지출원인 행위가 발생하고 나서 현금지출전표의 결재과정에서 하는 통제이다. 지출이 완료되고 나서 예산보고서나 예산집행 통보에 의해서 예산관리부를 기록, 정리하는 행위는 예산통제가 아니고 예산관리이다.

예산통제가 적절히 이루어지려면 계속해서 예산수치와 실적수치 사이의 차이를 분석해야 한다. 예산과 일치하지 않은 경우에는 그 차이가 발생한 장소, 원인, 차이에 대한 책임소재를 분명히 하여 시정조치를 마련하고 동시에 예산자체의 합리성 여부도 검토해야 한다. 따라서 예산, 실적의 차이분석이 매우 중요한 관리활동이다.

3 운전자본관리

1) 운전자본관리(working capital management)의 의의

운전자본(working capital)이란, 경영활동과정에서 발생되는 자산과 부채를 총칭하나 일반적으로 유동자산에서 유동부채를 차감한 순운전자본(net working capital)이라는 개념이 유동성의 척도로서 광범위하게 이용된다. 즉, 순운전자본은 유동부채를 초과하는 유동자산으로 병원의 경영활동을 위해서 투입되어 영업이익을 내기 위해 움직이는 자산의 양을 말하며, 순유동자산이라고도 한다. 순운전자본은 다음과 같이 계산된다.

순운전자본 = 유동자산 - 유동부채

순운전자본은 유동성 측정치로 중요한 수치이며, 채권자에게는 채권의 안정성을 의미한다. 또한 순운전자본은 현금의 유입 및 유출과정에서 발생할 수 있는 불확실성에 대처할 수 있는 유동성 능력에 대한 측정치로서도 중요하다. 따라서 순운전자본이 클수록 문제없이 유동부채를 상환할 가능성이 높기 때문에 병원의 단기자금 지급능력을 판단하는 지표로 이용된다. 또한, 순운전자본은 병원의 자산 중 가장 현금에 가까운 자산이기 때문에 기업가치 평가에서도 중요하게 다뤄진다. 기업(병원)의 체질을 파악함에 있어 즉시 사용이 가능한 자산과 총액을 비교하거나 그 추이를 살피는 것은 기업(병원) 가치의 저평가 여부를 판단하는데 도움이 되기 때문이다. 병원조직이 비영리조직이긴 하지만 적정이윤을 추구하여야 하므로 병원경영자도 주어진 여건하에서 최대한의 노력을 기울여야 한다. 왜냐하면 병원의 재무조달 능력에는 한계가 있기 때문에 병원경영진은 제한된 자원을 활용하여 적정이윤이 실현될 수 있도록 하여야 한다. 특히 병원의 속성상 고가의 의료장비 등 고정자산에 과다하게 투입되어 운전자본으로 남아있어야 할 부분이 고정화된 경우 유동성이 상실되어 외부로부터 현금을 차입하여야 하는 상황을 많이 볼 수 있는데 이러한 경우를 말한다.

2) 운전자본 조달방법

(1) 보수적 접근방법

보수적 접근방법(conservative approach)은 기업(병원)이 예측한 예상지출의 최대값(maximum)을 고려하며 자본을 관리하는 것을 말한다. 예를 들면, 어떤 스포츠 기업이 1년 단위의 예상지출표를 만들었다고 가정한다면, 여름에는 스포츠 용품에 관한 수요가 늘어서 기업은 여름에 생산비용이 급격히 늘어날 것이라고 예측했고, 반대로 겨울에는 수요가 줄어들어 적은 생산비용을 예측했다. 보수적 접근방식에서는 리스크를 최대로 줄이고자 하는 것이 목적이기 때문에 이 스포츠 기업은 급격한 수요 변화나 예기치 않은 상황에 대비해 최대치의 자금을 준비할 것이다. 이 접근방법은 부채상환능력을 상실할 위험이 작은 반면에 조직의 수익성에는 역효과가 발생한다. 공격적인 방법보다 수익성이 낮은 이유는 필요 이상의 자금을 지속적으로 보유함으로써 유휴자금에 대한 비용이 발생되며 단기부채보다 이자비용이 과중한 장기부채를 이용하기 때문이다.

(2) 공격적 접근방법

공격적 접근방법(aggressive approach)은 기업(병원)이 예측한 예상지출의 최소값(minimum)을 고려하여 자본을 관리하는 것을 말한다. 보수적 접근방식과는 반대로 능동적으로 여름 시즌에는 많은 운전자본을 보유하고 있다가, 겨울 시즌이 다가오면 보유한 운전자본의 양을 줄이면서 항상 운전자본을 최소값으로 유지하는 것이다. 순운전자본이 최소, 즉 유동자산과 유동부채의 차이가 적기 때문에 보수적 접근방식보다 더 높은 수익을 기대할 수 있다고 할 수 있다. 이 접근방법은 유휴자금이 없으며 장기자본이건 단기부채이건 필요 이상의 자금을 거의 사용하지 않기 때문에 비용면에서 절감률을 높일 수 있다는 장점이 있는 반면에 단기부채에 의존도가 높기 때문에 예상하지 못한 유동성 문제가 발생하면 재정적인 위험에 직면할 리스크가 있다는 단점이 있다.

4 투자의사결정

1) 의의

병원조직도 기업과 마찬가지로 근본적으로 언제나 다음과 같은 의사결정을 해야 하는 상황에 놓여있다.

* 진료과목을 추가할 것인가? 즉, 신규 진료과목의 설치라는 투자안을 시행할 것인가?
* 기존제품(의료서비스)을 계속 생산 또는 유지할 것인가?

예를 들면, 안과를 추가로 설치한다면 어떻게 결정할 것인가? 건강검진센터를 추가로 설치한다면 어떻게 결정할 것인가? 추가로 설치되는 안과나 건강검진센터를 설치하는데 소요되는 비용과 추가로 설치되는 안과나 건강검진센터가 벌어줄 미래수익을 비교하여 수익이 더 크다면 안과나 건강검진센터를 설치하게 될 것이다. 이와 같이 투자여부를 결정하는 것이 '투자결정'이라고 한다.

투자를 하기로 결정하였으면 그 다음 과정은 어떻게 될까? 모 병원의 건강검진센터를 설치한 경우를 들어 살펴보자.

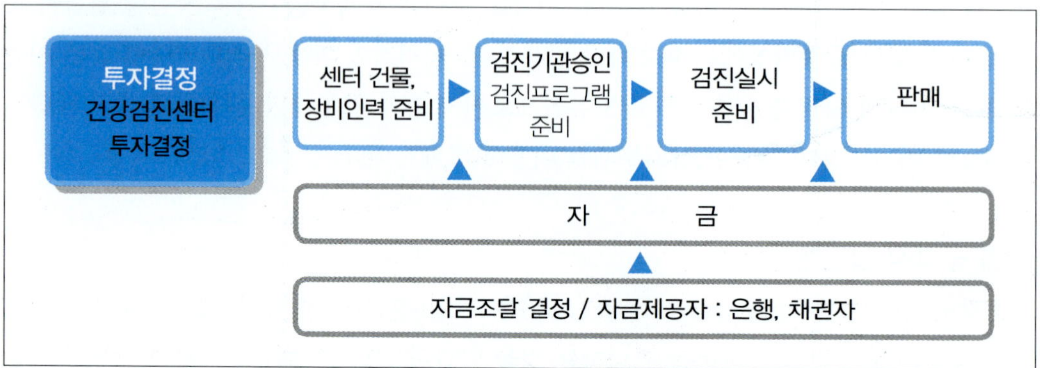

그림 13-9 병원의 제품생산과정과 재무의사결정

먼저, 건강검진센터를 신규로 설치하고자 했으면, 건강검진을 실시할 건물과 의료장비들을 구비하고 전문의와 간호사 등 의료진을 채용하여야 하며 건강검진 서비스를 제공하고자 하는 건강검진 프로그램을 준비하여야 한다. 또한 건강검진 상품 판매에 대비해 건강검진기관으로 승인도 받아야 하며 검진대상자들이 입을 피복 그리고 마케팅 등 모든 절차와 준비를 하여야 한다. 이러한 자산을 준비하는 것은 병원이 영업활동을 하기 위한 것으로 '투자활동'이라고 할 수 있다. 그런데 이러한 자산을 준비하는데는 많은 자금이 소요된다. 이러한 자금을 '어떻게', '어디에서 얼마를 조달할 것인가'의 문제가 대두되는데 이를 재무관리에서는 '자본조달결정'이라고 한다. 이와 같이 자금을 어떻게 조달하고 운용할 것인가를 다루는 분야가 재무관리의 본질이다.

2) 재무관리에서 이루어지는 의사결정

재무관리에서 이루어지는 투자의사결정으로는 앞에서 살펴본 바와 같이 투자결정, 자본조달 결정 및 혼합의사결정 등이 있다. 투자의사결정방법인 회수기간법, 회계적 수익률법, 내부수익률법, 순이익률법, 순현가법, 수익성지수법 등은 재무관리 각론에서 자세히 다루기 때문에 여기에서는 생략하기로 한다.

① 투자결정

자산에 대한 투자결정에는 단기성 자산과 장기성 자산에 대한 투자로 구분할 수 있다. 단기성 자산은 투자자금이 1년 이내의 단기간에 회수되거나 현금화할 수 있는 자산을 말하며 유동자산이라고 한다. 장기성 자산은 투자자금이 장기간 고정되는 자산으로 비유동자산이라고 한다.

② 자본조달결정

자본은 기본적으로 자기자본과 타인자본으로 구분되기 때문에 필요한 자금을 부채에 속하는 타인자본과 자기자본 중 어느 자금원천으로부터 얼마나 조달할 것인가를 결정해야 한다.

③ 혼합의사결정

이것은 자금의 투자와 조달이 동시에 이루어지는 의사결정을 말한다. 예를 들면, 병원이 다른 병원과 통합시 신규로 투자되는 자금을 지불해야 하는 한편 통합으로 인하여 자금이 들어오는 경우를 말한다.

5 재무분석

1) 재무비율분석

(1) 의의

재무비율은 유용한 정보를 이용하여 의사결정을 할 때 필요하며, 재무비율은 경제적 의미와 논리적 관계가 있는 재무제표의 항목을 비교하여 상대적 비율을 구하는 것이다. 재무제표를 구성하는 수 많은 계정과목을 대응하여 계산하게 되므로 무수히 많은 비율이 산출될 수 있다.

재무비율은 기업의 재무적 건강상태에 대한 신호 또는 징후를 제공하는 수단으로 재무비율은 재무비율을 구성하는 계정과목에 대한 분석을 통하여 재무적 건강상태의 변화 가능성을 파악하는데 이용된다.

재무비율방법은 안정성 비율, 수익성 비율, 활동성 비율, 성장성 비율, 생산성 비율 등이 있다.

(2) 재무비율의 분류

① 자료 원천에 의한 분류

재무비율은 두 가지 이상의 계정과목을 이용하여 계산하는 것인데, 이때 계정과목을 어느 재무제표에 있는 계정과목을 이용하였느냐에 따라 재무상태표 비율과 손익계산서 비율 및 혼합비율로 구분한다.

㉠ **재무상태표 비율** : 재무비율 계산 시 모두 재무상태표에 있는 계정과목을 이용하는 것으로 유동비율과 부채비율 등이 여기에 속한다.

㉡ **손익계산서 비율** : 손익계산서에 있는 계정과목을 이용하는 것으로 매출액영업이익률과 매출액순이익률 등이 이에 해당된다.

㉢ **혼합비율** : 재무상태표에 있는 계정과목과 손익계산서에 있는 계정과목을 가지고 계산하는 방법으로 총자산순이익률과 자산회전율 등이 있다.

재무상태표비율을 정태분석이라고도 하며, 손익계산서비율과 혼합비율을 동태분석이라고도 한다.

② 분석방법에 의한 분류

분석방법에 따라 관계비율과 구성비율로 구분된다.

㉠ **관계비율법** : 관련 있는 두 항목간의 비율을 백분비로 나타낸 것으로 유동비율 · 고정비율 · 부채비율 · 상품회전율 · 자기자본회전율 등이 있다.

㉡ **구성비율법** : 백분비법이라고도 한다. 대차대조표나 손익계산서 상의 각 구성부분을 전체에 대한 백분비로 표시한 것을 말한다.

기업(병원)의 규모가 비슷하면 관계비율을 이용하여 상호비교하고, 기업(병원)의 규모가 차이가 날 경우에는 구성비율을 이용하여 상호비교하는 것이 더 합리적이라고 할 수 있다.

③ 이용목적에 따른 분류

재무비율은 기업의 이해관계자들이 의사결정을 하는데 필요한 정보를 제공하여야 한다. 주주와 투자자의 입장에서는 수익성과 안정성을, 채권자의 입장에서는 유동성과 지급능력에 관심을 갖는다. 따라서 재무비율은 의사결정자의 이용목적에 따라 구분되어야 하며, 한국산업은행은 기업재무분석을 안정성 비율, 수익성 비율, 활동성 비율, 성장성 비율, 생산성 비율로 구분하고 있다.

다음 [표 13-2]에서는 재무비율의 분류를 한국산업은행에서 구분하는 바로 나누어 설명하였다. 각 재무비율에 관한 사항들은 재무관리 각론에서 다루기 때문에 여기에서는 생략하기로 한다.

표 13-2 재무비율의 분류

분 류	내 용	비율의 종류
안전성 비율	단기채무지급능력을 이행할 수 있는 능력과 기업의 타인 자본의존도를 측정하여 부채원리금을 상환할 수 있는 능력을 측정	유동비율, 당좌비율, 부채비율, 자기자본비율, 고정비율, 조정장기적합률 등
수익성 비율	경영의 총괄적인 효율성을 측정하는 것으로 매출액 혹은 투자에 대한 이익의 비율로 측정	총자산순이익율, 자기자본순이익률, 매출액, 영업이익률 등
활동성 비율	기업의 총재산의 이용활용도를 측정	총자산회전율, 재고자산회전율, 고정자산회전율, 매출채권회전율, 매입채무회전율 등
성장성 비율	기업의 외형 및 수익력의 성장성을 측정	총자산증감률, 매출액증감률, 총자본증감률 등
생산성 비율	기업의 투입물과 산출물을 비교하여 인적 · 물적자원의 능률측정	부가가치율, 노동생산성, 자본생산성, 총생산성 등

2) 재무비율분석의 한계

(1) 재무비율의 기초자료가 되는 재무제표는 계절적인 변화를 충분히 반영하지 못하고 있다.

(2) 과거의 회계 정보에 의존하고 있기 때문에 미래 의사결정에 도움을 요하는 정보이용자들의 목적에 적합하지 않다. 특히, 미래의 불확실성이 높고 환경의 변화가 빠를수록 재무비율의 한계가 커질 수 있다.

(3) 각 병원별 회계 처리방법(감가상각방법 또는 재고자산평가방법 등)이 상이하기 때문에 비교에 적합하지 않다.

(4) 표준비율(재무분석의 평가기준)의 설정에 어려움이 존재한다. 즉, 표준비율을 어느 것으로 하느냐에 따라 진단의 결과가 달라질 가능성이 있기 때문에 산업전체평균을 적용하기 보다는 진단병원군의 선두그룹에 속하는 재무비율을 원용하는 것이 합리적이다.

(5) 병원의 성격이나 경영방침에 따라 각 병원 간에도 재무비율에 차이가 존재할 수 있다.

토론 제13장

빅 5병원, 적자 이유는 무엇인가?

주요 대학병원 의료이익 (단위: 백만원)

의료기관명	2021			2022		
	의료수익	의료비용	의료이익	의료수익	의료비용	의료이익
가톨릭의료원	2,939,958	2,953,444	−13,486	3,129,121	3,167,399	−38,278
삼성서울병원	1,640,681	1,763,682	−123,001	1,733,592	1,817,323	−83,731
서울대병원	1,264,711	1,329,006	−64,295	1,341,246	1,394,815	−53,569
서울아산병원	2,594,693	2,462,899	131,794	2,782,193	2,598,072	184,121
연세의료원	2,805,332	2,600,044	205,288	3,046,715	2,843,836	202,879

* 의료이익(순이익) = 의료수익 − 의료비용

우리나라의 빅5병원의 2021년도와 2022년도 의료이익 현황이다.

서울아산병원이 포함된 아산사회복지재단 산하 병원들은 순이익 증가폭이 가장 컸다. 2021년 순이익 131억원에서 2022년 184억원으로 증가율은 39.7%였다.

2022년도 순이익이 가장 많은 곳은 연세의료원으로 2,028억원의 흑자를 냈지만, 전년 대비 순이익이 오히려 1.2% 감소한 것으로 나타났다.

가톨릭의료원은 수입보다 지출이 더 늘면서 적자 폭이 커졌다. 지난해 가톨릭의료원 순손실은 382억원으로 전년 대비 247억원 손실이 늘어난 것으로 나타났다. 적자가 늘어난 원인은 마찬가지로 의료비용 증가 때문이었다.

연세의료원과 가톨릭의료원, 서울아산병원 결산 내용은 산하 의료기관 회계 결과가 모두 합산된 값이다.

출처 : 청년의사(http://www.docdocdoc.co.kr)

토론방법

1. 조를 편성하여 각 병원별 의료수익과 의료비용을 조사한다.
2. 적자난 병원은 의료수익보다 의료비용이 큰 이유가 무엇인지를 조사한다. 이와반대로 흑자병원은 의료비용보다 큰 의료수익의 이유가 무엇인지를 조사한다.
3. 조사된 내용을 조별로 발표한다.
4. 발표된 자료를 정리하여 교수님에게 제출한다.

제14장

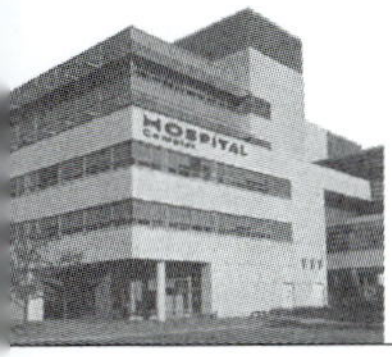

병원 생산 · 품질관리

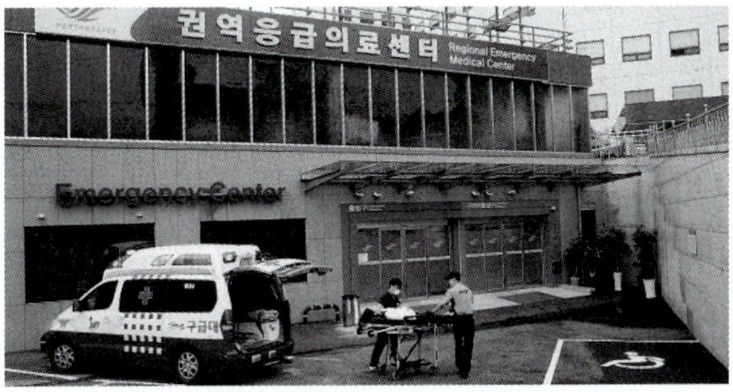

한림대춘천성심병원 권역응급의료센터

우리나라 응급실은 기다림의 연속이라고 할 정도로 대기시간이 긴 것으로 유명하다. 생명을 위협할 정도가 아니라면 인턴, 레지던트를 거쳐야 전문의 진료를 받을 수 있다. 이런 프로세스 때문에 대기시간은 길 수밖에 없다.

여러 가지 응급실 문제를 해결하려고 병원이 선택한 것은 경영기법인 린 6시그마다. 병원은 린 6시그마 기법을 병원에 적용한 결과를 바탕으로 응급실 진료 프로세스를 개선하기 시작했다. 그 첫걸음이 초진 환자의 인턴 진료를 없앤 것이다. 또 레지던트가 진료한 후 전문의에게 알리는 과정을 없애고, 전문의와 레지던트가 동시에 진료를 볼 수 있도록 해 응급실 대기시간을 줄였다. 전문의 진료를 강화한 이러한 결정은 치료결정 시간을 단축하고, 빠른 입원과 수술진행 등이 가능해졌다. 전문의가 진료하면서 의사와 환자 간의 신뢰도가 높아지는 부가적인 효과도 나타났다.

병원의 노력은 결과물로 나타나기 시작했다. 2016년 중증환자가 응급실에 있는 전국 평균 시간이 6.7시간인 것에 비해 춘천성심병원은 3.2시간(2016년 8월~2017년 7월)으로 나타났다. 진료 대기시간도 2014년 21분이던 것이 권역응급센터 지정 후 13분으로 줄여 30.8% 감소시켰다.

출처 : 메디칼업저버(https://www.monews.co.kr)

생산 · 품질관리에서는 경영학에서 배우는 내용과 병원에서 시행되고 있는 의료의 질 관리와 구매관리를 나누어 공부하기로 한다. 병원이라는 조직에 자원이 투입되어 변환과정을 거쳐 의료서비스라는 경제적 가치를 창출하는 일련의 과정 중에서 생산운영적 측면은 일반경영학에서, 품질과 구매는 병원경영적인 측면에서 살펴보기로 한다.

제1절 생산관리

1 의의

생산관리(production management)란, 기업 내지 경영에 있어서 직접적 생산활동인 제조활동을 능률화하고 생산력이 최고로 발휘될 수 있도록 하기 위해 이루어지는 일련의 계획적, 체계적 관리활동을 말한다. 종전에는 '생산'이라고 하면, 제조업같은 공장에서 물건을 만들어내는 생각을 하게 되며 이러한 시스템을 관리하는 것이 '생산관리'라고 하였다. 그러나 산업구조가 2차산업인 제조업 중심에서 3차산업인 서비스 중심 산업으로 옮겨감에 따라서 서비스를 창출하는 조직에 대한 관리가 중요한 관심사로 대두되었으며, 이에 서비스를 창출하는 병원들도 제조업에서 시행하고 있던 생산관리 기법들을 도입하게 되었다.

제조업이외의 보험업, 금융업, 의료업 등 제품을 생산하는 것이 아니라 조직을 운영함으로써 서비스를 창출하는 조직의 사례를 들어 운영관리가 중요하다 하여 생산관리에 운영관리를 포함시키기도 하였다. 이와 같이 넓은 의미의 생산 · 운영관리(production & operation management)란 '일반적으로 제품이나 서비스를 생산하는데 필요한 자원을 최적의 상태로 관리하는 일, 그리고 그러한 기능을 수행하기 위하여 의사결정을 하는 것'이라고 정의하였다(장영관, 생활속의 경영학). 이 장에서는 생산관리를 의료서비스와 접목하기 위해서 생산 · 품질관리(production & quality management)로 설정하고 '일반적으로 의료서비스를 생산하고 운영하는데 필요한 자원을 최적의 상태로 관리하는 일, 그리고 그러한 기능을 수행하기 위하여 의사결정하는 것'으로 정의하였다.

2 생산관리의 본질과 목표

기업은 항상 경쟁을 한다. 그래서 경쟁을 전쟁이라고도 한다. 경쟁을 이기기 위한 방안으로 궁극적으로 추구하는 것이 생산성이다. 생산성이란 생산을 위해 투입된 요소의 비용에 대한 제품이나 서비스 가치의 비율로 표시될 수 있는데 그 비율이 클수록 생산성이 높다고 한다. 생산성의 비율은 다음과 같이 나타낼 수 있다.

생산성(productivity) = 산출량(output) / 투입량 (input)

생산성 향상이라는 조직의 목표를 달성하기 위해서 구체적으로 실천해야 할 생산관리의 목표는 공정관리, 자재관리, 품질관리, 재고관리 및 원가관리 등으로 구분할 수 있다. 이러한 생산관리의 본질과 목표는 사실상 많은 부분이 상호연결되어 있으며, 목표를 달성하기 위해서는 생산활동에 관련된 제 관리들을 합리적으로 결합하지 않으면 안 된다. 예를 들어 원가관리에 의한 원가절감과 품질향상은 상반되어 보이지만 사실상 두 목표는 상승작용을 일으키는 것이 일반적이다. 품질개선 노력을 통해 불량품이 발생하지 않으면 작업을 다시 하지 않아도 되며 반품이 줄어들기 때문에 전체적으로 볼 때 원가가 절감되는 효과를 보게 된다는 것이다.

1) 공정관리

공정관리(process control)란, 공정통제라고도 하며, 공정작업이 계획대로 진행되도록 통제하는 관리활동을 말한다. 공정관리의 목적은 적절한 생산계획에서의 공정의 생산능력을 향상토록 하는 것이며, 공정의 가동률을 높게 유지하여 약속된 납품기일에 늦지 않도록 하며, 시장이나 고객이 요구하는 수량을 적시에 공급하도록 해야 하며, 나아가서는 공정의 생산성을 높이기 위해 공정상의 여러 가지 개선을 행하는데 있다.

2) 자재관리

자재관리(material control)란, 생산을 위해 사용되는 자재 즉 원자재, 부품들을 준비하고 조달하는 활동을 계획, 통제하는 것을 말한다. 자재관리의 목적은 적정한 자재를 생산계획에 알맞게 구입하고 자재의 생산성을 높이는데 있다. 그러기 위해서는 자재의 구입, 접수의 검수기준, 표준의 설정, 공정속도의 유지향상, 불량품의 감소와 공통부품, 표준품의 활용, 자재의 보관의 적절화를 도모해야 하며, 생산, 출하, 판매와의 관련된 적정재고 관리를 기해야 한다.

3) 품질관리

품질관리(quality control)란, 소비자를 만족시킬 수 있는 제품을 가장 경제적으로 생산하기 위해 수행되는 모든 활동의 전체 시스템을 말한다. 품질관리는 품질표준의 설정, 제품의 검사, 품질의 유지 및 향상으로 요약된다.

품질관리의 목적은 신제품을 개발하며, 품질보증과 불량품제조방지, 품질의 개선과 고급화와 원가절감의 대책을 강구하는데 있다. 이와 같이 품질관리에 의한 품질향상은 원가절감 못지않게 중요한 과제이다. 더욱이 불량품은 소비자뿐만 아니라 판매한 기업에게도 큰 손실을 입힌다. 일반적으로 품질은 고객의 요구조건을 현재뿐만 아니라 미래시점에서까지도 충족시키거나 뛰어넘는 것이라고 정의한다.

과거에는 품질관리가 통계적 품질관리를 중심으로 이루어졌다. 통계적 품질관리란 제품이 정해진 계획된 규격에 맞게 생산되고 있는지를 확인하기 위해서 확률이론과 통계적 표본조사를 이용해서 불량품의 발생정도를 추정해 나가는 활동을 말한다.

통계적 품질관리는 신뢰성을 중심으로 하는 품질관리 개념으로 대체된다. 신뢰성이란, 제품이 사용되는 동안 기능을 발휘 못하게 되기 까지의 경과기간을 반영한 것으로서 통계적 품질관리에 시간개념을 덧붙인 것이라 할 수 있다. 병원과 같이 많은 사람의 생명이 관계되는 의료서비스 과정에 투입되는 약, 재료와 의료진의 기술이 신뢰받을 수 없다면 이로 인해서 발생할 수 있는 위험이나 비용은 그 병원에 심각한 데미지(damage)를 줄 수 있다.

최근에는 품질을 디자인, 신뢰도, 상품관련 서비스까지를 포함하는 개념으로 설명하는 것이 일반적이다. 그래서 품질관리는 고객만족을 위해서 제품아이디어 개발과정에서부터 마케팅, 영업, 엔지니어링, 생산현장 등 관련되는 기업의 모든 부서가 전체적으로 참여하는 전사적 품질경영(total quality management, TQM)으로 발전하였다. 병원조직에서도 QA(quality assurance)에서 출발하여 CQI(Continuous Quality Improvement), TQM으로 발전하였다.

4) 재고관리

재고관리(stock control)란, 원재료, 부품, 재공품 및 제품 등의 형태로서 기업 내에 존재하고 있는 재고품의 양과 질을 최적하게 유지함으로써 생산활동이 원활하게 진행되어 기업의 수익성이 높아짐과 아울러 재고투자가 적정화되도록 계획 · 통제하는 관리활동을 말한다.

재고관리의 목적은 재고보유의 득실을 비교, 평가하여 적절한 양과 질의 재고를 적정시기에 보유하려는데 있으며, 안전재고와 예상재고의 합계인 표준재고량을 결정하는 문제가 중요하다.

5) 원가관리

원가관리(cost control)란, 원가통제를 함으로써 원가절감의 관점에서 원가를 분석, 평가하는 것을 의미한다.

원가관리의 목적은 시장가격에 대해 기업으로서의 적정이윤을 얻을 수 있는 원가를 산출하는 것이며, 계획된 원가대로 생산이 수행되도록 대책을 강구하는 것이며, 계획원가를 생산활동 과정에서 유지되도록 통제를 행하며, 각 분야의 개선 성과를 집약하여 원가개선을 실행하는데 있다.

3 생산관리의 일반원칙

생산활동은 합리화가 이루어져야 하는데 생산의 합리화란 '양질의 상품을 저렴하고 신속하게 생산하는 것'이다. 이와 같은 생산의 합리화라는 목적을 달성하기 위해서는 표준화(standardization), 단순화(simplification), 전문화(specialization)라는 원칙이 있는데 이를 '생산관리의 일반원칙' 또는 '생산합리화의 원칙'이라고 하며 '3S'라고도 한다.

1) 표준화의 원칙

표준화라 함은 과학적 연구의 결과 적당하다고 인정되는 표준을 설정하고 그것을 유지해 가는 조직적 행위를 말한다. 표준화의 필요성은 책임과 권한의 명확화와 업무의 능률화 내지 규격화에 있는데, 그 종류에는 ① 규격, 종류, 형(type), 단위, 품질의 통일을 기하는 물적 표준화, ② 작업방법, 작업조건, 사무처리 등의 방법표준화, ③ 생산, 판매, 재무, 인사 등 경영관리의 모든 분야의 관리표준화가 있다.

2) 단순화의 원칙

단순화라 함은 특정한 생산목표를 달성하기 위해서 가능한 한 간단한 수단방법으로 모든 직능을 수행하는 원칙이다. 생산수단이나 방법을 단순화함으로써 다음과 같은 효과를 기대할 수 있다.

① 단순화는 노동력, 기능설비, 재료, 임금 등의 낭비를 방지할 수 있다.
② 단순화는 제품의 설계와 생산기간을 단축하며, 기계, 공구 등의 종류를 감소시킨다.
③ 단순화는 물류관리비를 감소시키며, 재료구입관리 등도 간소화할 수 있다.
④ 단순화는 작업방법을 단순화하여 작업자의 숙련도를 높이고 작업조건의 안전과 품질을 향상시킬 수 있다.
⑤ 단순화는 동일제품의 대량생산을 가능케하며, 표준화의 원칙의 전제가 된다.

3) 전문화의 원칙

전문화라 함은 목적달성을 위해 수행하여야 할 활동을 분업의 원리에 따라 분할하고 각 담당자에게 분담시킴으로써 특정한 한정된 활동분야에만 그 노력을 집중케 하는 것을 말한다. 전문화가 지나칠 경우 융통성을 저해하여 전체적 조정이 필요하게 되어 전문화의 이점을 상쇄하게 하므로 유의해야 한다.

4) 각 원칙의 상호관련성

단순화, 표준화, 전문화의 원칙들은 경영합리화란 목적을 성취함에 있어서 상호의존적인 관련성을 갖는다. 즉, 전문화가 가능하기 위해서는 표준화가 선행되어야 하며, 표준화를 위해서는 단순화가 되어야 한다. 따라서 표준화와 단순화를 전제하지 않는 전문화란 무의미하다. 특히 원가절감 목적으로 분업이라는 전문화방식에 의해 대량생산을 추구하는 경우에는 단순화가 선행되어야 효과가 배가된다.

4 현대적 생산관리 기법

1) 자재소요계획

자재소요계획(material requirement planning, MRP)이란, IBM의 오릭키와 와이트(Orlicky & Wight)에 의해 개발된 것으로 컴퓨터에 기반하여 종속수요의 소요량과 소요시간, 주문의 독촉, 취소, 지연 등을 효율적으로 계획하는 자재수급관리시스템을 말한다.

자재소요계획을 수행하는 데 요구되는 3대 입력자료는 주 일정계획(MPS, master production schedule), 자재명세서(BOM, bill of material), 재고현황(inventory records)이다. 주 일정계획은 생산되어야 할 최종 제품의 생산계획으로 생산시기와 생산량을 나타낸다. 자재명세서는 모든 원자재, 부품, 구성품, 부분품에 대한 단계별 소요량을 표시한다. 재고현황은 모든 품목들에 대한 조달기간, 재고량, 기 주문량 등의 정보를 제공하고 수불현황에 따라 재고현황이 갱신된다.

MRP는 생산에 필요한 자재를 효율적으로 관리한다는 측면에서 비용 절감과 고객만족 효과를 들 수 있으나, 수요 예측을 기반으로 하는 MRP는 급격한 수요 변화에 대처하기가 어려우며, 변경사항이 업데이트되지 않거나 부서간 정보공유가 신속하게 이루어지지 않으면 생산지연 문제 등이 제기될 수 있다는 것이 단점이다.

2) 적시생산시스템

적시생산시스템(JIT, just in time)이란, 일본의 도요타 자동차에서 체계화시킨 생산방식으로 필요한 제품을 필요한 때에 필요한 양만큼 생산하여 공급하는 것을 말한다. 적시생산시스템에 있어서 제품의 가치에 기여하지 않는 모든 것을 낭비라고 보고 낭비의 근원을 모두 제거하여 지속적인 원가절감, 무결점, 무재고, 제품다양성을 목표로 완벽을 추구한다.

이러한 JIT는 원재료와 상품재고 제로화로 필요한 적재장소가 최소화되고 그에 따른 제반 비용의 효율화를 기할 수 있는 장점이 있는 반면 이러한 JIT는 통제가능한 생산 공정을 전제로 한 것인데 외부협력업체나 납품업체의 부품에서 불량품이 발생할 경우 전체 공정과 유통망에 까지 심각한 손실을 입을 수 있는 것이 단점이다.

3) 전사적 자원관리

전사적 자원관리(ERP, enterprise resource planning)란, 정보기술업체인 가트너그룹(Gartner Group)에서 사용한 용어로 생산, 물류, 재무, 회계, 영업과 구매, 재고 등 경영활동 프로세스들을 전산시스템을 활용해 통합적으로 연계 관리하고, 오퍼레이션 과정에서 발생하는 가능한 모든 정보들을 공유하고 새로운 정보의 생성과 빠른 의사결정을 도와주는 정보관리시스템을 말한다. 인사, 재무, 생산 등 기업의 전 부문에 걸쳐 독립적으로 운영되던 각종 관리시스템의 경영자원을 하나의 통합시스템으로 재구축하여 조직내의 인적, 물적 자원의 활용을 극대화시킴으로써 생산성을 향상시키는데 초점을 두고 있다.

4) 컴퓨터 통합생산시스템

컴퓨터 통합시스템(CIM, computer integrated manufacturing)이란, 유연생산시스템

과 정보시스템이 통합된 제조업의 생산시스템으로 제조업의 수주에서부터 설계, 생산, 출하에 이르기까지의 모든 기능과 공정 그리고 관리를 컴퓨터와 관련기술을 통해 자동화, 정보화, 통합화하는 것이다. 컴퓨터통합시스템에서는 제품 및 공정의 설계, 기계의 제어, 자제의 취급 및 생산 공정의 통제가 컴퓨터를 이용한 통합방식으로 이루어진다. 고객의 다양한 주문사양과 옵션은 자동으로 입력되어 규격이 명시되고, 최적의 구성으로 설계되고 자재명세서와 조립도면이 작성되고 공구와 공정이 계획되어 자동생산으로 인도된다.

5) 공급사슬관리

공급사슬(supply chain)은 하바드대의 마이클포터(Michael E. Porter) 교수가 주장한 가치사슬(value chain) 개념을 확장한 것으로 원료제조업자가 원료를 제공하면 부품업자가 부품을 제조하여 제품 생산업자에게 공급하고, 생산업자는 생산한 제품을 도매업자에게 인도하며, 도매업자는 소매업자에게 공급하고 소매업자는 최종 소비자에게 판매하는 일련의 과정을 말한다.

공급사슬관리(SCM, supply chain management)는 부품 제공업자로부터 생산자, 배포자, 고객에 이르는 물류의 흐름을 하나의 가치사슬 관점에서 파악하고 필요한 정보가 원활히 흐르도록 지원하는 시스템을 말한다. 기업 내에 부문별 최적화나 개별 기업단위의 최적화에서 탈피하여 공급사슬과 관련된 구성요소들 간에 이루어지는 전체프로세스 최적화를 달성하고자 하는 경영혁신기법이다.

공급망 관리라고도 하는 공급사슬관리가 등장하게 된 것은 패러다임의 변화도 한 몫을 하는데 제품생산 중심의 사고에서 부품의 조달, 제품 유통의 중요성이 인식되었고 과거에는 부분 최적화가 중시되었지만 현재는 전체최적화가 중시되었다. 또한 개별기업의 경쟁력이 중시되었던 사회가 협력업체와의 경쟁력 및 긴밀한 협조가 필요로 한 사회로 바뀌게 된 것이 공급사슬관리의 등장 배경이라고 볼 수 있다. SCM을 잘하는 기업들은 핵심 가치가 무엇인지에 대한 이해가 분명하며, 또 이에 따라 해야 할 일은 무엇인지 정확히 이해하고 있다. 제품 리더십을 선택한 애플과 빠른 시장 대응을 선택한 자라가 좋은 사례다.

SCM을 성공적으로 구축하기 위해서는 업종이나 형태에 맞는 공급망 구조를 새롭게 디자인하여 구조 자체를 변화시킬 수 있는 접근방법이 필요하다. SCM을 구축하기 위해서는 정보의 공유가 필수적인데 인터넷의 활용, 전자문서교환(EDI), 전자자금결재(EFT), 바코드 시스템과 같은 정보기술의 발달과 유통업계에서 도입하고 있던 QR(quick response), ECR(efficient consumer response)을 통하여 SCM의 등장과 실행을 가능하게 하였다.

제2절 의료의 질 향상 활동

1 의료서비스의 질(Quality)

1) 정의

의료라는 것이 생물학적 요인뿐만 아니라 경제적, 사회적, 문화적인 여러 요인과 의료진과 환자와의 행태 및 상호관계로 얽혀 있으므로 의료의 질을 정의하기가 쉬운 일은 아니다. 다만, 일반적으로 살펴보면, 의료서비스의 질이란, '의료공급자가 제공한 실체적인 행위와 제공되는 환경 및 태도의 결과물에 대하여 의료소비자가 받아들이는 성취의 정도'로 정의할 수 있다. 즉, 의료서비스의 질은 좋은 의료진, 효율적인 시스템, 쾌적한 환경과 좋은 만족이 의료소비자에게 가져다 준 결과라고 할 수 있다. 이와 같이 의료의 질은 여러 가지 측면을 갖는 하나의 개념이므로 주위상황이나 대상에 따라 서로 다른 질적 기준을 충족시켜야 한다. 의료는 일정 규격의 제품을 생산하는 것이 아니라 환자 개개인에게 서비스를 제공하는 것으로 질 관리가 적용될 수 없으나 질적인 면을 다루고 있다. 의료의 질 관리 활동은 의료의 질 평가를 기반으로 개선이 필요한 부분을 개선시키는 의료의 질 향상 활동이라 할 수 있다.

2) 학자별 의료의 질 개념

양질의 의료개념을 학자별로 살펴보면 다음과 같다.

(1) Myers의 의료의 질 개념

『Myers(1969)』는 '양질의 의료란, 보건의료의 의학적 적정성과 보건의료의 사회적 적정성이 동시에 달성될 수 있도록 적절하게 제공되어야 한다'고 정의하고 양질의 의료의 구성요소를 접근성(accessibility), 질(quality), 지속성(continuity), 효율성(efficiency)이라고 하였다. 이 개념에는 질이라는 의학적 개념과 접근성 및 지속성이라는 의료전달체계적 개념, 그리고 경제학적인 개념인 '효율'의 개념이 포함된 것이 특징이라고 할 수 있다.

접근성(accessibility)이란, 환자가 의료를 필요로 할 때 수월하게 의료를 이용할 수 있어야 하는 것을 말한다.

질(quality)은 전문적인 능력으로 의사는 지식과 기술을 충분히 습득하기 위하여 학술

대회, 연수교육, 연구 등을 통하여 발전하는 의학을 계속 연구하여야 한다.

지속성(continuity)은 전인적인 치료를 위하여 통합적인 치료를 하는지 여부이다. 예방, 치료, 재활, 사회로의 복귀가 연계되어야 하며, 육체적 치료뿐만 아니라 정신적 안정감을 갖게 하는 전인적 치료가 이루어져야 한다. 예를 들면, 중소병원에서 진료를 받던 환자가 대학병원으로 이송되어 갔을 때 그동안 진료한 기록들을 첨부하면 큰 병원에서 중복된 서비스를 배제하고 신속, 정확한 환자관리를 할 수 있을 것이다.

효율성(efficiency)은 한 서비스나 프로그램의 생산비에 대한 관계로서, 건강에 실제적 또는 예상되는 호전과 이에 대한 비용의 비율로 표현된다. 그러므로 효율성은 치료효과를 높이거나 비용을 줄임으로서 더 나아질 수 있다. 효과(effectiveness)는 하나의 서비스나 프로그램이 이상적인 상황에서 잠재적인 영향을 모두 발휘했을 경우와 비교하여 운영 체계내에서 실제적으로 어느 정도의 영향을 주었는가 하는 것이다.

- 효율성 : 산출량/ 투입량,
- 효과성 : 성취된 결과/ 기대한 결과

(2) Donabedian의 의료의 질 개념

Donabedian은 양질의 의료를 '진료의 모든 과정에서 예상되는 이익과 손해의 균형을 맞춘 상태에서 환자의 복지를 가장 높은 수준으로 높일 수 있는 것으로 예상되는 의료'로 정의하였다. 특히 Donabedian은 양질의 의료관리방법을 구조, 과정, 결과로 나누어 의료의 질을 간접적으로 평가하는 방법을 제시함으로써 양질의 의료관리 발전에 기여하였다. 이를 살펴보면 다음과 같다.

① 구조(structure)의 평가

㉠ 의료서비스 제공을 위해 사용되는 의료기관의 기구조직, 인력의 수와 자격 및 관리, 각종시설과 장비 등에 대한 구체적인 사항들을 말한다.

㉡ 이는 좋은 구조에서 좋은 진료가 가능하다는 가정에서 출발하여 의료기관의 구조적 측면을 평가하는 것을 말한다.

㉢ 구조의 평가에는 신임제도, 면허제도, 정관, 규정, 인력 및 시설장비 등의 설치요건 등이 해당한다.

② 과정(process)의 평가

㉠ 환자와 의료진간의 상호작용인 치료과정을 평가하는 것을 말하는데, 과정은 결과에 영향을 미치므로 의료의 질 평가에서 주된 관심영역이며, 의료의 본질적 요소이다.

㉡ 평가방법은 직접관찰과 의무기록을 검토하는 방법이 있는데 직접관찰방법은 비용과 시간이 많이 소요되고 관찰자의 주관이 개입될 소지가 있으며, 의무기록을 검토하는 방법으로는 이용도조사와 진료비 청구심사 및 동료심사 등이 있다.

③ 결과(outcome)의 평가

㉠ 보건의료체계 및 의료제공자들의 책임과 연계된 건강수준으로 정의되며, 진단결과와 치료결과로 환자의 건강과 만족도 및 사회적, 심리적 요소를 측정한다.

㉡ 진단결과는 자료의 수집과 분석과정을 거쳐 진단을 내린 결과이며, 치료결과는 환자의 전반적인 건강상태나 건강문제에 대한 진료결과를 말한다.

㉢ 평가방법은 환자만족도 조사, 사망률, 전공의들의 전문의 합격률 등이 있다.

(3) Crosby

Crosby는 무결점운동(zero defects movement)의 창시자이며 질 경영분야의 선구자이다. Crosby는 양질의 질은 '우아한 것이 아니고 요구사항에 대한 일치'로 정의하여, 고객요구 또는 명세서에 대한 일치를 강조하였다. 질 향상을 위한 평가보다는 예방에 중점을 두는 시스템을 강조하였으며, 예방은 과정의 이해, 문제영역, 과정의 향상에 따른 동일성을 포함하였다.

(4) Deming

Deming은 통계학자의 입장에서 질 경영 문제에 접근하였다. Deming의 품질경영은 기업의 생존과 고객만족에 결정적인 역할을 하는데 필요한 제품과 서비스, 프로세스의 지속적인 향상, 프로세스 적용을 촉진하고 종업원 참여를 유도하기 위한 방법이다. '문제점 중 85%는 시스템 오류에서 발생하며, 나머지 15%만이 시스템에서 일하는 직원의 잘못에서 기인한다'는 주장은 TQM의 원칙을 집약 표현한 것으로 경영자의 몰입, 공정설계와 통제, 종업원 참여, 감독자와 종업의 의사소통, 질에 대한 전사적 훈련과 교육 등을 강조하였다.

2 의료서비스의 관리

1) 의료정보의 비대칭성

의료소비자들은 의문을 갖게 된다. 즉, 내가 지급한 금액에 상응한 만족과 가치를 얻었는가? 최선의 서비스인가? 이에 대해 의료공급자들은 환자의 이익을 위하고 있는지, 우리가 제공하고 있는 의료서비스가 의료사고로부터 안전한 것인지, 의료서비스의 신뢰성에 대해 최선을 다하고 있는지에 대하여 끊임없는 질문을 하고 질 향상 프로그램을 가동해야 한다. 왜냐하면 의료라는 속성은 의료정보에 대한 비대칭성이 크기 때문에 의료소비자들은 자기가 받는 의료서비스에 대해 적정성 여부를 잘모르기 때문이다.

2) 관리방법

의료서비스의 관리방법은 면허(Licence), 자격(Certificate), 감시(Inspect)가 있으며, 전문가 동료집단의 검토에 의하여 평가되는 신임(Accreditation)이 있다.

3 용어의 정의

1) 기준(Criteria)과 지표(Indicator)

기준은 표준을 충족시키기 위하여 반드시 달성하여야 할 진료 또는 의료서비스의 수준을 구조(structure), 과정(process), 결과(outcome)로 세분화하여 명확하게 기술한 것으로 평가항목이라고도 한다. 기준은 측정이 가능하며 표준을 설정한 의도를 반영할 수 있어야 하며, 실제 병원 QI활동에서는 지표의 형태로 구체화된다. 따라서 여기서는 기준과 지표를 같은 의미를 가지는 것으로 본다.

지표는 질적수준이나 목표의 달성정도를 나타내는 측정가능한 변수(variable), 특성(characteristics)을 말한다. 따라서 질 그 자체를 나타내는 것은 아니지만 진료 또는 의료서비스의 영역 중 개선의 여지가 있는 부분을 찾는 도구로 사용된다. 예를 들어 수술장에 무균처리가 얼마나 잘되고 있는지를 나타내는 지표로 '수술후창상감염률(postoperative wound infection rate)'을 사용할 수 있다.

지표를 설정할 때에는 다음과 같은 사항을 고려하여야 한다.

① 지표는 명확하게 잘 정의하여야 한다.

② 지표에는 해당부서의 중요한 진료/ 서비스 요소가 모두 포함되어야 한다.

③ 지표의 산출에 필요한 자료의 수집이 용이하고 정확해야 한다.
④ 지표는 임상적으로 타당하여, 진료/ 서비스의 결과와 관련이 있어야 한다.
⑤ 지표간에는 중복이 없어야 하며, 지표는 가치있는 정보를 제공할 수 있어야 한다.
⑥ 지표는 전문가, 최근문헌 또는 병원의 실정에 기초를 두어야 한다.
⑦ 지표를 통하여 측정한 결과를 진료/ 서비스 개선에 적용할 수 있어야 한다.

2) 표준(Standard)과 역치(Threshold)

일반적으로 모든 진료 또는 의료서비스의 질적수준은 일정하지 않다. 이를 변이(variation)라고 한다. 변이가 있다는 것이 반드시 질적수준에 문제가 있음을 의미하는 것은 아니지만, 의료의 질적수준에 차이가 있음을 의미한다. 병원에서의 QI활동을 통하여 도달하고자 하는 목표를 명확하게 기술한 것을 표준이라고 한다. 표준은 원칙적으로 '현재 달성할 수 있는 가장 높은 정도의 질적수준'을 고려하여 설정하여야 한다. 표준은 정량화(Quantification)가 가능한 형태로 표시하는 것이 바람직하다.

① 예1 – 일반병실 입원환자의 병원감염률은 5% 이하이어야 한다.
② 예2 – 병실입원환자의 입퇴원 간호는 우리병원에서 이용하고 있는 평가도구를 이용하여 평가하였을 때 평균 80점 이상(100점만점을 기준)이어야 한다.
③ 예3 – 전체 퇴원환자의 의무기록 중 80% 이상의 경과기록이 2일 이내에 1회 이상 작성되어야 한다.

지표를 통하여 모니터링한 결과가 일정수준 이상 또는 이하일 때에는(진료 또는 서비스 측면에서 심각한 문제가 있다고 판단될 때에는), 정밀 검토(focused review)가 필요하다. 이렇게 정밀 검토를 시작할 것인지의 여부를 판단하는 기준점을 '역치(Threshold)'라고 한다. 따라서 '표준'과 '역치'는 일치할 수도 있으나 대부분 '표준'보다는 '역치'가 낮은 수준을 보이는 경향이 있다. 여기에서는 '표준'과 '역치'를 같은 의미를 가지는 것으로 본다.

'표준'이나 '역치'는 ① 교과서나 권위 있는 문헌에 제시된 수준, ② 다른 병원의 참고치, ③ 해당 병원의 과거 자료 등을 이용하여 설정할 수 있다. '표준'이나 '역치'를 설정할 때에는 의사, 간호사, 관리자 등 병원 내 해당분야의 전문가를 참여시키는 것이 바람직하다. 이러한 과정을 통하여 후에 이루어질 집중 검토와 이에 따른 개선활동을 촉진시킬 수 있다.

3) 적정진료보장(Quality Assurance, QA)

적정진료보장이란, 의료서비스의 질을 평가하고 그 문제점을 개선하여 의료의 질을 향상시키고자 하는 관리기법을 말한다. 우리나라는 1981년 대한병원협회가 병원표준화심사를 실시하면서 QA가 도입되었다. 이 당시의 QA는 구조적 측면의 평가가 주를 이루었으며, 적정한 의료인력이 확보되었는지, 시설장비가 구비되었는지 이를 실행하기 위한 규정이 정해져 있고 예산이 확보가능한지 등의 구조적인 측면의 질 관리 활동이었다. 이는 1990년대 말에 지속적인 의료의 질 향상활동인 QI로 변화하게 되었다.

4) 통합적 질 관리와 지속적인 질 향상(Total Quality Management, Continuous Quality Improvement , TQM/ CQI)

전사적 품질경영으로서 제품 및 서비스의 품질을 향상시켜 장기적인 경쟁우위를 확보하기 위해 기존의 조직문화와 경영관행을 재구축하는 것이다. 최저비용으로 고객의 요구에 부응하는 것으로, 품질관리 책임자뿐만 아니라 마케팅 · 생산 · 노사관계 등 기업의 모든 구성원이 품질관리의 실천자가 되어야 한다는 것이다. 조직이 변화를 가져오는 방법에는 점진적인 변화로 기존의 업무를 발전시켜 품질을 향상시키고 효율성을 높이려는 것이고 다른 하나는 혁신적인 변화로 기존의 업무를 고려하지 않고 조직의 목적을 달성할 수 있도록 새로운 혁신방안을 모색하는 것이다. 전자는 TQM이며, 후자는 Reengineering이다. TQM은 주로 산업체에서 활용되고 의료에서는 CQI가 활용된다. CQI는 병원이 의료라는 산출물을 생산해내기 위해서는 다양한 과정을 거쳐서 만들어지기 때문에 그 과정의 변동과 변이를 과학적이고 통계적으로 파악해야 질적인 문제의 발견과 개선이 가능하다는 과정 중심적 원리이다. QA가 구조적 측면의 질 향상 활동이라면 CQI는 지속적인 과정중심적 질 향상이다.

5) 의료이용도조사(Utilization Review, UR)

의료이용도조사란, 건강보험진료비청구명세서나 의무기록지 등을 통하여 특정한 의료서비스가 당해 환자의 치료에 필요한 것인지, 서비스의 수준과 강도가 적정했는지, 비용은 적정했는지를 조사하는 활동을 말한다. 이용도조사는 미국의 Medicare/ Medicaid 프로그램으로 시작되었으나 영국, 캐나다, 호주 등으로 확대되었으며, 우리나라의 건강보험심사평가원의 적정성 평가도 그 일환으로 보면 된다.

이러한 이용도조사의 목적은 의료의 질적인 측면을 보장하면서 의료비를 적정수준으로 절감함으로써 의료의 부적절한 이용을 줄이고자 하는데 있다. UR보다 더 체계적이고 제한적인 관리의료행태로 의료서비스를 제공하는 조직을 관리의료조직(Managed Care Organization)이라고 하는데 미국의 HMO(Health Maintenance Organization)가 대표적인 기구이다. 관리의료는 의료비 절감을 위하여 의사가 제공하는 의료서비스에 통제를 하는 시스템이다.

6) 위험관리(Risk Management, RM)

환자와 직원들의 위험을 최소화하는 실무차원의 통합적인 관리 프로그램을 말한다. 의료의 질관리는 환자를 보호하고 의료서비스의 수준을 향상시키는데 중점을 두는데 반하여, 위험관리는 안전관리로서 자산을 보호하는데 초점을 두고 있다. 병원에서의 위험관리는 금융적인 범위를 넘어서 병원내에서 발생하거나 발생가능성이 있는 임상적이고 행정적인 위험, 환자, 보호자, 방문객 및 직원의 안전과 관련된 위험을 사전에 발견하고 이를 평가하여 원인을 분석하여 개선방안을 마련하고 적용함으로써 위험을 감소시키거나 제거하고 예방하기 위한 활동이다.

7) 낮은 질로 인해 발생하는 비용(cost of poor quality, COPQ)

의료서비스가 첫 번째 단계에서 정확하게 수행되지 못했을 때 발행하는 비용을 말하는데 일반적으로 방사선 재촬영, 처방전 글씨를 알아보지 못하고 발생한 의료사고에 대한 비용 또는 재문의하게 되는 시간과 비용, 인턴이나 간호사의 숙련미흡으로 발생하는 과도한 의료소모품의 사용으로 인하여 소요되는 비용 등을 말한다.

8) 동료의사에 의한 심사(peer review, PR)

의료자원이용심사는 진료비와 관련하여 의료서비스와 병원시설의 이용에 관한 평가에 초점을 두는데 비하여 동료의사에 의한 심사는 의료서비스의 질과 효율성을 확인하기 위하여 의료의 질적 내용을 분석하는데 중점을 둔다. 주로 개업 의사들의 진료내용을 같은 전문 과목의 개업의사들로 구성된 위원회나 지역의사 대표들, 또는 주의 의사회의 회원들이 검토, 심사하는 것으로서 의료의 질을 확인하고 의료비의 상승을 조절하는 것을 목적으로 한다.

9) 미국병원신임위원회(Joint Commission Accreditation Hospital Organization, JCAHO)

독립적인 비영리단체인 병원신임위원회는 미국 내 약 21,000여 의료조직과 의료프로그램을 평가하고 인증한다. 1910년도부터 병원표준화시스템을 운영하고 있으며, 1951년도부터 병원신임위원회는 의료의 질과 안전성을 의료기관으로부터 제공받는 것을 개선시키는 것에 초점을 둔 최고의 표준규격을 유지해왔다. 병원신임위원회 인증은 확실한 성과표준과 조직의 관여의 타협을 반영하는 의료품질의 상징이다. 의료기관은 병원신임위원회 조사팀으로부터 최소한 3년마다 현장조사를 받아야 하며 연구소는 2년마다 조사를 받아야 한다. 산하기관으로 JCI(Joint Commission International, JCI)라는 국제기구가 있으며 이 기구에서 외국의 의료기관을 인증해주는 기능을 수행하는데 우리나라 세브란스병원이 최초로 JCI인증을 받은 이래 많은 병원들이 JCI인증을 받았다.

4 의료의 질 관리 모델과 주제선정 도구

1) 의료의 질 관리 모델

(1) 미국병원신임위원회의 의료기관 질 관리 향상을 위한 10단계 평가과정

대한병원협회가 우리나라에 QA프로그램을 도입하면서 의료기관들에게 제시한 『질 관리 활동을 위한 10단계 평가과정』이다.

① 책임부여(Assign responsibility)

부서 구성원 각자에게 해야 하는 책임을 부여한다.

② 진료/서비스 범위설정(Delineate scope of care)

부여된 책임의 범위를 설정하여 업무수행, 의료감사, 평가 등의 활동을 할 수 있게 한다.

③ 진료/서비스의 주요측면 발견(Identify important aspects of care)

진료/서비스의 주요측면은 발생빈도가 높거나(high volume), 위험도가 높고(high risk), 문제를 일으킬 확률이 높은 것(problem prone) 등의 의료의 질 향상 활동 대상이 되는 것을 말한다.

④ 지표선정(Identify indicators)

진료/서비스의 주요 관리대상을 감시할 수 있는 지표나 기준을 설정한다. 이것은 측정가능하고(measurable), 객관적이고(objective), 현 상태를 반영하고(reflect current), 최근의 임상적 지식(clinical knowledge)에 근거해야 한다. 측정지표의 종류와 예는 다음과 같다.

㉠ 절대적 우선지표(sentinel event indicator, 적신호지표)는 단 한건이 발생했어도 검토해야 하는 것으로 예를 들면, 수술 중 사망, 입원 24시간 이내 사망, 산후산모 사망, 수혈부작용 등이다.

㉡ 구조적 지표(structure indicator)는 진료서비스를 위하여 동원되는 사회적 수단을 평가하는 지표로서 병원의 조직, 정책, 입원대기, 투약대기, 검사대기, 시설장비 등이 포함된다.

㉢ 과정적 지표(process indicator)는 진단과 치료의 과정을 평가할 수 있는 지표로서 입, 퇴원 절차, 수혈, 방사선 촬영 등이 포함된다.

㉣ 결과적 지표(outcome indicator)는 바람직하지 않은 치료결과로서 합병증 사망, 감염 등이 포함된다.

⑤ 평가를 위한 역치설정(Establish thresholds for evaluations, 기준점)

역치는 집중적인 검토를 필요로 하는 기준을 의미한다. 즉 당해병원이 문제를 삼을 것인지, 문제를 삼는다면 그 기준점(잣대)은 어디에서 설정할 것인지이다. 이는 당해병원의 관계 전문가들이 그동안의 경험과 진료결과를 놓고 결정하게 된다.

⑥ 자료수집 및 정리(Collect and organize data)

자료를 수집하고 체계화하기 위하여 미리 결정된 측정지표에 해당하는 자료의 수집방법, 출처, 표본의 적합성, 수집빈도 등을 결정하여 확인하여야 한다. 즉, 누가 자료를 모을 것인가에 대한 것은 검토와 평가에 책임이 있는 사람에 의하여 수집되고 정리되어야 하며, 그 빈도는 정규적인가 아니면 수시인가에 따라 격월, 분기별 등이 될 수 있으나 수집간격이 너무 길어서 중요한 문제들이 적절하게 파악되지 않아서도 안 된다. 또한 자료의 출처는 환자만족도 조사, 환자불만민원, 사고보고서, 의무기록지 등을 통하여 알 수 있는 지표들을 포함한다.

⑦ 진료/서비스의 평가(Evaluate care)

수집된 자료가 보다 집중적인 검토를 요구하는 역치(기준점)를 넘게 되면 어떤 문제가 있는지를 평가해야 한다. 일반적으로 QA위원회에서 검토되어야 하며 원무부서의 경우는 원무부서가 설정한 역치를 초과했을 경우 원무부서가 중심이 되어 평가를 하도록 한다. 예를 들면, 접수대기시간을 30분으로 역치를 설정했으나 40분으로 나타날 경우 문제점을 원무부서에서 분석하도록 한다.

⑧ 발견된 문제의 해결을 위한 활동의 수행(Take actions to solve Identified problems)

발견된 문제점에 대해 질 향상을 위하여 누가, 무엇을, 언제, 어떻게 할 것인가를 결정해야 한다. 일반적으로 문제점으로 나타나는 것은 지식부족, 제도의 결함, 업무태만으로 지적된다. 부족한 지식은 교육과 훈련으로, 제도자체의 결함은 규정, 절차의 변경 등에 의하여, 업무태만은 지도상담과 철저한 감독 혹은 직무변경 등을 통하여 조치한다.

⑨ 개선활동의 평가 및 기록(Assess the actions and document improvement)

시정조치의 효과를 평가하고 문제점이 개선된 경우는 그 방법을 유지하며, 모든 활동은 문서로 보존하도록 한다.

⑩ 전반적인 QA프로그램과 관련된 정보교류(Communicate relevant information to the organization)

전반적인 QA프로그램과 관련된 정보는 모든 구성원이 공유할 수 있도록 공지하거나 부서별 통보를 하도록 한다.

(2) PDCA Cycle

PDCA Cycle은 Deming이 일본에 소개하면서 'Deming Cycle'이라고 불리게 되었다. 'PDCA Cycle'은 질 향상을 위한 더 좋은 방법을 지속적으로 찾아가는 것으로 각 단계를 살펴보면 다음과 같다.

① Step 1. 계획(plan)

첫 번째 단계로 병원의 문제가 무엇인지를 명확하게 정의하는 것이다. 이 단계에서 유용한 도구로 '특성요인도 분석'이 사용된다.

② Step 2. 실행(do)

두 번째 단계로 가능한 해결방법을 찾아내고, 효과분석과 같은 방법으로 면밀하게 분석한 후 최선의 방법을 선택하여 실행한다. 계획서에 수립된 대로 진행하며 점검기준에 따라 데이터를 취합하고 결과를 평가한다. 이 단계에서는 시도(try) 또는 테스트(test)를 의미하는 것이지 완벽한 실행을 의미하는 것은 아니다.

③ Step 3. 측정(check)

세 번째 단계로 실행단계에서 실시한 사전해법의 효율성을 측정하고, 이러한 방법으로 더 좋아진 것이 있는지 자료를 수집한다. 질 향상에 도움이 되었는지를 확인하면서 다음 단계로 넘어간다.

④ Step 4. 유지 및 재설계(action)

네 번째 단계에서는 앞에서 찾은 해법을 충분히 실천해야 한다. 일정기간 조사한 특성 결과치가 목표설정 대비하여 효과가 있으면 병원업무표준으로 등록하고 향후 새로운 업무규정을 만들 수 있도록 한다.

(3) 6-시그마

① 정의

6-Sigma는 1980년대 초 일본의 무선호출기 시장에서 모토롤라가 품질 불량으로 고전을 면치 못하고 위기에 빠지자 이를 타개하기 위한 전략적 시도에서 6시그마가 시작된 것이다. 미국의 모든 기업들이 품질을 향상시키기 위해서는 비용이 많이 든다고 믿고 있던 때에 품질 위기에 빠진 모토롤라는 제대로만 한다면 품질 개선이 오히려 비용을 절감할 수 있다는 사실을 인식하게 된다. 그들은 고품질 제품을 생산하는 데 비용이 더 많이 들지 않고, 오히려 더 적게 든다는 사실을 인식하게 된 것이다. 그래서 그들은 최고 품질의 제품 생산자가 최저 비용의 제품 생산자라고 믿게 되었다. 현재 6시그마의 개념은 전사적 경영혁신 활동으로 정착되었으며, 단순히 품질관리 부문에만 머무는 것이 아니라 경영활동 전반에 걸쳐 이루어지고 있다.

6시그마 기본 정의는 첫째, 6시그마 측정치의 관점이다. 6시그마는 객관적 통계수치로 나타나기 때문에 제품이나 업종, 업무 및 생산프로세스가 다르더라도 비교할 수 있다는 것이다.

둘째, 6시그마 기업전략의 관점이다. 6시그마는 경쟁우위를 갖게 해주기 때문에 시그마 수준을 높이는 만큼 품질이 높아지고 원가는 떨어져 고객만족 경영을 달성할 수 있다는 것이다.

셋째, 6시그마 철학의 관점이다. 6시그마는 병원내의 업무에 대한 사고방식을 바꾸어 무조건 열심히 일하는 것보다는 스마트하게 일하도록 하는 철학으로서, 6시그마 활동이 제품의 생산방식과 작업과정에서 발생할 수 있는 실수(error)를 줄이는 철학이라는 관점이다.

6시그마(Sigma)는 그리스 문자 σ로 표기되며, 통계학에서 Data의 산포를 나타내는 지표인 표준편차를 의미하는 기호로 생산관리의 품질관리에서는 공정의 수행능력을 나타내는 척도로 사용된다. 6시그마는 정규 분포에서 평균을 중심으로 양품(良品, 질이 좋은 물품)의 수를 6배의 표준편차 이내에서 생산할 수 있는 공정의 능력을 정량화한 것이다. 즉, 6시그마는 제품 100만 개당(ppm) 3.4개 정도의 불량품 발생을 목표로 하는 것으로 거의 무결점 수준의 품질을 추구하고 있다. 따라서 6시그마의 궁극적인 목표는 불량률 감소, 생산성 향상, 이익창출, 고객만족에 있다.

따라서, 병원에서 6시그마란, 의료서비스의 질을 향상시키기 위한 전사적인 질 향상 활동을 의미한다. 6시그마를 실행해서 얻을 수 있는 구체적인 편익은 여러 가지가 있다.

② 6시그마의 기본이념

㉠ 고객의 기대와 요구에 부응하는 것이다.

㉡ 6시그마의 품질 개선은 과정에서 시작한다.

㉢ 6시그마는 조직의 특정 부서에만 국한된 것이 아니라 모든 부서의 구성원 사이의 상호협력과 의사소통을 통해 달성될 수 있다.

③ 6시그마 방법론

6시그마 프로젝트 수행 방법론은 DMAIC와 DMADV의 두 가지 유형이 있다. DMAIC는 구조화되어 있으며, 반복적인 프로세스를 개선하여 결함 감소에 중점을 두는 방법론으로 현재 존재하는 프로세스나 제품의 결함을 획기적으로 개선하기 위한 방법론인 반면, DMADV는 고객기대를 능가하는 프로세스를 설계하기 위한 엄격한 접근방법으로 오류와 결함 방지에 중점을 두고 있으며, 신제품을 설계하거나 현재 존재하지 않는 새로운 프로세스를 처음부터 6시그마 수준으로 설계하기 위한 방법론이다. 이 중에서 6시그마 프로젝트를 수행하기 위해 가장 일반적으로 사용하는 방법론이 DMAIC 방법론이다. 이 방법론은 [그림 14-1]에서 볼 수 있듯이, 문제정의(Define), 측정(Measure), 분석(Analyze), 개선(Improve), 관리(Control)의 5단계를 거쳐 혁신 프로세스를 완료한다. 다만, DMAIC를 이용한 개선이 제한적이어서 달성하고자 하는 목표에 이를 수 없다면 DMADV를 사용하는 것이 좋다. DMADV는 정의(Define), 측정(Measure), 분석(Analyze), 설계(Design), 검증(Verify) 단계를 거친다.

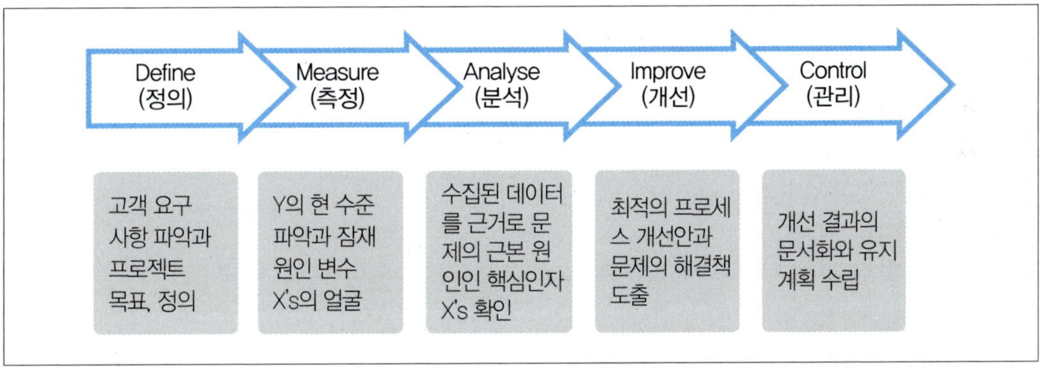

그림 14-1 DMAIC 단계별 과정

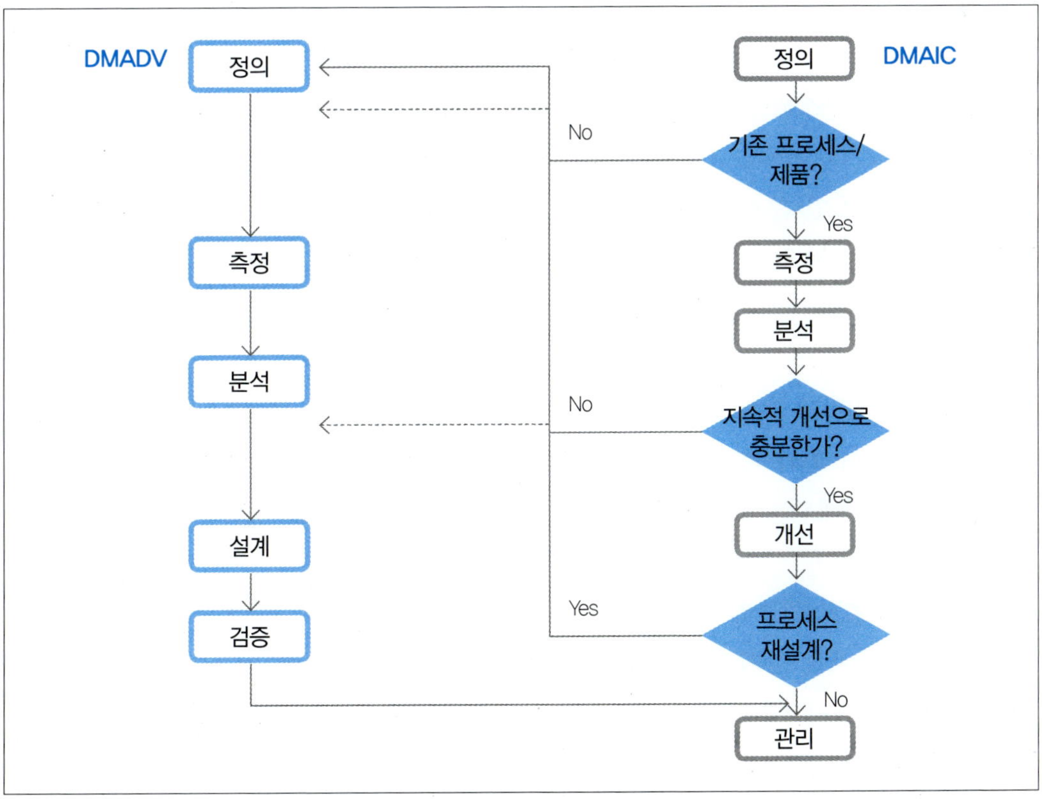

그림 14-2 DMADV와 DMAIC의 흐름도

2) 주제선정도구

의료의 질을 향상시키기 위하여 병원내 주제를 어떤 것으로 선정해야 되는가에 관한 내용으로 여기에는 브레인스토밍, 명목집단기법, 파레토 도표 등이 있다.

(1) 브레인스토밍

의료의 질 관리를 위한 주제를 선정할 때 사용되는 도구의 하나인 브레인스토밍(Brainstorming)은 아이디어 짜내기라고도 하며, 새로운 아이디어, 관심, 문제점 혹은 대안을 창출하는 도구이다. 이는 일정한 테마에 관하여 회의형식을 채택하고, 구성원의 자유발언을 통한 아이디어의 제시를 요구하여 발상을 찾아내려는 방법으로 사용된다. 예를 들면, 원무부서의 문제점을 해결하고자 할 때 원무부서의 직원들이 모여 주제를 선정하는 방법이다. 브레인스토밍은 다음과 같은 원리에 의하여 이루어졌다.

① 한 사람보다 다수인 쪽이 제기되는 아이디어가 많다.
② 『양이 질을 낳는다(quantity breeds quality)』는 격언과 같이 아이디어 수가 많을수록 질적으로 우수한 아이디어가 나올 가능성이 많다.
③ 일반적으로 아이디어는 비판이 가해지지 않으면 많아진다.

그러므로 브레인스토밍에서는 어떠한 내용의 발언이라도 그에 대한 비판을 해서는 안되며, 오히려 자유분방하고 엉뚱하기까지 한 의견을 출발점으로 해서 아이디어를 전개시켜 나가도록 하고 있다. 이를테면, 일종의 자유연상법이라고도 할 수 있다. 회의에는 리더를 두고, 구성원수는 5~7명 내외의 홀수로 한다.

브레인스토밍 회의는 다음과 같이 4단계로 나누어 실행한다.

① 1단계 : 준비단계

브레인스토밍 회의 목적과 회의를 통해 달성하고자 하는 바를 명확히 설명하고 참여자들이 이를 이해하는 시간을 준다.

② 2단계 : 개별발상 단계

개별발상 단계로 참여자들이 아이디어를 내놓을 수 있도록 순서를 정하여 말하도록 한다. 리더는 참여자들이 내놓는 아이디어를 기록하게 지명을 한다. 리더는 참여자들이 다른 사람의 아이디어를 비판하지 않도록 하고 아이디어를 내놓지 않고 건너뛰지 않도록 하여 모든 참여자들이 아이디어를 제시하도록 진행하여야 한다.

③ 3단계 : 집단토론 단계

집단토론 단계로 참여자들이 제안한 아이디어들은 모두 기록되어야 하며, 리더는 기록된 아이디어를 참여자 모두가 이해하기 위해서 목록을 작성하도록 하고 더 이상의 아이디어가 없으면 집단토론에 들어간다.

④ 4단계 : 평가단계

민주적 절차에 의하여 최종 선정한 아이디어가 반드시 최적의 것이라고 단정하기 어렵기 때문에 경험 많은 선배나 교수들의 견해를 들어보고 아이디어를 발전시킬 수 있다.

(2) 명목집단기법

명목집단기법(nominal group technique, NGT)은 의사결정 시에 집단의 의견과 가치를 보다 체계적으로 이용할 수 있도록 하는 기법이다. 팀이 영향력 있는 소수와 나머지 다수로 구성되어 있을 때 의사결정이 소수에 의해 독점되는 것을 막을 수 있다. 명목집단기법은 우선순위를 결정하는데 사용되는 여러 가지 방법 중에서 수학적 방법이 아닌 집단토론과 정보교환에 더 중점을 두는 것이 특징이다. 진행방법은 다음과 같다.

① 의사결정 팀을 구성하고 아이디어를 기록할 사회자를 정한다.

회의를 진행할 사회자와 회의내용을 기록할 간사를 별도로 구분하여 정해도 좋다.

② 의사결정할 문제의 주요한 차원을 정의한다.

사회자는 참석자들에게 운영절차를 설명하고 합의를 도출해야 하는 질문내용이 들어 있는 '명목집단임무 기술양식'을 정해진 시간 내에 작성한다. 정해진 시간이 종료되면 사회자는 참여자들이 작성한 문제와 판단기준 전체 목록을 준비된 차트에 기록한다. 참여자들은 자신이 작성한 목록의 문제를 모든 항목이 차트에 기록될 때까지 다른 참여자들이 알아들을 수 있도록 읽는다.

③ 의사결정을 할 문제에 대해 토론한다.

아이디어를 명확하게 하기 위해 제시된 항목에 대하여 반대나 지지의견을 제시한다.

④ 나열된 기준에 근거하여 문제의 목록을 검토하여 재평가한다.

참여자들은 자신의 판단이나 토론 내용을 참고하여 문제를 평가하는 기준을 다시 선택할 수 있다.

⑤ 문제의 순위를 나열한다.

참여자들은 각자가 중요하다고 생각하는 5개의 문제를 선택하여 등수를 부여한 목록을 작성한다. 5개의 문제 각각에 대하여 별도의 카드에 문제명과 점수를 기록하되, 가장 중요성이 높은 문제 5점에서 가장 중요성이 낮은 문제 1점까지 점수를 부여한다.

사회자는 참여자들의 점수부여 후 각각의 투표결과를 별도의 집계표에 기록한다. 각 문제에 대하여 참여자들이 부여한 점수의 합을 구하여 문제의 상대적인 중요성을 파악한다.

⑥ 집계된 순위에 대해 토론한다.

사회자는 투표결과를 기록하고 합계를 낸 후에 결과에 대한 토론을 진행한다. 제시된 문제에 대한 아이디어를 더 명확하게 하기 위해 참여자들은 투표결과에 대하여 반대나 지지의견을 제시할 수 있다.

⑦ 최종순위를 결정한다.

예비 투표결과에 대한 토론이 끝나면 사회자는 참여자에게 5개의 우선순위항목을 검토하여 원하는 경우에 우선순위를 변경할 수 있음을 알린다. 참여자들은 가장 우선순위가 높은 항목에 5점을 부여하고 상대적 중요성에 따라 다른 4개의 항목에는 4에서 1점까지의 값을 부여한다. 평가 완료 후 사회자는 별도의 양식을 이용하여 항목의 우선순위에 대한 최종평가점수를 합산하여 최종순위를 결정한다. 이러한 과정을 통하여 병원 내 또는 부서내에서 시급하게 개선해야 할 가장 중요한 문제에 대한 집단의 합의를 도출한다.

예시

참가자 : 6명

- 토론 후 생성된 문제 목록(고객이 병원에 대해 가지고 있는 불만 항목) 9개 항목을 가지고 5점척도로 점수부여
- 가장 점수가 높게 나온 항목은 시급하게 개선해야 될 우선순위임. 따라서 [표 14-1]에서와 같이 직원불친절이 1순위로 선정되었으므로 개선방안으로 직원교육이 필요

하다는 처방을 할 수 있음

표 14-1 명목집단기법의 예시

생성된 문제목록	참가자1	참가자2	참가자3	참가자4	참가자5	참가자6	합계	우선순위
병원홍보부족	3						3	
직원불친절		4	3	5	5	5	22	1
자세한 설명부족	5	2	4			3	14	3
진료비 비쌈	4	5	5	2	3	1	20	2
대기시간	1	3	2	1			7	5
복잡한 진료절차	2			3			5	
병원건물 낙후			1		2		3	
원내 편의 시설 부족		1		4	4	4	13	4
최신의료장비부족					1	2	3	

(3) 파레토 도표

파레토 도표(pareto diagram)는 이탈리아 경제학자인 파레토가 토지소유권 문제를 연구하는 과정에서 이탈리아 토지의 80%를 20% 인구가 소유한다는 것을 발견하고 이것을 파레토 법칙, 80:20법칙으로 설명하였다. 파레토 도표는 일종의 막대그래프로 빈도, 비용, 시간 등의 측정결과를 챠트의 왼쪽부터 큰 순서대로 나열하고 누적백분율을 나타낸 꺽은선그래프를 함께 제시한다. 챠트의 가로축은 빈도의 크기에 따른 문제 목록, 왼쪽 세로축은 측정결과의 빈도(소요시간, 비용)를 나타내며 오른쪽은 빈도에 대한 누적백분율을 나타낸다. 이 파레토 도표는 질 향상 활동 과정에서 우선순위 결정에 유용하게 쓰인다. 다양한 문제나 원인에 대한 상대적인 크기를 제시하여 가장 집중해야 할 문제를 시각적으로 제시해 준다. 이 작성방법은 다음과 같다.

① 비교하고자 하는 문제나 원인목록을 작성한다.

② 항목비교를 위해 오류건수, 발생빈도, 소요시간, 소요비용 등 측정단위를 정한다.

③ 각 항목별 빈도(시간, 비용)를 측정한다. 빈도를 기준으로 항목을 내림차순으로 정렬한 후 누적백분율을 구하여 표를 작성한다.

④ 작성된 표를 기준으로 막대그래프를 작성한다. 누적백분율을 꺽은선그래프로 챠트를 변경하고 오른쪽 세로축에 백분율을 표시한다.

⑤ 누적백분율이 80%가 되는 막대그래프까지를 확인하여 주요요인, 문제로 선정한다. 아래도표를 보면, 투약오류사례에서 다른 용량까지의 누적백분율이 80.2%가 나왔으므로 파레토 도표에서도 다른 용량까지의 막대그래프가 전체의 80%를 차지하는 것을 알 수 있다(김상미, 적정진료보장, 계축문화사).

표 14-2 투약오류사례표

투약오류 사례	발생건수	누적백분율(%)
다른 투약횟수	65	32.2
중복처방	49	56.4
다른 용량	48	80.2
다른 투약일수	14	87.1
약품누락	12	93.1
다른 약품	4	95.0
다른 경로	2	96.0
병용금기	2	97.0
다른 환자	1	97.5
기타	5	100.0
합계	202	

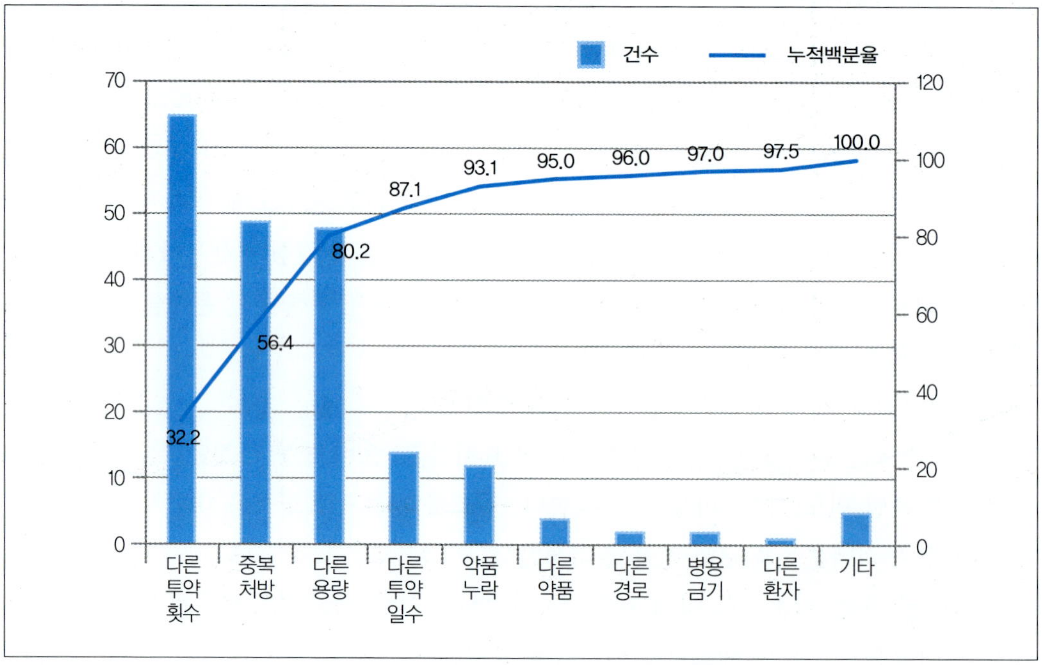

그림 14-3 투약오류 사례에 대한 파레토 도표

제3절 병원구매 및 재고관리

1 물자구매관리의 개념과 특성

1) 물자구매관리의 개념

구매란, 사용하고자 하는 요건에 의해 단순히 구입하는 것만이 아니고, '적정품질 · 적정수량을 적정시기에 유리한 가격으로 구입하는 것을 말한다. 이를 위해서는 과학적인 구매관리 활동이 필요하게 되는데, 구매관리의 기본목표는 다음과 같다.

첫째, 최대한 낮은 가격으로 물품을 구매하여야 하며

둘째, 구입물품의 품질이 보장되어야 하며

셋째, 계약된 기일내에 납품이 이루어져야 한다.

또한, 구매관리의 기본원칙은 다음과 같다.

(1) 효과적인 구매관리와 감독이 이루어져야 한다.

(2) 건전한 구매가 이루어져야 한다.

(3) 효과적인 구매체계를 수립하여 모든 구매 업무를 표준화 및 단순화시켜야 한다.

(4) 재고 품목수는 최대한 축소되어야 한다.

(5) 결과지향적인 구매관리가 이루어져야 한다.

(6) 병원의 구매방침은 규정으로 성문화되어 있어야 한다.

(7) 물자관리 기능이 적절히 전문화되어 견제와 균형이 이루어져야 한다.

2) 물자구매관리의 특성

병원의 자산은 대부분이 물자로 구성되어 있다. 병원에서는 이들 물자를 사용하거나 소비함으로써 진료활동을 수행할 수 있다. 따라서 물자를 얼마나 효율적으로 관리하느냐의 여부는 병원의 진료활동에 직접적인 영향을 준다. 특히 양질의 진료를 위해서는 고가의 의료장비와 진료용 재료 등 물품이 투입되어야 하므로 물자관리는 병원경영의 성패가 달린 문제가 될 수 있다. 또한 병원의 구매활동은 타 산업의 구매와는 다르다고 할 수 있다. 먼저 물자의 구매에 있어서 이를 사용하는 의료진이 물자구매의사결정과정에 참여한다는 것이다. 의료진의 의사를 무시하고 구매결정하기가 어려운 것이 병원의 현실이다. 물품의 대체성이 낮은 이유도 타 산업과 구별되는 특성이며, 물품인 재료가 생명과 직결되기 때문에 제품의 질이 우선시 되며, 진료수가인 진료용 재료의 구입가격이 정부로부터 통제를 받고 있기 때문에 구매관리가 한정적일 수 밖에 없고, 구매물품은 다품종인 반면 소량으로 소비된다는 구조적 특성이 병원의 물자구매관리의 특성이라고 할 수 있다.

2 물자구매관리의 기능과 절차

1) 기능

병원구매관리는 병원에서 유통되는 물류의 종류와 각각의 재료의 속성과 임상적 특성을 이해하여야만 직무를 수행할 수 있는 고도의 전문지식분야이다.

구매관리의 주요기능은 중소병원과 대형병원간의 차이가 있다. 중소병원의 경우는 인적자원에 한계가 있고, 병원에서 사용하는 물자의 한계로 기능이 대폭 축소되어 운영되고 있으며, 대형병원의 경우에는 일반적으로 물자의 조달기능, 구매요구기능, 구매조사 및 구매계획기능, 구매협상 및 계약기능, 입고 및 검수기능 및 구매 대금지급기능 등이 수행되고 있다.

2) 구매관리의 절차

물자구매관리의 절차는 병원마다 다소 상이한 절차를 수행한다. 특히 중소병원에 있어서는 소요되는 물자자체가 소량이며, 금액자체도 소액이기 때문에 기존의 거래선에서 크게 벗어나지 않고 다음과 같은 절차를 수행한다.

> 물자구매요청서 결재 및 제출 → 구매물품 시장조사 → 공급업체결정 및 계약 → 입고 및 검수 → 물품대금지급 → 물품출고

대형병원의 경우, 병원마다 상이하게 운영되고 있으나 일반적으로 보면 다음과 같이 중소병원보다 수행하는 행정적 기능이 추가되어 운영되고 있다.

> 사용부서구매요청 → 구매부서 접수 → 타당성 평가 및 예산검토 → 관련 위원회 심의 → 구입대상 결정 → 구매스팩작성 및 공고 → 입찰/ 수의계약 → 납품 및 검수 → 설치 및 기술검수 → 전산등록코드 부여 → 지출결의서 발행 → 물품출고

3 물자구매계약방법

물자구매계약방법은 병원마다 다르기 때문에 조달청에서 규정하고 있는 방법에 따라 설명하고자 한다. 이에는 일반경쟁입찰 방법, 제한경쟁입찰 방법, 지명경쟁입찰 방법, 수의계약 등이 있다. 전자구매는 기존 오프라인상의 구입의뢰, 발주, 입고 등이 정형화된 전자문서를 이용하여 시행되는 시스템이며, 전자상거래는 컴퓨터 등을 이용해 인터넷과 같은 네트워크 상에서 이루어지는 즉, 전자적 매체(시스템)를 이용하여 가상 공간에서 이루어지는 제품이나 용역을 사고 파는 거래행위이다. 현대의 전자상거래는 더 넓은 범위에 있어서 전자우편을 사용하기도 한다.

1) 일반경쟁입찰 방법

계약대상물품의 규격 및 시방서와 계약조건 등 계약내용을 널리 공고하여 일정한 자격을 가진 불특정 다수인의 입찰희망자를 모두 경쟁입찰에 참여시켜 가장 유리한 조건을 제시한 자와 계약을 체결하는 방법으로 계약은 원칙적으로 일반경쟁에 의하도록 규정되어 있다. 이를 공개경쟁입찰이라고도 한다.

2) 제한경쟁입찰 방법

일반 · 지명경쟁계약제도의 단점을 보완하고 경쟁에 따른 장점을 취함으로써 계약의 목적을 효과적으로 달성키 위한 제도로서 일반 및 지명경쟁의 중간적 성격의 계약제도를 말한다.

조달청 규정에 의한 제한경쟁입찰 방법의 대상이 되는 계약은 다음과 같다.

(1) 특수한 설비 또는 기술이 요구되는 물품제조계약

(2) 특수한 성능 또는 품질이 요구되는 물품구매계약

(3) 특수한 기술이 요구되는 용역계약

(4) 추정가격이 고시금액 미만인 물품제조 · 구매 · 용역, 기타 계약으로 지역제한이 필요한 경우

(5) 중소기업제품 구매촉진 및 판로지원에 관한 법률의 규정에 의하여 공고한 물품의 제조 또는 구매계약(중소기업자간 경쟁대상 품목)

(6) 각 중앙관서의 장 또는 계약담당공무원이 계약이행의 부실화를 방지하기 위하여 필요하다고 판단하여 특별히 인정하는 경우

또한, 입찰에 제한되는 기준이 있는데 이는 다음과 같다.

- 실적에 의한 제한, 기술보유상황에 의한 제한, 지역제한, 중소기업보호를 위한 제한, 재무상태에 의한 제한 등이 있다.

3) 지명경쟁입찰 방법

계약담당관리자(또는 공무원)가 신용과 실적 등에 있어서 적당하다고 인정하는 특정 다수의 경쟁참가자를 지명하는 입찰방법에 의거 계약상대자를 결정하는 방법이며, 제한경쟁과 함께 일반경쟁계약제도에 대한 예외적인 방법이다. 이 제도는 신용과 실적 및 경영상태가 우량한 업체를 지명하기 때문에 계약이행에 신뢰성을 확보하고 구매계약에 소요되는 경비 절약 및 절차를 간소화할 수 있는 한편 비교적 긴급구매의 장점이 있다. 다만 입찰참가자를 지명함에 있어 특정인이 지명됨으로서 특혜 시비와 경쟁성을 저해할 우려가 있으므로 지명에 신중을 기하여야 한다.

4) 수의계약

수의계약은 경쟁에 의하지 아니하고 계약이행능력이 있다고 판단되는 특정인과 계약하는 방법이다. 주로 계약의 성질 또는 목적에 의하여 특정인의 기술용역 설비 또는 특정한 위치, 구조, 품질 등으로 인하여 경쟁을 할 수 없는 경우나 천재지변, 긴급한 행사, 기타 이에 준하는 경우로서 경쟁의 여지가 없을 경우에 이루어지는 것이 일반적이다.

4 재고자산관리

1) 재고자산의 개요

재무상태표의 자산은 유동자산과 비유동자산으로 구분되며, 유동자산은 당좌자산과 재고자산으로 구분되어 진다. 즉, 재고자산은 유동자산 중의 하나이며, 정상적인 영업과정에서 판매를 위하여 보유하거나 생산 중에 있는 자산 및 생산 또는 서비스 제공과정에 투입될 원재료나 소모품 형태로 존재하는 자산을 말한다.

재고자산의 종류로는 상품, 제품, 반제품, 재공품, 원재료, 미착품, 소모품, 저장품, 기타의 재고자산 등이 있다.

2) 재고관리

재고는 두 가지 관점에서 구분한다.

첫째, 기능적 관점에서의 재고는 수술 처치와 검사 과정에 이르기까지 진료 활동에서 직간접으로 사용되는 물품으로 불확실한 요구와 수요에 대비하기 위하여 병원에 저장시켜 놓은 소모성 물품들을 지칭한다. 임상진료과, 검사, 방사선 물품에 한정되지 않고 창고, 저장소, 중앙공급실 등 독립된 부서들에 저장된 일회용 사무용품까지 다양한 물품들로 구성된다.

둘째, 재무적 관점에서의 재고는 판매할 재화나 서비스의 생산을 위하여 곧 소비될 유형의 동산에 속하는 항목을 의미한다. 의료기관 회계기준 규칙에서 재고재산은 약품, 진료 재료, 저장품, 의료 부대 물품으로 분류하고 있다.

3) 재고자산관리 기법

(1) ABC분석

재고관리 업무를 잘 수행하기 위해서는 어떤 관리항목에 대하여 집중할 것인가에 따라 등급결정이 필요하다. 재고자산을 분류하는데는 일반적으로 이용되고 있는 ABC관리방법이 있다. ABC분석 방법이란, 주요 품목을 중점적으로 관리함으로써 노력과 비용을 줄이고 반면에 최대의 관리 효과를 얻고자 하는 기법이다. 이것은 경제학자인 Vilfredo Pareto에 의해서 개발된 것으로 일명 '파레토 법칙'이라고도 한다.

그 내용을 간략하게 살펴보면 병원에서 소비하는 모든 물품을 품목별 재료비가 큰 것부터 차례로 나열한 다음 위에서부터 전체 품목 수 중 10%에 해당하는 품목까지의 재료액을 모두 합하면 전체 재료액의 70% 내외에 달하게 되고, 20%에 해당하는 품목까지의 재료액을 합하면 전체 재료액의 90% 내외에 달하게 된다. 따라서 나머지 품목의 수는 전체의 80%를 차지하지만 금액으로 보아서는 전체의 10% 내외에 불과하다는 것이다. 그러므로 주요 품목에 해당하는 10~20%의 품목에 대해서만 집중적으로 관리하면 전체 금액의 70%~90%를 집중적으로 관리하는 것과 같은 효과를 얻을 수 있어서 매우 효과적으로 관리할 수 있다. 이 때 위에서부터 10%까지의 품목을 A품목, 10~20%까지의 품목을 B품목, 나머지 C품목이라고 한다.

○ ABC분석 방법의 적용

병원과 같이 수천 수만 가지 물품을 취급하는 곳에서 재고 실사를 일시에 모두 한다는 것은 쉬운 일이 아니다. 따라서 물품을 다음과 같이 나누어 재고 실사를 한다면 보다 효율적이다.

① 부서별로 나누어 실시하는 방법

예를 들면 이번 달 실사에는 약국, 다음 달에는 중앙공급실 등으로 조사 대상 부서를 나누어 실시하는 방법이다.

② 품목을 구분하여 실시하는 방법

예)

분류	품목 수	사용 금액 비율
A	5~10%	70~80%
B	10~20%	15~20%
C	70~80%	5~10%

이와 같이 재고자산을 구분하는 방식은 앞에서 설명한 바와 같이 ABC분석 방법이라 한다. 따라서 이 방법을 적용하여 품목 수에 있어서는 전체 가짓수의 5~10%에 불과하나 사용 금액 비율에서는 70~80%를 차지하는 품목을 중점적으로 실사하고, 나머지 품목에 대하여는 상대적으로 비중을 낮추어 조사하는 방법을 쓰면 효과적이다.

여기서는 예로 A, B, C 세 가지만을 나타내었으나 병원의 편의에 따라 A, B, C, D, E와 같이 여러 가지로 분류하여 조사하면 더 효과적이다. 또한 A품목도 어느 달에 모두 조사하는 방법과 그 중 절반을 임의로 뽑아 조사하는 방법 등을 쓸 수 있다. 위에서 제시한 부서별로 나누는 방법과 품목을 나누는 방법을 혼용하여, 이번에는 약국의 A품목만을 실사한다든가 하는 방법을 쓰면 실무적으로도 가능하고 효율적이다.

(2) 바코드와 RFID(Radio Frequency Identification)에 의한 재고관리

① 바코드(Barcode)

바코드는 노만 조셉 우드랜드 (Norman Joseph Woodland)라는 드렉셀 대학교 출신의 미국인 발명가에 의해 1949년도에 개발되었다. 이름 그대로 막대기(Bar)로 된 부호(code)로서 컴퓨터가 판독할 수 있도록 고안된 굵기가 다른 흑백 막대로 조합시켜 만든 코드다. 일반적으로 제품 포장지에 막대와 그 아래의 숫자로 이루어진 표시 방식이 바로 바코드다. 제품에 정해진 코드를 부여함으로써 효율적인 상품 관리가 가능해지고 그 가격도 싸기 때문에 많이 이용된다. 바코드를 2차원으로 응용해서 적용시킨 것 중 대표적인 것이 QR코드이며, 구조적으로 더 이상 '바'는 없지만 2차원 바코드라고 부른다. 우리나라에서는 1988년 서울 올림픽이 개최되었던 1988년 5월 20일에 도입되었다.

이러한 바코드를 이용한 재고관리는 데이터를 직접 입력하는 방식보다 속도가 빠르고 정확하기 때문에 효율적인 업무처리가 가능하고 오류를 줄여준다. 의료분야에서의 바코드 용도로는 취급방법을 약품, 장치에 부착하여 위험물 관리가 가능하며 주사기, 방사성동위원소 등의 폐기물관리와 챠트관리, 검진시스템, 급식관리, 배송, 환자관리 등에서 사용되고 있다.

정보를 바코드로 표시하는 방법에는 여러가지가 있는데 이를 정한 규칙을 바코드 심볼로지라고 한다. 2차원카드 사용에 의해 1차원 바코드의 부족한 점을 보완할 수 있는데 향후 의료분야에서의 2차원코드 이용이 기대되는 분야는 환자접수 등록시스템, 처방전 자동입력시스템, 임상검체 검사관리, 복약지도 및 노인의료서비스 시스템 등이다. 예를 들면 과거의 챠트를 찾지 않고도 간단하게 복약지도가 가능하게 된다.

② RFIDE

RFID(Radio-Frequency Identification)는 주파수를 이용해 ID를 식별하는 방식으로 일명 "전자태그"로 불린다. 즉, RFID 기술이란 전파를 이용해 먼 거리에서 정보를 인식하는 기술을 말하며, 아래 그림과 같이 전자기 유도 방식으로 통신한다.

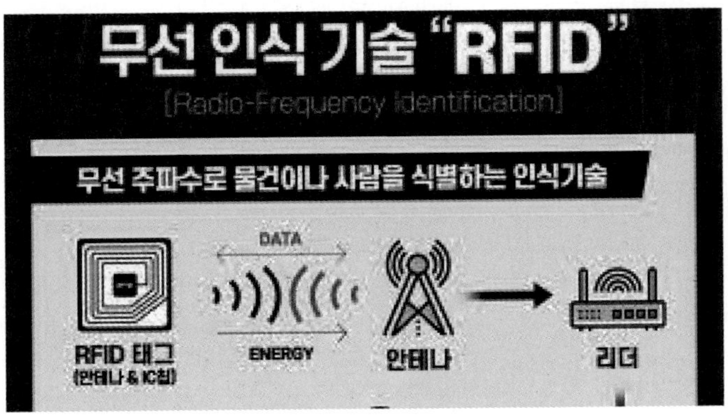

RFIDE의 의료분야 적용은 의료폐기물, 수혈용 혈액 등의 추적에 RFIDE를 바코드 대신 적용할 수 있다. 의약품의 발주, 제약회사로 부터의 출하, 병원에의 입하, 병원내에

있어서의 약제 사용에 이를때까지의 병원 내외 모든 흐름을 추적하는 것이 가능해진다(의료폐기물시스템 흐름 참고). 또한, 약제의 오염이나 변질이 발견되었을 경우, 병원이나 제약회사는 신속하게 검색을 함으로써 약제의 회수 및 투여된 환자들에 대해 대응을 신속히 실시할 수 있어 피해를 최소화할 수 있다.

RFID의료폐기물 시스템 업무 흐름

1. 배출자는 전자태그를 발행하여 부착한 의료폐기물 전용용기를 발생장소에 비치합니다.
2. 사용한 전용용기는 밀폐 후 전자저울로 중량 계근 후 보관창고에 보관합니다.
3. 배출자 출고 시 고정형 리더기(또는 휴대형 리더기) 출고 인식 후 운반자에게 인계합니다.
4. 의료폐기물 전용차량으로 운반된 폐기물은 처리자 보관창고입구에서 고정형 리더기를 통과한 후 처리자 보관창고에 보관합니다.
5. 처리자 소각로 입구 리더기 인식과 동시에 소각정보가 중앙전산 시스템으로 전송됩니다.
6. 실시간 집계된 폐기물 정보를 추출하여 관리합니다.

③ 소모품 구매대행

MRO는 유지(Maintenance), 보수(Repair), 운영(Operation) 이 세 가지의 약자로서 기업의 생산과 관련된 원자재를 제외한 모든 소모성 자재를 말한다. 즉, MRO 사업은 기업에서 사용하는 소모성 자재를 유지하고 보수하고 운영하는 사업을 말하며 소모품 구매대행은 기업이 복잡한 구매를 직접하지 않고 구매대행업체에 맡기게 되는데 이를 전문적으로 하는 기업을 소모품 구매대행 업체라고 한다.

병원에서도 소모품인 경우 인력과 재고비용을 줄이기 위해 병원내의 한 공간을 병원과 계약한 구매대행(MRO)업체에 임대하고 병원에서 사용하는 진료소모품과 소모성 자재를 구매하여 납품하게 하거나 물품을 청구한 각 부서로 배송하게 하는 업무까지 위임하여 운영하게 되었다. 최근에는 진료과의 특성에 따라 반드시 설치해야 하는 의료기기를 컨설팅/선정하기도 하며, 의료소모품과 의약품을 안정적으로 공급하는 업체로 그림과 같이 병원의 의료기기, 의료용품, 의료소모품, 의약품은 물론 가구, 사무용품까지 물품 취급하는 MRO기업이 증가하고 있다.

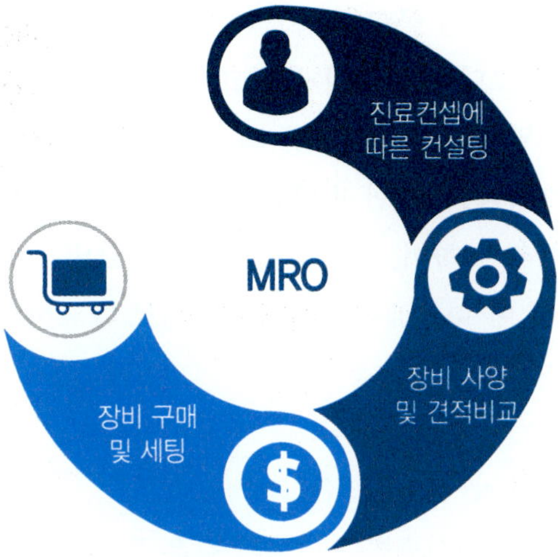

헬스케어 제품에 대한 기획, 마케팅, 유통을 전문으로 하고 있는 기업으로의 MRO

4) 재고자산 평가방법

병원이 처음(기초)에 보유하고 있던 재고자산을 진료를 위하여 사용하고, 다시 또 구입하고 하는 일련의 과정을 거쳐서 회기말(기말)에 얼마나 남아있는가 평가하는 것을 기말재고자산 평가라 한다. 기말재고자산을 산출하는 공식은 다음과 같다.

기초재고자산	+	당기매입 재고자산	-	당기소모재고자산	=	기말재고자산

재고자산 평가방법에는 선입선출법, 후입선출법, 이동평균법, 총평균법이 있으나 여기에서는 선입선출법과 후입선출법에 대해서 설명하도록 하겠다.

(1) 선입선출법(first in, first out, FIFO)

기말재고단가 결정방법인 선입선출법은 다음과 같은 특징이 있다.

① 먼저 입고된 재료가 먼저 출고된다고 보고 계산하는 방법이다.

즉, 어느 재고품이 어떻게 출고, 소비되는가를 불문하고 장부상에서는 최초에 매입한 것부터 순차적으로 출고하는 것으로 계상한다.

② 장점으로는 일반적으로 실제 물량 흐름과 일치하므로 개별법과 유사한 결과를 얻을 수 있으며, 후입선출법보다 적용하기가 쉽고, 체계적이고 객관적이므로 이익조작가능성이 적다. 또한 기말재고자산이 가장 최근의 원가로 표시됨으로 재고자산가액은 현행원가의 근사치로 나타난다. 반면 단점으로는 현행수익에 과거원가를 대응시키므로 대응원칙에 충실하지 못하며, 인플레이션에는 재료비가 과소 계상되어 가공 이익이 발생할 우려가 있으며 디플레이션시에는 반대로 재료비가 과대 계상되어 이익이 줄게 될 우려가 있다.

(2) 후입선출법(last-in, first-out, LIFO)

기말재고 단가결정방법인 후입선출법은 다음과 같은 특징이 있다.

① 가장 뒤에 입고된 재료가 가장 먼저 출고된다고 보고 계산하는 방법이다.

즉, 재고자산의 수불계산에 있어서 실제의 물건의 흐름과는 관계없이 최근에 매입한 것부터 순차적으로 출고해 나가는 출고단가 결정방법이다.

② 장점으로는 현행수익에 현행원가가 대응되기 때문에 대응원칙에 충실하고 가격정책에 관한 의사결정에 유용한 정보를 제공하며, 재고수량이 감소하지 않는 한 당기순이익을 적게 계상함으로써 세금의 납부를 이연시킬 수 있어 기업의 현금흐름이 유리하다. 반면에 단점으로는 기말재고자산이 과거의 가격으로 기록되어 현행가치를 나타내지 못하며, 판매량이 급증하는 경우 과거의 가격으로 평가된 재고층이 매출원가로 계상되어 당기순이익이 증가하는 후입선출청산현상이 나타날 수 있고, 후입선출청산현상이 나타나게 되면 당기순이익이 증가하므로 이연되었던 세금을 납부하여야 하는 등 후입선출법의 장점이 모두 상실된다. 또한, 선입선출법과 반대로써 인플레이션 시에는 재고액이 적게 계상되고 당기 재료비가 과대 계상되어 이익이 과대 계상될 우려가 있다.

5) 리스와 외자구매관리

(1) 리스의 개념

리스(lease)란 리스제공자(lessor)가 자사의 사용권을 리스이용자(lessee)에게 이전하고, 리스이용자는 사용료를 리스제공자에게 지급하는 계약을 말한다. 자산의 소유권은 항상 리스제공자가 가지고 있게 된다. 리스제공자는 리스자산 공급자(maker)로부터 자산을 구입하고 리스자산 공급자를 통해 리스이용자에게 실물을 인도할 수 있다.

법률적으로 보면 리스는 임대차 계약이다. 그러나 경제적 측면에서 보면 할부금융의 성격을 띤다. 리스는 중, 장기 시설금융과 같은 성격을 지니며, 소유보다는 사용수익에 해당한다. 이로 인하여 효율적인 설비조달수단으로서의 가치와 기계설비의 구매수요창출 효과를 지닌다.

병원에서도 의료장비를 리스로 조달하는 경우가 많이 있다. 리스를 이용하는 이유를 살펴보면 다음과 같다.

① 병원이 새로운 의료장비를 도입하고 싶지만 자금이나 담보력이 부족한 경우
② 병원이 고가의료장비를 구입할 수 있는 자금은 있으나 유동성 확보나 재무구조를 건실하게 유지하고자 현금을 지출하지 않는 경우
③ 병원이 예산책정을 하지 않아 예산확보가 안되었으나 부득이 의료장비나 기계를 도입해야 하는 경우
④ 비용처리로 이익을 절감하고자 하는 경우
⑤ 주거래 은행의 여신규제 한도를 피하고자 하는 경우
⑥ 구입에 따른 사무관리상의 절차와 회계상의 번잡성을 피하고자 하는 경우

(2) 리스의 종류

리스의 종류는 크게 운용리스와 금융리스로 구분한다. 구분기준은 '리스자산의 소유에 따른 위험과 보상의 대부분이 누구에게 귀속되는가?'이다. 운용리스는 상품의 소유권을 리스 제공자가 계속 보유한 채로 이용자에게 해당 상품을 일정 기간 이용하게 한 뒤에 계약 기간이 끝난 뒤 반납받는 방식이고, 금융리스는 이용자의 자산을 리스업체가 구매하여 구매대금을 이용자에게 주고, 처음부터 사용 기간과 사용 대금을 전부 정해놓은 후 사용권을 이용자에게 주며 일정기간 동안의 리스비용이 구매대금과 이자를 포함한 것과 동일하게 하는 방식이다. 따라서 운용리스는 자산소유에 따르는 효익이나 진부화에 따르는 위험 등이 리스회사로부터 리스이용자에게 이전되지 않는 리스이며, 금융리스는 리스자산의 법적 소유권이 그대로 리스회사에 남아 있으나 리스자산의 소유에 따르는 효익이나 진부화 또는 수입액 변동에 따르는 위험 등의 경제적 소유권이 리스이용자에게 이전되는 리스를 말한다. 즉, 금융리스는 대부분의 위험과 보상이 이용자에게 귀속된다.

예를 들어, 항공사 또는 리스회사가 비행기를 구입할 때, 운용리스의 경우 리스회사가

비행기를 소유하고 항공사는 10년 단위 등 일정기간 동안 리스회사와 임대계약을 하고 비행기를 해당 기간 동안 운용하는 방식이고, 금융리스의 경우 항공사가 직접 제작사에 주문을 넣고 인도받아 비행기를 소유한 후 리스회사에게 매각 후 리스기간 동안 사용료를 내는 방식이다.

(3) 외자구매업무

외자라 함은 국내에서 생산 또는 공급되지 않는 의료장비를 차관자금으로 구매하는 물자 및 용역을 말한다. 외자구매 방법은 대학병원과 같은 학교법인 명의로 구매자가 직접 은행에서 L/C를 오픈하여 자체자금으로 구매하는 방법이 있고, 리스자금으로 구매하는 방법이 있다(김영훈, 병원경영학 원론).

① 외자구매 관련하여 사용되는 용어

㉠ L/C : 수입업자의 요청에 따라 수입업자의 거래은행이 수출업자 앞으로 발행하는 문서를 말한다. 신용장이란 단어는 이 문서를 지칭할 때 사용되는 용어이기도 하지만 이 문서를 통한 거래 방식이나 결제 방식 자체를 의미하기도 한다. 국내에선 영어로 부를때는 Letter of Credit라고 부르며 줄여서 L/C라고 부른다. 국제적으로 L/C라고 말해도 의미는 통용되지만 Documentary Credit 라고도 많이 부른다. 이 경우에는 D/C라고 줄여 부른다.

㉡ Offer상 : 물품매도 확약서 발행업자라 함은 본사를 대리하여 제한된 범위내에서 물품매도 확약서를 발행하는 것을 업으로 하는 자이다.

㉢ B/L : Bill of Lading(선하증권)은 해상 수출 & 수입 시 화물을 판매, 구매할 때 사용하는 서류를 말한다. 수출, 수입 업무 진행 시 B/L은 권리증(유가증권)으로 사용되어 수출자가 바이어에게 화물을 판매할 때, 수입자가 제조사로부터 화물을 구매할 때 화물과 교환하게 된다.

② 외자구매업무의 절차와 구조

외자구매업무의 흐름은 다음 [그림 14-4]와 같다.

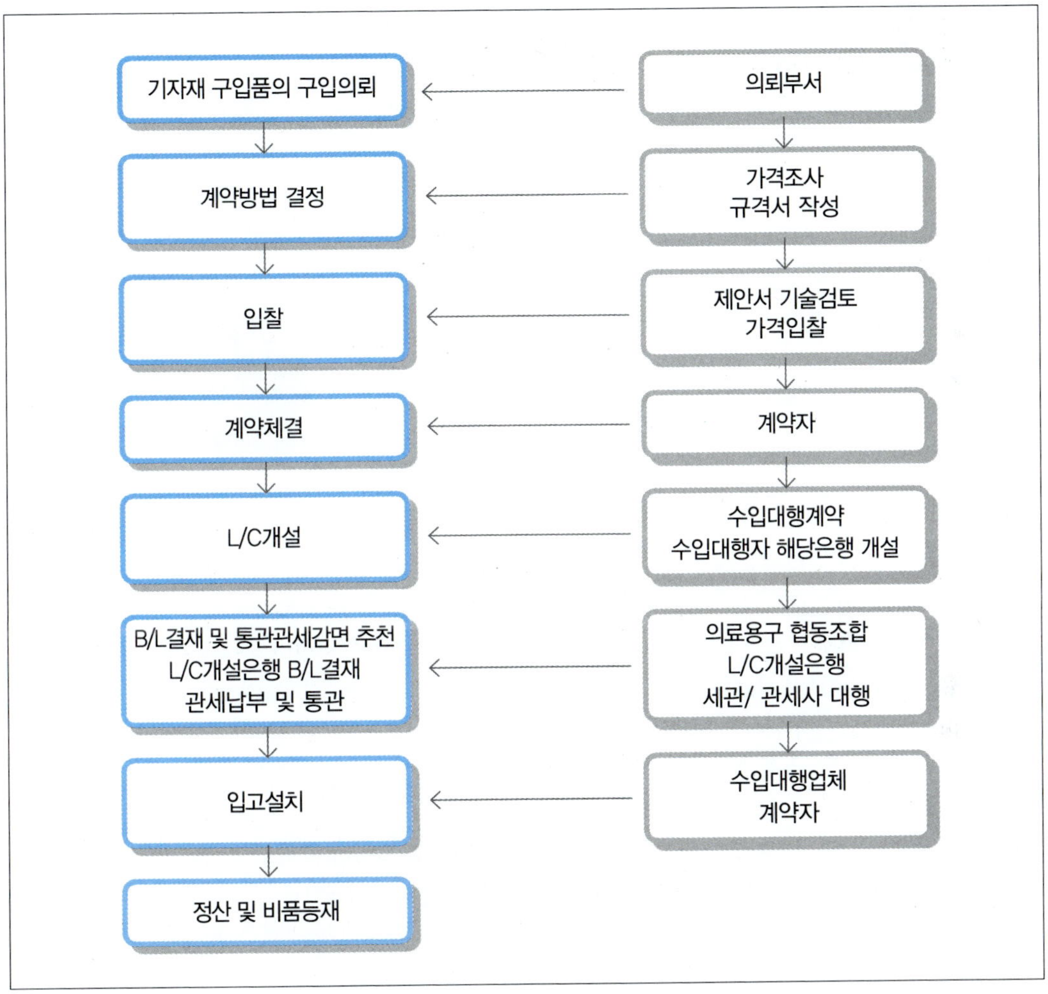

그림 14-4 외자구매업무의 흐름

토론

제14장

동영상으로 듣는 "한강의 괜찮아"

- 동영상으로 듣기 : https://www.youtube.com/watch?v=0hZ-PRN6mYc

괜찮아

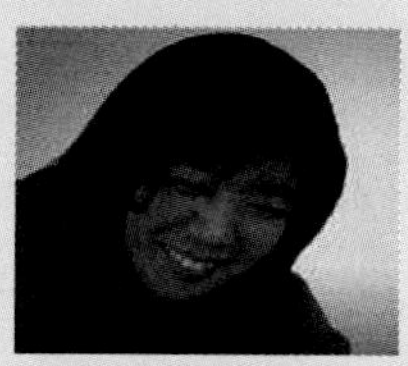

한강

태어나 두 달이 되었을 때/ 아이는 저녁마다 울었다/ 배고파서도 아니고 어디가/
아파서도 아니고/ 아무 이유도 없이/ 해질녘부터 밤까지/ 꼬박 세 시간/
거품 같은 아이가 꺼져 버릴까봐/ 나는 두 팔로 껴안고/ 집 안을 수없이 돌며 물었다
왜 그래./ 왜 그래./ 왜 그래./
내 눈물이 떨어져 아이의/ 눈물에 섞이기도 했다/
그러던 어느 날/ 문득 말해봤다/ 누가 가르쳐준 것도 아닌데/
괜찮아./ 괜찮아./ 이젠 괜찮아./
거짓말처럼 아이의 울음이 그치진 않았지만/ 누그러진 건 오히려 내 울음이었지만,/
다만 우연의 일치였겠지만/ 며칠 뒤부터 아이는 저녁 울음을 멈췄다/
서른 넘어서야 그렇게 알았다/ 내 안의 당신이 흐느낄 때 어떻게 해야 하는지/
울부짖는 아이의 얼굴을 들여다보듯/ 짜디짠 거품 같은 눈물을 향해/
괜찮아/ 왜 그래, 가 아니라 괜찮아./ 이제 괜찮아.

이 시(詩)는 한강 작가의 시로 마지막 강의 시간에 들려주고 싶은 주옥같은 시입니다.
학교라는, 직장이라는 조직문화에서 아직 새싹처럼 보듬는 시기의 청년들에게
너희들에게는 꿈이 있잖아! 왜 그래가 아니라, 괜찮다!고 말해주고 싶은 마음에서 고른
시 한편, 청년들의 가슴에 장미 꽃으로 달아 주고 싶습니다.
기억하세요. 힘들 때마다 주문처럼 읊조려 보는 말, 괜찮아 괜찮아 이제 괜찮아..

참고문헌

갈렙앤컴퍼니(역). 성과관리 시스템의 패러다임을 바꿔라. ㈜교보문고, 2007
강성홍 외. 병원경영정보관리. 고려의학, 2002
강창렬 외. 병원행정학 이해. 현문사, 2006
건강보험심사평가원. 2016 요양급여 적정성 평가결과 종합보고서, 2017
고종욱(역). 경영·행정·사회과학도를 위한 현대조직론. 한올출판사, 1999
국민건강보험공단. 건강보험통계(요양기관 종별 입원실현황). 2018
권영태·윤석준·정기택(역). 병원경영의 이론과 실무. 몸과마음, 2003
김광남·윤복안·박만홍. 정보화사회의 경영학. 한올출판사, 2002
김광문 외. 병원건축. 기문당, 1994
김광점 외. 조직이론과 설계. 한경사, 2008
김기철·송애랑. 고객만족경영 의료서비스 이론과실무. 아카데미아, 2008
김남근 외. 현대경영학원론. 한올출판사, 1999
김동철·서영우. 경영전략 수립방법론. Sigma Insight Group, 2008
김봉식. 기획론. 박영사, 1976
김상미 외. 적정진료보장. 계축문화사, 2015
김석회. 21C조직행동. 무역경영사, 2001
김석회·홍찬표. 인간관계개발. 무역경영사, 2007
김선일 외. 의료정보학. 여문각, 1995
김성국. 조직과 인간행동(3판). 명경사, 2001
김성수. 뉴패러다임의 노사관계론. 삼영사, 2008
김식현·정재훈. 노사관계론. 학현사, 1999
김신복. 발전기획론. 박영사, 1984
김언수. Top을 위한 전략경영2.2-전략수립과 실행·내용과 과정. 박영사, 2007
김영훈. 병원경영학원론. 수문사, 2011
김영훈. 전략적 병원경영모델. 수문사, 2018
김원수. 이론경영학. 경문사, 1989
김정미. 감성으로 다가서는 병원서비스. 현문사, 2006
김종인. 병원관리학원론. 계축문화사, 2001
김주명. 한권으로 끝내는 완벽병원정보시스템. 현문사, 2007
김현주·정재상(역). 전략·구조·프로세스통합을 위한 조직설계방법론(확대개정판). ㈜시그마인사이트컴, 2006

김희경·성은숙. BSC실천매뉴얼. ㈜시그마인사이트컴, 2008
남상하. 신경영분석. 비즈니스아카데미, 1996
남영수 외. 성과관리시스템. 한국언론자료간행회, 1999
노관택. 인간존중의 의료서비스. 삼천당제약주식회사, 2001
노남섭·박양근. 인적자원개발론-성과중심의 방법론과 촉진전략. 한올출판사, 2004
대한병원행정관리자협회. 병원운영규정예집증보판(Ⅱ). 대한병원행정관리자협회, 2002
대한병원협회기관평가위원회. 2018년 수련환경평가 실시계획. 2017
딜로이트컨설팅(역). 성장과혁신. 세종서적, 2008
류랑도. CEO를 위한 하이퍼포머경영전략. 쌤앤파커스, 2009
박개성. 병원장은 있어도 경영자는 없다. 엘리오앤컴퍼니, 2006
박개성·엘리오헬스케어팀. 병원장은 있어도 경영자는 없다. 엘리오컴퍼니, 2000
박광량. 조직혁신-조직개발적접근. 경문사, 1998
박기찬. Digital@경영혁신. 명경사, 2000
박길우. 쉽게알자! 인사관리. 더난출판, 2003
박두혁. 병원홍보의 이론과실무. 도서출판큐라인, 1998
박상철(역). 글로벌경쟁력. 세종연구원, 2001
박성칠. SCM 경쟁력 향상을 위한 Supply Chain 프로세스혁신. ㈜시그마인사이트컴, 2007
박영미·최원식(역). 브랜드자산경영. 거름, 2001
박오성. 고객만족을 위한 서비스경영론. 한국학술정보(주), 2008
박운용 외. 변화와 혁신의 경영학. 대명사, 2011
박원우. 임파워먼트 실천매뉴얼. Sigma Insight Group, 2002
박종선 외. 의료서비스매니저를 위한 Guide Book 병원코디네이터. 현문사, 2008
박종선 외. 의료정보학개론. 보문각, 2008
박주관 창업컨설팅(주). 사업타당성분석&사업계획서작성. 21세기북스, 2002
박주희 외. 의료기관CRM. 대학서림, 2005
박주희. 핵심경영전략 전략체계도(BSC)중심. 대학서림, 2007
박주희·이용철·안상윤. 의료인적자원관리. 대학서림, 2005
박준용. 전략경영. 도서출판사 청람, 2008
박찬수. 마케팅원리. 법문사, 2006
박창식 외. 병원인사조직. 대학서림, 2005
박행웅·이종삼(역). 오너십이 기업운명을 지배한다. 김영사, 2002
배상수. 보건사업기획. 계축문화사, 2008
백기복. 조직행동연구. 창민사, 2009
법제처. 의료법. 국가법령정보센터, 2018
병원전략경영개발원. 병원경영학. 신광출판사, 2002
병원행정연구회. 병원행정사 의료보험사(요점정리와 문제해설). 계축문화사, 2010

보건복지부. 109개병원 '제3기전문병원'으로 지정. 2017
보건복지부. 2018-2022 제2차장기요양기본계획. 2018
보건복지부. 2018년 공공보건의료계획 수립안내. 2017
보건복지부. 2018년 주요업무 추진계획. 2018
보건복지부. 2018년~2020년 상급종합병원지정알림. 2018
보건복지부. 보건복지통계연보. 2017
보건복지부. 연구중심병원성과 및 추진방향. 2017
보건복지부. 의료기관 회계기준규칙. 보건복지부령. 2015
보건복지부. 재무제표세부작성방법. 보건복지부고시, 2016
삼정KPMG경제연구원. 의료전쟁. 올림, 2009
서성교. 히버드리더십노트. 원앤원북스, 2003
서성무·이지우. 경영학원론. 형설출판사, 1998
서정민. 창업과 경영을 위한 사업계획서. 한국세정신문사, 2001
손현덕·박봉권(역). 핵심경영전략. 매일경제신문사, 1997
송현수·이현정. 원칙에서 출발하는 고객만족경영. 새로운 제안, 2006
신완선. 컬러리더십. 더난출판, 2002
신유근. 인간존중경영-조직행위론적 접근. 와산출판사, 2008
신유근·이춘우. 통합경영학원론. 다산출판사, 2018
안광호·임병훈. 마케팅조사원론. 학현사, 2005
안상윤. 보건의사소통의 이론과 실제. 보문각, 2010
안상윤·정병을. 전략적 병원인사관리. 보문각, 2008
안영진. 변화와 혁신. 박영사, 2007
안영창 외. 병원마케팅 및 홍보. 보문각, 2007
안태호. 경영학연습. 법문사, 1996
양동현·김형규. NEW병원재무관리. 보문각, 2011
양동현·김형규·정두채. 병원경영분석. 청람, 2008
양옥렬 외. 병원정보시스템(1). 메디시언, 2009
양창삼. 조직혁신과 경영혁신. 경문사, 2005
양창삼. 조직혁신과 창조적 경영. 민영사, 1997
엘지전자인사기획팀(역). 인재관리, 역할주의로 개혁하라. 무한, 2000
원융희 외. 병원서비스 코디네이터 이론과 실무. 대학서림, 2005
원융희. 병원서비스마케팅. 대학서림, 2002
원융희. 최신병원서비스론. 대학서림, 2002
유승삼·김영태(역). 토네이도마케팅. 세종서적, 2002
유승흠. 병원경영(수정증보판). 계축문화사, 2009
유승흠. 병원경영 이론과 실제. 수문사, 1998

유승흠. 병원행정강의. 수문사, 1990
유승흠. 의료관리학(Ⅱ)보건기획과관리. 수문사, 1995
유승흠. 좋은병원 2010. 계축문화사, 2009
유승흠·박은철. 의료보장론. 신광출판사, 2009
유해영. 보건의료정보학. 현문사, 2003
윤영아 외. 병원서비스코디네이터. 현문사, 2003
윤예상. 의료환경에서의 의사소통 및 인간관계. 청구문화사, 2006
윤종훈·송인암. 경영학원론. 학현사, 2013
을지대학교 병원경영연구소. 중소병원인증제참여의정책연계방안, 2011
의료기관평가인증원. 2주기급성기병원인증조사기준 Ver2.1. 보건복지부, 2016
의료기관평가인증원홈페이지(http://www.koiha.kr/). 2018
의료기관평가인증추진단. 의료기관인증제도설명회자료집. 2010
이건희·최창명. 윤리경영론. 학문사, 2004
이견직. 의료경영학. 무역경영사, 2010
이경희. 현대인사관리. 민영사, 2004
이규식. 의료보장과 의료체계. 계축문화사, 2008
이동원·이해종(역). 의료산업의 6시그마혁명. KMAC, 2011
이상재·이세학·서정호. 병원원가계산. 이미지네이션, 2001
이성엽. 가치창조경영을 위한 신재무전략. 경영베스트, 2000
이승주. 경영전략 실천 매뉴얼. Sigma Insight Group, 1999
이승철·최종욱. 인사·노무관리. 중앙경제사, 1993
이용균. 사례중심의 병원경영기법과 전략. 이노맥스, 2003
이용하. 병원경영학. 신광출판사, 2002
이유재. 서비스마케팅. 학현사, 2001
이재규(역). 21세기 지식경영. 한국경제신문사, 1999
이종혁·심현식(역). 마케팅반란. 청림출판, 2002
이철. 고객중심마케팅. 학현사, 2006
이학식·안광호·하영원. 소비자행동론. 법문사, 2001
이학종. 전략적 인적자원관리. 세경사. 2002
이학종. 정보기술과 현대경영. 박영사, 1999
이한륭. 조직개발과 조직혁신. 도서출판대명, 2007
이홍민. 성과와 역량중심의 평가보상시스템. ㈜중앙경제, 2007
이홍민. 직무분석과 조직재설계를 위한 강한조직 만들기. 중앙경제, 2009
일본의료정보학회. 의료정보학. 현문사, 2009
임창희. 경영학. 학현사, 2003
임창희. 인적자원관리(2판). 비앤엠북스, 2008

임혜경·김정아. 병원 서비스 코디네이터 길라잡이. 새로운사람들, 2005
임환열 외. 전략적 병원경영(재구성). 장솔출판사, 2015
장성민(역). 지도력의 원칙. 김영사, 2000
장수용. 21세기형 신인사제도 운영사례. 전략기업컨설팅, 2003
장영광·정기만. 생활속의 경영학. 신영사, 2017
정기선. 현대병원경영분석과 진단. 정우서적, 2005
정기선. 현대병원회계. 정우서적, 2004
정동양. 병원조직인사론. 현문사, 2000
정동양·유해영. 병원행정론. 현문사, 2002
정준희(역). 톰피터스. 황금가지, 2001
정창덕. 미래리더를 위한 창조적 경영전략. 평단문화사, 2001
조동성(역). 마이클포터의 경쟁전략. 21세기북스, 2011
조동성. 21세기를 위한 경영학. 서울경제경영, 2003
조동성. 21세기를 위한 전략경영(4판). 서울경제경영, 2006
조우현 외. 의료서비스마케팅. 퇴설당, 1999
조형원 외. 현대병원경영학개론. 신광출판사, 2006
중앙응급의료센터. 2017년 응급의료기관 평가 최종 결과 확인 방법 안내. 2018
중앙응급의료센터홈페이지(http://www.e-gen.or.kr/nemc/main.do)
채수명. 21세기 경영패러다임 아이디어경영. 일송미디어, 1999
최동석·황성(역). HR스코어카드. 세종서적, 2005
최만규. 병원회계학. 보문각, 2005
최윤섭. 헬스케어이노베이션. 클라우드나인, 2014
최종옥(역). 마켓리더의 조건. 시아출판사, 2002
최호·김영훈 외. 의료서비스 마케팅 이론과 실제. 아카데미아, 2008
추헌. 조직행동론. 형설출판사, 1994
피플퀘스트. 일류병원으로 간다. 한언, 2010
한국노동연구원. 21세기형 인적자원관리-뉴 패러다임과 실천과제. 명경사, 2003
한국보건산업진흥원. 병원경영실태조사(평균설치병상수). 2018
한국보건정보교육학회(역). 보건정보학개론. 현문사, 2000
한만봉. 행정정책기획론. 한국학술정보, 2007
행정자치부. 조직진단매뉴얼1. 아람, 2006
행정자치부. 조직진단매뉴얼2. 아람, 2006
현대경제연구원(역). 리더십: 변하지 않는 리더십의 원리와 기본. 21세기북스, 2009
황병덕 외. 병원경영학. 수문사, 2017
황성완·이해종. 병원회계 및 재무관리. 보문각, 2018
황윤원. 행정학원론. 형설출판사, 2004

휴먼컨설팅그룹(역). 전략적 인적자원관리의 아젠다-인사기능 성과측정. 경문사, 2004

Amstrong MA. A Handbook of Human Resource Management Practice, 2006

Angela M. Wicks&Lynda St. Clair. Competing values in healthcare:Balancing the (un)balanced scored. Journal of healthcare management 52(5), 2007

Anthony J. Strike. Human resources in health care : A manager's guide. Blackwell Science Ltd., 1995

Arthur Sturm. Strategy Diagnosis. MHS Spring, 2006

Bruce DH. The Product Portfolio. The Boston Consulting Group Annual Perspective, 1970

Daniel V. Schidlow. Strategic planning in health care. The physician executive, March-April 32-34, 2008

Deal, T. E. & Kennedy, A. A. Corporate cultures, Reading. Mass:Addison-Wesley, 1982

Don Daake, David D. Dawley, William P. Anthony. Formal data in strategic planning:An organization field experiment. Journal of managerial issues, 16(2):232-247, 2004

Donald C. hambrick & James W. Fredrickson. Are you sure you have a strategy?. Academy of management executive 15(4):48-59, 2001

Ernest, R. C. corporate culture and effective planning. Personnel Administrator, March, 30:49-60, 1985

Frank C. Schultz. Who should lead a healthcare organization : MDs or MBAs?. Journal of healthcare management 49(2):103-116, 2004

Holloway, J., Lewis, J., & Mallory, G. Performance measurement and evaluation. London:Sage Publications, 1995

James W. Begun & Amer A. Kaissi. An Exploratory study of healthcare strategic planning in two metropolitan areas. Journal of healthcare management 50(4):264-274, 2005

Jan Carlzon. Moments of Truth Cambridge. MA:Ballinger, 1987

Kaplan RS, Norton DP. The Balanced Scorecard-Measures that Drive Performance. Harvard Business Review, 1992

Kaplan, R. S., & Norton, D.P. Putting the balanced scorecard to work. Harvard Business Review, Sep-Oct, 71:134-147, 1993

Kasper H., Helsdingen P., Gabbott M. Services Marketing Management. West Sussex:John Willey & Sons, 2006

Lahiry, S. Building commitment through organizational culture. Training and Development Journal, 48:50-52, 1994

Lipe, M. G. & Salterio, S.E. The Balanced scorecard:Judgement effects of common and unique performance measures. Accounting Review, 75:283-298, 2000

Lovelock Christopher & Wirtz Jochen. Service Marketing. 6th ed, N.J:Prentice Hall, 2007

Malina, M. A. & Selto, F. H. Communicating and controlling strategy:An empirical study of the effectiveness of the balanced scorecard. Journal of management Accounting Research, 13:47–90, 2001

Meyer, J. P., Bobocel, D. R., & Allen, N.J.Development of organizational commitment during the first year of employment:A longitudinal study of pre–and post–entry influences. Journal of Management. 17:717–733, 1991

Michael E. Peter. The five competitive forces that shape strategy. Harvard business review, January 79–93, 2008

Montague Brown. Health Care Management–Strategy·Structure & Process. An As pen Publication, 1992

Mowday, R. T., Steers, R. M., & Porter, L. W. The Measurement of organizational commitment. Journal of Vocational Behavior, 14:224–247, 1979

O'Reilly, C. A., Chatman, J., & Caldwell, D. F. People and organizational culture:A profile comparison approach to assessing person–organization fit. Academy of Management Journal, 34:487–516, 1991

Parker, R.& Bradley, L. Organizational culture in the public sector:Evidence from six organizations. International Journal of Public Sector Management, 13:125–141, 2001

Peter M. Ginter & Linda E. Swayne. Moving toward strategic planning unique to healthcare. Frontiers of health services management, 23(2):33–37

Peter M. Ginter, Linda E. Swayne, Jack Duncan. Strategic Management of Health Care Organization Third Edition. Blackwell Business, 1998

Peters, T. J. & Waterman, R. H. In Search of Excellence. New York, Harper Collins, 1982

Prathibha Varkey & Kevin E. Bennet. Practical techniques for strategic planning in health care organization. PEJ March–April 46–48, 2010

Prathibha Varkey, James S. Hernandez. Nina Schwenk. 6 Techniques for creative problem solving. PEJ MAY–JUNE 51–52, 2009

Quinn, R. E. & Rohrbaugh, J. A spatial model of effectiveness criteria:Toward a competing values approach to organizational analysis. Management Science, 29:363–377, 1983

Randall S. Schuler. Human resource management:Positioning for the 21st century. sixth edition, West publishing company, 1996

Roger C. Nauert. Strategic business planning and development for competitive health care systems. Journal of health care finance, winter 72–94, 2005

Schein EH. Organizational culture and Leadership(4th Edition). Jossey–Bass, 2010

Simons, R. Performance measurement and control systems for implementing strategy:Text and cases. Englewood Cliffs, NJ:Prentice Hall, 2000

Steers, R. M. Antecedents and outcomes of organizational commitment. Administrative Science Quarterly, 22:46–56, 1977

Stephen M. Shortell, Amold D. Kaluzny. Health Care Management–Organization Design and Behavior 5th Edition. Thomson Delmar Learning, 2006

Taiichi Ohno. Toyoda Production System:Beyond Large–Scale Production. Portland. Oregon:Productivity Press, 1988

Triandis, H. C. Dimensions of cultural variation as parameters of organizational theories. International Studies of Management and Organization. 12:139–169, 1983

W. Jack Duncon, Peter M. Ginter, Linda E. Swayne. Competitive advantage and internal organizational assessment. Academy of management executive, 12(3):6–18, 1998

Wagner J. A. & Hollenbeck J. R. Management of organization behavior. Englewood Cliffs, NJ:Prentice Hall, 1992

Weihrich. H. The TOWS matrix–A tool for situational analysis. Long Range Planning, 1982

찾아보기

ㄴ

ㅇ

숫자

공저자 소개

- **김 기 철** 前 유한대학교 보건의료행정학과
- **문 용** 남서울대학교 보건행정학과
- **서 정 안** 연성대학교 보건의료행정과
- **신 숙** 김포대학교 보건행정학과
- **정 진** 경동대학교 보건관리학과
- **정 희 태** 남서울대학교 보건행정학과

통합 병원경영학〈제2판〉 값 32,000원

2022년 2월 20일 제1판 1쇄 발행
2025년 3월 10일 제2판 1쇄 발행

공 저 자 : 김기철 · 문 용 · 서정안
신 숙 · 정 진 · 정희태
발 행 인 : 주 영 일
발 행 처 : 계 축 문 화 사

서울특별시 종로구 통일로12길 16-17
우편번호 03029
TEL : 735-2257 · 738-9746
FAX : 723-9025
E-mail : gyechuk@hanmail.net
홈페이지 : http://gyechuk.co.kr
1973. 10. 31 등록번호 제300-1973-8호
ISBN 978-89-5629-810-8 93510